NEWエッセンシャル
法 医 学
New Essentials of Forensic Medicine

第6版

髙取　健彦　監修
長尾　正崇　編

医歯薬出版株式会社

This book is originally published in Japanese
under the title of :

Nyū Essensharu Houigaku

(New Essentials of Forensic Medicine)

Editors :

Masataka, Nagao
　Department of forensic medicine Graduate School of Biomedical &
　Health Sciences Hiroshima University

Takatori, Takehiko
　Former president, National Research Institute of Police Science

© 1993　1st ed.,　© 2019　6th ed.

ISHIYAKU PUBLISHERS, INC.
　7-10, Honkomagome 1 chome, Bunkyo-ku,
　Tokyo 113-8612, Japan

第6版の序

　1993年に「エッセンシャル法医学」（旧版）の初版が出版されて以来版を重ね，2012年には大幅に改定された「Newエッセンシャル法医学（第5版）」として出版された本書も，すでに6年余りの歳月が過ぎた．この間，増刷ごとに小規模な改訂を行ってきたが，法医学を取り巻く環境は大きく様変わりし，科学技術の進歩や医療を取り巻く社会的変化に対応していくためには，大規模な改訂が必要であると考え，このたび「Newエッセンシャル法医学（第6版）」を出版する運びとなった．

　本書は，死因究明の際に必須の知識である，医師の基礎的教養たる法医学領域のみならず，身元確認の際に必要な法歯学領域の内容も詳述しており，医科領域・歯科領域双方において有用な知見が記載されている．また従来から大きな社会問題であったが，近年，社会的関心が特に強くなった虐待症候群〔ドメスティック バイオレンス（ＤＶ），児童虐待，高齢者虐待，それに障害者虐待〕に関しても稿を多く割いたことで，医療従事者のみならず捜査関係者，福祉関係者にとっても有益な内容であると自負している．

　一方，分子生物学の目覚ましい発展により，ＤＮＡ分析は個人識別のみならず法医診断学への応用も視野に入れており，分析化学および分析機器の発展は超微量物質の分析を可能としている．各項目をご担当された先生方には最新の知識を導入していただき，図表を多数使い，読者諸氏の理解の一助になるように心がけたつもりである．

　本書を編集するにあたり，監修の労をお取りいただいた恩師 髙取健彦先生に深く感謝申し上げる．また，ご多忙にもかかわらず快くご執筆いただいた諸先生方，さらに，本書の企画，編集にあたり，終始ご協力をいただいた医歯薬出版の遠山邦男氏に深甚なる謝意を表する．

　　平成31年3月

編者　長尾　正崇

第5版の序

　1993年に「エッセンシャル法医学」（第1版）が出版されて，すでに18年余りの歳月が過ぎ，この間，法医学を取り巻く環境は大きく様変わりしてきているなかで，これまで旧版の内容を適宜改定し，版を重ねつつ今日に至っていた．しかし，科学技術の進歩や医療を取り巻く社会的変化に対応していくためには，旧版を一掃し，新たな教科書の出版が必要であると考え，このたび「NEW エッセンシャル法医学」（第5版）を出版する運びとなった．

　この間，医療関連法規のうちで改正法あるいは新法が制定されたものもある．たとえば，「臓器の移植に関する法律」（従来法，平成9年10月16日施行）が施行後12年にしてようやく法改正がなされ，平成21年7月17日に公布された．この改正法で最も特筆すべきことは，脳死は一律に「人の死」と位置づけており，移植術に必要な臓器が摘出されるときだけ脳死を認めた従来法とは根本的に異なることである．これにより，われわれが旧版で脳死は人の死であることを主張してきたことが立法化されたことになる．また，社会的に大きな問題を投げかけてきているドメスティック・バイオレンス（DV），児童虐待，高齢者虐待，それに障害者虐待の防止法がそれぞれ立法化され，このなかで障害者虐待防止法は平成23年6月17日に成立し，平成24年10月1日に施行の運びとなっている．

　一方，DNA多型の法医学への応用は分子生物学の発展の下支えにより，著しい成果をもたらした．特にSTR（short tandem repeat）型は，STRとよばれるDNA部位と，性別に関するアメロゲニン部位とを同時に分析可能にした統一キットと自動解析装置を用いることによって，解析能が飛躍的に向上し，国際的にもデータの共有が可能となり，今後の犯罪捜査に大いに貢献することになるであろう．また，分析化学および分析機器の進歩発展により，これまで分析が不可能であった超微量の物質もナノオーダあるいはフェムトオーダまで分析可能にし，これは法中毒学の今後の展開に大きく貢献するものと思われる．なお，各章にはアップデートの知識を導入したほかに，図，写真，表を多数使い，読者諸氏の理解の一助になるように心がけたつもりである．

　本新版を編集するにあたり，編集責任者である長尾正崇教授には，企画，編集，執筆者の選定，ご自身の執筆等を含め，多大のご尽力をいただいたことに感謝申し上げる．また，編集担当された中園一郎教授ならびに山内春夫教授には併せて心から感謝を申しあげる．さらに，本書の企画，編集にあたり，終始ご協力をいただいた医歯薬出版の遠山邦男氏に深甚なる謝意を表する．

　平成24年6月

監修者　髙取　健彦

序

　近年，医学・医療の著しい進歩に伴い，これらに対する社会のニーズも大きく変りつつある．とくに1968年，日本で初めて行われた和田心臓移植を契機として，また1976年に開発された免疫抑制剤（シクロスポリンA）の臨床応用に伴い，欧米で盛んに行われるようになった臓器移植を契機として，わが国においても個体死の定義，脳死の問題が大きな社会問題となってきている．

　法医学という学問の使命の1つに，この死の判定や定義に関する問題がある．本書では，このヒトの死の問題を第2章で触れ，しかもかなり大胆に論理を展開した．一方，法医学の社会性と時代性を意識し，第8章では現代社会と法医学の接点，第9章では医と法の問題を取り上げた．

　本書は，全国の大学で現在法医学者として活躍している若い気鋭の先生方に執筆していただいた．各内容については，過去の歴史的な方法論などはできるだけ省略し，その代りに科学的にすでに容認されている論理，方法論についてはこれらを積極的に導入した．とくに，最近著しい進歩を遂げているDNAの法医学的応用を積極的に取り上げた．また，中毒の項では法医学の実務のなかで，より頻繁に遭遇する可能性のある薬毒物を中心として執筆したつもりである．

　一方，本書は医学生が将来，臨床の医師になって死体を検案する際の，あるいは医師国家試験の手引きとして便利なように構成したつもりである．理解しやすいように，できるだけ多くの模式図や写真を採用している．勿論，本書は医学部・歯学部学生の教科書としてのみならず，コメディカル関係の学生，臨床医家，司法関係や法曹界の方々にも法医学的理解を深めていただける手引きとなるものと信じている．また，医師国家試験の対象の1つと考えられる死亡診断書の書式およびその書き方については，平成7年度にこれが改正される予定であるが，この件に関しては次の本書改訂版で言及するつもりである．

　本書を編集するにあたり，貴重なご意見をいただいた大島　徹，中園一郎，平岩幸一および山内春夫の各教授方々には深甚なる謝意を表明する．また，出版にあたりご尽力をいただいた医歯薬出版の方々に心から感謝申し上げる．

　　平成5年11月

編　　者

監修者・編者・執筆者

監修者

たかとり たけひこ
髙取　健彦　元 東京大学大学院医学研究科法医学　教授
　　　　　　　元 科学警察研究所　所長

編　者

なが お まさたか
長尾　正崇　広島大学大学院医系科学研究科法医学　教授

執筆者

たかとり たけひこ
髙取　健彦　元 東京大学大学院医学研究科法医学　教授
　　　　　　　元 科学警察研究所　所長

いわ せ ひろ た ろう
岩瀬博太郎　千葉大学大学院医学研究院法医学　教授
　　　　　　　東京大学大学院医学系研究科法医学　教授

たけした はる お
竹下　治男　島根大学医学部法医学教室　教授

なが お まさたか
長尾　正崇　広島大学大学院医系科学研究科法医学　教授

きばやし かずひこ
木林　和彦　東京女子医科大学医学部法医学講座　教授

いそ べ いちろう
磯部　一郎　藤田医科大学医学部医学科法医学講座　教授

いわだて きみはる
岩楯　公晴　東京慈恵会医科大学法医学講座　教授

ふなやま まさ と
舟山　眞人　東北大学大学院医学系研究科公衆衛生学専攻（法医学）　教授

まえ の よしたか
前野　善孝　中部大学応用生物学部食品栄養科学科　教授

よしもと かんじ
吉本　寛司　広島工業大学生命学部食品生命科学科　教授

な めら あきら
奈女良　昭　広島大学大学院医系科学研究科法医学　教授

やまもと たくま
山本　琢磨　兵庫医科大学法医学教室　准教授

たかせ いずみ
髙瀬　泉　山口大学大学院医学系研究科法医学講座　教授

やす だ としひろ
安田　年博　福井大学　理事（教育，評価担当）・副学長

やま だ よしひろ
山田　良広　神奈川歯科大学歯学部法医学講座歯科法医学分野　教授

執筆者一覧　vii

櫻田　宏一　東京医科歯科大学大学院医歯学総合研究科法歯学分野　教授

池谷　博　京都府立医科大学大学院医学研究科・医学部医学科法医学　教授

片山　一道　京都大学　名誉教授

都築　民幸　日本歯科大学　名誉教授
　　　　　　日本歯科大学生命歯学部歯科法医学講座　特任教授

杉浦　真弓　名古屋市立大学大学院医学研究科産科婦人科学　教授

岩原　香織　日本歯科大学生命歯学部歯科法医学講座　教授

江崎　治朗　広島大学医学部　客員准教授

（執筆順）

監修者・編者　略歴

【監修者】

髙取　健彦

1965 年　北海道大学医学部卒業

1970 年　同上，大学院医学研究科修了

1970 年　北海道大学医学部助手

1972 年　米国ミネソタ大学ホルメル研究所留学

1975 年　北海道大学医学部講師（法医学）

1977 年　同上，助教授

1980 年　同上，教授

1991 年　東京大学医学部教授（法医学）

1999 年　科学警察研究所所長

2006 年　同研究所所長退任

【編　者】

長尾　正崇

1986 年　熊本大学医学部卒業

1990 年　北海道大学大学院医学研究科修了　医学博士

1991 年　米国コーネル大学医学部薬理学教室 Postdoctoral fellow

1992 年　東京大学医学部法医学講座　講師

1995 年　同上，助教授

1997 年　東京大学大学院医学系研究科法医学・医療情報経済学講座　助教授

1999 年　名古屋市立大学医学部法医学講座　教授

2001 年　名古屋市児童福祉センター児童福祉専門員

2002 年　名古屋市立大学大学院医学研究科法医科学分野　教授

2002 年　愛知県児童虐待対応法医学専門医師

2007 年　名古屋市立大学大学院医学研究科法医学分野　教授

2008 年　広島大学大学院医歯薬学総合研究科法医学研究室　教授

2009 年　名古屋市経営アドバイザー（児童虐待対応等）

2009 年　広島県こども家庭センター児童虐待対応嘱託医師

2010 年　広島市児童虐待対応法医学専門医師

2012 年　広島大学大学院医歯薬保健学研究院法医学研究室　教授

2017 年　同上，医歯薬保健学研究科法医学研究室　教授

2018 年　同上，医系科学研究科法医学　教授

目　　次

第6版の序 ………………………………………………………………………… iii
第5版の序 ………………………………………………………………………… iv
序 …………………………………………………………………………………… v
監修者・編者・執筆者 …………………………………………………………… vi
監修者・編者　略歴 ……………………………………………………………… viii

第1章　法医学概論　　　　　　　　　　　　　　　（髙取　健彦）1

① 法医学とは ……………………… 1
1. 定　義 …………………………… 1
2. 刑事法医学と民事法医学 ……… 1
3. 賠償科学 ………………………… 2

② 法医学の歴史的変遷 …………… 2
1. 過　去 …………………………… 2

2. 現　在 ……………………………… 3
1) 法医学と現代社会との関わり ……… 3
2) 日本法科学技術学会の誕生と
　　その背景 ………………………… 4
3. 未来（展望） …………………… 4

③ 法医学における鑑定業務 ……… 5

第2章　死の判定と死因　　　　　　　　　　　　　　　　　　7

① 個体死 ……………（髙取　健彦）7
1. 定　義 …………………………… 7
2. 生活反応 ………………………… 9
1) 定　義 ………………………… 9
2) 種　類 ………………………… 10
3) 生活反応と脳死 ……………… 11

② 脳　死 …………………………… 11
1. 定　義 …………………………… 11
2. 脳死と植物状態との違い ……… 12
3. 脳死判定基準 …………………… 12
1) 厚生省の指針と判定基準……… 12
2) その後の経過 ………………… 14

③ 死亡時刻 ………………………… 15
1. 死亡時刻とは…………………… 15

2. 脳死の死亡時刻 ………………… 16

④ 死因とその競合 ………………… 17
1. 死因の共同 ……………………… 17
2. 死因の連合 ……………………… 18
3. 死因の競存 ……………………… 18
4. 死因の連立 ……………………… 18

⑤ 変死体と異状死体…（岩瀬博太郎）18
1. 変死体 …………………………… 18
2. 異状死体………………………… 20
3. 検屍と検視 ……………………… 21

⑥ 司法解剖と行政解剖 ………… 22
1. 司法解剖 ………………………… 23
2. 行政解剖・承諾解剖 …………… 24
3. 死体解剖資格と法医認定医制度 …… 26

⑦ 死亡診断書と死体検案書 ……… 27

1. 死体検案の一般的注意事項 ……… 27
2. 死亡診断書・死体検案書発行時の
   一般的注意事項 ……… 28
3. 死亡診断書・死体検案書の書式，
   記入の仕方 ……… 28

1）氏名，性別，生年月日 ……… 29
2）死亡したとき ……… 29
3）死亡したところ及びその種類 ……… 29
4）死亡の原因 ……… 29
5）死因の種類 ……… 30

⑧ 死後 CT の死体検案への応用 … 31

第3章　死体現象　　　　　　　（竹下　治男）35

① 早期死体現象 ……… 36

1. 死体の冷却・体温降下 ……… 36
   1）死体温度の降下に影響する因子 ……… 37
   2）死体の冷却速度から死後経過時間を
      推定する方法 ……… 38
2. 死体の乾燥 ……… 39
   1）角膜の混濁 ……… 39
   2）体表の乾燥 ……… 40
3. 死斑・血液就下 ……… 40
   1）死斑の発現時期とその進行具合 ……… 41
   2）死斑の発現部位と色調 ……… 42
   3）両側性死斑（死斑の転移・移動）… 43
   4）死斑と皮下出血の鑑別など ……… 43
4. 死体硬直 ……… 44
   1）死体硬直の発生機転 ……… 44
   2）死体硬直の経時的変化 ……… 44
   3）死体硬直に影響を及ぼす因子 ……… 45
   4）不随意筋の硬直およびそのほかの
      鑑別 ……… 46
5. 血液凝固と線溶現象 ……… 46

② 晩期死体現象 ……… 47

1. 自家融解 ……… 47
2. 腐　敗 ……… 48

1）腐敗の進行に影響を及ぼす因子 ……… 49
2）腐敗死体の所見 ……… 49
3. 死体の損壊 ……… 50
   1）地上に放置された死体の損壊 ……… 51
   2）水中死体の損壊 ……… 52
4. 白骨化およびその他 ……… 52

③ 特異な死体現象 ……… 54

1. ミイラ化 ……… 54
2. 死ろう化 ……… 55
3. 特殊永久死体 ……… 56

④ 死体現象からの
　 死後経過時間の推定 ……… 56

1. 一般的な死体現象からの
   死後経過時間の推定 ……… 56
2. 食後経過時間 ……… 56
3. 膀胱内尿からの死亡時刻推定 ……… 58
4. 水中死体の死後経過時間 ……… 58
5. 死体血の血液検査の有用性 ……… 58
6. 死後産生アルコールおよび血中・
   尿中アルコール濃度比較による
   飲酒後死亡するまでの経過時間
   推測 ……… 59

第4章　死　因

① 死因を決定（推定）する際の一般的注意事項（外因死と内因死）……………（長尾　正崇）61

1. 内因死と外因死 ……………………… 61
2. 死因の概念 ……………………………… 61

② 外因死 ……………………………………… 63

1. 損　傷 ……………………………………… 63
   1) 損傷の一般的事項……（長尾　正崇）63
   2) 損傷による死因 ……………………… 67
   3) 鋭器損傷 ……………………………… 74
   4) 刺器損傷 ……………………………… 82
   5) 鈍器損傷 ……………………………… 87
   6) 銃器損傷 ……………………………… 95
   7) 交通事故 ……………………………… 104
   8) 頭部損傷 ……………（木林　和彦）116
   9) 胸部損傷 ……………………………… 134
   10) 腹部損傷 ……………（長尾　正崇）140
   11) 外傷性ショックとショックの病態生理 ……………（磯部　一郎）144
   12) その他の損傷 ………………………… 149
2. 窒　息 …………………（長尾　正崇）152
   1) 窒息の基礎 …………………………… 152
   2) 窒息と窒息死の機序 ………………… 152
   3) 鼻口閉鎖による窒息死 ……………… 156
   4) 気道内閉塞による窒息死 …………… 158
   5) 縊　死 ………………………………… 158
   6) 絞　死 ………………………………… 165
   7) 扼　死 ………………………………… 171
   8) 溺　死 ………………………………… 174
   9) その他の窒息死 ……………………… 183
3. 異常温度による外因死 …………（岩楯　公晴）185
   1) 熱傷（死） …………………………… 186
   2) 焼　死 ………………………………… 189
   3) 低体温症（凍死） …………………… 192
   4) 熱中症 ………………………………… 195

   5) 凍　傷 ………………………………… 196
4. その他の外因死 ………………………… 196
   1) 感電死 ………………………………… 196
   2) 落雷死 ………………………………… 197
   3) 減圧症 ………………………………… 197
   4) 高山病 ………………………………… 198
   5) 化学熱傷 ……………………………… 198
   6) 放射線障害 …………………………… 198
   7) 酸素欠乏 ……………………………… 199
   8) 飢餓死 ………………………………… 199

③ 内因死 …………………（舟山　眞人）201

1. 国際疾病分類 …………………………… 201
2. 内因性急死 ……………………………… 201
   1) 内因性急死とは ……………………… 201
   2) 内因性急死をめぐる諸問題 ………… 202
3. 内因性急死の原因疾患 ………………… 205
   1) 虚血性心疾患 ………………………… 205
   2) 虚血性心疾患以外の心疾患 ………… 207
   3) 大動脈系疾患 ………………………… 208
   4) 肺循環系疾患 ………………………… 209
   5) 脳血管障害 …………………………… 209
   6) 呼吸器系疾患 ………………………… 210
   7) 消化器系疾患 ………………………… 211
   8) その他，注意すべき疾患 …………… 212
   9) 原因不明な内因性急死 ……………… 213

④ 嬰児殺 …………………（長尾　正崇）217

1. 定義と問題点 …………………………… 217
   1) 定　義 ………………………………… 217
   2) 法律的特殊性 ………………………… 217
   3) 医学的特殊性 ………………………… 218
   4) 法医診断事項 ………………………… 218
2. 胎・嬰児の発育程度と生活能力 … 219
   1) 発育の程度 …………………………… 219
   2) 生活能力 ……………………………… 223
3. 生産・死産の鑑別 ……………………… 229
   1) 死産児の徴候 ………………………… 229

2）生産児の徴候 ……………… 229
4. 分娩後生存時間の推定法 …… 232
　1）外表所見 …………………… 233
　2）内部所見 …………………… 234
5. 死因および手段・方法 ……… 234

1）嬰児殺の種類と特徴 ……… 234
2）窒　息 …………………… 235
3）損　傷 …………………… 236
4）消極的殺児 ……………… 237
5）墜落分娩（墜落産） …… 237

第5章　中毒（法中毒）　243

① 中　毒 ……………（前野　善孝）243

② 中毒発生と社会環境 ……… 244

1. 薬毒物中毒死の発生状況 …… 244
2. 薬物乱用の変遷 ……………… 244

③ 薬毒物の分類 ……………… 247

1. 分析化学的分類 ……………… 247
2. 生物活性（生理作用）的分類 … 248

④ 中毒発現機構 ……………… 249

1. 薬毒物の吸収，代謝，排泄 …… 249
2. 中毒発現に影響する諸種要因 … 249
　1）用量・濃度 ……………… 249
　2）化学的性状 ……………… 249
　3）投与方法 ………………… 249
　4）飲　食 …………………… 250
　5）薬毒物相互作用 ………… 250
　6）年齢，性別，体質 ……… 250
　7）栄養状態 ………………… 251
　8）薬物依存と耐性 ………… 251

⑤ 薬毒物検査 ………………… 253

1. 薬毒物検査の流れ …………… 253
2. 生体試料の採取 ……………… 253
3. 死体試料の採取 ……………… 255
4. 試料の採取と保存 …………… 256
5. 薬毒物の抽出法 ……………… 256
6. 検出方法 ……………………… 257
　1）予備試験（スクリーニング）… 257
　2）確認試験（定性・定量分析）… 259

7. 薬毒物検査結果の解釈 ……… 261
　1）細菌による薬毒物の死後産生 …… 261
　2）薬毒物の死後分解 ……… 261
　3）薬毒物の死後拡散 ……… 262
　4）薬毒物の死後再分布 …… 262

⑥ 代表的な中毒 ……………… 262

1. 一酸化炭素 …………（前野　善孝）262
　1）性状と発生状況 ………… 262
　2）中毒作用機序 …………… 263
　3）中毒症状 ………………… 265
　4）剖検所見 ………………… 267
　5）検　査 …………………… 267
2. アルコール …………（吉本　寛司）268
　1）アルコール飲料 ………… 269
　2）アルコール消費量 ……… 269
　3）飲酒関連法規 …………… 269
　4）アルコール関連問題 …… 270
　5）吸収と代謝 ……………… 271
　6）血液中アルコール濃度と酩酊 …… 275
　7）血中アルコール濃度と飲酒の関係… 277
　8）アルコール測定 ………… 279
　9）死後産生 ………………… 280
3. 農　薬 ………………（長尾　正崇）280
　1）パラコート，ダイコート … 280
　2）有機リン剤 ……………… 284
　3）カーバメート剤 ………… 289
4. 神経剤 ………………………… 289
5. 薬毒物 ………………（奈女良　昭）293
　1）覚せい剤 ………………… 293
　2）麻　薬 …………………… 296
　3）催眠薬，向精神薬……… 301

4) 大　麻 ……………………… 303
5) 幻覚剤 …………………………… 304
6) 抗うつ薬 ………………………… 305
6. その他 ……………………………… 307
1) シアン化水素，青酸塩 ……… 307
2) ヒ　素 …………………………… 309

3) 液化石油ガス，天然ガス ……… 310
4) 硫化水素 ………………………… 311
5) シンナー ………………………… 312
6) テトロドトキシン ……………… 312
7) アコニチン ……………………… 314

第6章　性と法医学　317

① 妊娠・分娩をめぐる法医学
……………………（山本　琢磨）317

1. 法　律 …………………………… 317
1) 生命の定義 ……………………… 317
2) 妊娠の徴候と診断 ……………… 317
3) 妊娠経過と月数の推定 ………… 318
4) 受胎時期の推定 ………………… 319
5) 流産と早産 ……………………… 319
6) 堕　胎 …………………………… 320
2. 妊娠に関連する母体死亡 ……… 320
1) 羊水塞栓症 ……………………… 320
2) 肺動脈血栓塞栓症 ……………… 321
3) HELLP 症候群 ………………… 321
4) 急性妊娠脂肪肝 ………………… 321
5) 血栓性血小板減少性紫斑病 …… 321
6) 死体検体の測定 ………………… 322
3. 胎児の死亡 ……………………… 322
4. 産　褥 …………………………… 322
5. 出産・死産に関連する届出・法律 … 323
1) 出生証明書・出生届 …………… 323
2) 死産証明（死胎検案書）・死産届 … 325
3) その他 …………………………… 325

② 性に関する法医学 …………… 326

1. 性分化疾患 ……………………… 326
1) 性染色体異常に伴う性分化疾患 …… 326
2) 46,XY 性分化疾患 …………… 327
3) 46,XX 性分化疾患 …………… 327
4) 法律的手続き ………………… 327

2. 生殖機能 ………………………… 328
1) 女性の不妊症の原因 ………… 328
2) 男性の不妊症の原因 ………… 328
3. 性嗜好 …………………………… 328

③ 犯法的性行為 ………（髙瀬　泉）329

1. わいせつ（猥褻）行為 ………… 329
1) 刑法上の定義 ………………… 329
2) 性的風俗に対するわいせつ行為 …… 329
3) 個人の性的自由を侵害する
わいせつ行為 ………………… 329
2. 強制性交等 ……………………… 330
1) 刑法上の定義 ………………… 330
2) 本罪の特徴 …………………… 330
3. 監護者わいせつ，監護者性交等 … 331
1) 刑法上の定義 ………………… 331
2) 本罪の特徴 …………………… 331
4. 性犯罪等の被害者に対する
法医学的諸検査 ………………… 331
1) 身体検査にあたって配慮すべき
こと ……………………………… 331
2) 問　診 ………………………… 332
3) 着衣の検査 …………………… 332
4) 外表からの異物採取 ………… 332
5) 損傷検査 ……………………… 333
6) 口腔内の検査 ………………… 333
7) 外陰部の検査 ………………… 333
8) 検査後 ………………………… 334
5. 加害者に対する法医学的諸検査 … 334
6. その他 …………………………… 334

第7章　血液型と個人識別

① 血液型　………（安田　年博）337

1. 血液型一般 …………………………… 337
   1) 血液型の歴史的背景 ……………… 338
   2) 血液型システム …………………… 339
   3) 血液型の検査法 …………………… 341
2. 代表的な血液型とその検査方法 … 344
   1) 赤血球抗原型 ……………………… 344
   2) 血清蛋白質型 ……………………… 362
   3) 赤血球酵素型 ……………………… 367
   4) HLA 型 …………………………… 372
3. レクチン ……………………………… 377
   1) 種類と性状 ………………………… 377
   2) 血液型への応用 …………………… 378
4. 臨床医に必要な血液型の知識……… 379
   1) 汎凝集反応 ………………………… 379
   2) 血液型不適合輸血 ………………… 380
   3) 母児間血液型不適合による
      新生児溶血性疾患……………… 381
   4) 腫瘍マーカーと血液型 …………… 382
   5) 造血幹細胞移植と血液型………… 384
   6) 血液型による親子鑑定と卵性
      診断…………………………… 385
5. 体液の血液型 ………………………… 389
   1) 体液の血液型とその法医学的
      意義…………………………… 389
   2) 尿中の血液型 ……………………… 389

② DNA 検査　…………（山田　良広）391

1. DNA 分析の変遷 …………………… 391
2. サザンブロッティング法
   （DNA 指紋法）…………………… 392
   1) DNA 指紋法の原理と法医学に
      おける限界…………………… 393
   2) その他の DNA 指紋法の欠点 …… 394
3. PCR 法 ……………………………… 395
   1) MCT118 型 ……………………… 395
   2) 足利事件 …………………………… 396

   3) 自動解析装置と STR …………… 397
   4) 常染色体以外の DNA …………… 399
   5) SNPs ……………………………… 400
4. 親子鑑定……………………………… 401
   1) DNA 多型による親子鑑定 ……… 401
   2) 卵性診断 …………………………… 401

③ 物体検査　…………（櫻田　宏一）401

1. 一般的注意事項 …………………… 402
2. 血痕検査……………………………… 403
   1) 外観検査 …………………………… 403
   2) 血痕予備検査 ……………………… 403
   3) 血痕実性検査 ……………………… 405
   4) 人血検査 …………………………… 406
   5) 血液型検査 ………………………… 408
   6) DNA 型検査 ……………………… 411
   7) その他の検査 ……………………… 411
3. 精液検査……………………………… 411
   1) 外観検査 …………………………… 411
   2) 精液予備検査 ……………………… 412
   3) 精子検査（顕微鏡検査）………… 413
   4) 血清学的検査 ……………………… 414
   5) 血液型検査および DNA 型検査 … 414
4. 毛髪検査……………………………… 416
   1) 毛の構造 …………………………… 416
   2) 人毛と動物毛の形態的相違 …… 417
   3) 人毛の発生部位による形態的特徴… 418
   4) 毛髪鑑定の実際 …………………… 418
5. その他 ………………………………… 420
   1) 骨検査 ……………………………… 420
   2) 歯牙検査 …………………………… 421
   3) 指　紋 ……………………………… 421

④ 法歯科医学　………（山田　良広）422

1. 歯の法医学 ………………………… 422
   1) 定　義 ……………………………… 422
   2) 歯科所見の意義 …………………… 423
2. 歯の基礎的知識 …………………… 423

1）乳歯列と永久歯列‥‥‥‥‥‥‥‥ 423
　　2）歯列弓 ‥‥‥‥‥‥‥‥‥‥‥‥‥ 426
　　3）う蝕の進行と処置方法 ‥‥‥‥‥ 426
3. 口腔内所見の記録 ‥‥‥‥‥‥‥‥‥ 426
　　1）略語について ‥‥‥‥‥‥‥‥‥ 426
　　2）デンタルチャート ‥‥‥‥‥‥‥ 426
4. 歯からの性別判定 ‥‥‥‥‥‥‥‥‥ 433
　　1）形態学的性別判定‥‥‥‥‥‥‥ 433
　　2）分析学的性別判定 ‥‥‥‥‥‥‥ 434
5. 歯からの年齢推定 ‥‥‥‥‥‥‥‥‥ 435
　　1）形態学的年齢推定 ‥‥‥‥‥‥‥ 435
　　2）分析学的年齢推定 ‥‥‥‥‥‥‥ 436
6. 歯 痕 ‥‥‥‥‥‥‥‥‥‥‥‥‥‥‥ 437
7. 歯からわかるその他のこと ‥‥‥‥ 438

⑤ **個人識別** ‥‥‥‥‥‥‥‥‥‥‥‥ 438

1. 生体の個人識別 ‥‥‥‥（竹下　治男）438
　　1）意識不明の人，記憶喪失，密入国者，
　　　　国籍不明者，在留日本人孤児など… 439
　　2）親子鑑定および卵生診断‥‥‥‥ 440
　　3）生体認証（バイオメトリクス）‥ 440

2. 死体の個人識別 ‥‥‥‥‥（池谷　博）440
　　1）性　別 ‥‥‥‥‥‥‥‥‥‥‥‥ 441
　　2）年　齢 ‥‥‥‥‥‥‥‥‥‥‥‥ 441
　　3）身体的特徴 ‥‥‥‥‥‥‥‥‥‥ 441
　　4）微生物，ウイルスによる
　　　　個人識別‥‥‥‥‥‥‥‥‥‥‥ 442
3. 人骨の個人識別（人類学的検査）
　　‥‥‥‥‥‥‥‥‥‥‥（片山　一道）444
　　1）性別判定 ‥‥‥‥‥‥‥‥‥‥‥ 444
　　2）死亡年齢の推定 ‥‥‥‥‥‥‥‥ 445
　　3）身長推定 ‥‥‥‥‥‥‥‥‥‥‥ 446
　　4）人種の推定 ‥‥‥‥‥‥‥‥‥‥ 448
　　5）死後経過時間の推定 ‥‥‥‥‥‥ 449
4. 大量死体発生時の個人識別
　　‥‥‥‥‥‥‥‥‥‥‥（都築　民幸）449
　　1）個人識別からみた大規模災害とは… 449
　　2）個人識別のための情報収集と
　　　　照合・判定 ‥‥‥‥‥‥‥‥‥‥ 450
　　3）個人識別のための情報管理 ‥‥‥ 451
　　4）大量死体発生時の個人識別を
　　　　円滑に行うには ‥‥‥‥‥‥‥‥ 451

第8章　現代社会と法医学の接点　　453

① **賠償科学** ‥‥‥‥‥‥（髙取　健彦）453

1. 賠償科学とは ‥‥‥‥‥‥‥‥‥‥‥ 453
2. 交通事故とむち打ち損傷 ‥‥‥‥‥ 454
　　1）むち打ち損傷 ‥‥‥‥‥‥‥‥‥ 454
3. PTSD ‥‥‥‥‥‥‥‥‥‥‥‥‥‥‥ 457
　　1）背　景 ‥‥‥‥‥‥‥‥‥‥‥‥ 457
　　2）診断基準 ‥‥‥‥‥‥‥‥‥‥‥ 457
　　3）問題点 ‥‥‥‥‥‥‥‥‥‥‥‥ 458
4. 低髄液圧症候群 ‥‥‥‥‥‥‥‥‥ 458
　　1）概念の歴史的変遷と診断基準 ‥‥ 458
　　2）問題点と展望 ‥‥‥‥‥‥‥‥‥ 459
5. 因果関係と割合的認定 ‥‥‥‥‥‥ 461
　　1）因果関係 ‥‥‥‥‥‥‥‥‥‥‥ 461
　　2）割合的認定 ‥‥‥‥‥‥‥‥‥‥ 461

② **先端医療** ‥‥‥‥‥‥‥‥‥‥‥‥ 463

1. 臓器移植‥‥‥‥‥‥‥‥（髙取　健彦）463
　　1）インフォームドコンセント ‥‥‥ 463
　　2）生体からの臓器移植 ‥‥‥‥‥‥ 464
　　3）死体からの臓器移植 ‥‥‥‥‥‥ 464
　　4）脳死と臓器移植 ‥‥‥‥‥‥‥‥ 465
2. 生命の誕生をめぐる先端医療
　　‥‥‥‥‥‥‥‥‥‥‥（杉浦　真弓）466
　　1）生殖のための新たな技術 ‥‥‥‥ 466
　　2）出生前診断と人工妊娠中絶術 ‥‥ 470
　　3）着床前診断‥‥‥‥‥‥‥‥‥‥ 472
3. 救急医療の進歩と法医学 ‥‥‥‥‥ 475
　　1）救急救命士制度 ‥‥‥‥（長尾　正崇）475
　　2）救急医療と法医学‥‥‥‥‥‥‥ 479

3）救急医療と法歯科医学
　　……………………（岩原　香織）481

③ 臨床法医学と臨床法歯科医学 483

1. 児童虐待……………（長尾　正崇）483
　1）定　義 ………………………… 484
　2）児童虐待の現状 ……………… 485
　3）虐待死事例の実際…………… 487
　4）患児の損傷診断に際しての
　　　法医診断学………………… 494
　5）おわりに ……………………… 500
2. ドメスティック・バイオレンス … 502
　1）配偶者からの暴力の防止及び
　　　被害者の保護に関する法律 ………… 502

2）DV の現状 ……………………… 503
　3）DV に対する対応 …………… 508
3. 高齢者虐待 ……………………… 508
　1）高齢者虐待防止法による定義 … 509
　2）高齢者虐待の現状 …………… 511
　3）高齢者虐待に対する対応……… 513
4. 障害者虐待 ……………………… 513
5. 臨床法歯科医学 ……（都築　民幸）514
　1）子どものマルトリートメントと
　　　歯科 …………………………… 514
　2）子どものマルトリートメントに
　　　みられる頭部・口腔顔面の症状…… 516

第9章 医　と　法　　　　　　　　（江崎　治朗）525

序　説 ……………………………… 525

1. 憲　法 …………………………… 526
2. 医事法規 ………………………… 526
3. 公衆衛生法規 …………………… 527
＜コラム＞　わが国の法形式 …… 528

① 医師法 …………………………… 529

1. 医師の資格 ……………………… 529
2. 医師の業務 ……………………… 530
　1）医師の業務 …………………… 530
　2）看護師等のコメディカルスタッフ 530
3. 医師の義務 ……………………… 531
　1）応召義務等 …………………… 531
　2）診断書等の交付義務 ………… 531
　3）無診察治療等の禁止 ………… 531
　4）異状死体の届出義務 ………… 535
　5）処方せんの交付義務 ………… 535
　6）療養方法の指導義務 ………… 536
　7）診療録保存義務等 …………… 537
4. 医師の行政処分 ………………… 537

＜コラム＞　死亡診断書（死体検案書）
　に記載した死因等の確定・変更につ
　いて ……………………………… 534

② 歯科医師法 ……………………… 538

③ 医療法 …………………………… 538

1. 医療を提供する場所 …………… 538
　1）病院・診療所 ………………… 538
　2）助産所 ………………………… 539
　3）医療監視 ……………………… 539
　4）患者等への説明 ……………… 539
　5）広告の制限 …………………… 539
　6）医療事故調査制度 …………… 540
　7）医療計画 ……………………… 540

④ 健康保険法 ……………………… 541

1. 保健医療制度の特徴 …………… 541
2. 保険診療の仕組み ……………… 541
3. 禁止事項等 ……………………… 541

⑤ 感染症の予防及び感染症の患者に対する医療に関する法律（感染症法） ………… 542

1. 沿　革 ……………………………… 542
2. 基本理念等 ……………………… 542
3. 感染症法による措置等 ………… 543

⑥ 母子保健法 ………………………… 544

1. 沿　革 ……………………………… 544
2. 母性・乳幼児の保護者・行政の役割 ………………………………………… 544

⑦ 精神保健及び精神障害者福祉に関する法律（精神保健福祉法） ………………………… 545

1. 沿　革 ……………………………… 545
2. 行政・精神保健指定医等の役割 … 546

⑧ 心神喪失等の状態で重大な他害行為を行った者の医療及び観察等に関する法律（医療観察法） ………………………………………… 547

＜コラム＞　政府における死因究明等施策の推進 ……………………… 548

関連法規

551

医師法 ……………………………………… 551
死産の届け出に関する規定 ……………… 559
死体解剖保存法 …………………………… 562
警察等が取り扱う死体の死因又は身元の調査等に関する法律 ………………… 569
検視規則 …………………………………… 574
医療法（抜粋） …………………………… 576

＜資料＞　死亡届・死亡診断書（死体検案書）・死産届・死産証書（死胎検案書） ………… 585
索　引 ……………………………………………………………………………………………… 589
　和文索引
　欧文索引
執筆分担一覧 …………………………………………………………………………………… 603

第1章 ●●● 法医学概論

1 法医学とは

1. 定　　義

　1つの学問体系の内容を短い文章で定義するのは必ずしも容易ではないが，日本の法医学の始祖である片山国嘉は法医学〔legal medicine, forensic medicine, gerichtliche Medizin（Rechtmedizin）〕を次のように定義している．すなわち，「法医学とは，医学および自然科学を基礎として法律上の問題を研究し，又之を鑑定するの学である」としている．また，古畑種基（1948年）によれば「法医学とは法律上の問題となる医学的事項を考究し，これに解決を与える医学である」と定義している．

　学問の内容は時代の変遷とともに，また社会の要請のなかで変わっていくものであり，法医学もこれに漏れることのないのは当然のことといえる．したがって，法医学の内容を包括的に考えると「法医学とは法律に関わる医学的諸問題を広く取り扱い，これらに対して医学的に公正に判断を下していく学問である」といえる．このなかで，法医学は個人の基本的人権を擁護し，社会の安全・安心に寄与していくものでなければならない．

2. 刑事法医学と民事法医学

　法医学を研究・実務の面から大別すると，刑事法医学と民事法医学に分類できる．前者は死体およびそれを取り巻く刑事事件に関わる問題を，後者は損害賠償に関する民事事件に関わる問題を扱う法医学である．従来の法医学は主として刑事法医学の分野にのみ目が向けられてきたきらいがある．したがって，法医学イコール死体を扱う医学というイメージがあまりにも強かったように思われる．しかし，小南又一郎の『実用法医学』（1942年）には，すでに生命保険医学，災害医学および労働保険にわたる記載があり，また大村得三・土井十二共著『修正法医学提要』（1941年）には，詐病論の項目があり，「詐病は人の気質，地方的気質，文化の程度等により種々異なってあらわれる」と記載

されている．このことは，法医学は刑事法医学とともに民事法医学の分野をもカバーすることを至当のこととして説いているものであり，したがって，法医学は広く社会病理学（社会医学）としてとらえられるものといえる．

3. 賠償科学

　時代の変遷と法医学に対する社会の要請のなかで，従来の法医学では捕捉しえなかった範疇をカバーしようとする学問分野の創生へのエネルギーと，従来の領域のみに主として安住しようとする法医学に対する強い危機感と強い警鐘が，原動力の1つになって1982年に日本賠償医学研究会（後に学会，1997年に日本賠償科学会）が渡辺富雄によって創設された．その理念は「損害賠償に関する諸問題を医学と法学の両側面から学際的に研究し，人身傷害の認定ならびに民事責任の適正化に資することを目的とする」としている．この賠償科学は，本来法医学で行わなければならなかった民事法医学の分野をカバーしているようにもうかがえるが，法医学でいう民事法医学は決して医学と法学の両側面から学際的に研究することを目的としているわけではないことから，賠償科学は単に民事法医学ではなく，さらに広い分野をカバーしうる独立した社会科学の1つといえる．

2 法医学の歴史的変遷

1. 過　　去

　人類は集団生活を営むようになってくると，その集団の規律を維持するためになんらかの規範が要求されるにつれて，古代エジプト，ギリシア，ローマをはじめ，インド，中国などにおいて法的な規律が発生してきたと考えられる．これに伴って，犯罪に対する医学的解明が必要になり，ここに法医学の芽生えが生じてきたものといえよう．世界最古の法典といわれる Moses の法典には，処女凌辱，獣姦，損傷などの記載があり，またギリシャ時代には Hippocrates，Aristoteles，Galen が重複妊娠，診療過誤，詐病の鑑別などについての記載があるとされている．その後，イタリア，フランスで法医学に関する論文が発表されることに相まって，1598年イタリアの Fortunatus Fidelis が法医学書を発行するに至り，このころからヨーロッパにおける法医学が急速に発達していった．

　一方，中国では1247年宋慈が世界最初の法医学書『洗冤録』を作成し，『平冤録』につづいて，1308年王興が『無冤録』を出版した．この『無冤録』は明時代に朝鮮半島から日本に渡り，1736年河合甚兵衛尚久がこれを日本語に翻訳して『無冤録述』とし

て出した．これが日本における最初の法医学書であり，明治の初めまで利用されてきた．

　日本における法医学の歴史は明治維新以前までは，中国医学の影響のほかに，オランダを通じて西洋医学が導入され，1862 年長崎の医学伝習所で，オランダの軍医 Pompe Van Meerderfort JLC が法医学の講義も行ったといわれている．また，1875 年に警察庁病院に裁判医学校を設立し，東京医学校（現東京大学医学部）の解剖学教師であった Wilhelm Doenitz が裁判医学の講義を行った．1888 年ドイツ，オーストリア留学から帰国した片山国嘉が，翌年の 1889 年東京大学医学部に裁判医学講座を創設し，講義を開始したが，1891 年に従来の裁判医学講座が法医学講座に改称された．その後，京都大学，九州大学，東北大学，大阪大学，北海道大学に順次法医学講座が開設されていき，その間の 1914 年に日本法医学会が発足した．

　一方，大正中期にそれまでの医学専門学校がすべて医科大学に昇格し，同時に 2～3 の医科大学の新設とともに，すべての医科大学に法医学講座が設置された．その後，現在の新制大学が設置され法医学が必須講座となったため，2007 年現在，全国の医学部・歯学部を含めて 87 の法医学講座が誕生し今日に至っている[1]．

2. 現 　　 在

1）法医学と現代社会との関わり

　従来，法医学の専門家でない警察医（主として留置人の健康管理の目的で警察に嘱託されている臨床医）が行っていた各地の司法解剖（後述）は，1 つの県に少なくとも 1 つの医学部（医科大学）が新設されるようになって以来，各大学の法医学講座がこれに取って代わり，ほとんどの司法解剖を行うようになってきた．この結果，警察医に嘱託されてきた司法解剖による不都合な部分が大幅に改善されてきたことは結構なことといえる．しかし，死体検案（後述）については，東京をはじめ監察医制度（後述）が設置されている幾つかの地域を除いては，依然として警察医がほとんどすべての死体検案をしており，今後の課題として検討されなければならない．

　個体の死の定義をはじめ脳死の問題（後述）は，法医学上きわめて重要な位置を占めている．しかるに，法医学が早い時期からこれらに適切に対応してきたかというと必ずしもそうではなかった．1968 年日本で初めて心臓移植が行われたことがきっかけになって，日本法医学会は，1969 年に「死の判定に関する諸問題」というシンポジウムを開き，そのなかで脳死をいまだ個体死として認定しうる状態にはないといっている．その後，1984 年に「死の判定について」のシンポジウムが開かれ，脳死の問題が継続的に討論された結果，脳死を個体死として考えてよいという方向を示すに至っているように，法医学のなかでも脳死に対する認識に変化をきたしていることを物語っている．

　1992 年 1 月 22 日に政府の「臨時脳死及び臓器移植調査会」（脳死臨調）の最終答申が出され，その成果が公にされたが，このなかで「脳死は医学的にもまた法的，社会的

にも人の死」としている．しかし，この答申の内容には幾つかの問題点が指摘されていることから，本最終答申を受けて，同年4月に開催された日本法医学会総会においてパネルディスカッションが行われ，法医学・社会医学の立場から脳死臨調答申を分析討議し，「人の死の概念と定義について」，「脳死の判定と死亡時刻の決定」，「脳死体の検死と臓器提供について」，それに「少数意見について」の4項目について，法医学の立場から検討を加え，一定の方向性を示すに至った．このように，法医学はその時代性，社会的要求を常に意識しながら研究されていくべきものである．

　一方，実務上の研究面でも近年の分子生物学や分析化学の知識を応用し，この方面でも日進月歩発展しつつある．さらに，近年検視，検案の過程でCT検査を行い，これによる死体の病変，骨折等の有無を精査し死因判定の精度を上げようとする試みがなされている〔Autopsy imaging（Ai）〕．このAiの応用は，従来の目視による検視・検案よりはるかに死因判定の精度の向上に貢献するものではあるが，中毒死やショック死等の判定にはその力を発揮できないことも心しておくべきである．

2）日本法科学技術学会の誕生とその背景

　わが国の法医学の歴史の中で，国際学会の開催は日本法医学会の悲願であったが，ついに1990年に金沢で第1回国際法医学シンポジウム（International Symposium Advances in Legal Medicine：ISALM）が開催された．さらに，法医学の分野で最も大きな国際学会は国際法科学会（International Association of Forensic Sciences：IAFS）であるが，日本開催の招致活動の結果，1993年に日本での開催が決定し，1996年に東京で第14回IAFSが開催される運びとなった[1]．

　このような背景があってか，科学警察研究所（科警研）としても「日本法科学会（仮称）」の設立を模索したが，日本法医学会の反対を説得できなくこの名称を断念し，1995年に「日本鑑識科学技術学会」として発足するに至った．その後，日本鑑識科学技術学会では外国の研究者にはわかりにくくしかも説明しにくいことや日本法科学会への名称変更の強い要望があったが，日本法医学会と折り合いがつかず，結果的に2005年に「日本法科学技術学会」という名称で再スタートしたのである．その後，本学会の会員数も増加し，科警研や科学捜査研究所の研究者のみならず大学や他機関の研究所からの多くの発表がみられるようになり，学際的学会としてその役割を果たしている．

3. 未　来（展望）

　法医学が将来どのように展開していくかを予測することは，それほど困難なことではない．それは過去の法医学の歴史をひもといてみれば比較的容易に予測可能である．法医学の今後の展開において重要なのは，法医学の立場でその時代性をいかにみつめ，複雑に多様化してきている社会の要求性を法医学の視点からどう対応し，どのように解決

していくかという姿勢である.

　従来から行われてきた法医解剖は，今後いかに医学的診断技術が発達したとしても，法医解剖に対する社会的要求はなくなることはないであろう．そこには多くの類型的事例があったとしても，裁判を係属するうえで必要な証拠が要求されるからである．これは，診断技術が進歩して，解剖前にその病因がますます明らかになりつつある病死例について行われる病理解剖とは，いささか趣を異にしているように思われる．しかし，法医学イコール法医解剖，すなわち死体を扱う医学といった認識だけで従来の法医学のみに安住しようとすれば，法医学の守備範囲が狭隘化してしまい，法医学の医学・社会におけるステータスを決して上げるものにはならないであろう．そうはいうものの，法医学における解剖は法医学の教育・研究に必須であることを考えると，法医学者が法医解剖を行うのは当然のことであり，もしこれがなされなければ内科医が患者を診ないのと同じといわざるをえない.

　法医学の研究分野は多岐にわたっているが，周辺分野の科学の進歩と最近の分子生物学の知識を応用した法医学の発展は従来証明しえなかった領域を明らかにしつつあり，裁判事例においても今後新しい展開をもたらしていくであろう．一方，古くて新しい問題として常に念頭にある死後経過時間の判定や死体現象を含めて，従来法医学の常識とされていた事象についても今日的科学の知識を応用し，もう一度整理してみることが必要であると考えられる.

3 法医学における鑑定業務

　裁判を係属していくうえで，あるいはその前段階での起訴，または提訴準備のうえで，特別の専門的知識技能に基づいてある事実の証明，判断，確定を行うことを「鑑定」（expert opinion）といっている．鑑定を行う人を鑑定人といっている．鑑定人はあらゆる分野での専門的知識技能を身につけた人がこれになりうる．法医学実務のなかで，ある一定の検査方法を使い，得られた成果とそれから導かれた結論をその命令者あるいは嘱託者に報告するには，口頭による場合と書面による場合とがあるが，後者を一般に「鑑定書」という.

　鑑定は，
① 裁判所の命令による場合
② 検察官，検察事務官または司法警察員の嘱託による場合
③ 第三者の依頼（弁護士など）による場合

とがあるが，法医学実務のうえでは2番目の検察官等の嘱託による場合が最も多い．鑑定書の様式はとくに法律に規定はなく，したがって古い様式に固執する必要はない．平易な文章で鑑定の目的に適した，必要十分な内容が記載されていればよい.

鑑定に際しては，検査の対象となる人体，物体，現場あるいは書類について，綿密な検査を行い，正確な医学用語を用いてあくまでも客観的な検査記録を作成しなければならない．この検査記録には，主観や推定，診断を加えてはならない．また，この記録の内容は専門家，非専門家の別を問わず第三者がみて正確に理解できるものでなければならない．次に，この客観的な検査所見の結果に基づいて鑑定の結論が導かれるものであり，検査成績から逸脱して結論を出してはならない．推定の結論においても，検査成果の範囲のなかで行われるもので，事実から逸脱して推定することは厳に慎まなければならない．

このようにして作成された鑑定書は裁判上の証拠の1つをなす書類になりうるものではあるが，その結論に十分な証拠能力があるということで，これが採用されるか否かは別問題である．裁判官がその鑑定の結論に疑問をもち，あるいは証拠能力が不十分であるとした場合は改めて別な鑑定人を選定して鑑定を依頼することがある．これを「再鑑定」という．

2004年に「裁判員の参加する刑事裁判に関する法律」が成立し，その5年後の2009年5月21日から裁判員制度が発足した．国民から選ばれた裁判員は法医学に関しては素人であり，従来から提出されてきた［鑑定書］に加えて，裁判員の理解を深めるために鑑定書の解説的内容が要求されることがある．こうなると今後，鑑定人としては二重に労力を費やさなければならないケースに遭遇することも少なくないであろう．

文献
1）高取健彦．我が国の法医学の歴史的変遷と展開（その1）．犯罪学雑誌 2008；74：122-133．

第2章 死の判定と死因

1 個体死

1. 定　義

　個体の死を考える場合，個体の生命を維持するのに必要不可欠な要素は酸素であり，これを個体からなんらかの手段で取り去れば，個体の生命を維持することができなくなる．このように考えてくると，酸素を体外から摂取する肺（肺呼吸を営む臓器），摂取された酸素を全身に分配する心臓，それにこれらの臓器の機能を制御する脳が個体レベルの生命を維持させる必要不可欠な臓器となる．この肺，心臓，脳の三者が互いに機能的に結び付いて1つの環を形成し，どの臓器が上位，下位にあるというのではなく，互いに対等にあり補足し合って存在している．この三者が互いに機能し合って結び付いている環を，錫谷は「生命の環」と名付けた（**図 2-1**）．

　この環のなかで，肺・心臓・脳の少なくともどれか1つが機能停止すれば，それが個体の死（somatic death）である．つまり肺，心臓，脳の不可逆的機能停止が肺臓死

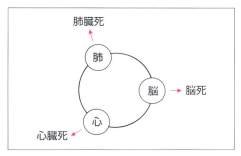

図 2-1　生命の環
（錫谷　徹．死の判定に関する私見．日本医事新報 1982；3022：43-49 より一部改変）

(pulmonary death), 心臓死 (cardiac death), それに脳死 (brain death) ということになる．このように考えてくると個体の死とは，

「肺・心臓・脳のうち，いずれか1つの永久的（不可逆的）機能停止が個体の死である」

となり，錫谷はこれを個体の死の定義とした．この定義からすれば，脳死は心臓死と対等のレベルで存在し，個体死を構成する1つの死型といえる．

ところで，図2-2に示すように，たとえば心筋梗塞で心拍動が一時的（可逆的）に停止して蘇生術を施した結果，7分後に心拍動が再開したとする．この場合，心拍動停止は不可逆的停止ではないから，前述の「個体死の定義」からすれば，この個体は死亡したことにならない．しかし，この7分以内に脳の機能は酸素欠乏により障害を受け，とくに心停止（血流停止）後3～4分くらいすると，まず大脳皮質の障害を受け，続いて7分くらいすると脳幹の機能障害をきたし，一般に脳死になる．すなわち，心拍動は一時的停止であったが，この間に脳死が発現して個体死を招き，前述の「個体死の定義」に矛盾を生じることになる．一方，たとえば心臓移植（人工心臓）でしか助からない特

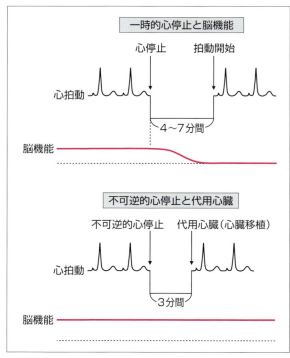

図2-2　一時的および不可逆的心停止における治療行為と脳機能との関係

発性筋症の重症の入院患者が，あるとき突然心停止をきたし，この心停止はその患者の状態から考えて，明らかに不可逆的な心拍動停止であったとする．この場合，心拍動停止は不可逆的停止であるから，前述の「個体死の定義」からすればこの人は心停止のあった時点ですでに死亡したことになる．しかし，**図2-2**に示すように，この不可逆的心停止後，短い時間内でたとえば3分以内で人工心臓（心臓移植）の装着が可能であったとすると，確かにこの患者自身の心臓は不可逆的機能停止をきたしたが，脳の機能は全く障害を受けず，したがって意識も精神活動も正常であり，その人の本来の個性も人格も保たれており，とうていこの個体は死亡したとはいえなくなる．つまり，この場合でも前述の「個体死の定義」では，これをうまく説明できない部分があることを示している．

個体の生命を維持する必要不可欠な要素を酸素としたことから誘導されたこの「個体死の定義」は，人工臓器あるいは臓器移植を導入することにより，上述したような例に対しては合理的に説明しえない部分がみられてきた．そうすると，肺あるいは心臓の不可逆的機能停止があっても代用臓器で事足り，脳の機能と他の2つの臓器のそれと同じレベル，すなわち対等にあるとはいえなくなり，個体死を次のように定義しなければならなくなる．

つまり，

「脳の不可逆的機能停止が個体の死である」

となる．事実，Pallis[1]は，人間の死とは「脳幹の不可逆的機能停止」であるとしている．

従来からいわれてきた心臓死は，実は脳死をみてきたといえる．たとえば心臓が出刃庖丁で刺されるとその時点で心拍動が停止する．しかし，心拍動停止が発現してもただちに意識がなくなり，自発呼吸が停止するわけではない．もちろん状況によって違うが，心拍動停止よりある一定時間をおいて自発呼吸が停止する．このような場合，従来は心臓死といわれてきた．しかし，不可逆的心停止が発現してから一定時間をおいて不可逆的自発呼吸停止（脳死）がみられることから，これは心臓死ではなく，やはり脳死ということになる．

なお，**仮死**（apparent death）とは生命現象がきわめて微弱となり，客観的に把握がほとんど不能になった状態であるが，あくまでも「生」で蘇生可能である．

2. 生 活 反 応

1）定　　　義

外部から作用した異常刺激に対する生体の病態生理的変化（生体防御反応）が，死後も死体に形態的（生化学的）変化として認識されるものを**生活反応**（vital reaction）という．

すなわち，これは次のように模式化できる．

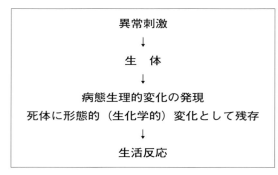

2）種　類

(1) 局所的生活反応
① 出血（bleeding）
　ⅰ）生前の出血：光沢のある凝血が組織に膠着し，ガーゼやスポンジで拭いても除去できない．ただし，受傷後死亡まで数日経過している出血の場合は光沢がなく，吸収しつつある状況を呈している．
　ⅱ）死後の出血：死後血管の破綻により血管外に血液が流出した場合，一般に凝血することがなく，組織を染着するにとどまる．
　ⅲ）生前の損傷で出血がないか，きわめて少ない場合：縊頸の索状物の直下で血管が破綻しても強圧されているとき，軟骨部のように血管が少ない部分，轢断端部や死戦期の損傷の場合がこれに相当する．
　これらの形態的変化の観察のほかに，皮膚の損傷の生前・死後の鑑別には，血小板に含まれているセロトニン（serotonin）や皮膚に認められるヒスタミン（histamine）の損傷部の濃度変化やフィブリン（fibrin）の濃度変化が参考になる．
② 創口の哆開（gaping of wound）：生前にできた皮膚の創縁が，組織の攣縮により創口が大きく開くものをいう．ただ，死後の創でも創縁が乾燥すると創口が開くようになる．
③ 創縁の腫脹（swelling of wound edge）
④ 痂皮形成（scabbing）
⑤ 肉芽形成（granulation）
⑥ 感染（infection）
⑦ 熱傷（burn）：第1度熱傷（紅斑性熱傷），第2度熱傷（水疱性熱傷）は生活反応であるが，第3度熱傷（壊死性熱傷）は死後も発生するので生活反応には入れない．

(2) 全身的生活反応
① 循環系によるもの

・貧血（anemia）
・感染（全身）（infection）
・脂肪（fat），空気栓塞（air embolism）
② 呼吸系によるもの
・気道内吸引（aspiration into airpassage）
・一酸化炭素ヘモグロビン（CO hemoglobin）
・プランクトン（plankton）の証明
(3) 死戦期の生活反応（agonal vital reaction）
生活反応が弱く，判定が難しい．

3）生活反応と脳死

　生活反応の概念は上述のごとく，呼吸器系および循環器系が機能しているか否かを証明する方法であり，人工呼吸器を装置されている状態での脳死を意識する以前の証明法であった．したがって，脳死を個体死として認知するに至った状況下では従来の生活反応がこれに適応できなくなったのは当然のことである．しかし，脳死下では従来の生活反応が適応できなくなったからといって，脳死を個体死としたくないという論法は成り立たず，脳死という概念のなかでは，新しい生活反応の開発が望まれるのである．

2 脳　　死

1. 定　　義

　厚生科学研究費特別研究事業による「脳死に関する研究班」の報告は，1985 年 12 月に「脳死の判定指針および判定基準」として発表された[2]．この厚生省基準のなかで，**脳死**（brain death）とは，

「全脳の不可逆的機能喪失をもって脳死とする」

とされている．ここでいう全脳とは，脳幹を含めた大脳のことであり，また全脳の不可逆的機能喪失とは，すべての脳細胞が壊死に陥っていることを証明しようとしているのではなく，さらに，脳機能とは，臨床的に確認しうる脳機能のことをいっている．

　脳死は法医学的脳死と臨床医学的脳死に分類できる[3]．前者は人工呼吸器が装置されておらず，脳の不可逆的機能停止が発現すれば，まもなく心拍動も停止する状態のものをいい，後者は人工呼吸器の使用により，肺，心の機能は長時日維持されている間に，脳の全機能の不可逆的停止をきたした状態をいう．両者は本質的に同一のものであるが，臨床的に問題となるのは後者，すなわち臨床医学的脳死〔人工呼吸器脳死（respirator brain death）〕の場合である．

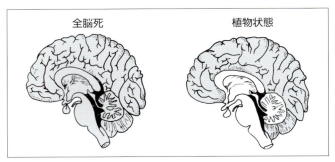

図 2-3 脳死と植物状態との違い
灰色の領域が機能喪失をきたしている．

2. 脳死と植物状態との違い

　前述のように脳死は全脳，すなわち脳幹を含めた大脳の不可逆的機能喪失をきたしたものをいっている．一方，植物状態（vegetative state）は大脳の機能障害はきたしているが，脳幹の機能は維持されている状態である．
　臨床的には，
・意思疎通，自力移動，発語，視覚認識，食事自己摂取の各不能
・糞尿失禁が3カ月以上を呈する
もので，大脳半球による精神活動のみられないものをいう．**図 2-3** は全脳死と植物状態の違いを模式図化したもので，灰色の領域が機能喪失をきたしていることを示す．

3. 脳死判定基準

1）厚生省の指針と判定基準

(1) 指針と基準

　厚生省基準は1974年日本脳波学会の「脳死委員会」[4]が発表した基準（**表 2-1**）を土台にし，その後の脳死研究および研究班の行った全国的調査結果を勘案して作成されたものである．そのなかで，脳死は臨床的概念であるとし，脳死の定義については前述のように結論づけられているが，脳死は個体死であるとは明確に記載していない．その後，同研究班が発表した厚生省基準についてこれを補足説明する意味で，「脳死判定基準の補遺」[5]を発表した．最初の厚生省の判定基準には，以下の6項目の順に記載されている．
　① 深昏睡
　② 自発呼吸の消失
　③ 瞳孔（瞳孔固定し，瞳孔径左右とも4 mm以上）

表2-1 脳の急性一次性粗大病変における脳死の判定基準

1. 深昏睡
2. 両側瞳孔散大，対光反射および角膜反射の消失
3. 自発呼吸の停止
4. 急激な血圧降下とそれに引き続く低血圧
5. 平坦脳波
6. 以上1〜5の条件が揃った時点より，6時間後まで継続的にこれらの条件が満たされる
   ●参考条件として non-filling angiogram．脊髄反射消失は必須条件ではない

（脳死委員会，1974）

④ 脳幹反射の消失

⑤ 平坦脳波

⑥ 時間的経過

　しかし，判定基準の補遺は**図2-4**に示したように5項目から成っており，その順序が上記の番号でいくと①，③，④，⑤，それに②の順となっており，⑥は項目からはずされ，説明だけとなっている．これらの判定手順のうちで，最初のそれと比較すると，無呼吸テストを脳幹反射，平坦脳波の後にしている．この説明として，「前回報告では重要性を優先して書いたが，今回は実施順を重視した」とされている．しかし，最初の判定基準にあった⑥の時間的経過は削除され，説明文だけに変更された理由は記載されていない．

(2) 外国との比較

　米国では1971年のミネソタ大学の判定基準をはじめ，1981年の大統領委員会の報告により脳死の判定基準が完成した．実際の判定基準は本文では省略するが，この報告のなかで「(I)血液循環および呼吸機能の不可逆的停止，または(II)脳幹を含む脳全体のすべての機能の不可逆的停止が確認された個人は死亡したものとする．死の判定は一般に認められた医学的基準に従うものとする」といっている．これは「個体死の定義」として，心臓死および脳死を認めるもので，いわば二元説を唱えているものである．

　一方，英国では1976，1979年と二次にわたり脳死の判定基準が発表された．さらに，1982年にPallisによって**脳幹死**（brain stem death）の概念と判定基準が発表されるに至り，「脳幹死をもって脳死とする」という概念が確立された．

　その他各国から脳死の判定基準が紹介されたが，それらの判定基準にはそれぞれ特徴があり，決して同一ではない．しかし，脳，特に脳幹機能の不可逆的機能喪失を判定する目的はすべて同じであり，その手段として利用する検査法に若干の相違があるだけである．

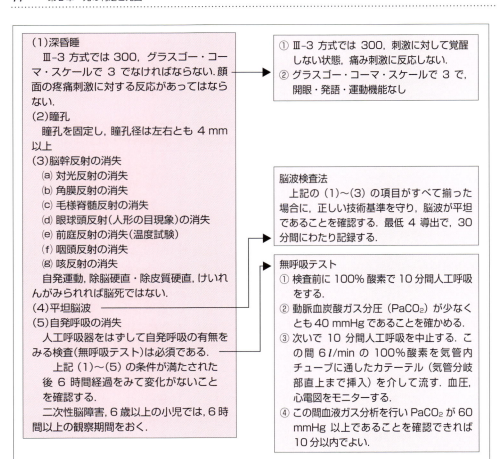

図 2-4 脳死判定基準
(厚生省「脳死に関する研究班」による脳死判定基準の補遺．日本医師会雑誌 1991；105：525)

2) その後の経過

(1) 臓器の移植に関する法律（「臓器移植法」）の成立

1985 年に厚生省基準が発表され，これを受ける形で 1988 年に日本医師会の生命倫理懇談会（生倫懇）の最終報告[6]が発表された．それによると，厚生省基準を脳死の判定に際して守るべき必要最小限の基準として採用し，脳死を個体死として認めてよいとしている．

一方，1989 年に政府の「臨時脳死及び臓器移植調査会」が発足し，各界の意見聴取

が行われ，1992 年 1 月 22 日にその最終答申が出された．それによると「脳死は医学的にもまた法的，社会的にも人の死」としている．また，「脳死」を「人の死」とすることに賛同しない立場（少数意見）からも「脳死は限りなく死に近い状態」という認識にたって，臓器提供の意思を拒むことはできないとし，移植医療への道を開くことには反対しないという見解が示されている．

　しかし，脳死臨調の答申が出された後も，わが国での移植医療の実現化は困難をきたしている状況が続いた．これを実現化してゆくためには，これまでの議論を踏まえて臓器移植に関する法制化が必須であるという結論に達し，議員立法で「臓器移植法（案）」が国会に上程され，紆余曲折のすえ，最終的に 1997 年 7 月 16 日に「臓器の移植に関する法律」（「臓器移植法」）が公布され，同年 10 月 16 日から施行されるに至り，1999 年 2 月 28 日に第 1 例目の臓器移植がなされた．

（2）臓器移植法の改正

「臓器移植法」の附則第 2 条に，この法律の施行後 3 年を目途として必要な措置が講ぜられるべきものとしているが，施行後 12 年でようやく法改正の運びとなり，臓器の移植に関する法律の改正法（以下，改正法）が，2009 年 7 月 17 日に公布されるに至った．この改正法は公布日から 1 年経過した日，すなわち 2010 年 7 月 17 日から施行されるようになった．その概要を記載しておく．

① 脳死は一律に人の死と位置づけており，移植術に必要な臓器が摘出されるときだけ脳死を認めた現行法とは根本的に異なる．

② 臓器の提供について本人が拒否していない場合は家族の同意で提供できるものとした．

③ 臓器提供は 15 歳以上としている現行法の年齢制限を撤廃し，修正齢あるいは週齢 12 週未満を除く小児からも臓器提供を可能にした（第 8 章参照）．

④ 親族へ優先的に提供することを意思表示しておくことができる．

本改正法では 15 歳未満の子どもでもドナーとなりうるが，子どもの脳死判定が困難とされていることから，この解決の対策が急務となる．また，虐待で脳死になった子どもがドナーとなることを防止するために，医学的判断の対応も急務となろう．

3 死亡時刻

1. 死亡時刻とは

　人が生から死に転じる時点は瞬間的なもので，この時点が個体の死亡時刻である．錫谷による死の判定基準は「肺あるいは心臓あるいは脳のいずれか 1 つが永久的機能停止をした最初の時を個体の死とする」[7] としていることからすると，その個体の死亡時刻

は3つの臓器のうちのいずれか1つの不可逆的機能停止をきたした最初の時を「死亡時刻」とすることができる．しかし，個体死の定義を錫谷のいう一臓器説ではなく「脳死をもって個体死とする」という考えからすれば，**「自発呼吸が不可逆的機能停止をした最初の時を死亡時刻とする」**となる．もちろん，人の死亡時刻は三徴候，すなわち，自発呼吸の停止および心拍動の停止および瞳孔散大の3つが揃ったときでないことは明らかである．

個体死の定義から誘導される死亡時刻の決定は，刑事責任上でも民事責任上でもその解釈のうえで大きな影響を与えるのできわめて重要である．

2. 脳死の死亡時刻

前述のように脳死の判定基準（**図2-4**）がすべて満たされた後6時間経過をみて変化がないことを確認するとある．これを簡単に模式化したのが**図2-5**であり，このなかで判定基準のすべての項目が満たされた時点Ⓐと，それから6時間経過観察した時点Ⓑとがあるが，判定基準がすべて満たされ，その後，一定時間観察してもなお基準が満たされていたとすれば，観察時間の終点Ⓑが死亡時刻ではなくて，さかのぼって基準がすべて満たされた時点Ⓐを死亡時刻とすべきである．

日本医師会の生倫懇（前述）の報告では，脳死判定による死亡時刻としては，Ⓐはじめの脳死判定時刻と，Ⓑその後6時間以上たってからの脳死確認時とが考えられるが，死亡診断書の死亡時刻はⒷによるが，死後の相続の問題にそなえてⒶの時刻も記録するものとするとある．一方，脳死臨調の答申では，原則的には日本医師会の生倫懇の考え方と同じであり，死亡時刻としての「脳死時点」は，竹内基準（厚生省基準）では第2回目以降の判定時（図2-5のⒷ）を脳死時点とすることが適当という判断を示している．

しかし，もしⒷ（観察時間は判定する施設あるいは国によって異なる）を脳死の死亡時刻とすると，同一個体でも判定する施設や判定する国の基準によってその死亡時刻が異なることになるし，観察時間を6時間以上とすると，確認時点は多数存在することになり，すなわち，死亡時刻は多数存在することになる．このように考えてくると，Ⓑは

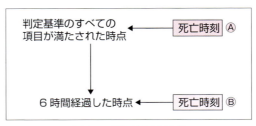

図2-5 脳死と死亡時刻

単に観察し終えた時点（脳死を確認した時点）を意味しているのみで，決して脳死がスタートした時点ではなく，やはりⒶを死亡時刻とすることが最も妥当である．Ⓐを死亡時刻と認定すれば，法律上の問題も含めて矛盾なく説明しうるものと考える．しかし，前述の「臓器移植法」の省令とガイドラインによれば，第1回目の脳死判定から第2回目のそれまでの時間を，少なくとも6時間おくとし，当該脳死体の死亡時刻を第2回目の確認時とすることとなっている．

4 死因とその競合

錫谷[7]は，「1つの死体に2つ以上の損傷（その他の異変）あるいは疾患があり，そのいずれもが死因となりうる程度の重篤なもので，そのうちいずれが真の死因となったか判断に困難を感ずるような場合がある．このような場合を死因の競合という」としている．死因の競合は，**図 2-6** に模式化したように4つに分類できる．

1. 死因の共同

2つ以上の同じ性質で，同じ程度の異変の総和として死因が惹起されるものをいっている．たとえば，左橈骨動脈（A），左尺骨動脈（B）と右橈骨動脈（C）の切断による失血死などがこれに相当し，異変A，BとCとは互いに共同して死因を構成していることになる．

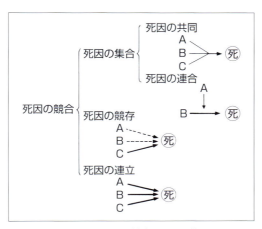

図 2-6　死因の競合とその種類

2. 死因の連合

先行する1つの異変に続いて重篤な異変が発生し，後者が死因を惹起している場合をいっている．たとえば，肺に刺創（A）が惹起され，これに続いて吸引性窒息（B）が発生し，Bが死因となった場合である．

3. 死因の競存

2つ以上の性質の異った異変が存在し，このうちのどれか1つの異変に真の死因を求めることができる場合をいっている．たとえば，肝臓破裂（A），骨盤骨折（B），それに脳幹部挫傷（C）が共存しており，Cを死因として優先させることができる場合をいっている．このような場合，異変A，B，Cは互いに競存し合っているという．

4. 死因の連立

2つ以上の性質の異なった異変が存在し，いずれの異変も死因となりうる程度のものであり，いずれの異変をも死因として優先させえない場合をいう．たとえば，火災現場から発見された死体の場合，CO中毒（A），酸素欠乏（B）それに火傷（C）が死因として共存しており，そのいずれの異変をも死因として優先させることができない場合，異変A，B，Cは互いに連立し合っているという．このような場合，死因の概念を新たに作り「焼死」といっている．また，交通事故のような場合，脳挫傷（A′）と心臓破裂（B′）という異変が共存していることが少なくなく，異変A′とB′は互いに連立していれば，死因はA′およびB′となる．

法医学的実務上，死因を決定することはきわめて重要な作業の1つである．もし，ある個体に死因に関係する複数個の異変が存在し，これらが競合している場合には，前述の死因の競合の概念を念頭におき，死因を決定しなければならない．死因の判定は刑事責任上ばかりでなく民事責任上でも大変重要であるからである．

5 変死体と異状死体

1. 変 死 体

変死に関わる法律として，刑事訴訟法第229条に，「変死者又は変死の疑のある死体があるときは，その所在地を管轄する地方検察庁又は区検察庁の検察官は，検視をしな

ければならない.」との記載がある．また，刑法第192条には，「検視を経ないで変死者を葬った者は，10万円以下の罰金又は科料に処する.」との記載がある．変死体について，法律上の明確な定義はないが，一般的には，変死体とは，変死者または変死の疑いのある死体の両者を意味するとされ，犯罪に起因する死亡の疑いのある死体と解釈されている．

　日本においては，一般市民が死体を発見し，殺人事件等の犯罪の可能性を認識した場合，一般的には警察への通報がなされる．また，病死事例を含め，人が死亡した事実を知った場合は，同居の親族，その他の同居者，家主，地主又は家屋若しくは土地の管理人は，届出義務者とされ，7日以内に市役所，区役所又は町村役場に，それを届け出る義務があり，その際，医師記載の死亡診断書または死体検案書の添付が義務付けられている（戸籍法第86，87条）．死亡診断書または死体検案書を作成する医師は，作成にあたっては，死体を自ら診察または検案することとされ（医師法第20条），その際に異状を認めた場合，所轄警察署への通報が義務付けられている（医師法第21条）．

　このようにして，一般市民が死体を発見し犯罪の可能性を疑った場合，あるいは，医師が死体を診察または検案して異状を認めた場合に，警察に通報されるが，こうした死体は初動段階において，警察によって犯罪死体，犯罪の疑いのある死体及びそれ以外の死体の3つに区分される．

　明らかな犯罪死体の場合は，刑事訴訟法に基づく解剖等による鑑定が必要となる．一方，犯罪の疑いのある死体については，刑事訴訟法第229条に基づく検察官または警察による検視がなされ，その後に解剖等による捜査段階での鑑定実施の有無が決定される．それ以外の死体については，「警察等が取り扱う死体の死因又は身元の調査等に関する法律」（平成25年4月1日施行，以下「死因・身元調査法」とする）に基づく警察による死体の調査等が実施された後，遺族への死体の引き渡し等がなされる．

　このように，日本において，警察が死体発見の通報を受けた初動の段階で，3分類できるという前提を，死体三分説とよぶ．解剖や薬物検査等の医学的検査を実施し，死因が医学的に確定する前の段階で，警察が犯罪死体とそれ以外の死体を区分すると，実際には薬毒物等による他殺であった事例などが犯罪性なしと判断され，法医学的な検索を受けずに火葬に回る可能性が高いので，この分類は科学的には適切とはいいがたい．これは江戸時代に模範としていた，800年ほど前の中国の検視手法の名残であろう．

　日本においては，死因が明らかでないことから医師が異状死体と認識していても，従来，警察が現場の状況や死体外表の検査のみから非犯罪死体と断定し，変死体として扱わず，十分な医学的検査を実施しない場合が多く，「変死体」と「異状死体」の意味する死体の範囲に不明確ながら違いが存在する．スウェーデン，オーストラリア等の諸外国においては，医学的に死因が明らかでない場合は，犯罪性の有無も判然としないことから，法医解剖等の法医学的検索の対象となり，医学的検索後に犯罪性の有無が判断されるので，変死および異状死といった言葉の区別はなく，いずれも unnatural death と

呼称される.

2. 異状死体

死亡診断書または死体検案書を作成する医師は，遺体を自ら診察または検案したうえで，これら書類を作成することが義務付けられている（医師法第20条）．その際に異状を認めた場合，24時間以内に所轄警察署への届け出が義務付けられている（医師法第21条）．この届け出は，口頭や電話でよい．このように医師が死体を検案した際に異状を認めた場合，その死体を異状死体と呼称している．

ここでいう，異状については，変死と同様，法律上明確な定義付けはないが，病理学的異状ではなく，法医学的異状を意味するとされ，日本法医学会からは異状死についてのガイドラインが提示されている．本ガイドラインは，当初，移植医療の問題を契機に作成されたものである．

1968年，日本初の心臓移植が実施された．しかし，その後，溺水で搬送されたドナーに対して，医師が脳死状態の確認を怠り，検視においては適切な処理がなされないなど，ドナーの権利が損なわれていた疑いが生じた（和田心臓移植事件）．この事件は，以後の日本の移植医療の推進を妨げたとされる．その後，日本における移植医療を推進しようとの動きがあるなか，1991年，厚生省に設置された「腎移植医療の社会システムに関する研究班」において，移植におけるドナーの権利が損なわれないための手続きが議論され，「異状死体の定義とわが国の検案体制」という報告書が作成された．この報告書では，死の真相が不明であるドナーについては，広く異状死として警察へ届け出られ，詳細な所見が客観的に調査されるべきとの趣旨から，異状死体とは「確実に診断された内因性疾患で死亡したことが明らかである死体以外のすべての死体」と定義された．その後，1994年に，日本法医学会から異状死ガイドラインが発表され「既に診断されている病気で死亡した場合以外のすべての死」を異状死と定義付けた．

日本法医学会の異状死ガイドラインの前文には，「（医師の異状死届け出義務を定めた医師法第21条の）立法の当初の趣旨はおそらく犯罪の発見と公安の維持を目的としたものであったと考えられる．しかし社会生活の多様化・複雑化にともない，人権擁護，公衆衛生，衛生行政，社会保障，労災保険，生命保険，その他に関わる問題が重要とされなければならない現在，異状死の解釈もかなり広義でなければならなくなっている．」とある．本ガイドラインは，国民の権利意識の増大に伴って，異状死を国民の権利維持の広い観点から再定義したものであり，異状死届け出は犯罪発見の端緒にすぎないとの旧態依然とした狭い定義ではない点が特徴的である．諸外国における異状死の概念も，日本法医学会の定義付けとほぼ同様となっている．

しかしながら，1999年に発生した都立広尾病院事件（看護師が消毒薬を誤って静脈注射したことで患者が死亡し，医師が異状死届け出しなかった事例）を契機に，法医学

会の異状死ガイドラインは臨床医から批判を受けることとなった.

　日本の死因究明システムは未整備であり，警察・検察による運営においては，旧態依然として，犯罪の疑われる死体ばかりが死因究明の対象とされ，それ以外の死体についての死因究明はほとんどなされていない．仮に臨床医が，法医学会のガイドラインに記載されるような広い範囲の異状死を警察に届け出たとしても，犯罪性がないことから警察側が取り合わないケースがほとんどである．そのため，医師側の異状死体に対する認識は，警察の変死体に対する認識と同様，犯罪死体に限定されると考える傾向が根底にあり，ガイドラインが提示するように診療に関連した死亡を異状死とし，警察を医療現場に介入させることは，すなわち，医療行為が突出して犯罪として捜査されることを容認するとの認識があり，批判の矛先がガイドラインに向けられたものである.

　一方，海外に目を向ければ，診療に関連した死亡を含む異状死については，警察等の捜査機関が介入する国が多い．しかし，捜査機関が関与する事例は，犯罪死体に限定されているのではなく，ほとんどは非犯罪死体であるので，医師の異状死届け出に対する認識も，犯罪死体に限定されておらず，異状死に医療事故が含まれることをさして問題なく容認する傾向があり，その点は日本と異なる.

　医療事故における異状死問題は別として，今後，国民の権利意識が変化していくなかで，法医学会の主張するような新たな広い概念の異状死概念へ変遷していかなければ，国民の安全や権利は損なわれるであろう．国民の安全や権利を維持するためには，犯罪死のみに限定されず，より広い範囲の異状死を医学的に検索できるような死因究明制度の確立が今後求められている.

　なお，医療事故等の診療関連死については，平成27年10月から，医療法改正に基づいて，医療事故調査制度が始まった．本制度は医療の安全を確保するために，医療事故の再発防止を行うことを目的としており，医療過誤についての刑事手続きや民事手続きとは目的を異にしている．本制度の開始によって，警察へ届け出るべき異状について何ら変更はされておらず，少なくとも明らかな医療過誤については医療事故調査・支援センターへの報告をした場合でも，警察への異状死届け出は免除されていない点には注意を要する.

3.　検屍と検視

　検屍あるいは検死とは，医師が死体を医学的に検査することであり，検案と類義語である．一方，検視とは，警察官または検察官が死体の外表を検査することである．狭義には，刑事訴訟法第229条に規定される検視（司法検視）を意味する．すなわち，変死体（犯罪による死亡の疑いがある死体）について，検察官が遺体外表を検査すること，または検察事務官,警察官等司法警察員が検察官に代行して遺体外表を検査すること（代行検視）を意味するが，広義には，非犯罪死体について，死因・身元調査法の規定によ

り，警察官が実施する死体発見時の調査等（行政検視）を含む．検視においては，死因が解剖等によって医学的に判明する前の段階において，警察官や検事が犯罪性の有無の判断を行い，司法・行政検視の区分をするが，それ自体，医学的な観点からは非合理であるとの指摘がある．また，どのような死体について，犯罪性なしとして行政検視扱いとし，また犯罪の疑いが残るとして司法検視扱いとするかについては，各地域で判断基準が異なり，大きな地域差が存在する．

行政検視，司法検視いずれの場合も，医師には立会が求められ，意見を求められる．医師による診察や検案を受け，医師は死亡診断書あるいは死体検案書を交付するが，戸籍の抹消および死体の火葬・埋葬を行うことはできない．また，医師が検案において法医学的知識を駆使し，警察等へ適切な助言ができれば，犯罪発見あるいは犯罪の見逃し防止に資するであろう．その意味で，死体を診察あるいは検案する医師の果たす社会的責任は重大である．

6 司法解剖と行政解剖

たとえば，毒物で殺害された者を病死と誤診すれば，それに味をしめた犯人は，再犯を繰り返し，被害者が増える可能性がある．また，ガス湯沸し機の欠陥から一酸化炭素中毒で死亡した事例を病死と誤診すれば，その後も同じガス機器で死亡する者が続出する結果をもたらすであろう．このように，正確な死因解明がなされなければ，国民の権利が損なわれる場合が多々ある．そのため，国民の権利，安全を維持することを目的として，死因の解明がなされる必要があるが，その際に実施される解剖を法医解剖（medico-legal autopsy）と総称している．また，解剖結果や薬物検査等の法医学的検査の結果と，捜査情報を総合して，死因を特定し，他殺か，自然死か，自殺か，事故かといった死因の種類を判定することを法医診断とよぶ．

法医解剖には，司法解剖，監察医による従来の行政解剖及び平成25年4月より警察等が取り扱う死体の死因又は身元の調査等に関する法律（死因・身元調査法）に基づく新たな行政解剖が含まれる．その他，食品衛生法第59条（食品による中毒の発見）や検疫法第13条（国内に常在しない感染症の病原体の国内侵入を防ぐ）の規定により，遺族の承諾なく解剖されるものも法医解剖に含むべきであるが，現実にはこれらの解剖はほとんど実施されていない．

法医解剖は，遺族や故人の私権の維持，擁護のためというより，生きている者の人権擁護や社会の安全・安心を目的として公益性を重視して実施されるため，一般に公費で実施され，また，遺族の承諾を要さずに実施されるのが通常である．

一方，病理解剖は，病院において癌などで病死した死体について，その病気の病態究明や治療効果の判定といった医師の研究・研修を主たる目的に実施される解剖であり，

医師が遺族に対して解剖させていただく立場であるため，遺族の承諾を要する．

　このように病理解剖と法医解剖は，元来目的をまったく異とする解剖である．目的が異なるゆえに，解剖とそれに付随する諸検査等の手技にも異なる部分が多い．たとえば，通常病理解剖では実施されない頭部の開検や背面，四肢の皮下の検索は法医解剖では実施される場合が多い．法医解剖では解剖部位に制約がないため，執刀医の判断で，四肢等さまざまな部位の検索が可能であるためであるが，検索を怠った場合は執刀医が批判にさらされることもある．法医解剖の執刀医には遺族の承諾なく解剖できる権限がある一方で，検索すべきことを怠った場合の責任はより重いといえる．また法医解剖では，病理解剖と異なり，薬物中毒の可能性を疑って，薬物検査のために血液や尿の保管を必要とする場合も多い．

　このように，病理解剖は本来病態解明が目的であるので，薬物中毒や他殺の可能性を含め，死因がまったく不明である死体については，原則的には病理解剖を実施すべきではないとされている．また，病理解剖中に犯罪（自動車運転過失致死や業務上過失致死事案も含む）に関係のある異状を見つけた場合は，警察への通報義務が科されている（死体解剖保存法第11条）．

1. 司法解剖

　江戸時代においては，中国の方法を取り入れ，役人による外表観察の結果から犯罪・非犯罪死体を鑑別しており，解剖等によって死因を究明し，科学的に犯罪性を判断することはなかった．日本で，解剖とそれに付随した科学的諸検査によって死因を究明するようになったのは，明治期以降である．刑法等の制定に合わせ，主にドイツとオーストリアの制度を参考に現在司法解剖とよばれる法医解剖が実施されるようになっていった．

　法律上は，司法解剖との文言は存在しない．司法解剖と通称される解剖は，刑事訴訟法の規定に基づいて，裁判所の要請または許可（令状）のもと実施される解剖である．司法解剖の嘱託者は，裁判所による場合（刑事訴訟法第165，168条）と，検察官または警察などの司法警察職員の場合（刑事訴訟法第223，225条）があるが，現実には裁判所による嘱託はほとんどなく，警察の嘱託する司法解剖が大半を占めている．拘置所・刑務所内での死亡事例と東京都内の司法解剖については，慣例的に検察官が嘱託している．また，裁判所に令状を請求できる司法警察職員は，警察官以外に海上保安庁や自衛隊等にも存在し，これらが嘱託する司法解剖も少数ながら存在している．

　司法解剖は，刑事訴訟法第223条によれば「犯罪の捜査をするについて必要があるとき」に嘱託される鑑定行為の一環として行われる解剖とされ，また，警察法施行令第2条の文言によれば，「犯罪鑑識に必要な」解剖が司法解剖とされる．つまり，法律上は，司法解剖は犯罪が疑われた場合に実施される解剖であるとの趣旨の文言はなく，むしろ，司法解剖は犯罪の有無を見極めることを目的として実施される解剖と定義されるべきで

ある.

　外表検査や周辺状況の調査の結果から犯罪性がないと考えられ，一見しただけでは病死と推察された事例でも，薬毒物中毒で殺害されていた事例が過去に散見されるが，こうした例にみるように，死因が解剖や薬物検査等の医学的検査によって確定する以前に，犯罪性の有無を判断することは事実上困難である．ヨーロッパ諸国においては，日本と同様，犯罪の有無を見極めることを目的として司法解剖が実施されているが，医学的に死因が明らかでない遺体については，極力司法解剖を実施しており，この点が日本と異なっている.

　日本においては，法律の文面上は，ヨーロッパ諸国のように，死因が明らかでなければ司法解剖を実施する運営も可能であると考えられるが，実際の運営上は，司法解剖はあたかも犯罪性が疑われた場合に限定的に実施される解剖であるような運営がなされている．このような運営には，解剖実施機関が未整備で解剖数に制約があり，運営上司法解剖に付する事例を犯罪が疑われる事例に絞る必要があることが影響していると考えられる.

　司法解剖の費用については，刑事訴訟法第173条や警察法施行令第2条の趣旨から，国費負担とされている．しかしながら，2004年（平成16年）以前は，文部科学省に所属する国立大学が司法解剖の多くを実施しており，警察庁から文部科学省へといった省庁間の垣根を越えた費用の移動が法律上不可能であるとされたため，解剖に関わる諸検査の経費について，警察庁が予算化することはなかった．平成16年度に国立大学が法人化されたことを契機に，警察庁から大学法人への費用移動が可能となり，平成18年度からは各大学法人に解剖に関わる諸検査の費用が警察庁の予算から納付されるようになった.

2. 行政解剖・承諾解剖

　第二次世界大戦終了以前の時代には，行政解剖は存在しなかった．それ以前は，警察の行う検視によって，犯罪の可能性が疑われるものを司法解剖し，そうでないものは，解剖しないとの運営がなされていた．この運営方法では，流行病や不慮の事故などで死亡しても，刑法上の犯罪に関係ない死亡と判断されれば，死因究明がなされない．このため，流行病の蔓延や，同じような不慮の事故死を予防できない可能性があり，おもに公衆衛生の面で問題が生じる．終戦まもない時期の新聞報道で，大都市部において浮浪者の餓死が続出していることが明らかにされたが，これらの死因が正確には特定されていないことから，当時の連合国軍総司令部（GHQ）が日本における死因究明の欠陥を知ることとなった．そこで，GHQは米国の監察医（medical examiner：ME）制度と同一の制度を行うべきことを日本政府に指示した.

　米国の監察医制度は，死因が明らかでない死体があれば，犯罪死・非犯罪死にかかわ

らず，監察医が解剖し，犯罪死体であれば犯罪捜査に移行し，事故死や流行病による死などの非犯罪死であれば，その情報を予防などに活用するというものである．つまり，米国における監察医制度においては，監察医は公衆衛生的な活動を行うと同時に，犯罪が疑われる事例においては捜査指揮を行うことができる．また法医解剖は監察医の実施する解剖1種類があれば事足りる．しかしGHQから指示を受けた日本政府は，米国の監察医制度とは似て非なる制度を作りだした．日本においては，従来どおり警察あるいは検察官が最初に検視をし，犯罪性の有無を見極め（約800年前の中国の模倣），犯罪性を疑った場合は，おもに大学で実施される司法解剖（ドイツ・オーストリアの模倣）を実施し，犯罪性がないと判断されたものについては，公衆衛生維持を目的とし，監察医が行政解剖を実施できる（米国の模倣）とされ，法医解剖は二元化された．このため，日本の監察医は制度上，原則的に犯罪死体の解剖は実施しないことになっており，捜査指揮権をもたず，実施する解剖は公衆衛生目的に限定されている．これらの点は，米国の監察医制度と大きく異なる点である．当初は，東京23区・大阪市・京都市・名古屋市・横浜市・神戸市・福岡市に導入され，その後全国展開するとされたが，GHQが去った後，実際には全国展開されることはなく，戦後の衛生状態の改善に伴い，制度を廃止する地域が続出した．現在では，公費負担による監察医解剖が比較的多く残存する地域は，東京，大阪，神戸の3都市のみである．過去において，犯罪見逃しが社会的問題となったことがあったが，法律上は，監察医解剖が犯罪の疑われる死体を対象にできないことも制度の衰退の一因であろう．

　監察医によって実施される監察医解剖（従来の行政解剖）は，死体解剖保存法第8条に規定された解剖である．この法によれば，監察医による解剖は，警察または検察によって実施される検視の後に実施されるものとされる．犯罪が疑われた事例については，検視の後に司法解剖に付されるため，行政解剖は，犯罪の疑われない遺体について，主に公衆衛生維持を目的に監察医が解剖することになっている．法文上は，死因が明らかでない死体について，監察医が解剖できるとされるが，この法律を監察医がいない地域の立場から読むと，検視の段階で犯罪性がないとされた，死因が明らかでない死体については，監察医がいない以上，誰が主体的に死因を明らかにするのか定まっていないことになり，問題がある．また，監察医制度については費用負担者に関する国の法律がなく，運営が地域によって異なっており，行政解剖（監察医解剖）とは呼称されるものの，自治体や国が費用負担をしなくなったものも存在している．

　一方，監察医制度が設置されていない地域においては，監察医制度を模倣し，承諾解剖または準行政解剖あるいは広義の行政解剖とよばれる制度を設けている地域もある．しかし，これらは遺族の承諾を要する解剖であるので，純然とした法医解剖とはいえないとの指摘もある．また，多くの自治体においては，予算不足からその実施状況が十分とは言えない状態にある．

　このように，日本の法医解剖制度は非常にいびつであり，特に監察医制度のある地域

とない地域での地域格差が問題とされたことを受け，平成25年4月から死因・身元調査法に基づく新たな行政解剖制度が実施されるようになった．

この死因・身元調査法に基づく解剖は，犯罪性を認めない事例においても死因が明らかでない場合，警察署長の権限で実施可能な解剖であり，実施にあたって遺族の承諾は必要とされない一方で，遺族への解剖結果等についての説明が義務付けられている点が特徴である．この法律の施行により，司法解剖が実施されない死体について，監察医制度の実施されていない地域においても，死因究明のために解剖が実施可能になる点は画期的である．しかし，法医解剖の実施施設や人員の整備が進んでいないため，実際にはほとんど実施されない可能性もあり，新たな法律を理念どおりに運用するためにも今後法医解剖とそれに付随した諸検査を実施するための人員・設備の拡充が急務である．

3. 死体解剖資格と法医認定医制度

病理解剖などを含め，解剖を実施する場合，死体解剖保存法に従って，資格，実施場所，遺族の承諾の要否について検討した後，解剖を実施する必要がある．一般的には，解剖は厚生労働大臣に認可された資格をもつ者が，特に設けた解剖室において，遺族の承諾の下，実施することができるとされる．厚生労働大臣から解剖資格の認可を受けるためには，医師または歯科医師その他の者で，一定数の執刀あるいは補助を行った経験があることを，住所地の保健所に申請する必要がある．ただし，医学（歯学も含む）に関する大学の解剖学，病理学，法医学の教授または准教授は，解剖資格があるとみなされている．資格のない者が解剖を実施しようとする場合は，実施にあたって，保健所長から許可を受ける必要がある．

一方，司法解剖と監察医による従来の行政解剖，死因・身元調査法に基づく新たな行政解剖については，解剖資格等について通常の病理解剖や承諾解剖とは別の規定がある．司法解剖は，刑事訴訟法で規定される解剖であり，嘱託者である裁判所，検察官，検察事務官，司法警察職員は，学識経験のある者を鑑定人として解剖による鑑定を嘱託することができる．一般的には，慣例として，大学医学部の法医学教室の職員が鑑定嘱託を受ける場合が多い．また，司法解剖にあたっては，遺族の承諾は原則不要で，解剖実施場所については，特に規定がない（死体解剖保存法第9条但し書）．司法解剖では，遺族の承諾を得る必要がない代わりに，検察官，検察事務官，司法警察職員が嘱託する場合は，裁判所の発行する令状に基づいて実施される必要がある．一方，監察医解剖（従来の行政解剖）に関しては，都道府県知事に任命された監察医が主に公衆衛生維持を目的として，遺族の承諾なく解剖が実施できることとされている．また，死因・身元調査法に基づく新たな行政解剖については，解剖の嘱託を受けた機関に所属する医師であれば実施可能であるとされている．

厚生労働大臣の認可する解剖資格とは別に，日本法医学会には法医認定医の制度が設

けられている．本制度は，「人間の尊厳性を理解し，法医学の優れた能力を有する医師を学会として認定することにより，国民の人権保障，福祉，医療の向上に寄与し，併せて法医学の進歩に資すること」を目的としている．法医認定医の資格を取得するためには，4年以上の期間，法医学教室や監察医務を行う機関に所属し経験を積み，筆記試験に合格する必要がある．

7 死亡診断書と死体検案書

　遺体を検案した医師は，死亡診断書あるいは死体検案書（**巻末資料参照**）の交付を求められた場合，正当な理由のない限りそれを拒むことはできない（医師法第19条）．死体検案書は，診療継続中である場合であっても，その死因がこれまで診療していた傷病と関連しない原因により死亡した場合，および診療継続中の患者ではない死体を検案した場合に作成するものである．したがって，警察からの依頼によって，自らが診察したことのない初めて診る遺体を検案した場合は，死体検案書を発行することとなる．一方，死亡診断書は，診療継続中の患者が当該診療に関わる傷病で死亡した場合に，診察していた医師が記入するものである．なお，最終診療から24時間以上を経過したときは，死体を自ら確認したうえで，死亡診断書または死体検案書を発行すべきとされている．

　心肺停止状態で救急車にて搬送された遺体について，血液検査やCT検査等を実施し，死因につながるような病変が確認され，救急搬送後に死亡を確認した場合，死亡までの経緯と総合して判断した結果，死因が明らかな病死と推察される場合があるが，このような場合は，死亡診断書を作成してもよいだろう．しかしながら，死亡までの経緯が不明であるなど，死因が明らかな病死と確定しかねる場合は，警察へ異状死届け出を実施後，警察からの情報提供に基づいて，死亡診断書または死体検案書を発行すべきである．

1. 死体検案の一般的注意事項

　遺体を検案する場合，必ず衣服を脱がし，遺体全身の観察を行うべきである．具体的には，頭皮，背面等を含めた全身の損傷の有無の確認，直腸温の測定，死体硬直の観察，結膜の溢血点の有無の確認，頸部の索状痕の有無や顔面のうっ血の有無の確認，女性の場合の性器損傷の確認などを行うべきである．また，CT等の画像検査が実施可能であれば，死因判定の有用な補助になるであろう．

　警察の依頼により，警察による検視に立ち会って検案を行う場合，穿刺によって髄液や血液などを採取することを要請される場合がたびたびある．これらは，クモ膜下出血の鑑別のために髄液が血性であるかの確認や，心筋梗塞の診断のために血液中のトロポニンTの検出を試みることなどを目的に実施されるが，これらの検査の精度は不確実

であり，これらの結果によって，死因を確定することは困難であるので，解釈には慎重となるべきである．また，法医解剖の実施が決定している遺体については，穿刺による死体損壊が，解剖による証拠保全を困難にする場合があるので，穿刺等の侵襲的検査を実施すべきではない．

救急車で運ばれた心肺停止状態の遺体について死因を判定する場合や，家族などの依頼で往診して死亡確認をした場合，明らかな病死と判定されない限り，所轄警察署へ異状死届け出を行い，警察からは，どのような状況で死亡したのかなどの経緯を極力入手し，これら情報と総合して，死因および死因の種類を判断すべきである．

2. 死亡診断書・死体検案書発行時の一般的注意事項

死亡診断書，死体検案書の書式のなかで，死因の種類の判断は特に注意を要する事項である．死因の種類により生命保険の支払金額が大きく変わる場合があるので，慎重に記入しなければ問題になることがある．また直接死因が同じでも，状況次第で，自然死か，他殺か，事故死かといった，死因の種類は異なる．

たとえば，直接死因が肺炎の場合でも，交通事故や傷害事件で脳挫傷を受傷し，意識障害下において不可避的に沈下性肺炎が発生し死亡したと考えられるケースは，死因の種類は，交通事故死あるいは他殺とされるべきであるし，末期の肺癌から肺炎を合併し，死亡した場合は病死及び自然死とすべきである．また，心筋梗塞で死亡した場合でも，他者がそれを承知であえて長時間放置して死亡させたような場合は，保護責任者遺棄致死という犯罪に問われうる．

このように，医師が病死と一般に考える病名で死亡した場合でも，死亡までの経緯次第では，他殺になる場合がある．そのため，医師が病院入院中の患者を看取った場合は別として，救急搬送された事例など，死亡までの経緯が不明である場合は，医師が画像検査等の結果から，病死であると確信できたとしても，警察などから死亡までの経緯を入手しない限りは死因を自己判断で病死や自然死と判断すべきではない．死因の種類は，医師単独での判断は不可能な場合があるので，その判断のためには捜査機関と連携し，死亡までの経緯について情報を得ることが必要である．

遺族等から，死亡診断書または死体検案書の発行の要請があった場合，医師には交付義務が科せられている．しかし保険会社等遺族以外からの要請の場合，注意が必要である．特に承諾解剖の場合，遺族の承諾に基づいて解剖している以上，死体検案書等による遺体に関する情報提供についても，遺族の同意書をとるべきである．

3. 死亡診断書・死体検案書の書式，記入の仕方

詳細については，日本法医学会から刊行されている，死体検案マニュアルを参照すべ

きであるが，ここでは，要点のみ記載する．まず，作成する書類が，死亡診断書か死体検案書か，いずれかを判断して，書類最上部欄外の印刷文字の不要なほうを2重線で消す．最下段の署名を行うが，自分の署名であれば捺印は不要である．

その他の各欄については，以下のような点に留意しつつ記載を行う．

1）氏名，性別，生年月日

氏名がわからなければ，「不詳」と記入する．自称や通称などがわかっていれば，その旨を付記して記載する．また，命名前の子どもの場合は，「命名前につき未定」，あるいは，「○○の子」等と記載する．生年月日は不詳でも，年齢が推定できる場合は，○歳〜○歳程度（推定）等と記載する．

2）死亡したとき

死亡した時刻をわかる範囲で記載する．不明確な場合は，「頃」や「（推定）」などを付して記載する．また，白骨死体などの場合で，まったくわからない場合は「不明」と記載する．

3）死亡したところ及びその種類

河川や海岸で発見された遺体などの場合，死亡場所が不明の場合がある．そのような場合は，発見場所の住所を記載し「……にて発見」あるいは「……（発見）」などと付記する．

4）死亡の原因

Ⅰの欄の（ア）直接死因には，最終的に死に至った直接的な原因（たとえば，肺炎，心筋梗塞や脳挫傷など）を記載する．死因がまったく不明であれば，「不詳」と記載してかまわない．

また，この欄には，疾病の終末期の状態としての心不全や呼吸不全といった言葉は用いるべきではなく，より具体的な傷病名を記載すべきである．（イ）〜（エ）の欄には，直接死因の，元々の原因となった傷病等を記載する．

たとえば，高所転落に起因する脳挫傷から，最終的には肺炎で死亡した場合は，（ア）肺炎，（イ）脳挫傷，（ウ）高所からの転落，といったように記載する．なお，これらには，医学的に妥当な因果関係があると考えられるもののみを記載すべきである．たとえば，てんかんの既往のある者が，高所転落で死亡した場合，転落直前にてんかん発作が起きていたことについて目撃証言があるなど，てんかん発作が転落の原因であることが確実であるなら，最下段にてんかんと記載してよいが，そうでない場合は，この欄には記載すべきではなく，Ⅱ欄「直接には死因に関与しないが，Ⅰ欄の傷病経過に影響を及ぼした傷病名等」の欄にてんかんと記載する．

発病（発症）または受傷から死亡までの期間については，明確でないが比較的短時間で死亡したと推察される場合は「短時間」などと記載する．

5）死因の種類

死因の種類の欄は，死因の原因欄（ア）〜（エ）のうち，一番下に記載した原死因から判断し，各項目の数字に丸をつける．

この欄は，「病死及び自然死（1番）」，「外因死（2〜11番）」，「不詳の死（12番）」，の3つの大項目に分類されている．医師が癌と診断していた患者が，自然な経過で死亡したような場合は，「1 病死及び自然死」に分類する．白骨死体の場合など，病死か外因死かまったく不詳の場合，「12 不詳の死」に分類する．

外因死はさらに「不慮の外因死」と「その他及び不詳の外因死」の2つに大別される．「不慮の外因死」の中には，「2 交通事故」，「3 転落・転倒」，「4 溺水」，「5 煙，火炎及び火焔による傷害」，「6 窒息」，「7 中毒」，「8 その他」，の7つの細目があり，「その他及び不詳の外因死」の中にはさらに，「9 自殺」，「10 他殺」，「11 その他及び不詳の外因」，の3つの細目がある．「不慮の外因死」とは，人の意思が介在せず，事故・災害・過失で死亡した場合を意味している．したがって，他人に突き落とされたような高所転落は，「不慮の外因死」の「3 転落・転倒」には分類されず，「その他及び不詳の外因死」の「10 他殺」に分類される．死者自身の意図で転落した場合は，「その他及び不詳の外因死」の「9 自殺」となり，いずれでもない場合には，「不慮の外因死」の「3 転落・転倒」に分類される．このように，（ア）の欄が同じ死因（たとえば脳挫傷や肺炎）であっても，原死因や状況によって，死因の種類は変わってしまうので，慎重な判断が必要とされる．

加害者の殺意の有無にかかわらず，他人によって加えられた傷害に起因して死亡した場合は，「その他及び不詳の外因死」の「10 他殺」に分類される．殺人以外も，殴打後に脳挫傷で死亡した等の傷害致死はここに分類される．ただし，車両による衝突で死亡した場合は，この項目ではなく，「不慮の外因死」の「2 交通事故」に分類する．死刑で死亡する刑死や，戦争状態で戦死した場合は，「その他及び不詳の外因死」の「11 その他及び不詳の外因」に分類するが，その他，不慮の外因死か自他殺か判別できない場合も，「11 その他及び不詳の外因」に分類する．

たとえば，溺死や焼死といった外因死の場合で，どのような経緯で死亡したのかわからず，他殺か事故か自殺かも判然としない場合があるが，その場合は死因の種類は，「4 溺水」，「5 煙，火炎及び火焔による傷害」といった「不慮の外因死」に分類するよりも，「その他及び不詳の外因死」の「11 その他及び不詳の外因」としたほうが無難である．また医療事故死が疑われる場合，安易に「1 病死及び自然死」とすると，後で，医療事故を隠蔽したなどと誤解され問題になる場合があり，注意を要する．この場合も，「11 その他及び不詳の外因」とするか，そもそも，内因死か事故死かもわからない場合は，「12 不詳の死」としておくのが無難であろう．「8 その他」の記載については，2〜7に

該当しない不慮の外因死，たとえば熱中症，凍死，感電死，機械や落下物による事故，落雷や地震などの災害による死亡の場合に選択する．

8 死後 CT の死体検案への応用

　法医学においては，個人識別や死因判定のための手段として，X線検査等の画像検査が活用されてきた．近年は，CT，MRI，超音波検査（エコー）といった，画像検査が法医学領域に導入されつつある．

　CT を用いると，脳内出血，胸腹部動脈瘤破裂，クモ膜下出血，硬膜外・下血腫，心タンポナーデといった，特定の出血性病変の検出および四肢長管骨の骨折や頭蓋骨骨折の発見は容易である．交通事故など多発外傷の事例において，解剖前に CT 検査を実施すれば，骨折部位を容易に記録可能である．また非破壊検査であるので，解剖による証拠保全が比較的困難な空気塞栓の検出や気胸の重症度の判定も容易である．解剖前に CT 検査を実施することは，適正な法医診断を行ううえで有用であり，今後導入が進むことは，より適正な法医診断の実現に大いに役立つであろう．

　しかし，一方では画像検査を過信してはならないことも事実である[8]．暴行死事件であるにもかかわらず，死体検案において実施された画像検査のみの結果から病死と誤判定された事例もある．また，多くの薬物を利用した保険金目当ての殺人事件においては，画像検査がなんらかの効果を発揮するとは考えられない．

　CT には独特の欠点がある．最新の CT を用いても，臓器のうっ血や貧血といった法医学的に重要な所見は得にくい．外傷もすべての外傷を検出しているわけではなく，肋骨骨折，頸椎損傷，心破裂，血管や腸管などの管腔臓器損傷，横隔膜損傷，縦隔の出血，といった損傷の見逃しがあるとされる．診療関連死においては，薬物の誤投与での死亡や，手術での血管損傷が問題になるが，いずれも，CT による検出は困難であるので，診療関連死においては，CT 検査の有用性は低下するとされている．

　CT で判断しにくい死因としては，焼死，頸部圧迫による窒息，薬物中毒，心筋梗塞，肺血栓塞栓症などがあげられる．焼死は，気道内の煤や，血中一酸化炭素ヘモグロビンといった，火災遭遇時に生存していた証拠を CT から得られないことが影響している．頸部圧迫による窒息死の場合は，頸部の皮下および筋肉内の出血は CT でほとんど撮影できない．仮に，CT によって諸軟骨の骨折が示唆されても，生活反応としての，骨折部周囲の出血の判定は困難であり，法医学的な証拠保全としては不十分となってしまう．溺死については，スリガラス様の肺陰影や，副鼻腔，気道，胸腔内の液体貯留といった CT 所見から，溺死の可能性を示唆することはできる．しかし，これら所見は，心不全状態の患者においても類似の所見が検出されうるので，溺死に特異的とはいえない．解剖を実施し，CT では検出できない溺死の所見（胸腔内液が赤色で肺が膨隆している点

や，諸臓器のプランクトン検出等）と総合したうえで診断すべきである．交通事故など
の多発外傷事例は，比較的 CT で診断可能ではあるが，生活反応としての骨折部周囲の
出血の有無などの検出ができない場合があり，二重轢過や死後の損壊が疑われる場合な
ど，損傷の生活反応が問題となる場合は，CT は，法医学的検索として不十分であると
考えられる．

　また，死亡までの経緯についての情報がなく，CT 検査の結果から病死と推定したも
ののなかには，ときとして，病死・自然死ではなく，他殺や事故であったものを誤診し
たものも含まれる．たとえば，死後の CT によって，脳底部動脈瘤破綻による内因性の
クモ膜下出血を示唆する所見が認められる場合でも，頭部殴打直後に発生したものであ
る場合は，脳底部における椎骨動脈損傷に起因する外傷性のクモ膜下出血を考慮すべき
である．このような事例については，死亡までの経緯が明らかでないまま，CT の所見
のみから死因を判断すれば，多くは病死と誤診する．また，同様に，脳内出血や，腹部
大動脈瘤破裂なども，内因性か外傷性かの鑑別は，CT 検査によってのみでは困難なケー
スが存在する．

　CT による誤診を極力防止するためには，医学的検査から死因が病死と思えても，死
亡までの経緯が不明であれば，警察へ届け出て，経緯を調査し，さらに，必要なら解剖
を実施することが肝要である．

　このように CT 単独による死因判定は，一定のリスクを伴う．CT による死因判定は，
救急医にとっては有用であるが，裁判上の証拠になるかという法医学的観点からは信用
性に欠けるとの指摘もある[9]．CT の欠点を念頭に入れたうえで，その欠点を補うべく，
薬物検査，解剖，警察との連携などと併せた活用方法が求められている．

　Biggs らによれば，外表検査による死因判明率は 8.4％であり，外表検査と状況調査
を組み合わせて死因の推定を行った場合の死因の正診率は 65.3％であったとされる[10]．
一方で，CT の結果のみからの死因判明率は 30％程度とする報告が多い．外表検査のみ
での診断率と，CT のみでの診断率を比較した場合，CT 検査のほうが死因診断率は当
然高い．しかし，外表検査と状況調査を総合して死因を判断した場合の 65.3％と CT 検
査の 30％を比較した場合，どちらの精度が高いかは不明である．警察との連携を怠り，
死亡までの経緯を調べずに，CT のみの結果から死因を判断すると，多くの誤診が発生
し，従来のように警察に異状死届け出をしたうえで，検視・検索をしていたほうがよかっ
たという結果を招きかねない．CT を使用する場合でも，警察捜査と連携し，状況調査
を十分に行い，かつ，外表検査や薬物検査等の他の検査と組み合わせ，死因を判定すべ
きである．

文献
① 個体死～④ 死因とその競合
1）Pallis C 著，植村研一ほか訳．人間の死と脳幹死．医学書院，東京，1984．

2）竹内一夫．脳死の判定指針および判定基準．日本医師会雑誌 1985；94：1949-1972.

3）錫谷　徹．脳死と生活反応．日本医事新報 1985；3198：31-34.

4）植木幸明．脳の急性一次粗大病変における「脳死」の判定基準．日本医事新報 1974；2636：31-34.

5）厚生省「脳死に関する研究班」による脳死判定基準の補遺．日本医師会雑誌 1991；105：525-546.

6）日本医師会生命倫理懇談会．脳死および臓器移植についての最終報告．日本医師会雑誌，1988；99：261-283.

7）錫谷　徹．法医診断学．改訂第2版．南江堂，東京，1985.

⑤ 変死体と異状死体～⑧ 死後 CT の死体検案への応用

8）Roberts IS, et al. Post-mortem imaging as an alternative to autopsy in the diagnosis of adult deaths : a validation study. Lancet 2012 ; 379 : 136-142.

9）Molina DK, et al. The sensitivity of computed tomography（CT）scans in detecting trauma : are CT scans reliable enough for courtroom testimony? J Trauma 2007 ; 63 : 625-629.

10）Biggs MJ, et al. Can cause of death be predicted from the pre-necropsy information provided in coroners' cases? J Clin Pathol 2008 ; 61 : 124-126.

第3章　死体現象

　はじめに死体現象の前段階について説明する．ヒトの死亡の確認，すなわち死の確徴は医師の専権事項であり，法医学的個体死の概念や理解が死体検案を行う医師には，必要とされる．

　心拍動，呼吸運動および中枢神経機能の停止のいわゆる3徴候説に基づく死だけでは死の確徴とはいえず，これらの機能停止が不可逆的であることを証明しなければならない．

　実際的には，意識の完全なる消失，各部位の反射の消失，15分間以上継続持続される呼吸運動および心臓の停止，体温の降下と皮膚の蒼白化，筋肉の弛緩，死斑出現および死体硬直の出現など多数のファクターが揃ったときに，はじめて死と断定することができる．ヒトが死亡する際に，生きていた細胞すべてが同時に一度に死亡に移行することはありえない．通常は個体としての生命活動が弱い時期を経て緩徐に死亡へと移行していく．このような時期を仮死といい，生命としてはいまだ生きているにもかかわらず呼吸運動がきわめて弱く，心拍動も外表からは触れることができず，動向反射も不明であり，外見的他覚的には死亡と区別ができない．この仮死や臨床的死亡前後に死亡していると判断しやすいものとして，上述した，反射消失，呼吸停止，循環停止，皮膚の蒼白化および筋肉弛緩などがあげられる．これらは永久的に続くものなのかどうかは不明であり，これらの現象が永久的なものとして確定された時点でその個体は死亡しているとはじめて確認できる．これらの現象を死の確徴に対比して，死の疑徴または不確徴という．

　一方，個体が生物学的に死亡した後も細胞の一部がある時間帯を生き続けることにより各種刺激に反応して起こる現象を超生反応あるいは生死中間期反応といい，個体死亡後の心肺停止後も全身細胞の一部が一定時間生き続けることにより起きる現象である．筋肉の刺激による反応性の維持（物理的刺激や電気的刺激），消化管の蠕動運動，粘膜上皮の繊毛運動，発汗現象，白血球の生存率の低下，精子の運動および縮瞳，散瞳剤による反応等のことであるが，これはあくまでも死後の現象であり，生活反応との鑑別は重要である．

　死体検案時，死亡が確認されていない場合には，まずその死体の死亡を確認する．死

36 第3章 死体現象

亡の確認は，死の徴候が発現していれば容易であるが，死の確徴がまだ発現していないようであれば，慎重に確認を行う．死体検案の折に，生命徴候が認められたので，急きょ病院に搬送された例もある．上記死体現象の前段階を理解したうえでの死体現象として下記に記載する．

　死体現象（postmortem changes）とは，死体に発現するすべての変化をいう．法医学的には，生体反応との鑑別が重要であり，個体の死亡により，新陳代謝や血液循環などが停止し，死体およびその周囲に関連する種々の環境の変化から生ずる，すべての生物学的，化学的および物理的変化をいう．死亡の直後より比較的に早期に現れる現象を総称して早期死体現象，比較的後期に現れる現象を晩期死体現象として分けてはいるが，その区別は厳密なものではない．これらの通常の死体現象以外に，特殊な死体現象もある．死体現象は法医学的には死後経過時間を推定するうえで重要であり，また死因や死亡の種類を判断するのに有用な情報を与えることも多々ある．

　しかしながら，死体現象の発現状況は，死体をとりまく種々の環境条件や死体そのものの条件によって大きく左右されるので，おのおのの場合によってその差異は大きく，そのために死後経過時間を誤って推定する場合があることに留意する．教科書での記載はあくまでも目安として使用すべきであり，特に実際の警察捜査に協力する場合は，環境捜査を加味した総合判断が必要である．さらに，各教科書間においても，死体現象には大きな幅があることがあり，これは著者の経験や季節差および地域差の違いから生じるものであり，そのような観点からも画一的に死後経過時間を推定してはいけない根拠となる．さらに，脳死を経過した症例の死体現象発現状態は，ほかの場合とは異なっていることにも留意する．脳死の死体の場合は，血液が循環しているため，死体現象は心停止後から進行していく．

1　早期死体現象

　早期の死体現象は，実際的に外表所見上から明らかに確認できるようになるには，心停止から数十分以上かかることが多く，死の確徴であるとともに，死後まもなくの死後経過時間を推定するうえで特に重要な役割を果たす．ヒトの死亡直後から出現してくる変化を後述する晩期死体現象と対比する形で早期死体現象という．通常は肉眼的に確認できる現象のことであり，体温の降下，血液就下，皮膚の蒼白化，乾燥化，眼圧低下，角膜混濁，死斑および死体硬直等の現象がある．

1.　死体の冷却・体温降下

　死体の温度が，死後経過時間とともに生前の体温よりも低下していく現象を死体の冷

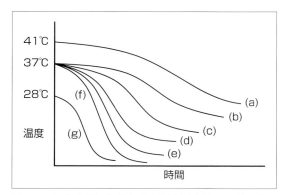

図 3-1 死体冷却にみられる直腸内温度低下の逆シグモイド曲線
(a) 熱性体, (b) 厚い着衣体, (c) 肥満体, (d) 平均体, (e) るい痩体, (f) 裸体, (g) 低体温環境体

却あるいは体温降下という.生体では,脳中枢由来の生理学的体温調節機能により常に一定の温度を保っているが,死亡すると,その機能が途絶し,エネルギー産生,全身の血流循環および新陳代謝が停止して,熱の産生がなくなるとともに周囲へ熱が放散していくことが避けられなくなり,体温は緩徐に下降し,ついには環境の温度に等しくなっていく.通常,死後の体温は,生体で測定する腋窩部の表面温度ではなく,直腸内温度を用いる.直腸内温度は,中心部の温度を反映し,外部環境にはあまり左右されにくく,かつ死体であるので,侵襲なく測定できるという利点があるためである.

ゆえに,通常,死体温は温度計の感熱部を直腸内に挿入して直腸温を測定する.直腸温を基にした冷却現象では,冷却開始後,死亡直後はほとんど変化しないものの,死後2時間くらいから比較的に直線的に降下していき,さらに逆シグモイド(逆S字)曲線を描きながら周囲環境温度に近づいていく(**図 3-1**).なお,生体の直腸内温度について,健康人では37.2℃であるが,死亡直後の直腸内温度は通常は37.0℃とされている.

1) 死体温度の降下に影響する因子

体温の降下速度は,周囲の環境に最も影響を受ける.水中や土中の死体は空気中の場合より冷却速度が速い(casperの法則.地上における腐敗速度を1とすると,水中では1/2,土中では1/8の速度で腐敗が進行するというもので,言い換えれば地上で死後1週間経過した腐敗の状態となるには,水中では死後2週間,土中では死後8週間の経過時間を要することになる).露出体部が冷たく感じるのは死後1～2時間,被覆部が冷たく感じるのは死後4～5時間である.着衣が分厚い場合や多い場合,冷却速度は遅く,湿潤状態の場合は冷却速度が速い.また,肥えている死体は脂肪による断熱効果により,

表 3-1 体温降下への影響因子および死体の冷却速度に影響を与える因子

環境因子	気温，湿度，通気性，風，雨，日照程度（体表温），着衣，保温状態，風呂中，水中
死体側因子	体格，年齢，栄養状態，死因（頭部外傷，脳疾患，熱性疾患，敗血症，中毒，日射病），発熱の有無，死亡直前の運動状態
冷却速度を遅らせる因子	温度が高く通気性の悪い環境（たとえば船倉），着衣のある死体，体表が乾燥している死体，布団の中の死体
冷却速度を速める因子	気温が低く通気性の良い環境（たとえば屋外），裸体，体表が湿潤状態の死体，コンクリートや金属の上に横たわっている死体

やせている死体より冷却速度は遅く，皮下脂肪組織の厚さ等も影響する．一般的には，女性より男性，および成人より小児のほうが冷却速度は速い．

さらに，体温調節中枢が破綻したときや，死因が頭部外傷，脳卒中，日射病，熱射病，熱性疾患，感染症，肺炎，敗血症，覚せい剤中毒，悪性症候群，急性一酸化炭素中毒，ストリキニーネ中毒および破傷風などでは，死戦期に体温が上昇し，死後も上昇を続けることがある可能性を考慮する（**表 3-1**）．この場合は，他の死体現象と合わないことがある．これを死体現象解離という．たとえば，浴槽内の死体では，多くは第一発見者や救急隊員によって，浴槽から引き上げられているため，実際にどれほどの温度でどれほどの時間浴槽に浸かっていたかは不明であり，実際の冷却経過があてはまらないことに留意すべきである．お湯に浸っていた時間が長ければ，その分，体内に熱が残存しているわけであり，検案時には，死亡推定時刻に比べてかなり直腸温度が維持されているわけである．

2）死体の冷却速度から死後経過時間を推定する方法

直腸温は間隔を開けて複数回計測することが望まれる．死体の移動，運搬による環境温の変化や脱衣の影響も考慮する必要がある．あくまで簡単な目安ではあるが，直腸温降下の指標としては気温18℃前後の場合として，死亡後10時間までは1℃，それ以後は0.5℃降下するとして算出するのが最も簡便ではある．ただし，夏冬はじめ死体温の降下に影響する因子を常に留意すべきである．さらに，死亡後10時間までに，やせた人は毎時1℃，肥えた人は0.75℃，それ以後は両者ともに0.5℃ずつ下降，これを春および秋くらいとして，夏は推定時間に1.4，冬は0.7を乗じて補正する方法も主流である．

そのほかに，ある時点での直腸内温度と体温の差異を，その時点での外気温および前項で記載した冷却速度に影響を与える因子を考慮して，下降平均温度で除することによって死後経過時間を算出する方法や死体検案開始時の直腸内温度と一定時間後の直腸内温度から下降平均温度を求める方法，ボタン電池型温度データロガの利用など，種々の条件のもとに，下降グラフ曲線を作成しておいて，これに死体の直腸温度をあてはめ

て，2点測定を行い，死後経過時間を求める方法，さらには，ノモグラフを利用するHenssge法など種々の推定方法がある．いずれにせよ現場において，警察官らによりできる限り死後早く，たくさんの時点で測定できれば死後経過時間推定の精度は上がる．

2. 死体の乾燥

死後における血液循環停止に伴う水分補給欠如および水分の蒸発により，死体は表面から乾燥する．

1）角膜の混濁

角膜は，死後の乾燥と蛋白変性により混濁し始め，次第に瞳孔は透見しにくくなる．眼圧は動脈圧に依存しており，生前はほぼ一定に保たれているが，死亡後は循環の停止および水分の為低下する．このため眼球の硬度が減少していき，弾力性は失われ弛緩する．眼圧低下のため角膜は死亡後光沢を失う．死後，一般的に数時間で混濁が始まり，半日から1日で霞がかったように全般的に混濁し，1日半〜2日くらいで強い白濁のため，瞳孔を透見しえなくなる．この角膜混濁は，開眼状態や夏季では早く，閉眼状態や冬季では遅い．角膜の混濁は，主として死後の角膜乾燥が主原因だといわれているが，角膜上皮層，実質層および層板の乱れ，角膜蛋白の変性なども関与しているといわれている．なお，白内障を角膜の混濁と混同しないように注意する．閉眼している場合は，死後10時間くらいから微濁し，24時間くらいから著明に混濁していく．一方開眼している場合は，死後1〜2時間ですでに混濁し始めることもある．

また，開眼状態では，眼球結膜に線状ないし帯状の黒褐色様の変色が出現することがあり（tache noire，**図3-2**），これを溢血点などの他所見と見間違わないように気をつける．ほかに，角膜周辺部に黄白色環状の混濁もみることがあり，これは老人環といわ

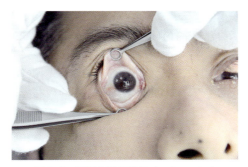

図3-2 黒褐色様の変色（tache noire）
開眼状態では眼球結膜に線状ないし帯状の黒褐色様の変色が出現することがある

れ，死体現象における角膜混濁とは違う．一種の加齢変化であり，80歳をすぎるとほぼすべての老人に見られるといわれる．ちなみに，もし半開眼であれば開眼範囲に合わせて防水状の混濁をみることもある．上述したように，角膜の混濁は乾燥だけではなく，蛋白変性もその原因となるので，水中死体でも角膜の混濁は生じうる．

高齢者の場合，白内障や角膜老人環を死後の角膜混濁と混同しないように注意が必要である．眼球そのものの硬度は，死後の水分の蒸発などによって徐々に軟化していくのが一般的である．

2) 体表の乾燥

生体においては，人体表面は水分の供給および蒸発の制御下にあり，適度に保湿されている．人体の外表からは不感蒸発をはじめ持続的に水分が蒸発しているが，死後は内部からの水分補給がないため，皮膚は徐々に乾燥してくる．乾燥の進行や乾燥程度に影響を及ぼす要因として，温度，湿度，風通しおよび直射日光などがある．体表面の水分割合の多いところ，皮膚の薄いところ，あるいは外気に直接接しているところほど，顕著に乾燥しやすくなる．口唇，角膜，眼裂，陰茎，索状痕，表皮剥脱，湿疹部などでは乾燥が著名で，死後経過とともに黄色，褐色，暗褐色となり，さらにはなめし皮のように硬くなり，革皮様化という状態になる．特に表皮剥脱では，死亡直前に生じた傷においては，血流の停止とともに浸出液の漏出も止まるため，乾燥現象も周囲の皮膚に比べてより早く進むようになる．

なお，よく認められる現象として，屋外に置かれていたような死体では，着衣によって覆われた部位が蒼白であるのに比較して，露出されている肌が褐色調を呈し，死後の日焼けといわれることがある．これは生体の日焼けとは当然違っていて，単なる死後の乾燥による皮膚の色調変化にすぎない．ただもっとも，普通の衣服の露出部位が日焼けした色を呈していても，もともとの生前の日焼けの場合もあるので，ただちに乾燥と判断してもいけない．

また，解剖時従事者がよく遭遇する事象としては，死体発見時にははっきりとみえなかったような微細な表皮の剥離を伴う圧迫痕が，所轄署にご遺体を運んだ後や解剖開始時に相当明瞭に見えてくるようなことがある．これも体表の乾燥によるためである．そのほか，体表の乾燥とは直接関係はないが，死後の血液循環の停止と血液就下により，顔面，眼結膜および口唇などの皮膚や粘膜が蒼白になる．ただし，これは生体においてもみられる所見ではある．

3. 死斑・血液就下

血液循環が停止した状態で，死体が一定の姿勢に置かれていた場合に，末梢血管やその微小血管内の血液が重力に従い，身体下面の毛細血管に沈み集合する．この現象を血

液就下といい，これを体表面から透見したものを死斑という．臓器にも同様の現象が起こるが，これは就下と呼ばれる．圧迫されている部の血管には血液が集積しないので被圧迫部には死斑は形成されない．

1）死斑の発現時期とその進行具合

　死斑はおよそ死後 30 分，普通には 1〜3 時間で斑状に発現して観察され始め，斑紋が次第に融合して増強し，およそ 4〜6 時間で著明になり，10 数時間ほどくらいで最高に達して完成し，以後は固定化し，圧迫しても消褪しない．実際には，関与する血液の状態を含めた個体差が相当大きく，かなりの幅があることを配慮すべきであり，死後経過時間を推定する際には，他の死体所見と併せて総合的に検討すべきであろう．

　死斑の強度は赤血球数，赤血球に含まれるヘモグロビンの量，血管の拡張程度および血液の粘性などの諸所の因子に大きく影響される．急死や窒息死体の場合は，死体血液は流動性であることが多いので，血管内での移動が容易となり，死斑は強く早く発現する．一方，病死・内因死亡あるいは緩徐に亡くなる場合のように，血管内に凝血の存在する死体では，死斑の発現は遅くなり，失血死の場合のように，血液の少ないものでは死斑の発現も遅く，またその程度も弱い．水中漂流死体のようにたえず死体の姿勢が変動しているような場合，死斑は発現しにくい場合が多い．

　死斑は，死後早期であれば，指圧で容易に退色するが時間の経過とともに徐々に退色しにくくなり，最後にはまったく，退色しなくなる．これは死後次第に溶血が進み，血管内で赤血球の自己融解が起こり，さらに毛細血管の透過性が高まり，血色素が血管壁に浸潤して，皮膚の基底層に染みついてしまうためだと考えられている．このような死斑を浸潤性死斑という．

　また，体内における諸臓器の下位部に血液が就下し，そのため臓器色調が変化してみえる状態を臓器死斑という．死斑形成に際して死後も血液の流動性が保たれる場合には，就下する血液量が多くなるため，死斑が明瞭に発現し，大量の血液就下の圧力により，就下部の毛細血管が破れると強い死斑のなかに，点状，斑状出血が認められる．特に肺臓に顕著に認められる．仰臥位死体では，前胸部の色調は薄く，後胸部の色調は濃くうっ血状であることは通常的に認められる．

　なお，留意点としては，血液就下は臓器のみに限らず，体内諸組織にも生ずることがあげられる．頭部，顔面ないし咽頭部に出血様の変化をみることがあるが，血液就下由来であるか，頸部圧迫による窒息なのかはきわめて重要な鑑別点であり注意が必要である．さらにうっ血性心不全では，生前から血液の就下が見られることがある．すなわち，安易に低位部の内臓の変色を病変やうっ血と見誤らないように注意する．一方で，外表から判別が困難であったような死後の体位が，内臓の血液就下により判明することもある．

2) 死斑の発現部位と色調

　死斑は血流が止まったことによる重力による血液の就下が体表面から観察されるものであり，姿勢の下面に発現する．発現部位は基本的に部位を問わず死体が置かれた姿勢における下面（dependent area）に生じ，低位に位置する毛細血管や小血管などに赤血球が集まり，皮膚表面を通して肉眼的にその色調変化を判別できるようになる血液色を反映した色調として認められるのが一般的である．仰臥位では背面，腹臥位では前面，定型縊死では下肢に生じうる．溺死では，死斑が出現しないことも多い．被圧迫部には発現がなく，下着に圧迫された場合に胸腹部出現することがある．また，左右耳介の死斑発現の強弱を比較することにより，死後の顔面の傾きを推定することもできる．

　通常の死斑の色調は，還元ヘモグロビンにより，暗赤色を呈しており，程度の軽い時は淡紫赤色，程度が強くなると暗紫赤色調となる．しかし表3-2に示すような死斑の色調および強弱によりある程度の死因の推定に有用な場合がある．すなわち，暗紫赤色ではない死斑に遭遇した場合には，それがなぜなのかを考えることを要する．図3-3のように一酸化炭素中毒で鮮紅色の死斑を呈することが多いが，低体温死亡，凍死あるいは青酸中毒により死亡した場合にも鮮紅色の死斑を呈する．一酸化炭素中毒における鮮紅色の死斑の場合，ヘモグロビンと一酸化炭素の結合は強固であり，その生成機序的

表3-2　死斑の強弱と色調による死因の推定

強い死斑	急死（血液流動性），死斑部の小出血（Tardieu's spots），血管透過性の異常，急性心臓死，脳血管障害，窒息，抗精神薬中毒，農薬中毒
弱い死斑	失血・貧血，消耗性疾患時，新生児，老人など
鮮紅色	CO中毒，CN中毒，凍死，寒冷下の死体
褐色調	塩素酸カリウム中毒，亜硝酸ソーダ中毒（メトヘモグロビン形成）
暗緑褐色	硫化物中毒（硫化メトヘモグロビン形成）

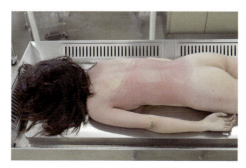

図3-3　鮮紅色の死斑

に，生前生活反応として，あまり問題はないが，低体温死亡や凍死の場合は，ヘモグロビンと酸素の結合が死後にも生じうることがあることに留意する．

すなわち，どのような原因で死亡しても，低温環境下におかれると，皮膚に近い毛細血管内のヘモグロビンは再び酸素と結合するため，鮮紅色になる．ゆえに鮮紅色死斑は凍死を疑う所見ではあるが，凍死を確定するものではない．また，メトヘモグロビンを含有する毒物による中毒死亡の場合には，死斑がメトヘモグロビンの色調を呈することによって，褐色調を帯びる．原因物質としては，亜硝酸ソーダおよび塩素酸カリなどがある．さらに，硫化水素中毒の死体では腐敗進行時と同様に，硫化ヘモグロビンの形成から緑色調の死斑が見られる．

3）両側性死斑（死斑の転移・移動）

理論的にはヘモグロビンが毛細血管内にとどまっているうちは，体位を変換すれば，新たな dependent area に死斑が移動する．実際にはおよそ 4〜5 時間以内であれば完全に移動する（完全転移）が，それ以後では 2 つの dependent areas に発現する．すなわち，体位変換による 2 カ所の低位部に死斑が形成されることになる．これを両側性死斑という．両側性死斑のできる時点では，血管内で移動できる赤血球と移動できない赤血球が混在していることや，一部の赤血球血色素が血管外へ漏れ出していることに由来する．

すなわち，両側性死斑が存在する場合は，死亡の数時間以内程度に死体の体位を変えた証左となり，床上の首吊り死体などでは，両側性死斑が認められれば，首吊り後数時間経ってから床に下りた可能性などが推定される．

4）死斑と皮下出血の鑑別など

死斑は，ときとして皮下出血と紛らわしく，その鑑別が問題になる場合がある．死斑は，発現部位では，死体の下位部の非圧迫部に発現し，早期であれば指圧圧迫すると退色するが，皮下出血では，身体部位に関係なく，生前に打撲や圧迫を受けた部位に形成され，圧迫されていても退色しない．クモ膜下出血，虚血性心疾患，窒息死などの急死例では，毛細血管などが拡張してうっ血状態にあり，血液が流動性のため，赤血球が血管内を移動しやすいので，死斑の発現が早くその程度も強い．上記のような場合，血管壁から赤血球が血管外へ漏出し，死斑の発現部位に多数の点状や斑状の出血を見ることなどがあり，外力に由来した出血との鑑別を要する場合がある．

外表所見でも，死斑はまったく平坦で膨隆せず，非発現部との境界は明瞭であるが，皮下出血では，ときに膨隆して表皮剥脱を伴うことがある．しかし健常部との境界は必ずしも明瞭ではない．また切開時の内部所見では，死斑は血液が血管内にとどまり，皮膚が着色していて，血液をぬぐい取ることができるが，皮下出血では，血液は皮下軟部組織に浸潤し，凝血となっていて，この凝血はぬぐい取れない．さらに，組織学的所見

においては，皮下出血にのみ，組織内の赤血球やその破壊物，繊維素は認められる．一方で腐敗した死体の場合は，上記鑑別は容易ではない．

なお，新生児および乳児では，仰向けであっても，うつ伏せと見まがうような強いうっ血が顔面，頸部および前胸部に見られることがある．乳幼児では，異物誤嚥や虐待事案などで，窒息の疑いが勘案される場合があるが，このような顔面，頸部および前胸部に見られるうっ血を，うつ伏せによる死斑と短絡的に決めつけるべきではない．

たとえばこの所見を上記の両側性死斑と判断してしまうと，関係者が乳幼児の死亡後に何時間も乳幼児を放置していた証拠であるというような誤った判断をされてしまう可能性がある．

4. 死体硬直

死亡直後には，全身にわたり，筋肉は弛緩しているが，その後いわゆる硬直が起きるようになり，次第に全身の諸関節を動かすのに抵抗が感じられるようになり，最も強くなり，ついにはある姿勢に固定される．これを死体硬直という．硬直した筋肉は一定の時間が経過すると，徐々に弛緩してくる．これを死体硬直の緩解という．

1）死体硬直の発生機転

死体硬直の発生機序については，現在のところ ATP（アデノシン3リン酸）説がいわれている．ATP は細胞膜イオンポンプや関連酵素のエネルギー源であり，細胞内筋肉収縮を司っており，ATP 説では，生理的筋収縮および弛緩機構は酸素供給が絶たれることによる ATP の分解から，myosin 分子に actin 分子がスライディングして筋肉収縮が起こるというものである．言い換えれば，actin-myosin filament 結合のすべり運動阻害と，細胞内カルシウム濃度増加に伴う収縮増強による．死後でも ATP は消費され，その減少から滑りが抑制され硬直が生じるとされる．一方，筋肉の緩解は筋肉蛋白の変性すなわち actin-myosin filament の変性作用によるとされている（**図 3-4**）．

2）死体硬直の経時的変化

死亡直後の筋肉は弛緩する（一次性筋弛緩）．その後死体硬直は死亡後早くて30分〜1時間，通常2〜4時間程度で発現する．顎，項，肩，肘，手，手指，股，膝，足，足指の各関節の可動性を観察しておく．発現順序は一般的には，顎関節，頸部の関節，上肢の関節および下肢の関節へと進んでいき（下行型硬直かつ中枢から末梢へ進展する．実際には，筋肉がよく発達した大関節に強く始まったためと解釈できる），6〜8時間で全身の諸関節におよび，死後10〜15時間程度で最高に達し完成して，24〜30時間くらいまで最長持続する．これらの進行は気温が高いと速く，低いと遅い．また，破傷風やストリキニーネ中毒などによる痙攣では発現が早く，熱性疾患，敗血症およびリン中毒

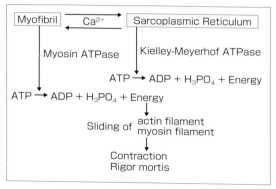

図 3-4　死後硬直発生のメカニズム

などでは発現は弱いとされる．

その後は硬直の始まった順序で緩解（二次性筋弛緩）し，およそ，70～90時間くらい経過すると，ほぼ元の状態に戻る．季節的には，夏季は2～3日，春秋は3～4日，冬季は4～7日で完全に緩解する．なお，まれに硬直が下肢および上肢の諸関節から始まり，体幹から頂部および顎関節へと上行することもある（上行型硬直あるいは逆行型硬直）．ただし，死体硬直は筋肉量や環境因子などに大きく影響されるため，そのほかの死体現象と同様に時間経過はあくまでも目安に過ぎない．

なお，一度生じた硬直は，検案時などに人為的な外力を関節に作用させると緩解する．たとえば解剖時によくあることは，着衣を脱がす際に関わる関節を曲げ，その範囲で硬直が解けたときや，頸部圧迫の疑われるご遺体で多数の警察捜査関係者が何度も頸部の損傷を詳しくみたため，頸部の硬直が緩解しているなどの場合があることに留意する．死後5～6時間以内であれば，人為的に緩解した筋肉には再び弱い硬直が起こってくる．これを再硬直という．しかし，死後およそ7～8時間以上経過すれば，再硬直は起こらない．ATPを消費しつくしたことから，硬直は緩解するものであるが，ATPが残存していれば再硬直は起こりうるものと理解されている．

3）死体硬直に影響を及ぼす因子

死体硬直に影響を及ぼす因子として，筋肉のよく発達した健康青壮年者は硬直が早く著明に発現し，かつ長時間持続する．したがって，通常は女性よりも男性のほうが硬直は強く早く．一方，老人や小児では硬直の発現は早いが，持続時間が短い．一般的に屈筋のほうが伸筋よりも発達しているので，何かを握りしめた状態で強く硬直が起きていることも見られやすい．また，環境温度が高いと硬直の発現は早く，かつ持続時間も短い．さらに，運動中の急死例，死亡前に筋肉の痙攣を伴った場合や，急性熱性疾患では硬直がきわめて早く強く発現することがある．これは死亡時にすでに，ATP多量消費

状態にあったためと考えられる．これらを考慮して総合的に死後経過時間の推定を行う．

なお，強硬性（即時性）死体硬直という現象がある．これは一次性筋弛緩を経験せずに，死亡直後からすぐに全身の筋肉がほぼ同時に強く収縮硬直する現象であり，精神的に多大な衝撃を受けた場合や，激しい筋肉疲労中の急死などにより起こるといわれている．死体硬直の発生機転で述べた ATP の急速な減少がその本態と考えられている．

4）付随意筋の硬直およびそのほかの鑑別

硬直は，随意筋および不随意筋の両者に発現するので，硬直は平滑筋にも起こる．立毛筋の硬直による鳥肌が認められることがあり，これを鷲皮といい，水中死体や凍死の際によくみられる．死体の瞳孔径も死後硬直の影響を受ける．死亡直後の瞳孔は散大するが，時間とともに虹彩筋の硬直によって縮瞳し一定となる．瞳孔収縮筋が瞳孔散大筋より筋力が大きいため，両者ともに硬直しても縮瞳する．余談ではあるが，有機リン中毒では，コリンエステラーゼ活性が低下し，アセチルコリンが分解されなくなり，光彩筋が収縮したままの状態が続くため，縮瞳したままの瞳孔となる．精液の漏出は窒息時における痙攣によるものが一般的であるが，精嚢筋が硬直することにより，精液が漏出されることもある．また，睾丸挙筋が収縮されることにより，睾丸が腹輪に強く引きつけられる現象も死後硬直のひとつとされる．心筋の硬直は骨格筋と比べて経過が早く，死後およそ 30 分〜1 時間で発現し，15〜20 時間くらいですでに緩解してしまい，その経過は早い．

死体硬直の類似現象として脂肪硬化，凍結硬直および熱硬直がある．これらは死体硬直とはまったく別の機序によるものである．それぞれ，脂肪硬化は低温下に長時間放置されたため皮下脂肪が硬化し，関節の動きが鈍くなって硬直のように見えるもの，凍結硬直は，寒冷暴露による氷点下の高度の寒冷下で筋肉が凍結硬化したもの，熱硬直は火傷時みられ，筋肉が熱に曝されたため蛋白が熱凝固し硬化したものである．さらに関節の拘縮が死体硬直と見誤られることもあり，寝たきり状態にあるような場合などでは注意が必要である．

なお，死体硬直の経時的変化の項でも述べたが，死体硬直観察時の検案や解剖時点において，頸部や肩の関節がほかに比べて弱いことをしばしば経験するが，これは，事前に警察官らがすでに動かしたり，衣類を脱がす際に肩の硬直を緩解させていたためによることが多く，注意を要する．そのほかに，腐敗ガスの充満により，身体が膨隆すると，関節を動かすのに抵抗があり，硬直が残存しているように感じるときがあるので，これも注意が必要とされる．

5．　血液凝固と線溶現象

血液凝固について，緩やかな経過により死亡した場合，死体の血液は凝固しているの

が通常であり，剖検時に心臓血が流動性であれば急死の可能性を考える． 一方，通常の緩慢な死の場合は，血液循環が停止すると自然に凝固が起こる．線溶現象について，血漿内にある凝固因子が活性化されて，連鎖反応を起こしフィブリノゲンからフィブリンが生じることによる． 他方，突然死等急死の場合には死戦期の過渡のストレス，虚血作用，エピネフリンおよびヒスタミンの分泌作用により，血管内皮細胞からのプラスミノゲンアクティベータの血中活性化により，プラスミンが凝血を再融解し急死体は流動血を呈するとされる．

2 晩期死体現象

早期死体現象に対比して，早期死体現象に引き続いて起こってくる死後変化を総称して晩期死体現象といい，死体が生物学的，生化学的，物理学的，微生物学的および酵素化学的に分解および崩壊されることである．死体の分解は，比較的早期から起きる自家融解と腐敗がおもな過程であり，両者は一般に共存しながら進行する．また死体周囲の動植物や微生物による死体の損壊も重要である．上記おのおのが混在しているのが一般的である．これらの死後変化を経て，死体は最終的に白骨化する．晩期死体現象も湿度や適度の温度，発熱，感染症，および肥満の存在などで進行は速くなる．

1. 自家融解

無菌的嫌気的に自己の持っている酵素によって死体が分解される過程を自家融解という．死亡による自己酵素に対する制御能力と防御能力の消失による．組織細胞が死にいたると，組織細胞自身が持っている酵素により，細胞構成成分が嫌気的に分解されていく．これには，リソソーム内の加水分解酵素が主として関与している．顕微鏡的な自家融解現象としては，細胞の膨化，核の染色性低下などがある．肉眼的に認められる自家融解現象としては，赤血球の溶血により，血管壁や周囲組織にヘモグロビンが染みつく現象がある．あるいは胆嚢周囲にも胆汁色素の染みつきが起こる．

胃粘膜は死後も胃液中のペプシンにより自己消化され，胃壁が薄くなったり，穿孔をきたすことがある．頭部外傷によって，胃の神経への支配制御機構が崩壊し，自家融解が促進される現象を特に胃壁軟化（gastromalacia）といわれている．さらに膵臓では，早く進行し，自家融解により，出血性膵炎や膵臓壊死と見間違えるような暗赤色調の肉眼所見を呈することもあるし，副腎髄質も自家融解により，赤褐色軟化所見を呈していることもある．そのほか，特殊な自家融解として，子宮内で胎児が死亡すると，その胎児は暗赤褐色を呈し，ヌルヌルした状態になっており，これを浸軟児という（**図3-5**）．この状態では腐敗は起こっていない．

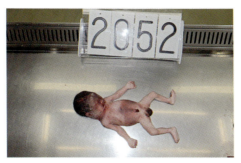

図 3-5 浸軟児
子宮内で胎児が死亡すると，その胎児は暗赤褐色を呈し，ヌルヌルした状態になっている

2. 腐　　　敗

　腐敗とは，微生物，特に常在，外来性細菌である種々の腐敗菌の作用によって，人体の蛋白質および有機物が嫌気的に分解され，単純な有機化合物に変化することをいう．腐敗現象は主として酵素学的変化に基づくものであり，これは種々の腸内細菌，あるいは外来細菌の腐敗菌によって発生し継続する．これらの腐敗菌は，主として血管内血液中で繁殖し，それ自身の発生したガスの圧力によって全身に移動していくものであり，死後循環の過程である．酵素が乏しく水分が多い状況下では還元作用として働き，蛋白質や炭水化物を分解し，各種アミノ酸やアンモニア，硫化水素などを発生させる．酸素が多く水分が乏しい状況下では酸化作用として働き，硫酸，リン酸，硝酸などの酸素化合物を最終的には生じる．実際には両作用が同時に進行し，これらによる分解が停止するときに，後述するミイラ化あるいは死ろう化などの特殊な死体現象が起こる．死体を冷凍すると，これら全部の作用が停止し，腐敗は起こらない．
　腐敗現象の進行は，種々の環境や腐敗のための諸所の条件によって左右されるが，これは腐敗菌の生育条件とよく一致している．腐敗現象の進行は，温度，湿度および空気の流通により大きく影響される．人体臓器で最も腐敗しやすいのは気管であり，次いで幼児脳，胃腸，大網，腸間膜，肝臓，成人脳，心臓，肺，腎臓，膀胱，食道，膵臓，横隔膜，血管，子宮，腱，靱帯および骨の順番であるといわれる．これは臓器の含水程度と空気に接触する程度との関係による．一方，法医学解剖上では，胃および膵臓の死後融解と，脾臓および肝臓の腐敗性変色が最も早く現れるのが普通である．
　なお，上記の細菌の作用によって，蛋白が分解され，アンモニアが産生されるので，アルカリ化する．アルカリ化すると，細菌の作用は止まるため，細菌の代わりにカビによる酸化作用から死体の分解が進むこともある．

1）腐敗の進行に影響を及ぼす因子

（1）外 的 条 件

空気の供給があり，適当な温度と適度な湿度とにおいて腐敗は促進される．ただし，通風がよい場合に，かえって早く乾燥し腐敗が遅れることもある．一方，空気の流通が不十分な場所や湿度が低い場合，あるいは水中などの高湿度の条件下においては腐敗は抑制されるし，促進とは逆に30℃以上の高温および5℃以下の低温下でも腐敗は抑制される．特に車内，浴槽内死体，日当たり良好な場所，冷暖房の影響下にある部屋および感染症罹患死体などでは，腐敗の進行に思わぬ差が出ることがあり，注意を要する．

（2）死 体 条 件

栄養状態が良好の場合，新生児，幼児および脂肪豊富な人の場合などでは，腐敗は促進される．加えて敗血症，尿毒症，外傷および糖尿病などの全身性疾患や化膿性壊疽性疾患などで死亡した場合のように細菌繁殖がすみやかな場合も同様に腐敗は促進される．一方，逆に低脂肪，栄養状態不良および餓死などでは腐敗は抑制されるし，着衣などで圧迫されている部位の腐敗は，他の場所に比べて腐敗の進行が遅れる．

2）腐敗死体の所見

（1）腐敗性変色

死後1～2日経過すると，一般的に死体は下腹部が暗緑色を呈し，やがて腹部から胸部へと広がり，ついには全身に及んでいく．これを腐敗性変色という（**図3-6**）．これは，腐敗のため発生した硫化水素が血液中のヘモグロビンと結合して硫化ヘモグロビンおよび硫化メトヘモグロビンを形成するためである．

（2）腐敗網あるいは樹枝状血管網

死体内の血液が腐敗溶血して，血色素が血管外に浸潤していく過程で，皮膚の表在静脈周囲にヘモグロビンや硫化ヘモグロビンが浸潤するため，暗赤色ないし緑青色の樹枝状血管紋様が肩部，上胸部，下腹部および下肢部の血管の走行に一致して認められる．これを腐敗網あるいは樹枝状血管網（**図3-6**）という．腐敗網は肩，上胸部，鼠径部および下肢などに好発する．

（3）腐敗ガスおよび水疱の発生

腐敗が進行すると，硫化水素，二酸化炭素，メタン，アンモニア，窒素，インドール，スカトールおよびメルカプタンなどを含有する腐敗ガスが嫌気性細菌の作用により発生する．最初は腸管内に発生するが，次第に腹腔内および全身の実質臓器内や皮下組織にも発生してくる．これらのなかで硫化水素およびインドールなどが死体特有の腐敗臭を放つ．

腐敗ガスが皮下組織や筋肉内に発生すると，皮下に気腫を触知できるようになり，陰嚢は膨れあがり，口唇は厚く膨れて，全身はガスで膨満し，腹部の膨隆をもたらし，こ

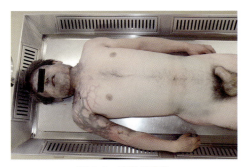

図 3-6 腐敗性変色
腐敗のため発生した硫化水素が血液中のヘモグロビンと結合して硫化ヘモグロビンおよび硫化メトヘモグロビンを形成する．
腐敗網あるいは樹枝状血管網は，肩，上胸部，鼠径部および下肢などに好発する

れによる腹圧の増加によって胃内容物の逆流，尿や便の漏出が生じ，さらには全体に膨れ，目をむき肥満しているような巨人様観を呈する．女性では，陰唇が腫脹し，さらには膣および子宮も腹腔から脱出することがある．腐敗ガスが実質性臓器に発生すると，実質内に大小の気泡ができ，泡沫状に見える．

このような状態になった臓器を泡沫あるいは泡状臓器といい，肝臓はスポンジ状の泡沫肝となる．皮膚の内層で産生された液状腐敗産物が，表皮と真皮の間に貯留すると，表皮は挙上されて腐敗水疱を形成する．これが破れて剥離すると，血色素浸潤のため暗赤色ないし暗褐色を呈する真皮を露呈する．死体に水疱形成が認められる場合としては，この腐敗水疱のほかに火傷，圧迫，皮膚湿疹および薬疹，睡眠薬中毒などがあり，これらとの鑑別が必要である．

腐敗ガスにより，胃内容が逆流することがあるが，吐物吸引と間違わないように注意する．また，腐敗ガスから横隔膜が挙上して，気道から血液様水溶液が漏出することがあるが，これも喀血や吐血と誤らないように気をつける．

(4) 結晶物の付着

腐敗死体の心臓の内膜ならびに外膜に小さな白色顆粒結晶物を認めることがあり，これは粟粒斑ともいわれている．そのほか腐敗結晶として，肝表面およびその周辺にチロシンやロイシンの結晶が沈着することがあり，内臓表面，喉頭，気管および皮膚表面にリン酸マグネシウムアンモニウム塩のガラス状結晶が認められることがある．

3. 死体の損壊

地上死体のみならず水中死体では，種々の動物による損壊や物理的損壊によって死体

の崩壊が促進される．骨・手・爪などのいわゆる硬組織も，風化崩壊する．場合によっては植物の根などによりこれが促進される．骨が脆弱化し，破片になるには少なくとも10年以上を要する．骨の中でも頭蓋骨は比較的長く残る．

上記を主とした法医昆虫学に関する知見は近年少なくなってきているが，いまなお，法医学的には有用であるし，さらなる調査も今後必要と考えられている．

1）地上に放置された死体の損壊

（1）ハエやウジ虫による損壊

死体に群がる小動物の中でも最も一般的に認められるのが，ハエの幼虫である．

ハエは短時間のうちに，死体を発見し，死体の諸所に卵を産みつける．ハエはいたるところに棲息しており，その種類も多い．死体に産卵するのはキンバエ属やニクバエ属が最も多い．産卵後10〜24時間で孵化してウジ虫となる．ウジ虫は自らの種々の消化酵素などを分泌して死体組織を体外消化しながら分解して蚕食する．ウジ虫は皮下軟部組織から蚕食し始め，最終的には皮膚をも蚕食する．そのため，皮膚には多数の欠如部位が形成されることがあり，ここからさらに体内に侵入して蚕食してゆく．ウジ虫は最長で1.2 cm くらいとなり，およそ2週間で蛹化し，その後，およそ2週間で羽化し，蛹の殻を残し，成虫となったハエはさらに産卵してウジを生じ，数代にわたって死体を蚕食していく．毛髪，爪，骨などの硬組織以外はすべて蚕食され，胎児死体なら約3日間，成人死体でも約10日間でほとんど白骨化した例もあるという．さらに，異なった種類のウジが死体を蚕食していることもある．

ウジの成長度からおおよその死後経過時間を推定することが可能な場合があり，ウジの成長を夏が2 mm/日，それ以外の季節を1 mm/日として，これを1.2で割るという方法もあるが，ハエの種類，気温などによって成長の速さは異なるので，昆虫学の知識なしには正確に判断することはできない．またその経過速度もハエの生態形態や気温や季節などで著しく異なるのであまり実務的ではないものとも考えられる．なお，ウジの体長は，蠕動運動が正確な測定を妨害するので，ウジをやや高温の湯にひたして動かなくなってから測定するとよい．

（2）そのほかの動物による損壊

ハエやウジ虫以外では，カラスやトンビなどの鳥類，イヌ，ネコ，ネズミ，タヌキ，キツネなどの哺乳類や齧歯類，アリ，アブ，ムカデ，ゴキブリ，カツオブシムシおよびシデムシなどの甲虫，アブ，アリおよびゴキブリなどの昆虫類などによっても損壊される（**図3-7**）．これら動物によって生じた死体の損壊が，生前に受けた損傷と誤認されることがあり，この鑑別が検案時に際しては重要である．

たとえば，アリによって死体の皮膚が蚕食され乾燥すると，生前に受傷した表皮剥脱様のものと見分けがつきにくくなる．鳥類では，嘴によって生じた特異的な損傷がみられる．また，ネズミなどの齧歯類は軟部組織のみならず，骨にも特徴ある噛痕を形成す

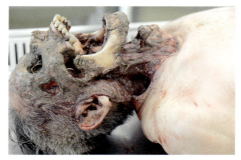

図 3-7 動物による損壊
　動物によって生じた死体の損壊が，生前に受けた損傷と誤認されることがあり，この鑑別が検案時に際しては重要となる

る．家屋内死亡の場合でもイヌ，ネコによる損壊例が見られる．さらに，哺乳類による場合は，死体の一部を離断し，死体のある場所から持ち去って蚕食することがしばしばあり，死体の一部や相当な部分が死体の周囲からは発見されない場合がある．

2）水中死体の損壊

（1）水棲動物による損壊

　エビ・カニ・シャコ，ウニ等の甲殻類，スナホリムシモドキ，サメ，フナムシ，ウミホタル等の魚類が死体を蚕食することはよく知られている．スナホリムシモドキの蚕食によって短時間のうちに白骨化する場合もある．淡水中の死体でもコイや小魚などによる蚕食もある．

（2）他物体との接触衝突による機械的損壊

　漂流死体では，大きな岩石から小さな石などに衝突して生じる損壊は前額部，肘頭部および膝蓋部などに生じやすい．骨が露出されている場合には，砂などによって骨の先端部が摩耗していることがある．船舶のスクリューによる割創様の損傷も認められることがある．これらは，死後変化が高度であったり，生前の出血であっても水で洗い流されているなどしていて，生前死後の鑑別をすることはたいへん困難な場合が多い．

4. 白骨化およびその他

　腐敗や動物による蚕食や，生物学的，化学的あるいは物理的作用によって軟部組織は，徐々に軟化崩壊消失していき，最終的には骨や毛髪などの硬組織のみが残存することになる．死体の置かれた環境条件により，きわめて著しい差異があるが，死体が白骨化に要する時間は，大枠的には，地上で半年〜1年，土中で3〜4年でほぼ白骨化し，完全

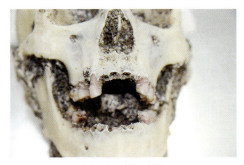

図 3-8　ピンク歯
水中死体や湿った土中に埋められた死体の歯牙が鮮紅色調を呈していることがある

に白骨化するのには 5 年以上を要するといわれている．その後さらに年数を経ると，骨も風化や崩壊をきたしていく．

しかし，環境条件によっては数百年あるいはそれ以上原型を保っていることもある．また，通常は比較的長期間形態を保持している毛髪が短時間内に崩壊していることもある．毛髪の主成分であるケラチンを栄養源としている土壌中の真菌などの作用の可能性が考えられる．さらに，夏場に無数の昆虫の蚕食があれば，数週間でも白骨化することがある．このような場合でも骨や関節の一部に軟部組織片が残されていることが多く，これらをよく観察すれば何カ月も経ているような状態ではないことがわかる場合もある．特に靱帯や腱は膠原線維を多く含み，硬く丈夫であるため長期間残存しやすい．しかし，軟部組織片も残っていないような場合の死亡時期の絞り込みに関してはきわめて困難となる．骨自体の脆さや肉眼的にみた脂肪分の抜け具合からなんとか判断することになるが，水中か土中か，屋外か室内かなどでも当然大きな差が生じるであろう．結局，「1 カ月〜数カ月」「1 年〜数年」「数年以上 10 年以内」といったように，かなりの幅をとらざるをえない．

また，水中死体や湿った土中に埋められた死体の歯牙が鮮紅色調を呈していることがある．これをピンク歯という（図 3-8）．この理由としては，歯髄中のヘモグロビンと腐敗によって発生した一酸化炭素が結合して，一酸化炭素を形成するか，またはこれと類似の誘導体を形成するためとされている．さらに，淡水で綺麗な流水中に放置された死体に，水カビの付着が認められることがある．この水カビは，皮膚の窒素化合物を栄養源として成長するので，水カビの成育程度から死後経過時間をある程度推定できる．そのほか，水中死体や湿潤な地上に放置された死体の皮膚や骨表面に赤色斑が認められることがある．これは赤色色素を産生する細菌や真菌が増殖するために生じる現象である．

晩期死体現象の進行は，上記したように，特に環境の影響を強く受けるので，まず検

案前数日間のおおよその気温や湿度などを把握しておく．一方，反対に死体現象から，その死体が高温環境下にあったか，低温環境下にあったかを推測できる場合もあり，ここから死後経過時間を示唆できることもある．上述したとおり，腐敗ガスで高度に膨隆した死体は，高温環境下にあったものと推測されるし，新鮮にみえるご遺体であっても，よく視ると指先などに乾燥が進んでいる死体であれば，ある程度低温や低湿度の環境に置かれていたと考えられ，死後経過時間が比較的長い可能性がある．

3 特異な死体現象

　ある特殊な条件下にある特異な死体は，通常の死体にみられるような腐敗や崩壊が起こらず，かなりその当時の原形を保ち半永久的にその形態を残すことがある．

1．ミイラ化

　死体は通気性の良い状況下に置かれると，乾燥しやすく，水分が早く失われるので，腐敗の進行が停止してミイラ化しやすくなる（**図 3-9**）．皮膚は褐色ないし暗褐色調に変色して，さらに革皮様化していき，水分の喪失などにより，体重は減少する．一般的には，全身が完全にミイラ化することは滅多になくて，一部のミイラ化やよくあるのは腐敗が進行した後に，外表のみミイラ化した場合などである．成人では約3カ月程度かかり，小児では，数週間程度を要するものといわれているが，実際にはその置かれた環境により相当な幅がある．

　通常は，腐敗の進行と同時に乾燥することが多いため，完全なミイラ化はきわめてま

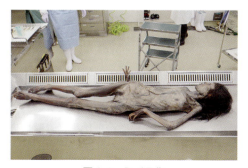

図 3-9　ミイラ化
皮膚は褐色ないし暗褐色調に変色し，さらに革皮様化していく

れであり，顔面および上下肢などの部分的なミイラ化現象をみることのほうが多い．ミイラ化しやすい条件としては，高温で通風性がよく，かつ乾燥している場所に長時間放置されていること，周囲に吸湿性の高い物質が存在していること，乳幼児や栄養不良者，るい痩死体，死亡時にすでに脱水状態にあった死体などとなる．ミイラ化の完成の後，半永久的に保存されることもあるが，蚕食などで崩壊する場合もある．腐敗の進行が止まり，各臓器が残っている場合を一次性ミイラ，腐敗が相当進んだ段階において腐敗が停止した状態のミイラ化を二次性ミイラともいい，二次性ミイラの場合は内臓は消失していることが多い．

2．死ろう化

死体が水中あるいは湿った環境にあり，空気の流れがよくない環境状態にあると，死体内の脂肪は変化していき，灰白色から黄褐色調を呈して，硬さは軟らかなチーズ様から石膏様に硬化したものまで諸所の状態となる．これらを総称して死ろうという．死ろうの成因は，常温で液体の不飽和脂肪酸の飽和化やけん化などの化学反応により，灰白色チーズ状の組織に変化するものである．バクテリア由来酵素により，安定した死ろうが形成されていく．また，中性脂肪が加水分解され，グリセリンと脂肪酸に分解され，この脂肪酸がアルカリ土属のカルシウムイオンやマグネシウムイオンと結合してけん化するような場合もある．

いずれの機序によるにしても，水中では死後約1〜2カ月くらい，土中では数カ月で死ろう化が始まり，皮下脂肪から筋肉や深部組織に及んでくる．全身の死ろう化には水中死体で半年〜1年，土中死体で約2〜3年を要するという．この死ろう化は半永久的に保存されているものと考えられている．実際には死ろう化と腐敗や白骨化が混在している場合が多い（図 3-10）．

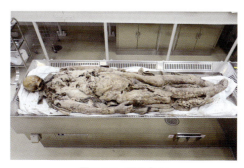

図 3-10　死ろう化

3. 特殊永久死体

ミイラ化や死ろう化のどちらでもない特殊なものとして，第三永久死体とよばれる人工的に作られた永久死体がある．たとえば朱（赤色硫化水銀）を体腔につめて防腐したものと思われる，中国湖南省の馬王堆古墳から発掘された前漢時代の遺体は，完全に赤みを帯び保存状態もきわめて良好に存在しているとのことである．そのほか永久的死体には，浸軟児，石胎，凍結死体，薬品による人工的固定（エンバーミングや学生解剖実習用など）などもある．

---

4 死体現象からの死後経過時間の推定

死体検案ならびに法医学解剖の実際において，死後経過時間を推定すること，すなわち死亡時刻を推定することは最も重要な事項のひとつである．

死後経過時間を推定するには，早期および晩期死体現象の発現状態，死体が発見された周囲の状況などを総合的に考察して判断しなければならない．特に死後経過時間の記載にあたっては，ある程度の幅をもたせておくことが肝要である．さらに寒暖をはじめ地方差や季節差が死後経過時間の推定に大きな影響を及ぼすので，教科書的の記載をうのみにするのではなく，日ごろからの自己経験などをよくよく勘案しながら確認対応する．

1. 一般的な死体現象からの死後経過時間の推定

これまで記載したような上記死体現象の多くのおおよその事項（**表3-3**）をもとに，おおよその時間を推定していくことになる．すなわち，実際に死後経過時間を推定する際には，発現している死体現象を総合的に判断する．死体現象に加えて警察環境現場捜査も参考にする．このほかには，次項のような，胃腸内容および膀胱内容なども補助的判断の資料となる．一つの公式にあてはめるということが困難であり，死体現象の進行には個体差や環境差がきわめて多大に作用されることから，経験深い法医学者であろうともできる限り可能な限り，死後経過時間に幅を持たせているのが実情である．

特に，ミイラ化，死ろう化および白骨化した死体の死後経過時間を正確に推定同定することは一般に困難である．

2. 食後経過時間

生前の最終食事時刻が明らかな場合，胃腸管の食物消化状態から死亡時刻を推定する

④ 死体現象からの死後経過時間の推定　**57**

表 3-3　死体現象

(1) 外表所見	
①死斑も死剛もない	1 時間以内
②死斑の出現開始	30 分前後
③死体露出部の冷感	1〜2 時間
④死斑の融合開始	1〜2 時間
⑤死体硬直顎関節に発現	2〜3 時間
⑥被覆部の冷感	4〜5 時間
⑦上肢に硬直，緩解しても再硬直が起こる	4〜5 時間
全身諸関節に発現	6〜7 時間
再硬直可能	7〜8 時間
⑧死斑の指圧や転移による消失	10 時間まで
⑨角膜微濁	12 時間
⑩下腹部の帯緑色	約 1 日
⑪胸腹膜腔貯留液が赤色を帯びる	約 1 日
⑫眼，鼻，口にウジの出現	約 1 日
⑬死体硬直最高	12〜20 時間
⑭死斑最高	15 時間前後
⑮下腹部腐敗変色出現	24 時間
⑯角膜混濁による瞳孔の透見不能	2 日前後
⑰死体硬直の緩解開始	2 日前後
⑱腐敗水（気）疱，血管網の出現	2〜3 日
⑲死体硬直緩解完了	3〜4 日
⑳巨人像形成	3〜10 日
㉑ウジが蛹になる.	7〜14 日
㉒骨の乾燥脆弱化	10〜15 年

(2) 体温降下度（直腸温）	
① 1℃/時	10 時間まで
② 0.5℃/時	10 時間以降

(3) 内部所見	
①心筋・横隔膜の硬直開始	30 分
③心筋の硬直緩解	12 時間以降
④体腔内血色素浸潤	1 日〜1 日半

(4) 超生反応	
①瞳孔の自律神経薬剤に対する反応	約 4 時間まで
②気管繊毛上皮細胞の運動能	約 6 時間まで
③精嚢内精子の運動能	約 1〜4 日まで

(5) 陳旧死体	
①子供のミイラ化	約 2 週間
大人のミイラ化	約 3 カ月
ウジの蚕食による白骨化	最短 2 週間
②皮下脂肪の死ろう化開始（水中）	1〜2 カ月
③皮下脂肪の死ろう化完了（水中）	2〜4 カ月
筋肉死ろう化開始	約 3 カ月
④全身の死ろう化（土中）	約 1 年
⑤地上死体の白骨化	数カ月〜1 年
⑥土中死体の白骨化	3〜5 年
⑦軟部組織消失	3〜5 年
⑧骨髄内脂肪消失	5〜10 年
⑨骨の乾燥脆弱化	10〜15 年

ことがある．死後でも消化の速度は胃液の消化作用を受けること，胃腸の消化機能は個人差が大きいこと，生前の精神緊張状態，身体状態，頭部外傷および脂肪豊富な食物や酒を含めた薬物服用量などによって大きく変わりうることに留意する．有形物や液状物のカロリー等に応じた消化時間に関する研究は，これまで日本人を対象としたものは散見されるにすぎない．一般的には，米飯，野菜，果物などは食後 2〜3 時間，肉類は 4〜5 時間かけて胃から腸に移行し，6 時間以上経過すると胃および空腸上部までほとんど空虚になる．

　しかしながら，食後経過時間からの死亡時刻推定はあまり正確でないことも多いことに留意する．

3. 膀胱内尿からの死亡時刻推定

　一般的に就寝前に排尿することが多いから，膀胱内の尿が少量であれば就寝後 2〜3 時間以内，多量であれば，朝方の死亡という推定が可能な場合もある．尿は通常約 1 分間に約 1mL 産生され，膀胱内に約 300mL の尿が貯留すると尿意を感じるといわれる．しかしながら，個人差は大きく，当日の水分摂取量も影響するので膀胱内尿からの死亡時刻推定もあまり正確でないことも多いことに留意する．

4. 水中死体の死後経過時間

　水中死体は，水没後，発生する腐敗ガスにより，再び浮揚してくる．人体の比重はほぼ 1.0 であり，腐敗ガスの発生状態，淡水および海水の別，水流，水温および着衣の状況などにより，死体の浮揚の状況は左右される．一般に海水では比重 1.03 くらいであり，淡水より死体がやや浮揚しやすい．また，浮揚までの日数は夏季で 2〜3 日，冬季では 1〜2 か月くらいとされるが，これもあくまで一応の目安であって厳密なものではない．腐敗ガスの浮揚の力はかなり強い．死体に負荷した重量物の比重によっても異なるが，かなりの重量でも浮揚した例がある．

　水深との関連では，水深が 30〜40 m 以上になると死体はほとんど浮揚してこないといわれる．これは水温が低いために，腐敗ガスの発生もほとんどなく，また，あっても水圧でガスが圧縮され，浮力を生まないためと考えられている．死体の浮揚場所については，水流，潮流などの情報を考慮に入れ，入水場所との関連など，大きく矛盾がないかを検討する．一般には，水没場所からそれほど大きく離れることは少ない．水中での死体の腐敗現象は，地上に比べて空気の供給が少なく，低温・高湿であるため，おおむね大気中の約 2 倍の時間を有する．したがって，死後経過時間の推定には，大気中の死後変化を基本に，水中の諸条件を考慮する必要がある．

5. 死体血の血液検査の有用性

　死体検案を行う際に，身元不詳や既往歴が不明そのほかの理由により，特に内因死亡の診断名が不明な際に死体血液の生化学的検査が臨床医学的検査同様に有用な場合がある．しかしながら，死亡後に採取された血液等の体液では死後変化の影響により，臨床検査において用いられる基準値をそのまま使用すると不都合が起こることが多い．死体血および死体液はすべて死亡後の採血および採液のため，正常対照を設定することができないので，死体血および死体液の基準値はないとされ，検査値の有用性には限界がある．しかしながら，死後の血液や体液のなかには，死後でも安定な検査項目もあり，死

因の決定や病態の解析に参考補助的に利用可能なものもある．その一方で，死後変化に加え，たとえば蘇生処置の影響を受けることがあったりして，いろいろな考慮すべきファクターがあるため，それらの要因なども加味して，検案時の所見全体から常に総合的に判断すべきである．

　死後の血液検査項目については，いまなお研究途上のものも多々ありこれからではあるが，これまでのところでは，死後の血液検査項目に関しては，死後3日まで程度の死後血液とその測定値との関連についてはいくつかに分類類型化されつつある．その一方で，死体検案は最短でも死後数時間は経過しているのが普通であり，電解質をはじめ諸所の検査値は死後直後から大きく変動してしまうことにも留意すべきである．HbA1cは死後安定な検査項目であり，生前の基準値がほとんどそのまま使える．トリグリセリドや総蛋白値は，死後変動はあるものの，その変動幅は大きくなく，トリグリセリドは死後経過とともにその値は有意に低下し，総蛋白値は増加する傾向があるが，生前の基準値はほぼそのまま使える．BUN，クレアチニン，γ-GTP，トロポニンは死後高値を示す．特に，トロポニンTは検案時の心臓疾患の有無の検索に頻用されているが，死後24時間以内程度しか信憑性がなく，さらに，心疾患以外の病態や死因でも陽性を多々呈することが報告されており，その判定には意義は低いとも思われる．総コレステロールおよびコリンエステラーゼは死後低値を示すため，生前の基準値ではそのまま使用することにはむかない．CRPや総ビリルビン値は，解剖例の平均値では高値を示すものの，生前の基準値内であることもあり，状況や場合に応じて参考となる．CRPが高値の際，ほかに炎症所見があれば診断意義はある．一方，外傷の場合はCRPが高値を示す場合があるため留意する．

6.　死後産生アルコールおよび血中・尿中アルコール濃度比較による飲酒後死亡するまでの経過時間推測

　死後経過時間が長い場合，特に高度腐敗死体において，飲酒していない人の死体血にも種々の濃度のエタノールが検出されることがある．発酵により，エタノールが種々の程度に産生され，その体液濃度は1.5 mg/mLにまで達することもある．これを死後産生といい，死体内に繁殖するカンジダ，大腸菌およびクレブシェラ菌などによりいずれも産生される．エタノール以外にもアセトアルデヒド，アセトン，n-プロパノール，n-ブタノールなどの還元性物質も同時に産生される．

　死後産生アルコール量は，血液では同時に産生されるn-プロパノールの20〜25倍まで，筋肉では同じく約10倍までとされている．飲酒状態が不明で死後産生を認める事例では，生前の飲酒の有無についての判断は慎重であらねばならない．血液や尿におけるアルコールの産生は，通常は死体内で起こる現象で，容器に採取された血液や尿ではあまり問題とならない．しかし，採取された試料に多量の糖が存在し，かつ細菌の汚染

があれば場合によっては無視できないほどのエタノール産生が起こりうる．エタノール死後産生の有無を判断するには，同時に産生される n-プロパノールを指標とするとよい．n-プロパノール濃度は，血液では死後産生エタノール濃度の 5% 以上を示す場合が多く，エタノール死後産生量のある程度の目安となる．

また飲酒後死亡するまでの経過時間推測に，尿/血液中エタノール濃度比が有用であるといわれる．尿/血液中エタノール濃度比が 1.0 以下であれば，飲酒後約 1 時間以内に死亡，1.0〜1.3 であれば，飲酒後約 1 時間以上経過して死亡，1.3 以上であれば，膀胱内蓄尿などにより飲酒後相当の時間を要して死亡というように，ある程度死後経過時間が推定できるとされる．

第4章 ●●● 死　　因

1 死因を決定(推定)する際の一般的注意事項(外因死と内因死)

1. 内因死と外因死

　人間の死亡の原因を医学的に説明する概念を死因（cause of death）といい，内因性疾患による死亡を内因死（natural death），死因となる異変が外因子によって惹起されるものを外因死（violent death）という．外因死の場合は，人体外からなんらかのエネルギーが人体に対して作用する．外因死を惹起するエネルギーには以下のようなものがある．

　① 器械的エネルギー：力，外力，暴力ともいい，人体に作用した結果，惹起される異変は損傷である．

　② 熱エネルギー：高温の作用の結果，熱傷が生じ，低温の作用では凍傷が生じる．

　③ 電気エネルギー：感電が生じる．

　④ 化学エネルギー：必要な化学エネルギーの供給不足，たとえば酸素であれば窒息が，栄養素であれば飢餓が引き起こされ，不必要な化学エネルギーの供給では中毒が惹起される．

2. 死因の概念

　法医学に特有の外因死についての死因概念には次のような次元の異なるものが存在する．

　外因的概念：外因死を惹起させた外因の種類がそのまま死因を説明するもので，たとえば，高熱の曝露による熱傷死，低温の曝露による凍死，薬毒物の摂取による中毒死などである．死因の概念としては低次元のものになる．

　形態的概念：外因により惹起されたある臓器の形態的変化によりその臓器の機能が障害されて死亡する場合で，その臓器の形態的変化（解剖所見）をもって死因を説明する

もので，たとえば脳挫傷がこれに相当する．

機能的概念：その機能の障害が直接に死を惹起する性質のものであるときに，その機能障害をもって死因概念とするもので，たとえば失血・心タンポナーデ・空気塞栓・窒息などである．この概念は死の機序に直接結びついた高次元の概念ではあるが，その機能障害を惹起した外因を付記し，総頸動脈の切断による失血，絞頸による窒息などとする必要がある．

症候的概念：解剖所見に乏しく，また，病態生理学的にも完全には解明されていない症候で，しかも死に直結する可能性のある症候名をもって死因を説明する概念であり，たとえばショックが相当する．これも，出血性ショックのように，ショックを引き起こした外因を付記する必要がある．

死因競合的概念：外因から死への経路が2個以上あり，そのいずれもが死に至る機序が明らかにされており，そのいずれもが死に直結している場合，すなわち死因競合（死因連立）の場合は（第2章参照），かえって外因的概念に近いものとなる．たとえば，火災により死亡する場合は，高熱による火傷，燃焼により発生した一酸化炭素による中毒，燃焼による酸素欠乏の結果生じる窒息の3種類の外因が競合（連立）することになる．この場合は三者が合一して焼死という，より高次の概念を形成する．

また，法医学と病理学との根本的な違いは，法医学では多くの場合被害者の既往歴などの生前の情報がほとんど得られないことである．そのために，外表所見，内景所見を詳細にとり，解剖後には病理組織学検査，必要があれば化学分析などを行い，総合的に死因を判断する必要がある．特に死体に損傷が認められる場合には，損傷の成傷機転の推測が非常に重要であり，また，これらの損傷が死因にどれだけ関与しているか，ということを判断しなければならない．

たとえば，自動車の運転中に内因性のクモ膜下出血が発症し意識障害が生じ，前の車に衝突，あるいは赤信号でも交差点に進入し，青信号で交差点に進入してきた車と衝突するなどの事故を起こして死亡するなどの場合は，クモ膜下出血の発症直後に心停止が起きていれば全身に認められる損傷には生活反応が乏しく，心臓が拍動している状態で損傷が生じていれば，全身の損傷には明らかな生活反応が認められるはずである．さらに，アルコール，向精神薬，覚せい剤などの乱用薬物の影響の有無，事故の発生状況なども総合的に判断しなければならない．

さらに，ウィリス（Willis）輪の未破裂動脈瘤が，外因が作用した直後に破裂して死に至った場合や，以前から罹患していた疾病が外因によって増悪して死に至った場合には，外因の死因への寄与度を判断する必要がある．このような場合は，個別の事例によって判断が異なるが，人体に作用した外因が，日常生活を送るうえで受容可能なものであったかどうかが，1つの指標となる．

② 外 因 死　**63**

2 外 因 死

1. 損傷（injuries, wounds）

1）損傷の一般的事項

（1）損傷の定義

損傷とは「組織の生理的連絡が断たれた状態」をいい，損傷論とは法医診断学の中で最も重要な項目の1つである．皮膚が哆開した開放性損傷を「創」といい，非開放性損傷を「傷」という．したがって，脳挫傷，肺挫傷というが，肺挫創，脳挫創とはいわない．仮に肺挫創，脳挫創であれば皮膚と胸腔や頭蓋腔が開放していることになり，非常に強大な外力が作用したことを意味する．このような場合は肺挫滅，脳挫滅という表現のほうが適切である．

（2）損傷を惹起させる外因

損傷を惹起させる外因は器械的エネルギーであり，損傷は人体に対して作用した器械的エネルギーによって惹起される．この外力の媒体を成傷物体，成傷器といい，損傷が起きたメカニズムのことを成傷機転という．法医実務では死体に残った損傷の所見から，成傷器・成傷機転を推測することが重要となる．

（3）損傷の種類

損傷の種類は成傷器から分類すると鋭器損傷，刺器損傷，鈍器損傷，銃器損傷に大別される．鋭器とは刃部を有する物体のことをいい，刃部がないものを鈍器という．刺器とは有尖狭長の硬体，すなわち先端が尖った細長く硬い物体のことであり，具体的にはアイスピック，きり，プラスのドライバーなどが含まれる．しかし実際には，刺器損傷を惹起する成傷器の多くは包丁やナイフなどの有尖片刃器，すなわち，先尖と刃背をもつ刃器である．鈍器損傷は，刃がない成傷器による損傷で，銃器損傷とは銃器による損傷である．

（4）損傷の検査と診断

A．検査事項

a）損傷の固有名

創（開放性損傷）の数が多い場合，特に同一部位に複数の創があるときには，記載の混乱を避けるために創に固有名をつける（命名）．損傷名は五十音，いろは，アルファベットなどを基に命名するが，法医解剖の対象となる死体には多数の創が認められることは決してまれではなく，創の個数が3桁に達する例もあるので，数字を用いて第1創，第2創と命名することが多い．

b）部　位

損傷の部位の正確な記載は法医学において特に重要である．創の位置は解剖学的正常

位に基づいて2つの基準線（点）を用いて記録する．記録のときに用いられる身体上の基準線の1つには正中線がよく用いられ，正中線から右方，左方に何 cm というように記録する．もう1つの基準点は，身体上の特徴となる部位を用いる．たとえば，胸腹部では胸骨上切痕，乳頭，剣状突起，臍窩などを用いて，左乳頭の下方何 cm というように記録する．これらの2個の基準線（点）からの位置を測定して，腹部であれば「臍窩上縁の上方5.7 cm，前正中線の左方2.5 cm の処に上創端をおき……」というように記録して位置を特定する．

　c）数

　表皮剥脱や皮下出血のように命名しない損傷では，その存在部位ごとに数を記録する．

　d）配列状況

　個々の損傷についてその長軸が，どの方向からどの方向に向かっているか，たとえば「外上方から内下方に向かう」とか「直下方に」などのように記録する．複数の損傷が近接して存在している場合，たとえば被害者の前胸部左側にナイフや包丁による刺創が集簇している場合には，加害者は前から正対していたら右利きで，背部からであれば左利きであると推測される．さらに，刃背の方向が同じであれば，それらの損傷はほぼ連続して刺入されたものと考えられ，刃背の方向が変わっていれば，被害者と加害者の相対的位置関係が変わった，あるいは加害者が成傷器を持ち替えるなどして，他の損傷とは異なった時期に刺入された可能性が考えられる．

　また，水中死体などで多数の損傷が同一円周上に配列している場合があり，このような損傷はスクリューの回転により惹起されたものと考えられ，このような損傷をスクリュー創という．体幹部（胸腹部・背部）と上肢，上腕と前腕のように関節の運動によって接近・離反する部位に損傷がある場合には，その関節を屈曲・伸展させ，いろいろな姿勢をとらせた場合の損傷の相互位置関係を観察する．これらの損傷の配列状態によって，被害者の受傷時の体位・姿勢を推測することができる．

　e）形

　表皮剥脱・皮下出血のように体表面において平面的なものは全体の形（輪郭）を，哆開創であれば創口の形を記録し，直線状，弧状，類円形，紡錘形，地図状等と表現する．

　f）大きさ・広さ・深さ

　不整形・類円形で輪郭が比較的不著明な表皮剥脱や皮下出血などは粟粒大・麻実大・米粒大・小豆大・大豆大・鶏卵大・手掌面大などと表現する．輪郭が著明な線状・矩形・類円形の表皮剥脱や開放性損傷は mm 単位で長さ・幅・径・長径・短径を測定する．哆開した創では哆開した状態と両創縁を接着させた状態での創口の長さと幅を測定する．創洞が深い創（刺創・銃創）の場合は，創洞の観察は外表からは行わずに，皮膚を切開して内部から観察する．消息子（ゾンデ）を挿入すると，ゾンデによって新たな創洞を形成することがあるので絶対に行ってはならない．

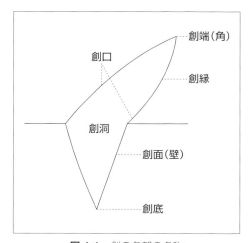

図 4-1 創の各部の名称
(錫谷 徹. 法医診断学. 改訂第 2 版. 南江堂, 東京, 1985. p 92)

g）性　状

　創の各部（**図 4-1**）の性状を詳細に観察して記録する．解剖学的正常位に基づいて創端・創縁は上創端（縁），内創端（縁）などと呼称するが，創口が正中線をまたぎ水平に走行する哆開創の場合は，両創端とも外創端になってしまうため，このような場合は右創端，左創端と呼称する．創口は死後には乾燥しやすく，乾燥すると創縁・創端の観察が困難になるため，哆開創の創口はできるだけすみやかに湿らせたガーゼなどで覆い，乾燥を防ぐことが重要である．

　創の各部の性状を詳細に観察することにより損傷の種類や成傷器，受傷後経過時間などが推測できる．たとえば，一側の創端が尖鋭でもう一方の創端が線分状（鈍）（創口が一側線分状）であればナイフや包丁のような有尖片刃器による刺創であると診断でき，哆開創の創縁に表皮剥脱があり挫滅状で，創洞内には血管や神経のように抵抗の強い組織が断裂しないまま残っていれば（組織の架橋状残存，bridging-over），この創は挫創であると診断可能である．

　両創縁の相互の位置関係，創洞の方向からは外力の作用方向，つまり，加害者と被害者の受傷時の位置関係が推測可能である．いずれかの創縁が弁状になっていれば，たとえば，下創縁が創口に覆うような状態であれば「下創縁弁状」と表現し，ナイフによる刺創であれば，ナイフは上方から下方に刺入されたと推測することができる．また，創の治癒の程度から受傷後の経過時間の推定もある程度可能となる．

　前胸部左側に哆開創が認められた場合の創の記録は，「胸骨上切痕の高さで前正中線の左方 12.6 cm の処に上創端を置き左下方に向かう両創縁接着時で長さ約 2.8 cm の哆

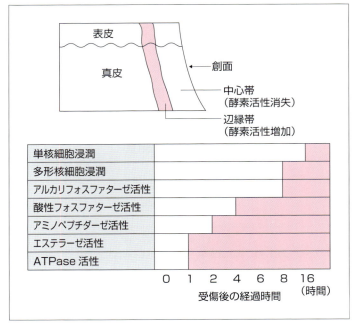

図 4-2 生前創傷辺縁帯の組織化学的検査所見（Raekallio, 1973）
（高取健彦 編. エッセンシャル法医学. 第 3 版. 医歯薬出版, 東京, 2003, p 58）

開創（第 1 創）が存在している．上創端尖鋭，下創端線分状，幅約 0.1 cm．両創縁整鋭．右創縁がやや弁状に見える．創洞は左前上方から右後下方に向かい，創洞内には組織の架橋状残存は認められない．」というように表現する．

B．診断事項

a）生前死後の鑑別

死体の損傷をみるときに第一に鑑別すべき事項は生前死後の鑑別である．損傷が生前に惹起されたものか，あるいは死後または死戦期になんらかの原因で惹起されたものかは，損傷部の出血の程度，創口の哆開の有無などの生活反応の有無から主に判断する．生前の哆開創であれば皮膚が緊張しているため，弾性線維の連絡が絶たれることにより，創口は哆開し紡錘状，柳葉状を呈する．皮下組織などの凝血の膠着の性状などから受傷後経過時間の推定がある程度可能である．受傷後経過時間の推定には組織学的所見や酵素活性の変化を指標とすることもある（**図 4-2**）．

b）成傷機転の推定

成傷機転の推定，すなわち，死体に認められた損傷が，どのような成傷器がどのように作用して発生したかを推定する．受傷当時の被害者の位置・姿勢などについても回答

を求められることもある．成傷機転の推定は科学的・論理的に個々の損傷の所見から判断する．

　c）自・他為，事故の別

　損傷が自為によるものか他為によるものか，あるいは事故によるものかを判断する．これは死因の種類の判別にもかかわってくるが，個々の損傷についてもその所見から判別する．成傷機転の推定と同様に，自・他為，事故の別の判別も科学的・論理的に個々の損傷の所見から判断する．

　d）死因との因果関係

　損傷と死因との因果関係の判断も非常に重要である．多くの場合は，損傷が死の原因となりうるが，まれに損傷が死の結果であることがある．すなわち，内因性の疾患による死亡の場合に，発症時に転倒などで損傷が生じることがあるので注意を要する．

　e）生体検査の場合

　生体の損傷の検査の場合はその予後の判定，生命に対する危険性，治療日数，後遺障害の有無，受傷後経過時間などを推定する．

2）損傷による死因

（1）出血（bleeding, hemorrhage）

　出血とは血液の血管外への流出で，外出血（external bleeding, external hemorrhage）と内出血（internal bleeding, internal hemorrhage）に分けられる．外出血とは血管から出た血液が体外に流出する場合で，開放性損傷の場合に限定され，外出血の場合は，床や壁の血痕の飛沫状況から被害者の姿勢や態勢，立っていたときの出血であるか，倒れた後に哆開創から流出した血液であるかなどの推測が可能な場合もある．内出血は血管外から出た血液が体内に流出し貯留する場合で，血液が流出・貯留する部位によって，体腔内出血（胸腔，腹腔，頭蓋腔，関節腔），管腔内出血（消化管，泌尿管，気道），体組織内閉鎖性出血（皮下，筋肉内，実質臓器内）がある．

　大量の出血をきたした状態を失血といい，失血による死亡が失血死で，循環血液量の約1/3以上の出血で致命的といわれている．全身の循環血液量は体重の約8％くらいとされているので，体重50 kgの人で約1,300 mLの出血で致命的となる．出血によって死亡するものが出血死であるので，失血死は出血死のうちに含まれる概念である．

　失血死の場合は，受傷から死亡までの時間は短時間であるが，決して受傷と同時に死亡するわけではない．たとえば，心臓を1回刺されて大量の出血が生じたとしても，失血が生じ行動能力が失われるまで十数秒以上の時間があるため，受傷現場と死体発見現場が離れることは十分に起こりうることである．ただし，心臓の刺創によって心室中隔の離断が起これば心室中隔を走行する刺激伝導系の断裂が生じるため瞬間的に心停止が起こり即死する．また，救急外来で外出血の場合は，ただちに出血に気づき，適切な処置がなされるが，内出血の場合は注意深い経過観察が必要であり，腹部超音波検査など

の非侵襲的検査による早期診断が重要である.

失血死の死体所見は，皮膚が蒼白，死斑は不著明，臓器は貧血性で，心内膜下に点状・線状の樹枝状出血が生じる．出血性ショックは，出血によってショック状態に至り死亡することで，次項で述べる循環血液量減少性ショックの1つである．頭部・顔面は血量が豊富であり，頭部・顔面に多数の出血を伴う哆開創があればそれだけで出血性ショックを引き起こすこともありうる．

出血による死は大量出血だけではなく，少量の出血で死亡する場合がある．出血した血液が少量でも出血部の空間が狭いと周囲を圧迫する．その代表的なものの1つが心臓タンポナーデ（cardiac tamponade）である．心臓タンポナーデとは，鈍的外力により心筋に損傷が起こり，心膜腔内に出血した血液が心臓を圧迫し，心臓の拡張障害を起こして死に至るもので，100〜300 mL の血液が心膜腔内に貯留すれば死亡するといわれている．頭蓋腔内出血（硬膜下出血，クモ膜下出血，脳内出血）ではもっと少量の出血で死に至り，脳幹出血であれば数 mL の出血で死亡する．

(2) ショック（shock）

ショックとは，「急性の末梢循環不全によって重要臓器の生理的機能を営みえない病態のこと」で，その原因は多様で，顔面蒼白，末梢の冷感，冷汗，血圧低下，頻脈，頻呼吸，乏尿などの症状を伴う．しかしながら，敗血症性ショックやアナフィラキシーショックでは末梢血管の拡張が起こるため皮膚が温かい場合があり，神経原性ショックでは徐脈の場合もある．

現在では，ショックは血流量分布不均衡性ショック（distributive shock），循環血液量減少性ショック（hypovolemic shock），心原性ショック（cardiac shock），心外性閉塞性ショック（extracardiac obstructive shock）に分類される．血流量分布不均衡性ショックは出血などはなく，循環血液量に変化はないが，末梢の血管が過度に拡張した結果，血圧低下，循環障害が生じるもので，敗血症性ショック，アナフィラキシーショック，神経原性ショックが含まれる．循環血液量減少性ショックは，出血，脱水，熱傷などで循環血液量が低下してショックをきたすもので，出血性ショックや脱水・熱傷などによる体液の喪失が含まれる．心原性ショックは心臓の一次障害によるポンプ機能不全によりショックをきたすもので，心筋の筋力低下，弁の異常や心室中隔欠損などのシャントによる機械的な原因，重篤な不整脈によるものがある．心外性閉塞性ショックとは，大血管の閉塞などや，心臓の拡張不全などによる心拍出量低下に起因するショックで，心臓タンポナーデ，収縮性心外膜炎，肺動脈血栓塞栓症，緊張性気胸などがある．これらのなかで，法医学領域で遭遇する機会が多いのは循環血液量減少性ショックであり，外傷が原因で生じるショックを外傷性ショックというが，外傷性ショックの多くは出血性ショックである．

ショックなどのストレスに対して，生体は神経系，内分泌系，免疫系が三位一体（immune-neuro-endocrine system）となって恒常性を維持しようとする．損傷による

循環血液量減少性ショックの場合は，出血により循環血液量が減少し，静脈還流（前負荷）が減少するので心室充満不全をきたし血圧が低下する．血圧の低下が頸動脈洞と大動脈弓の血管壁に存在する動脈圧受容体と心臓や肺に存在する心肺圧受容体の刺激が低下し，求心性迷走神経を介して延髄の循環中枢に情報が伝達され交感神経の亢進と副交感神経の抑制が起こり，カテコールアミン（エピネフリン，ノルエピネフリン）が分泌されて心収縮力の増加と心拍数の増加が起こる．末梢血管も収縮し，血圧を上昇させようとするが，はじめのうちは血管収縮は選択的で，心臓・脳への血流を維持しようとする．腎臓では腎血流量が低下すると糸球体に侵入してくる輸入細動脈に存在する圧受容体が認知し，糸球体傍細胞からレニンが分泌される．他にもレニンは交感神経刺激や遠位尿細管中の濾液の Na^+，Cl^- 濃度の低下によっても分泌が亢進し，レニンはアンジオテンシノゲンを分解してアンジオテンシン I をつくり，アンジオテンシン I は転換酵素によってアンジオテンシン II に転換される．アンジオテンシン II は強い血管収縮作用をもち，副腎皮質に作用してアルドステロンを分泌させるとともに，副腎髄質にも作用してカテコールアミンを分泌させる．アルドステロンは腎臓の遠位尿細管に作用して Na^+ の再吸収を促進し，Na^+ とともに水を再吸収し，体内に水分を貯留することにより循環血液量の維持を図る（レニン-アンジオテンシン-アルドステロン系）．

中枢神経系に伝達された情報は視床下部を上位中枢とする神経・内分泌系にも伝達され，下垂体・副腎・交感神経系・甲状腺などからホルモンが分泌され，脳下垂体後葉からは抗利尿ホルモン（antidiuretic hormone：ADH）が分泌されて腎臓の遠位尿細管に作用して水の再吸収を促進する．また，心房圧の低下によっても ADH の分泌は促進し，逆に心房心筋内で産生され，強力な Na 利尿作用と血管平滑筋弛緩作用をもつ心房性ナトリウム利尿ペプチド（atrial natriuretic peptide：ANP）の分泌は抑制される．その結果，体内に水分を貯留することにより循環血液量の維持を図る．さらに，ADH は強力な血管収縮作用による昇圧作用を有しているため，ショック時の血圧維持に重要な役割を担っている．しかしながら，出血が持続しショック状態が継続していくと，このような恒常性を維持しようとする生体の反応は組織の末梢循環不全を増悪していくことになる．

低灌流状態と無酸素状態（anoxia）が持続すると，細胞は嫌気性解糖が進み乳酸が蓄積し代謝性アシドーシスとなり，嫌気性解糖による ATP 産生の減少により Na^+-$K^+ATPase$ の活性が低下し，それに伴い細胞内 Na^+ 濃度が上昇して細胞内外の Na^+ の濃度差（濃度勾配）が減少するため Na-Ca 交換体による細胞外への Ca^{2+} 排泄が減少する．ATP 産生減少により $Ca^{2+}ATPase$ の活性も低下し，筋小胞体への Ca^{2+} の再取込みが減少し，細胞内 Ca^{2+} 濃度の増加が起こる．Ca^{2+} 濃度の異常上昇はカルパインの活性化などを招き，細胞内構造の分解をきたし細胞障害が引き起こされる．

また，ショック下ではアシドーシスやアノキシアのため，プロテアーゼ（protease），DNAase，ホスファターゼ（phosphatase）などの酵素を含む細胞内小器官であるライ

ソソームの限界膜の破壊が起こり，これらの水解酵素が細胞内に放出され，細胞膜やミトコンドリア膜などを破壊して細胞障害が引き起こされる．

ショック症例では，重症化すると重要臓器の機能不全を発症する．ショックに続発する臓器障害の病態生理の主体をなすものは組織レベルでの酸素代謝の失調（dysoxia）と，体内で産生された各種の液性因子（humoral mediator）である．この両者は独立して病態を修飾するものではなく，組織酸素代謝の失調が刺激となり液性因子が産生され，逆に液性因子によって循環動態が失調したり，酸素摂取率が低下することにより組織酸素代謝の失調が起こることもある．

液性因子には活性化した補体，凝集および線溶系カスケードの生成物を含むメディエータ，腫瘍壊死因子（TNF-α），インターロイキン１（IL-1）のようなサイトカイン，血小板活性化因子（PAF），プロスタグランジン，ロイコトリエンのような脂質メディエータ，一酸化窒素，エンドセリンのような血管壁因子，（ノル）エピネフリン，レニン-アンジオテンシン-アルドステロン，ADH，オピオイドのような内因性血管活性化合物，ヒスタミン，プロテアーゼ（蛋白質分解酵素），活性酸素のような好中球活性化産物が含まれる．これらのメディエータは相互に作用しあって他のメディエータの遊離を促進および阻害するネットワークの作用を果たしていると考えられている．

サイトカインは炎症担当細胞をはじめ，種々の細胞（線維芽細胞，血管内皮細胞，上皮系細胞，神経細胞など）において産生され，外界からの各種侵襲刺激に対して生体の恒常性を維持するために，全身の細胞に情報を伝達する．外傷の侵襲によっても，マクロファージや単球からさまざまなサイトカインが産生され，受傷早期（１〜２時間）にはTNF-αやIL-1βが上昇し，血管透過性の亢進や凝固因子の活性化，白血球の遊走が起こる．引き続きIL-6やIL-8，マクロファージ遊走因子（macrophage migratory factor：MMF），IL-12，IL-18などが上昇し，炎症反応が進行する．受傷早期に産生されるTNF-αやIL-1βの作用により好中球，および血管内皮細胞上に接着分子（ICAM-1，VCAM-1など）が発現し，肺などの重要臓器への好中球の集積が起こる．集積された好中球は通常の末梢血中での平常状態と異なり，軽度の刺激で活性化する状態（priming）にあり，NAD(P)H-oxidaseが活性化されスーパーオキシド（$\cdot O_2^-$）が生成され，傷害性に富む過酸化水素（H_2O_2）やヒドロキシラジカル（$\cdot OH$）が派生し，ミエロペルオキシダーゼ（myeloperoxidase）の作用により次亜塩素酸（HClO）やモノクロラミン（monochloramine：NH_2Cl）などの強毒性物質も生成し組織障害を拡大する．さらに，TNF-α，IL-1などの各種サイトカインがマクロファージなどの炎症担当細胞に作用しiNOS（inducible nitric oxide synthase）を誘導する．iNOSは大量の一酸化窒素（NO）を産生し，血管の異常な拡張をきたして重要臓器への血流が維持されず，心筋ではミトコンドリアでのATP産生が低下して心収縮力が抑制される．また，NOは単独でも細胞毒として作用し，大量に発生したNO$\cdot$は$\cdot O_2^-$と反応してパーオキシニトリル（peroxynitrite：$ONOO^-$）さらには$\cdot OH$が産生され，その強い酸化作用により

細胞・組織障害をきたし，壊死（necrosis）の形で進展していく．核では，ONOO⁻や・OH による酸化作用は一本鎖 DNA（DNA single strand）の分解が生じ，PARS［poly（ADP-ribose）synthase］が活性化され，細胞代謝の効率が低下して ATP，NAD が枯渇して細胞死へと進展する．

このような不安定で強い酸化能をもつ活性化された酸素，およびその関連物質（$\cdot O_2^-$，H_2O_2，$\cdot OH$，HClO，NH_2Cl，NO$\cdot$，ONOO⁻）を活性酸素といい，活性酸素は直接組織障害を起こす物質であるのに加え，核内転写因子である NF-κB の活性化因子としても重要な役割を果たす．活性酸素は TNF-α や IL-1 などのサイトカインなどとともに IKKβ を活性化して IκB のリン酸化，分解を起こして NF-κB の核内への移行を可能とし，標的遺伝子であるサイトカインや接着分子の転写を活性化することにより，上記の反応がさらに進展していくことになる．

脂質メディエータである PAF はマクロファージ，単球，好中球，血小板，血管内皮細胞などから産生され，血小板凝集だけではなく，血圧低下，心機能抑制，血管透過性の亢進，好中球・単球・好酸球・マクロファージの遊走ならびに活性化作用があり，そのきわめて強い生理活性から，ショック，ARDS，DIC，臓器虚血再灌流障害，急性消化性潰瘍などの病態との関連が指摘されている．

長時間にわたって外部からの圧迫などによって血流が途絶し，その後，圧迫が解除され血流が再開されてもさまざまなレベルでの組織・臓器障害に至ることがある．このような病態は虚血再灌流障害（ischemia-reperfusion injury：I-RI）と総称され，再灌流による障害のメカニズムの1つは活性酸素によるものである．酸素の供給によって活性酸素が大量に産生されることにより，上記の活性酸素による酸化作用と，炎症細胞の活性化とサイトカインの合成の誘導が起こり，また，局所で産生された液性因子は再開した血流により全身に運ばれて全身性にも有害な影響を及ぼすことになる．

（3）生命維持に重要な臓器の障害

生命の維持に対して最も重要な臓器は脳で，次いで心臓・肺である．肝臓・腎臓も生命の維持には非常に重要な臓器で，その他の臓器もその臓器固有の重要な機能をもっている．これらの臓器に対して直接的に損傷が発生すると，それぞれの臓器の固有の機能が障害され，その結果，その臓器の生命維持に対してもつ重要度に応じて個体に死の危険が発生する．たとえば，交通事故による脳挫滅，脳幹部損傷，心臓破裂などでは障害が生じてから短時間で死に至り，脊髄損傷では徐脈や血圧低下を認めることがあり，数時間から数週間持続する場合に脊髄ショック（spinal shock）とよばれる．上位頸髄の損傷が生じれば短時間で死に至り，下位頸髄や胸髄の損傷では四肢麻痺や対麻痺は生じるが，適切な医療処置が施されれば救命は可能である．しかしながら，法医学領域では早期に適切な医療処置を受けることができない状況も起こりうるので，その結果死に至る場合がある．

肺損傷では，肺そのものの損傷によって短時間で直接的に死に至ることは少なく，さ

まざまな窒息現象によって死に至る．肝臓・腎臓損傷では損傷により高度の挫滅が生じて，その結果，それぞれの臓器の機能が廃絶しても，ただちに機能障害による死が引き起こされるわけではなく，受傷直後に生じる出血によって失血死が惹起されることになる．

（4）窒息 （asphyxia）

頭部・顔面・頸部の損傷により生じた，頭蓋底骨折や鼻・口腔・頸部からの出血を気道内に誤嚥して窒息が起こることがある．これを吸引性窒息（aspiration asphyxia）という．静脈叢からの出血による鼻出血とは異なり，顔面頭蓋骨折に合併した鼻出血の場合は深部の動脈損傷を合併していることも多く，止血が困難であることが多い．場合によっては外頸動脈の結紮が必要となる．

胸部の開放性損傷が発生すると気胸（pneumothorax）が起き，胸部の開放性損傷が両側性に発生すると両側性外傷性気胸によって窒息死が引き起こされる．胸部の開放性損傷が発生していなくても，胸部の鈍的外傷により両側の肋骨の骨折が起こり，骨折の断端により肺に挫傷が生じた場合には，肺の挫傷部から気道内に吸引された外気が胸腔内に貯留するので非開放性外傷性気胸が生じることになる．

顔面・頸部の損傷の結果，喉頭浮腫が起こって気道閉塞によって窒息死が起こることがあり，喉頭浮腫の場合は気管挿管が困難である場合が多いので，気管切開などによる気道の確保が必要となる．

（5）塞栓症 （embolism）

血管内で生じたもの，あるいは血管外から血管内に入った異物が血液循環に従って流れ，ある部位に引っかかり，血管の内腔を狭くしたり，あるいは閉塞する現象を塞栓症といい，塞栓症を引き起こす異物を塞栓（embolus）という．体内で生じる塞栓は血栓，脂肪滴，細胞組織片，気泡などがあり，体外から入る塞栓としては寄生虫，空気泡，薬剤などがある．

A．空気栓塞 （air embolism）

血管の開放性損傷の部分から空気が入り塞栓となって塞栓症が起こるものを空気栓塞という．血管損傷部の血圧が気圧より低い（陰圧）部分で，外界の空気が血管内に吸引されるため，すべて静脈の損傷で起こる．特に，心臓に近い外頸静脈や鎖骨下静脈のような大きな静脈や分娩で離断哆開した子宮の静脈などが吸入口になる．その他の静脈では手術時にまれに起こる．

大量の空気が静脈内に吸引されると，右心室内に流入して空気が溜まり，肺動脈への血流を妨げることが死因となり，空気の量が100〜150 mLで致命的であるといわれている．解剖時には右室が拡張しており，注射器で右室の内容を吸引すると空気が吸引されることから空気栓塞の証明が可能である．また，心膜腔を水で満たし，心臓を水面下に保ちながら右心室に孔を空けて気泡の有無を確認することによっても証明できる．

② 外 因 死　　**73**

B．脂肪栓塞（fat embolism）

大腿骨・脛骨などの長管骨や骨盤の骨折，脂肪組織の広範な挫滅，火傷などによって遊離した脂肪滴が組織圧により静脈の断端から侵入して塞栓となり栓塞症を引き起こす．これを脂肪栓塞といい，20～30 g くらいの脂肪滴が静脈内に侵入し，肺や脳に栓塞症を起こし死に至るといわれている．

肺脂肪塞栓（症）では，損傷が重度のものや多発骨折では受傷後 2～3 時間で発症し，昏睡状態になる例もあるが，多くの場合，症状は徐々に出現し，12～48 時間後に呼吸促迫・頻脈となり，徐々に呼吸困難が増強する．解剖所見としては肺の著明なうっ血・水腫などがあり，脂肪染色をすると肺の毛細血管に脂肪滴が充満し，大きく拡張する．

肺の毛細血管を脂肪滴が通過し，大循環系に入ると重篤な脳脂肪塞栓（症）を起こす．まれには卵円孔開存や心室中隔欠損があると塞栓が直接大循環系に入ることがある．受傷後 1～2 日くらいで症状が現れ，脂肪栓塞による小溢血点群が頸部・肩・胸部上部あるいは結膜下に出現し，続いて昏睡状態となり死亡する．解剖所見としては脳髄質内に多数の点状出血を認め，この点状出血は脂肪塞栓（fat embolus）を取り囲む輪状出血として認められる．

C．肺動脈血栓塞栓症

四肢の深部静脈で形成された血栓が血流にのって肺動脈に達し，肺動脈を閉塞する疾患を肺動脈血栓塞栓症という．多くは下肢の深部静脈血栓が原因であるが，まれに上肢に生じた深部静脈血栓が原因となることがある．下肢の運動性の低下が発症原因の 1 つで，下肢の外傷，外科手術後，高齢者，肥満，精神病患者などがハイリスク群となる．入院中のハイリスク群では適切な予防処置が講じられていない場合には医療行為の適否が問題となる場合がある．四肢に外傷を受けた症例が，受傷後 1，2 週間後に突然の呼吸苦で発症する場合が典型的で，突然死することがある．交通事故の場合は，臥床による下肢の運動制限とともに，路面に叩きつけられたり，車体と衝突することによる下肢の挫滅に伴って生じる深部静脈内膜の損傷部位に血栓が形成され，血栓が成長して肺動脈起始部を閉鎖し，急死することがあるので注意を要する．

(6) 感　染　症

創傷感染から全身性の感染症に進展し，二次的に死亡することもある．すべての開放性損傷では必ず細菌の侵入が起こる．細菌の侵入を契機に感染症が成立するには細菌の種類，病原性の強さ，個体の免疫力などが大きく影響する．

(7) 既存疾患の増悪

損傷が原因で，もとから罹患している糖尿病，肝硬変，心疾患などの疾病が悪化して死亡することがあり，このような場合は受傷と死因との因果関係の判断が非常に重要となる．医療行為が適切であれば，「損傷を契機として以前から罹患していた疾病が悪化して死に至った」という場合は損傷と死亡との間に因果関係は存在するが，通常の健康人であり死に至らない程度の損傷であれば，「受傷と死因との間に因果関係は存在する

74 第4章 死　　因

が，健康人であれば死に至らない程度の外力が作用した」と判断することになる．公訴を提起（起訴）するか否かの判断は検察庁が，起訴後の判断は裁判所が下すことになる．現行の制度では国民も裁判員あるいは検察審査員として司法参加することになっているので，このような重要な判断を委ねられている．

3) 鋭器損傷（injuries from sharp utensils, wounds from sharp instruments）

　鋭器とは刃あるいはこれに匹敵するような鋭い返縁をもった器物をいい，成傷器としては多彩で，刃器だけでもナイフ，包丁，はさみ，小刀，鎌，鉈，斧，剃刀などがあり，刃器以外でもガラス片，開けられた缶の縁，ある種の植物の葉の縁などがある．一般的には，人体に作用する刃器の使い方は切る，たたく，刺すの3種が代表的なもので，この使用法によって損傷の性状が異なるので，それが損傷の分類の基準となり，それぞれ，切創，割創，刺創をつくる．なお，刺創は鋭器以外にアイスピックや錐，ドライバーでもしばしばつくられるので刺器損傷として別に分類されることがある．

（1）切創（incised wound）

A．定義・発生機転

　刃器の刃あるいは刃器以外の器物の刃に匹敵する鋭利な返縁を体表に押し当てて，刃部の長軸方向に刃を押したり引いたりしてできた損傷を切創という．

B．成傷物体

　体表に押し当てて引いたりするだけで組織が切られるのであるから，鋭利な薄い刃をもった器物が成傷器になる．具体的には刃器，ガラス片，鋭利な金属片などで，交通事故現場の路面には，フロントグラスのガラス片などが落ちているため，たとえばそのような現場で転倒したりすると，表皮剝脱や皮下出血のような鈍器損傷と，ガラス片による切創も混在してくることになる．また，文化包丁のような刃器が成傷器であっても，切創だけが生じるのではなく，たとえば刃背で殴打されれば挫創や皮下出血のような鈍器損傷も生じる．成傷器には鋭器の性質や鈍器の性質を兼ね備えているものもあるので注意を要する．

C．創の所見

a）走　行

　切創の走行は，直線か緩いカーブを描く．人体には凹凸があるため，たとえば包丁で切りつけられた場合には，人体の突出した部位，たとえば前額部・頬部・鼻稜には切創は生じるが，眼瞼のような陥凹した部位には刃が届かないため切創は生じない．そのような場合は，それぞれの切創が直線上に並んで見えることがある（図4-3）．このように一直線上に並んだ切創はそれぞれが個別の成傷行為によって生じたのものではなく，1回の成傷行為で生じうる．

b）創口の形

　創口は，生前のものであれば離断された皮膚の弾性線維の退縮によって哆開する．創

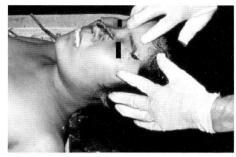

図 4-3 切 創
（髙取健彦先生提供）

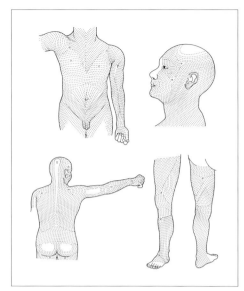

図 4-4 Langer 皮膚割線（西村ほか，新外科学）
（錫谷 徹．法医診断学．改訂第 2 版．南江堂，東京，1985，p 102）

口がランガー（Langer）皮膚割線（**図 4-4**）の方向と平行していれば哆開の程度は弱く，直交していれば強くなる．通常は柳葉状や紡錘形を呈する．創縁を接着すれば一直線状を呈する．

　c）創縁・創端

　創縁は整鋭，創端は両側とも尖鋭で，創縁・創端ともに原則的には表皮剥脱は伴わない．したがって，典型的な切創では両創縁は整鋭で両創端は尖鋭になるが，成傷器の刃部が錆びていたり，欠けていたりすれば表皮剥脱を伴う．

　d）創　面

　平滑で，すべての種類の組織が一平面上で一様に離断している．

　e）創　洞

　創口の広さに比べて創洞は浅く，創底は面ではなく線である．創洞は創端に近づくに従って浅くなり，ついには皮膚表面に達する．創端に達してから表皮や真皮の上層だけを切開していることがあり，創口の長軸方向に延長した切痕として認められる．切痕は創端との間に健常な皮膚を残して離れて存在していることもある．

　刃器が人体表面に対して当てられる角度が垂直であれば創洞の断面の形は基本的には楔形（二等辺三角形）になる（**図 4-5**）．刃器が人体表面に対して斜めに当てられた場合は，創洞の断面の形は不等辺三角形になり，体表面に対して傾斜し，一側の創縁の厚

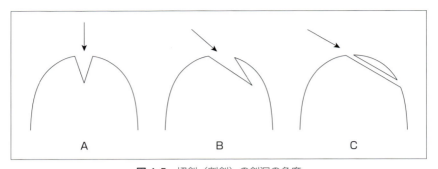

図 4-5 切創（割創）の創洞の角度
B：弁状創，C：面創
（錫谷 徹．法医診断学．改訂第2版．南江堂，東京，1985，p 103）

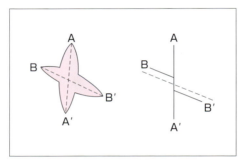

図 4-6 切創の発生順序
（高取健彦 編．エッセンシャル法医学．第3版．医歯薬出版，東京，2003，p 64）

さは薄くなり，これが高度になれば弁状となる（弁状創）．人体の突出部に刃器が斜めに深く作用すると，弁に相当する側の創面を離断して他側の創面が体表面に露出し，創口も創洞もなく，深部組織が類円形に体表面に露出し，その辺縁は整鋭である．これを面創という．弁状創と面創は割創でも起こりうる．また，創洞内には組織の架橋状残存はなく，この組織の架橋状残存の有無が裂創との鑑別点になる．

　f）切創の重複

　複数の切創が1カ所に交錯して存在すると，創口の形状は紡錘形ではなく十字型，星芒状あるいは多角形になり，創縁と創端の数が3個以上になる．このような場合も創縁を接着させると，それぞれ直線状の切創が交錯して集合していることが明瞭になる．また，各切創の相対的位置関係を詳細に観察すると，切創の受傷順序を判断できることがある（**図 4-6**）．

②外因死 **77**

g）人体皺襞部の切創

頸部や関節面のように，表面に皺襞が存在しやすい部位では，皺襞に対して切創が直交するときは，創底が皺襞の谷に達していると，皺襞を伸ばすと創は一直線状を呈するが，創底が皺襞の谷に達していない場合には，皺襞を伸ばすと創は断続する破線状になる．

皺襞に対して斜交している場合は，創底が皺襞の谷に達していると，皺襞を伸ばすと創は連続した一直線状ではあるが屈曲して折線状を呈する．創底が皺襞の谷に達していない場合には，皺襞を伸ばすと分離した複数の創となり，斜めに並んで走行する．

人体皺襞部にある切創は，皺襞を伸縮して，創が１本になるかどうかを検査する必要があり，こうすることによって，受傷時の関節の屈伸の状態を推測することができる．

D．危険度・死因

切創は創口が大きく，創洞内が見えよく目立つが，創洞が比較的浅く，創洞内の異物・汚染が出血により洗い出されやすく，組織の挫滅も伴わないので生命に対する危険度は一般的には小さい．しかし，切創でも受傷部位によっては生命に危険を及ぼすことがある．

a）出　血

皮下の浅いところに大血管のある頸部，肘関節前面，橈骨手根関節前面などの切創では出血によって死に至る．

b）空気栓塞

頸部の切創で外頸静脈が切開された場合などには，呼吸運動に伴って空気が静脈内に侵入して空気栓塞が起こることがある．

c）吸引性窒息

頸部の切創で大血管と気管が同時に切開された場合には，出血した血液が気管内に吸引されて窒息が生じる（吸引性窒息）．

d）感　染

切創の受傷部位にかかわらず，創傷感染が死因となりうることもまれにはある．

E．自他為の鑑別

切創は自他為にいずれでも起こりうる．まれには災害・事故によることもある．自他為の鑑別は着衣の状況，創の部位，方向，成傷器の場所，発見時の状況などを注意深く観察したうえで，総合的に判断することが重要である．

a）着衣の状況

自為の場合は着衣を脱ぐか，はだけるか，まくりあげるかして皮膚を露出させているが，他為の場合は着衣の上からでも切りつけている．ただし，自為であっても着衣の上から切ることもあるので注意を要する．

b）受傷部位・位置・方向

受傷部位は自為の場合は自分の手の届く範囲内に限られる．したがって背部中央部に

78 第4章 死　　因

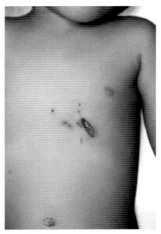

図 4-7　無理心中事例に認められた前胸部左側の逡巡創様切痕

切創が認められれば，それは他為を意味する．また，右利きであれば頸部の自為切創は左側頸部にあるのが普通であり，自為であれば刃器を下方から上方に押し上げるよりも，上方から下方に引き下ろす動作のほうが自然であるため，刃器の作用方向は外上方から内下方に向かう．

　c）成傷器の存在

　死体の近くで成傷器が発見された場合には自為を疑う．逆に成傷器が発見されない場合には，死体発見者，たとえば家族によって意図的に成傷器が隠されてしまうことがあるので，必ずしも他為であると判断することはできない．また，他為でありながら自為を偽装してわざと成傷器を死体の近くに置くことがまれにある．

　d）逡巡創（ためらい創，hesitation mark）・防御創（defense wound）

　自為の場合には一気に深い切創をつけずに，致命傷となった切創の近傍に，ためらったかのような浅い切創や小さな切痕が平行して認められることがある．これを逡巡創（ためらい創）という．無理心中の場合は，加害者が被害者に対する殺傷行為をためらうことがあるので，逡巡創に類似した損傷があっても他為の場合もありうる（図 4-7）．

　また，腕関節の前面，いわゆる手首のところや前腕前面に平行する瘢痕化した切創痕を認めた場合には自殺癖のある人と推測できる．逆に，手背部や前腕の後面に切創が存在する場合には他為を疑う．加害者がナイフや包丁などの成傷器で切りつけてきた場合には，被害者は顔面や頭部を上肢で庇おうとするため手背部や前腕の後面に切創が生じる．これを防御創といい，他為を疑わせる所見になる（図 4-8）．したがって，同じ切創であっても，受傷部位が重要で，それによって自他為の別を判断する．

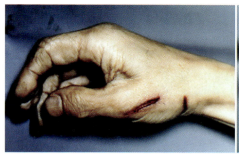 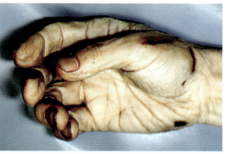

図 4-8　防御創

　F．詐訴の切創（fictitious wound）
　詐訴の目的で自らつける損傷（他為を偽装した自為の損傷）は，創口が大きく目立つわりに危険度の小さい切創が多く，いわゆる狂言強盗などの場合がこれに当たる．他為の場合と異なり，多種の損傷が認められない．
　自為の切創ではあるが，顔面など，よく目立ち，危険度が少ない部位が選ばれ，創口が大きく目立つわりに創洞は浅く，多数の創がみられるなどの自殺企図の場合とは異なった特徴がある．
　G．その他
　現場や死体の外表に付着する血痕の状況も参考になる．薬物スクリーニング検査で睡眠薬などの向精神薬に対して陽性であった場合は，血液中の薬物濃度を定量して，その結果をもとに当時の行動能力を推測して総合的に自他為の別を判断する．
　「自他為の別」は鑑定嘱託事項に必ず含まれる事項である．切創に限らず他の損傷でも上記のような思考過程で「自他為の別」を判断する．被疑者・被告人は捜査段階や公判で弁解や虚偽の事実を供述することができるが，被害者は真実を語ることはできない．しかしながら，詳細に損傷などをみることによって，死体は真実を語りかけてくる．死体は正直で，死体は嘘をつかない．死体所見と被疑者・被告人の供述に乖離があれば，被疑者・被告人が嘘を言っているか，第三者が介在しているか，冤罪であるかのいずれかである．

（2）割創（chop wound）
　A．定義・発生機転
　刃器で人体を打撃して刃器が人体に打ち込まれてできた創を割創という．
　B．成傷物体
　刃器が人体に打ち込まれるためには，刃器は丈夫で，大きな運動エネルギーを発生させやすいものでなければならない．したがって，重量があり，肉厚の刃と柄をもつという3条件を備えている必要がある．このような3条件を備える刃器は斧，薪割り，鉈，

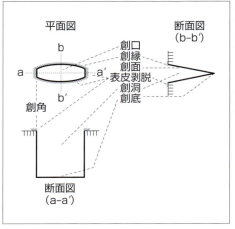

図 4-9 割　創
(四方一郎, 永野耐造 編. 現代の法医学. 改訂第 2 版. 金原出版, 東京, 1988. p 50)

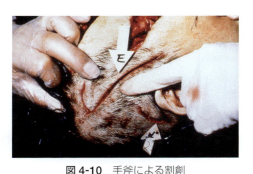

図 4-10　手斧による割創
創縁に表皮剥脱を伴う.
(髙取健彦 編. エッセンシャル法医学. 第 3 版. 医歯薬出版, 東京, 2003. p 66)

日本刀などが典型的なものになる．

C．創の所見

a）創縁・創端・創面

　創の性状は切創に似ているが，創縁・創面は切創のように完全に整鋭・平滑ではなく多少不整である．創縁は表皮剥脱を伴うことが切創と著しく異なる点である（**図 4-9，4-10**）．

　創端は両側線分状（両側鈍状）か一側線分状（一側鈍状）になり，通常表皮剥脱を伴う．斧を例にとると，斧が人体に斜めに打ち込まれた場合は一側の創端が刃部で形成されるために創端は一側線分状になるが，人体に垂直に打ち込まれると，両側とも刃部以外の部分で創端を形成し擦過することになるので，創端は両側線分状となり，両創端に表皮剥脱を伴うことになる（**図 4-11**）．刃が鋭くない場合は刃部側の創端でも挫創の性状も帯び，切創のように尖鋭ではなく，日本刀による割創では両創端とも尖鋭であるが，切創に比べてはるかに鈍である．

b）創　洞

　創洞は楔型あるいはこれに近い形をしている．創洞内には組織の架橋状残存は認められないが，たとえば被害者に毛布のようなものを掛けて，刃器を打ち込んだ場合には，刃部が毛布で覆われるために鈍器の性状を呈し，組織の架橋状残存が認められることがある．創洞の連続性を詳細に観察すると，切創の受傷順序を判断できることがある（**図 4-12**）．

　創の周辺の組織には，骨折などの重大な損傷を伴うことが多く，高度になると頸部や

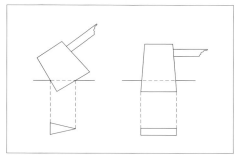

図 4-11　割創―刃器を打ち込む角度と創口の形
（錫谷　徹．法医診断学．改訂第 2 版．南江堂，東京，1985, p 108）

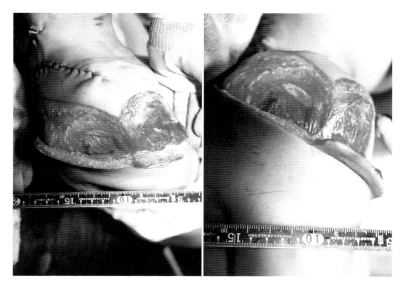

図 4-12　割創の創洞
前方の創洞の後縁が後方の創洞により切断されており，後方の創洞が後から生じたことがわかる．

四肢が離断されることもある．また，創洞内に軟骨か骨が斜めに存在していると，その表層が削られていることがある．その断面を詳細に観察すると刃部の刃こぼれが印象されていることがある．これから成傷器を推定できることがある．

D．危険度・死因

割創は非常に危険な損傷である．割創そのものが危険であり，割創を惹起させた外力により同時に惹起された損傷が危険である場合もある．割創による死因としては下記の

ようなものが考えられる.

a）重要臓器の損傷

頭部の割創の場合は，重篤な頭蓋内損傷が合併していればそれが死因となりうる．左右両側の胸部・背部に胸腔にまで至る割創が生じれば外傷性両側性気胸によって死に至る.

b）出　血

創洞内の大血管からの出血によって死に至る．頭部の割創の場合，脳は頭髪，頭皮，筋肉，頭蓋骨により保護されているために，頭蓋骨を完全に砕いて刃部が脳にまで達するような割創は強大な力で刃器を打ち込まなくてはならない．また，皮下組織の脂肪が刃部に付着して刃器の切れ味が段々と悪くなっていくため，鉈のような成傷器では頭蓋骨骨折は起こるが，脳実質に重篤な損傷を惹起しえない場合がある．このように脳に重篤な損傷を与えない割創でも，頭部・顔面は血量が豊富であるため皮膚，皮下組織，骨折端からの出血によって失血死や出血性ショックで死に至ることがある.

c）感　染

割創は組織の挫滅を伴い，創洞も深いために感染を起こしやすく，これが死因となることもある.

E．自他為の鑑別

自為の割創は，精神障害者以外ほとんどなく，割創のほとんどすべてが他為である．自為の場合は致命傷となる重篤な損傷は，ほとんどの例で1個だけ認められる.

4）刺器損傷（stab wound）

（1）定義・発生機転

有尖狭長の硬体（刺器）をその長軸方向に人体内に刺入してできる創を刺創という．刺器の多くのものは有刃であるため，刺器を鋭器に含めて，刺創を鋭器損傷の項で解説している教科書も多い.

（2）成傷物体

①　有尖無刃器：先端が尖っていて刃のないもの，錐，針，アイスピック，火箸，ドライバーなど.

②　有尖片刃器：先端が尖っている片刃の刃器，ナイフや包丁など.

③　有尖両刃器：先端が尖っている双刃の刃器，ある種のナイフや剣がこれにあたる.

（3）創の所見

A．各部の名称

刺創の創口は刺器が人体に刺入される刺入口（entrance）と刺器が体内から体外に刺出される刺出口（exit）の2種類があるが，多くの場合は刺出口を欠く．創洞は刺入口と刺出口を結ぶ管状のもので，これを刺創管（path）といい，刺出口のない場合には刺創管は盲管に終わる（盲管刺創）.

②外因死　*83*

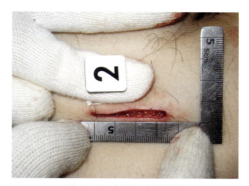

図4-13　包丁による刺創

B．刺入口（entrance）
a）有尖無刃器

　有尖無刃器の刺入口は，刺器の断面が円形であれば紡錘形になり，その長径は刺入口の形成部位のLanger皮膚割線の方向と平行する．刺器が三角錐，四角錐，五角錐であれば，三放線状，四放線状，星形となり，それより多角形になれば刺入口の角は不鮮明になり円形に近似する．

b）有尖片刃器・有尖両刃器

　有尖片刃器の場合は刃に相当する側の創端は尖鋭で，刃背に相当する側の創端は線分状になり（**図4-13**），有尖両刃器の場合は両創端が尖鋭になる．ただし，刺身包丁のように先端近くの刃背が薄い有尖片刃器の場合は，両創端が尖鋭になるので，刺身包丁で浅く刺入された創を有尖両刃器による刺創と誤ることがあるので注意を要する．また，刃背が厚い有尖片刃器の場合は，刃背側の創端の両縁がわずかに裂開していることがある．創縁は整鋭で表皮剥脱はないが，刃部が錆びていたり，欠けていたりすると表皮剥脱を伴うことがある．刺入時と刺出時に成傷器が移動すると刃側の創端が分離するために，成傷器の移動の程度によって，創口がさまざまな形状を呈する（**図4-14**）．

C．刺入口の長さ・刺創管（path）

　刺入口の観察は，周囲の皮膚を引き寄せて皮膚の緊張を解き，いろいろな角度で創縁を接着させると，創端の性状を判別することができる．有尖片刃器による刺創の場合は，一方の創端が線分状に見え，この状態で刺入口の長さを測定すると，その測定値は刺入された成傷器の刃部の幅を表し，線分状の創端の長さは刃部の厚さ（刃背の厚さ）になる．刺入口の観察を詳細に行うためには創縁が乾燥していないことが前提となるので，哆開創は湿らせたガーゼなどで覆い，創口の乾燥を防ぐ必要がある．

　盲管刺創の場合は，創底が確認できる場合には刺創管の深さを測定すると刃部の長さが推測できるが，刃部が完全に体内に刺入されていない場合や，腹部刺創のように刃部

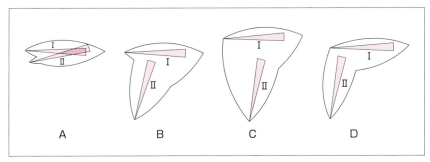

図 4-14 刺出入中の刺器転位による刺入口の形の変化（Mueller）
(錫谷 徹．法医診断学．改訂第2版．南江堂，東京，1985，p 112)

が全部刺入されても柄や柄を握る手で腹壁が押されて陥没することにより，先端がさらに深く刺入される場合には，刺創管の長さは実際の刃部の長さよりも短くなったり長くなったりする．したがって，刺創管の深さの計測値も大体の目安にして，「約何 cm くらいあるいはそれ以上」と判断する．貫通刺創の場合は，刺入口と刺出口の長さがそれぞれ 3.5 cm と 2 cm，刺創管の深さが 7 cm であれば，刃部の形状は「刃部の幅が 2 cm の部位から 7 cm 隔てた部位の刃部の幅は 3.5 cm」であると推測することができる．刺創管の観察は刺入口からゾンデを挿入して行うことは厳禁である．受傷時と死体の姿勢が異なるため，皮膚・皮下組織・筋層・臓器などの相対的位置関係がずれ，受傷時に一直線上であった刺創間は各層で不通となるため，刺入口からゾンデを挿入しても新たな刺創管をつくることになり，本来の刺創管の所見を破壊することになる．したがって，刺創管の観察は鑑定処分許可状の発行あるいは遺族の承諾書を得てから死体を切開して行わなければならない．腹部刺創や胸部刺創で刃器が肝臓に刺入され，肝臓実質内で盲管刺創に終わった場合には成傷器の形状がそのまま残ることがある．このような場合は刃背のところから刺創管を切開すると，成傷器の形状を観察することができる．

　有刃の刺器が被害者の体内に刺入されている間に被害者と加害者が相互に動いた場合や，刺入・刺出の際に刺創と同時に切創が生じることがある．これを刺切創（**図4-15**）といい，生前に生じた刺切創は紡錘形を呈するが，刺入口の両創縁を寄せると切創部分は完全に接着することができる．一方，刺創部分は刃部の厚みがあるので空隙が残存する．したがって，残存した空隙部分の長さを計測すると刃部の幅を推測することができる（**図4-16**）．サバイバルナイフなどは刃背が鋸歯状になっていることがあり，このような刃器であれば刃背側の創端が裂開していたり，刺創管内に刃背の形状が残っていることがあり，このような情報は成傷器の特定に有用である．

　刺器損傷が背部にあるときは損傷が胸腔や腹腔にまで達していることが多く，背部の外表所見を詳細に記録した後に背部の皮膚を開き，胸腔・腹腔にまで達していることを確認し，胸腹部から刺創管を観察する．また，刺器損傷は多数認められることが多く，

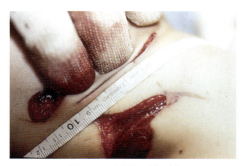

図 4-15　頸部の刺切創

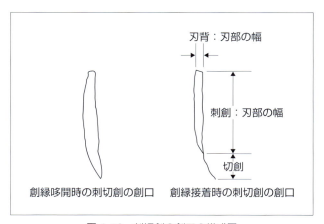

図 4-16　刺切創の創口の模式図

多い場合は数十カ所以上に及ぶ．このような場合は，複数の人間が異なる成傷器で同時に刺したことも考えられるので，すべての損傷を観察する必要があり，死因となった成傷器の特定を求められることになる．

　創縁が乾燥していたり，医療行為のために刺入口が切開されている場合には，刃側，刃背側の鑑別が困難である．このような場合は刺創管の詳細な観察を行うことにより，肋骨か椎骨の切痕などから判断できることがある（**図 4-17**）．胸部や頸部に複数の刺入口があり，刃背の方向が同じ，すなわち，刃の方向が同じであれば，被害者と加害者が同じ姿勢で短時間のうちに連続して成傷器を刺入したと推測することができる．ただし，加害者が刃器を順手で持っていたのか，逆手で持っていたのか，前方から刺したのか，後方から刺したのかは不明であるため，両者の位置関係を創の配列からだけで判断することはできない．刺入口が1個しかなくても刺創管が2個存在することがあるが，このような場合は刃器を刺入した後に刃器を半ば抜いて再度刺入したと推測できる．

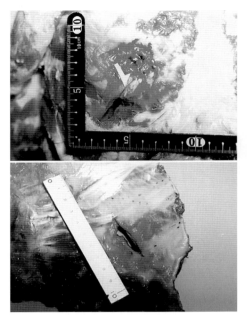
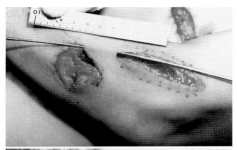
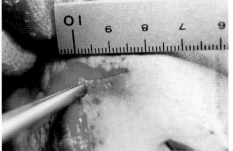

図 4-17　胸壁の刺創
上創端が尖鋭，下創端が線分状を呈している．

図 4-18　貫通刺創
末梢側（向かって左）が刺入口，中枢側（向かって右）が刺出口．刺入口には刺出時に切創が形成されている．

D．刺出口（exit）

　体幹部の刺創は刺出口を欠き盲管に終わることが多いが，四肢の刺創では刺通して刺出口をつくることも多い．刺出口では刃背の厚さが薄いと創端の特徴が不明瞭となる．一般には刺出口の長さは刺入口よりも短くなるが，刃尖が動いたり，皮膚と有尖刃器との刺入角度・刺出角度が大きく異なっている場合は，刺出口のほうが刺入口よりも長くなることがある（図 4-18）．

(4) 危険度・死因

　刺創は創洞が深く，深部に達するので大血管や重要臓器に損傷を加えやすく，きわめて危険な損傷であり，刺入口が小さいからといって安易に考えてはならない．刺創の死因はほとんどが出血（失血死，出血性ショックなど）によるもので，他に頸部・胸部の刺創による空気栓塞，頸部の刺創による吸引性窒息，感染などがある．

(5) 自他為の鑑別

　自・他為の鑑別は，切創の場合と同様である．災害・事故の場合はガラス等に激突して鋭く破損したガラス片が致命的な刺創を惹起することがある．

② 外 因 死　　**87**

（6）刺創と射創の類似

　刺創は刺器の尖端が人体深くに人力で刺入されることによって生じるものであるため，成傷器は有尖であり，人体深部まで刺入できるだけの長さを必要とする．一方，火薬の爆発により人力を超える強大な運動エネルギーを与え，銃身によって運動の方向を与えて，有尖短小な物体である弾丸を人体内に刺入させたものが射創（銃創）である．したがって，射創とは刺創の極限の形であり，アイスピックのような有尖無刃器による刺創を疑うときは必ず射創を鑑別診断に加える必要がある．

5）鈍器損傷（injuries from blunt utensils, blunt force injuries）

　鈍器（鈍体）による損傷をすべて鈍器損傷という．鈍体とは刃部，尖端をもたない物体すべてであり，コンクリート片，石，手拳，床，机の角，車両，路面もすべて鈍体であり，非常に多彩な成傷器が含まれる．

（1）表皮剥脱（abrasion, excoriation）

Ａ．定義・発生機転

　鈍体が皮膚に作用して，表皮（epidermis）が剥離し真皮（dermis）を露出した状態を表皮剥脱という．多くの場合は，鈍体が皮膚に対して斜めに擦過して皮膚面を摩擦するので，表皮剥脱を擦過傷（scratch）ともいうが，厳密には表皮剥脱と擦過傷は完全には同義ではない．鈍体が人体表面を擦過せず，強圧あるいは衝突した際にも，皮膚面が陥凹して，人体に対して垂直方向に鈍体が皮膚面を摩擦することにより表皮剥脱が生じる．しかし，このような場合も微視的にみれば擦過が加わっていると考えられる．

Ｂ．所　見

　表皮剥脱の形状は非特異的で，類円形・線状・帯状・地図状のさまざまな形態をとる．擦過性表皮剥脱（sliding abrasion）の場合は，擦過起始部の表皮は斜めに剥離し，擦過が終わって人体から離れる部分の辺縁では剥離した表皮が付着していることもあるので，外力の作用方向を推測することができる（**図4-19**）．鈍体の表面が粗糙であれば，鈍体表面の突出部によって擦過の方向に表皮剥脱の内部にさらに深い線状の条痕ができ，擦過が終わる方向に向かうにつれてその条痕は浅くなっていく．

　成傷物体が幅広い平面であれば，人体の突出部だけが成傷物体と衝突して，顔面であれば鼻尖，鼻稜，頬骨弓，耳介，眉丘，前額部などに類円形や楕円形の表皮剥脱を生じる．このように突出部のみに表皮剥脱が多数存在していれば，個々に発生したと考えるよりも，幅広い鈍体にほぼ同時に接触したと考えるほうが合理的である（**図4-20**）．表皮剥脱の特殊系として，表皮の最表層である角化層だけが剥離した粃糠状表皮剥脱と，皮膚全体が剥離した皮膚剥脱（剥皮創）がある．

Ｃ．生前死後の鑑別

　表皮剥脱は死後にもよく惹起されるので，生前死後の鑑別が重要となる．生前に生じた表皮剥脱であれば，露出した真皮表面に組織液が滲出して痂皮が形成される．したがっ

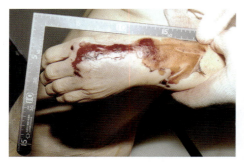

図 4-19 交通事故事例
表皮剝脱の内側縁に剝離した表皮が付着しているため，擦過の方向を推測できる．

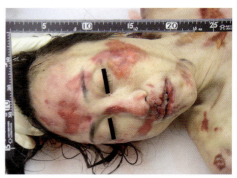

図 4-20 交通事故事例
顔面を路面で擦過されて生じた表皮剝脱．

て，痂皮が形成された表皮剝脱は生前のものと判断できる．死亡の直前に生じた表皮剝脱であれば痂皮形成は起こらないので，痂皮がなくても必ずしも死後のものと断定できない．痂皮形成がなくても創底が赤褐色調であれば生前のものであり，創底が黄褐色調で革皮様化していれば死後あるいは死戦期のものと判断できる．

　D．危険度

表皮剝脱そのものの生命に対する危険度はほとんどないが，ごくまれには表皮剝脱からの感染により死亡することもある．

　E．法医学的意義

表皮剝脱は臨床医学ではほとんど意義のないものであるが，法医診断学的には非常に重要な意義をもつ．

① 外力の作用点を示す．

身体の内部に連続しない孤立した重篤な損傷がある場合には，それらの損傷を惹起させた外力の作用点（成傷器である鈍体の接触部位）を示す．

② 表皮剝脱の方向で外力の作用方向を示す．

剝離した残存表皮の付着部あるいは線状表皮剝脱の方向などから鈍体の作用方向を推測することができる．

③ 成傷器の形状・紋理などの特徴を推定・同定する参考となる．

④ 鋭器損傷・銃器損傷などの診断に際しても，合併する表皮剝脱から成傷器の作用状況を推測する際の参考となる．

（2）**皮下出血**（subcutaneous hemorrhage, bruise）

　A．定義・発生機転

鈍体が人体に作用して，皮膚には離開がなく，皮下の血管が破綻して皮下組織内に出血した状態を皮下出血という．外力が強いほど皮下出血は発生しやすいが，皮膚を吸引するような弱い陰圧でも発生することがある（キスマーク）．まれに壊血病や血液疾患

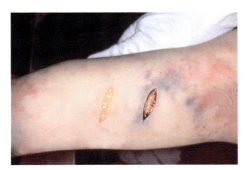

図 4-21　青紫色の変色斑の皮下を切開すると皮下組織内に凝血の膠着を認める（皮下出血）　　　　（髙取健彦先生提供）

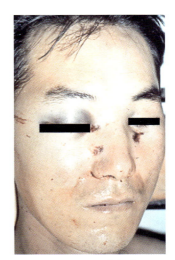

図 4-22　眼瞼血腫
（髙取健彦先生提供）

などの内因性疾患や感染症などの一症状として出現することがある．この場合の鑑別は，原疾患の確認，広範で左右相称的な皮下出血が認められることが多く，外力の作用しがたい部位にも出血があること，皮下出血以外に外力の作用した痕跡がないこと，などから鑑別される．

B．所　見

　一般的には赤紫色の変色斑として認められ，類円形を呈する．深部での出血は紫色調が強く，浅部のものは赤色調が強くなる．皮下出血の拡がりは人体に作用した面積に等しいか，これよりも広くなり，出血の中心部は血液の貯留が最も多くなり，辺縁にいくに従って血腫の厚みは薄くなる．したがって，皮下出血の色調の変化は周りから生じる．外表からの観察からは「変色斑」と表現するが，変色斑を強圧して褪色すれば，その変色斑は死斑である可能性がある．皮下出血の確定診断は，表面を切開して，皮下に凝血の膠着があることを確認して行う（図 4-21）．

　皮下組織の緻密な部位あるいは皮膚の直下に骨があり皮膚が緊張している背部・前額部・脛骨縁などの部位では出血量は少なく，逆に陰嚢・眼瞼・口唇などの皮下組織が疎な部位あるいは皮膚の直下に骨のない部位では出血量が多くなる．鈍体が作用して皮下の血管が破れた部位の皮下組織が薄く，大量の血液を貯留させるだけのスペースはなくても，血液が流通できる間隙があると，その間隙を通じて血液が流れ，その近くの皮下組織が粗な部位で血腫を形成することがある．このようなタイプの皮下出血の代表的なものが眼瞼血腫（black eye）である（図 4-22）．眼瞼血腫が認められる場合は，前額部の出血や頭蓋底骨折による出血を疑う．当然ながら，眼瞼部を直接殴打されても同様

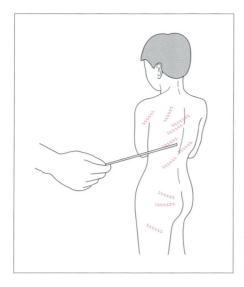

図 4-23　二重条痕の模式図（Ponsold）
（錫谷 徹．法医診断学．改訂第 2 版．南江堂，東京，1985，p 132）

の所見は認められるが，直接殴打された場合には，眼瞼結膜や眼球結膜に出血が認められ，周囲の頬骨弓や眉丘に皮内出血（後述）や表皮剥脱などの外力が作用した痕跡が認められるので，注意深く観察すれば鑑別は容易である．

　皮下組織が緻密で体表面が平坦な部位，たとえば背部，腰部，大腿部では出血は血管破綻部に限局され周囲に移動しないため，成傷器の形態を忠実に現すことになる．このような部位に作用する成傷器の作用面が作用の瞬間に体表面に密着して皮膚および皮下組織を強く圧迫すると，その直下の血管が破綻せずその血管内の血液が搾り出され，圧迫されていない部分の血管内圧が高まって血管が破れ出血する．したがって，皮下出血の形は成傷物体の輪郭だけを示すことになり，成傷器が円形であれば環状になり，棒状の鈍体（具体的には鉄パイプや棒）であればその直径よりやや広い間隔をもった二条の平行する線状の皮下出血が生じる．これを二重条痕（double linear marks）という（**図 4-23，4-24**）．理論的には 2 本の平行する皮下出血の間隔が，ほぼ打ち込まれた棒状の鈍体の直径に相当するが，実際には棒状の鈍体を打ち込む力により血管腔の閉塞の程度が異なる．したがって，筆者は健常な皮色の部位の幅を成傷器の直径の値の下限，二重条痕の両側の外縁までの距離を上限にして成傷器の直径を推測している．二重条痕が小児の肩や背中や大腿部にみられたときには，小児が裸に近い状態で棒状の成傷器で殴打されたことを意味するので，児童虐待を疑う必要がある（第 8 章「児童虐待」の項参照）．

　C．経時的変化

　皮下出血の色調は血液固有の色（ヘモグロビン）に皮膚の色が加わるので，出血した血液の量（厚さ）と皮膚の厚さ，皮膚の色素量によって新鮮な皮下出血でも色調に差が

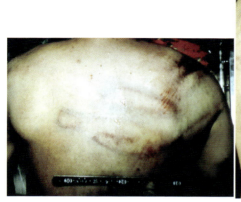
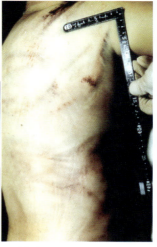

図 4-24　鉄パイプによる二重条痕

生じる．一般的には新鮮な皮下出血は青紫色から赤紫色にみえる．受傷後時間が経過すると，色調は変化し，その変化は，ヘモグロビンがヘモジデリン，ヘマトイジン（ビリルビン）へと変化していくに従って起こる．一般には受傷後 2，3 日で周辺が黄色調を呈してくる．これは，皮下出血は血管破綻部である中心部が最も出血量が多く，辺縁にいくに従って出血量が少なく，ヘモグロビン量も少ないので，ヘモグロビンの変化に伴う色調の変化も辺縁から生じる．受傷後 5，6 日で全体的に褐色調を呈し，受傷後 10 日くらいすると黄色調となり，受傷後 2，3 週間くらいで褪色する．また，小児では色調の変化が早くなる．

D．法医学的意義

皮下出血自体が死因となることはきわめてまれである．皮下出血の法医学的意義は生活反応（vital reaction），すなわち生前の損傷であること示すことである．また，原則として外力の作用した部位に現れるものであるから，人体に対する作用点を示すものとしても重要な意義をもつ．頸部における縊溝の直下のように強力な外力によって圧迫される場合には，血管が完全に閉塞されるため当然認められるべき皮下出血がみられないことがある．

体表面に鈍体が弱い力で作用して，表皮剥脱を伴わず真皮の乳頭の毛細血管が破綻して限局性の小出血巣を形成することがある．これを皮内出血という．皮内出血はきわめて微細な出血点として観察され，生活反応であり外力の作用痕跡として重要な意義をもつ．特に頸部に皮内出血を認めた場合には注意を要する．

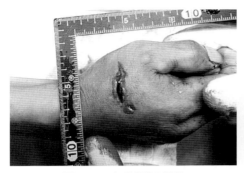

図 4-25 右手背部の挫創
創縁は挫滅状で表皮剥脱を伴っている.

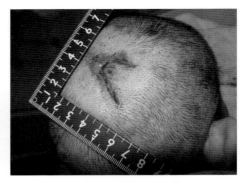

図 4-26 頭頂部の挫創
創縁は挫滅状で表皮剥脱を伴い創洞内に組織の架橋状残存を認める. 成傷器の形状を示している.

(3) 挫創 (contusion, contused wound)・裂創 (lacerated wound)・挫裂創
A. 定義・発生機転
a) 挫創 (contusion, contused wound)

軟組織が鈍体の間に挟まれて挫滅してできた創を挫創という (**図 4-25, 4-26**). 挫創は体表面から作用する鈍体と下層の骨との間で皮膚や皮下組織が挟まれて発生することが多いので, 頭部, 顔面に挫創が生じやすい. 一方, 腹壁のように下層に骨のない部位では挫創はできにくい. 下腹部では骨盤の周囲で挫創が認められることがあるが, 臍窩の周りのように, 腹部の中心部では人力では挫創は生じることはほとんどない. 腹部の中心部に挫創が認められる場合は非常に強大な外力が作用したものと考えられる.

バットや鉄パイプのような成傷器で頭を殴打した場合, 双方とも断面が類円形であるため, 接触面は線状から面状になる. したがって, 線状あるいは面状の挫創が形成される. 側頭部のような比較的平面に近い部位であれば, 打撃された部位は全体的に陥凹し, その辺縁に挫創が形成されることがある. このような場合は, 陥凹部の幅がバットや鉄パイプの直径に相当する.

b) 裂創 (lacerated wound)

皮膚が強く牽引されて離断してできた創を裂創という. 裂創は鈍体の斜め方向の力により皮膚が牽引されて, 皮膚の弾性力を超えるまで伸展し, 皮膚が離断するため, 外力の作用点と創の発生部位は異なるのが普通であり, ランガー (Langer) 皮膚割線に沿ってできることが多い. 皮下組織も皮膚と同程度に離断するが, 皮下組織中の血管や神経などは弾性力が強く離断を免れることがある.

c) 挫裂創

純粋な挫創は体表面に垂直に近い角度で鈍体が作用したとき, あるいは 2 個の鈍体で

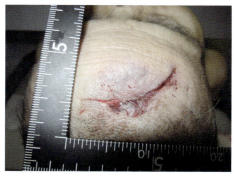

図 4-27 前額部の挫裂創
創端部付近の創縁は表皮剥脱を伴わない．

挟まれたときに生じるが，現実には鈍体の作用は斜め方向からのことが多く，また，垂直方向から外力が作用しても，接触後に鈍体がずれたり，回転したりすると牽引力が加わることもあり，挫創と裂傷とが合併していることが多くみられる．これを挫裂傷という（**図 4-27**）．

B．所　見

a）創口の形

裂創の創口は直線状であり，成傷器の形とは無関係である．挫創の創口はある程度成傷器の形に関係する．多くは星芒状・不整形で創縁に分岐・切れ込みを伴うことも多い．角稜を伴う鈍体が作用した場合には創口は直線状を示すことがある．

b）創　縁

挫創の創縁は凹凸不整，挫滅状で表皮剥脱を伴うが，裂創の創縁はほとんどすべての場合で表皮剥脱を伴わない．挫裂創の場合は，創縁を接着して表皮剥脱を伴う部位を鈍体が作用した部位，すなわち挫創部分，表皮剥脱を伴わない部位を裂創部分として判断できる．挫創部分は鈍体が作用した部位であるため，成傷器の形状を表していることがあるので，挫裂傷の法医診断には創縁を接着させたうえでの詳細な観察が重要である．

c）創　端

創端は挫創・挫裂傷では走行の形が不整形で創端というべきものがみられないことがあるが，裂創では必ず創端が存在し，創端が尖鋭であっても切創のように整鋭ではない．

d）創　面

創面は挫創・裂創・挫裂創ともに凹凸不整である．裂創の場合，性状が切創に類似していても，創面に皮下脂肪組織の小脂肪塊や毛根の露出がみられ，この点が切創との鑑別点の1つとなる．

e）創　洞（**図 4-28**）

挫創の創洞は楔型ではなく嚢状であり，裂創は裂隙状で，皮膚が牽引された側に創洞

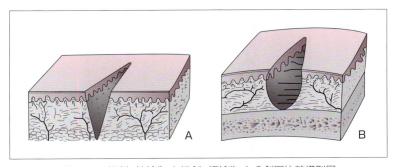

図4-28 切創（割創）と挫創（裂創）との創洞比較模型図
A：切創あるいは割創，B：挫創あるいは裂創
（錫谷 徹．法医診断学．改訂第2版．南江堂，東京，1985，p 135）

は深くなっている．これが高度になると創縁は弁状を呈する．挫創・裂創・挫裂創は組織が圧挫あるいは牽引されて，離断することによって生じるので，抵抗の強い血管や神経などの組織は離断を免れて残り，創洞内に橋のように残る．これを組織の架橋状残存（bridging-over）という．創洞の中央部には認められなくても，創端の近くではたいてい認められる．創洞内の組織の架橋状残存の有無が鈍器損傷と鋭器損傷とを判断する根拠となる．

C）危険度

挫創・裂創は感染すれば危険であるが，それ以外では死因とはならない．しかし，交通事故のように強大な外力の作用に伴って生じた場合は，他種の重篤な損傷を合併することが多く，そのような場合は，合併した損傷により死に至ることがある．

D）自他為の鑑別

挫創・裂創・挫裂創は自為で生じることはほとんどなく，他為か事故である．

(4) デコルマン（décollement，剥皮創）

皮膚に離断がなくて，皮膚および皮下組織が下層から剥離した状態をデコルマンという．発生機転は裂創に近く，皮膚が接線方向に強く牽引されることによって，皮膚は離断せず，皮下組織が下層から剥離され，創洞は袋状を呈し，血液やリンパ液が貯留することがある．車両に轢過される際には，車輪の回転力によって皮膚は車輪のほうに牽引され，皮膚および皮下組織がその下層から剥離してデコルマンを形成するが（図4-29），デコルマンは轢過に特有のものではない．路面に倒れた歩行者を避けきれずに車両が通過する際にも，車底部で皮膚が強く牽引された場合や車体が歩行者に接触した際にもデコルマンが形成されることがある．交通事故の際は非常に強大な外力が人体に作用するためデコルマンが認められることが多い．したがって，デコルマンは交通損傷に特徴的な損傷の1つとされている．

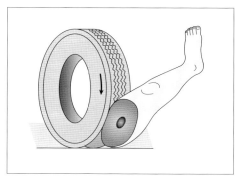

図 4-29　デコルマン発生機転（Ponsold）
（錫谷　徹．法医診断学．改訂第 2 版．南江堂，東京，1985，p 134）

(5) 咬傷（bite wound）
動物の歯牙による損傷を咬傷といい，皮膚が哆開しても咬創ではなく咬傷という．

(6) 杙　創
先端部が鈍的な棒状の物体が刺創と同じく突き刺さるような形で作用してできる創を杙創という．このような機序だけで発生することは非常にまれであるが，洋傘の先端で刺入されたり，折れた木の枝や杭の上などに高所から墜落して，会陰部から腹部に深い創が生じたり，トラックの荷台に積んであった細い鋼材が荷崩れを起こし，後続車両の乗員に鋼材が刺入されたりする場合に生じる．

6）銃器損傷（gunshot wound, bullet wound）

(1) 定　義
銃器の発射を受けて惹起された損傷を銃器損傷（射創あるいは銃創）という．銃器から発射される銃弾の作用にほかに，射撃距離によっては発射時の火薬の爆発の作用も受ける．

(2) 成傷器
A．銃の種類
わが国でみられる銃器は，銃身の長さで長いもの（ライフル銃，散弾銃）と短いもの（拳銃）に分類される．また，銃身内面に刻まれた螺旋状の溝（rifling）の有無により腔線銃身銃（ライフル銃，拳銃）と滑腔銃身銃（散弾銃）とに分類される．

B．弾丸の種類
弾丸の形状は一般に円頭形で，種類は鉛合金からなる鉛弾とその周囲をニッケル，銅，真鍮などで覆われた外套弾に大別される．

96　第4章　死　　因

C．火薬の種類

a） 無煙火薬

爆発時に全体が気化し有色の煙をほとんど発生させず，固形残渣も非常に少ない．発生するガス圧が高い．

b） 有煙火薬

爆発時に大量の有色煙を発生し，固形残渣を残す．

(3) 射創各部の名称

射創の基本形は3つの部分からなり，弾丸が人体に入る部分にできた創口を射入口（entrance wound），人体外部に出る部分にできた創口を射出口（exit wound），両者を結ぶトンネル状の創洞を射創管（path of bullet wound）という．また，弾丸が人体を通り抜けてできた射創を貫通射創といい，弾丸が体内にとどまって，体外に射出されないものを盲管射創という．

(4) 射　入　口

射入口の形と性状は射撃距離によって著しく異なり，遠射（distant shot），近射（near shot），接射（contact shot）に分けられる．しかしながら，これらは銃口からの被弾面までの距離で一律に規定されたものではなく，射撃時に銃口から噴出する爆発ガス，火焔，煤煙，火薬粒などがその飛距離が異なることを利用して便宜上分類されているものである（**図4-30**）．発射距離が長くなると火傷，煤煙付着，火薬粒嵌入の順に消失するが，その距離は銃器の種類・火薬の種類・火薬の量などによって異なるので，射撃距離を確定するには使用銃器と弾丸を実射して確認する必要がある．一応の目安として，拳銃の場合で，遠射が60 cm以上，近射が10～60 cm，接射が10 cm以内とされている．

A．遠射の射入口

a） 発生機転（**図4-31**）

弾丸が人体に衝突すると，皮膚は弾丸の進入方向である人体内部に向かって押されて伸展する．伸展された皮膚はその伸展性の限界を超えると離断して穿孔する．弾丸はその孔の周囲の皮膚の外表面を擦過しながら人体内部に進入し，弾丸が人体内部に進入すると皮膚が縮み，射入口が残る．

b） 形

弾丸は円柱状であるから，射入口の形は，人体に垂直に射入された場合には円形に，斜めに射入された場合には楕円形になる（**図4-32**）．

c） 大きさ

弾丸が射入されて皮膚が限界まで伸展した状態で弾丸の直径とほぼ等しい大きさの欠損（孔）ができるのであるから，皮膚が縮めばその径は弾丸の径より小さくなる．射入口の大きさは予想外に小さくなるので，拳銃による射創ではドライバーか太めの錐で刺した刺入口と見間違えるような場合もあるので注意を要する．

弾丸が人体に射入された際に皮膚を伸展・擦過することによって生じる射入口の周囲

② 外 因 死

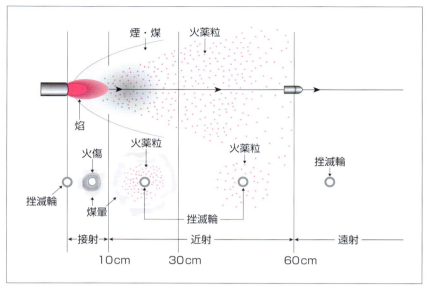

図 4-30 発射距離と射入口性状
（佐藤喜宣 編．臨床法医学テキスト．中外医学社，東京，2008，p 82）

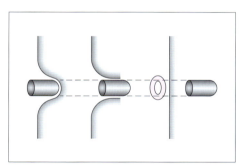

図 4-31 遠射の射入口発生機転
（錫谷 徹．法医診断学．改訂第 2 版．南江堂，東京，1985，p 144）

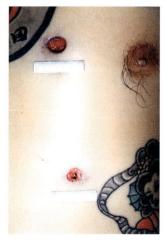

図 4-32 遠射の射入口

を輪状に取り巻く組織の挫滅部を挫滅輪（contusion ring）という．弾丸が垂直に射入された場合には挫滅輪も創口とほぼ同心円状に各部ともほぼ同じ幅（2〜4 mm）で取り巻くが，弾丸が斜めに射入された場合には，射入方向の手前では幅が広くなり，その他

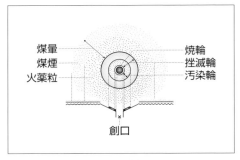

図 4-33 射入口
(四方一郎, 永野耐造 編. 現代の法医学. 改訂第 2 版.
金原出版, 東京, 1988, p 67)

の部位は狭くなる. 死後時間が経過すると挫滅輪の表皮剥脱が乾燥し, 革皮様化するため黒褐色調になる. このように創縁が乾燥した状態では詳細な射入口の観察は難しくなるので, 詳細な観察のためには射入口は湿らせたガーゼで覆い, その上をビニールで覆うなどして, 適度に湿らせた状態で死体を保存しておくことが重要である. 挫滅輪の中で, 創口を取り囲むように幅約 1 mm くらいで黒褐色の異物が輪状に付着していることがある. これは弾丸が銃腔を通過するときに付着する油や金属屑, 未燃焼火薬などが付着したもので, 汚物輪という (**図 4-33**). しかし, 実際には挫滅輪と汚物輪とを明確に判別できないケースが多く, 単に挫滅輪とする場合がある (アメリカ学派の考え方).

射入口の創口の直径は弾丸の直径よりも小さくなるが, 弾丸が接している部位はほぼ挫滅輪の外縁までに相当するので, 挫滅輪の外縁から外縁までの距離を測定することにより弾丸の直径を推測することができる.

B. 近射の射入口

a) 発生機転

近射は弾丸による皮膚の欠損 (創口) は遠射の場合と同じものができ, 創口の形, 大きさ, 挫滅輪, 汚物輪はまったく同じである.

B) 所見

近射の場合は弾丸を発射させた火薬の燃焼の影響が加わる. 火薬の燃焼による火焔が人体皮膚表面まで届くとそこには第 1 度・第 2 度の火傷が生じ, 有毛の部位では火傷はなくても, 毛髪や体毛に熱変化が認められることがある. 火薬燃焼の結果発生した煤(炭分)が創口周囲の皮膚に黒く付着することがある. これを煤暈(ばいうん)といい, 有煙火薬で著しく, これは拭い取ることができる. しかし, 近年用いられている無煙火薬では煤け程度のことが多く, 煤暈として確認できるのはかなり近距離 (10 cm 以内くらい) からの射撃時である. さらに, 未燃焼火薬が創口周囲の皮膚に強く嵌入し (火薬粒) 損傷を与える (**図 4-34**). 火薬粒が射入口付近に付着していれば近射で, 火薬粒が認められないく

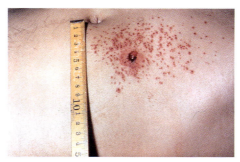

図 4-34　近射の射入口
生体であるため火薬粒に対する炎症反応が生じ，火薬粒の散布状況がより鮮明に認められる．
(高取健彦先生提供)

らい射撃距離が離れていると遠射になる．

C．接射の射入口
a) 発生機転
接射は厳密には皮膚に密着した状態での打撃をいうが，一般にはほぼ接した状態での射撃も含まれる．銃口を人体表面に密着するか，あるいはきわめて近くに接して弾丸を発射すると，弾丸とともに火薬の爆発により膨張しつつあるガスも人体内部に一緒に進入し，人体内部で爆発する．このようにしてできる損傷が接射の射入口である．

b) 所　見
火焔，煤煙，火薬粒も弾丸とともに射入口内に噴出するために創洞内面にこれらが付着して，外見上は射入口の創縁にわずかな火傷がみられるにすぎないこともある．射入部の皮下に扁平骨が近接する側頭部，胸骨部などでは皮下に進入して行き場を失った大量の爆発ガスが皮下組織中に拡散して骨と皮膚との間でドームが形成され皮膚を破裂させるために，星芒状の射入口が形成される（**図 4-35**）．また，発砲時の強い衝撃と瞬時に膨隆した皮膚と銃口が強く衝突して銃口の形状が印像されることがある．

(5) 射　創　管
射創管の内径は，弾丸の形状，発射火薬量，貫通組織の性状によりさまざまである．脳や肝臓のような実質臓器は，弾丸径よりも弾丸の速度が遅く，運動エネルギーが小さい場合は，弾道通過部の組織を伸展して損傷を起こし，弾丸の口径と同じくらいかわずかに大きい組織の挫滅を起こす．速度が速くなると弾丸からの衝撃波（shock wave）が射創管周囲の組織を広く傷害し，弾頭部より後方に大きな円錐状あるいは紡錘形の空洞を形成して組織を挫滅する．

頭部の射創ではエネルギーが頭蓋腔内に限局されるために脳が受ける損傷は大きく，脳表面が衝撃により頭蓋骨に強く打ちつけられ，射創管から離れた部位でも脳挫傷が生

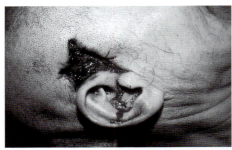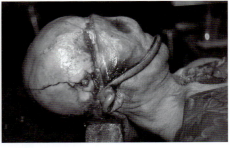

図 4-35　頭部の接射の射入口

　頭蓋骨の射創では孔を中心として線状骨折ができることが多く，本事例でも頭頂部に向かう線状骨折が観察される．

（髙取健彦先生提供）

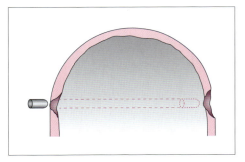

図 4-36　頭蓋骨射創の方向と骨の内外面における創の大きさとの関係
（錫谷　徹．法医診断学．改訂第 2 版．南江堂，東京，1985，p 147）

じる．弾丸が頭蓋冠を貫通する場合には，射入側の頭蓋骨の外板の孔は小さく，内板の孔は大きく辺縁が不整になる．また，射出側では，逆に，内板の孔は小さく，外板の孔は大きく辺縁が不整となる（**図 4-36，4-37**）．

　人体に射入された弾丸は，人体内部に射入されると急に運動エネルギーが減少する．したがって，骨のような硬組織の抵抗にあうと進路が著しく変わることがあり，弾丸が頭蓋内に入ると急に屈曲して，頭蓋骨内面に沿って急カーブを描いて進むことがある．このように，人体内部に進入した弾丸が骨などの硬組織を通過できず，硬組織に沿って軟部組織のみを損傷するものを回旋射創という．前胸部右側から胸腔内に射入された弾丸が，左肋骨に当たって跳弾し，伸ばしていた左上肢の腋窩部の皮下を通り，左上腕骨の肘関節部付近で発見されたこともある．盲管銃創の場合は，前後像と側面像の単純 X 線写真があれば弾丸の探索のうえで参考となる．また，弾丸は硬組織に衝突すると，2 個以上に分裂して，破片がそれぞれ別の射創管をつくって進むこともある．

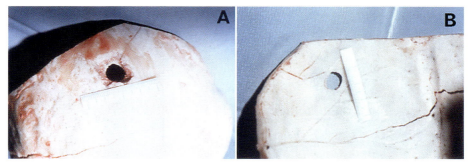

図 4-37　弾丸が頭蓋冠を貫通する場合の射出側
内板の孔は小さく（B），外板の孔は大きく辺縁が不整となる（A）．

(髙取健彦先生提供)

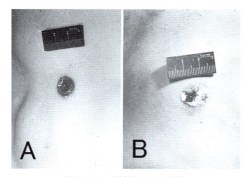

図 4-38　拳銃による遠射
A：射入口，B：射出口

(髙取健彦先生提供)

(6) 創　出　口

A．形・大きさ

射出口は裂創の形状をとるので，弾丸の直径よりも大きく星芒状・不整形となる（図 4-38，4-39）．弾丸の変形・組織の付着によって射出口は一般に射入口よりも大きい．ただし，接射の場合には射入口よりも小さい場合が多い（図 4-40）．

B．所　見

弾丸は体内から体外に射出されるので，射入口のような挫滅輪は形成されないが，被害者が壁などにもたれていたときに背部に射出口ができると，弾丸で盛り上がった皮膚表面が後に壁などがあるため後退できない着衣の内面で強く擦過されるために，挫滅輪が生じることがごくまれにある．弾丸が射出される際に皮膚が強く伸展されると，表皮が断裂して表皮剝脱が形成され，挫滅輪のように見えることがあるが，これを伸張輪と

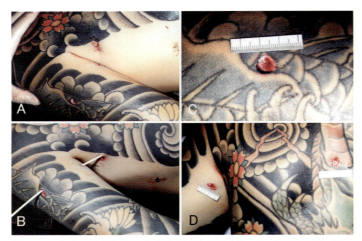

図 4-39 左上腕を貫通して左側胸部より再度射入された貫通射創（A，B）．C：射入口，D：射出口

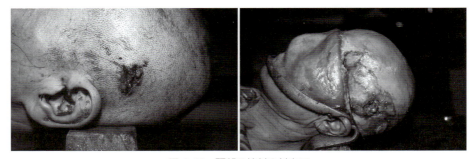

図 4-40 頭部の接射の射出口
図 4-35 と同一症例であり射入口よりも小さい． （髙取健彦先生提供）

いう．

（7）散弾銃創（図 4-41）

散弾銃創の多くは猟銃による事故死で，まれに自殺・他殺例がある．狩猟用散弾には小鳥を対象とする細かい散弾から，鹿や猪を対象とする九発弾，六発弾があり，ときに一発弾もみられる．散弾群は銃口を頂点とした円錐形に散開する．通常 1～2 m 以内からの射撃では，散弾粒は散会せずにほぼ一塊となって飛び，射入部皮膚を大きく類円形に破砕し，欠損させる．距離が 2 m 以上離れると個々の散弾による射入口が認められるようになる．射撃距離が 10 m 以内であれば，射入口の分布は中心部は密で，周辺部は疎に散開するが，10 m を超えると一様に散開する．

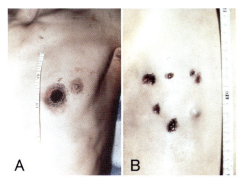

図 4-41 散弾射創
A：射入口，B：射出側
(髙取健彦先生提供)

(8) 危 険 度

銃創の危険度はきわめて高く，死因は脳，心臓などの重要臓器の直接破壊，失血，頸部・胸部射創の際の血液の誤嚥などによる窒息などがあり，急性期を乗り越えたとしても，その後，感染症で死亡する場合もある．

(9) 自他為の鑑別

A．射撃距離

自殺の場合はほとんどが接射か近射である．遠射は特別な仕掛けでもない限り自殺は不可能であるので，遠射であれば他殺と考えてよい．逆に接射の場合は自他殺のいずれの可能性もある．

B．射撃部位

自殺の場合は手の届く部位で，生命に対して最も危険な部位であると誰もが考える頭部や心臓付近が射撃部位に選ばれる．他殺でも頭部や心臓部を射撃される場合も多いが，他の部位を射撃された事例も多くみられる．

C．発射の仕方

拳銃で頭部を射撃して自殺する場合には，右利きであれば銃口を右側頭部に当てて銃口付近を左手で握り固定して発射することが多く，発射した手には発射時の衝撃による表皮剥脱，火焔の作用，煤煙の付着が認められるほかに，血痕や組織片が付着している事例が多くみられる．猟銃による自殺の場合は，銃口を顔面に当て，特に口で銃口をくわえて足趾で引き金を引き発射することも多く，銃口を心臓部に当てることもある．

D．着 衣

自殺では射撃部位の着衣を脱いでいることが多いが，自殺であっても着衣の上から射撃することもあるので注意を要する．

E．銃の存在

自殺では銃が死体の手から離れて死体のそばに存在している．しかしながら，自殺であっても発見者が銃を隠したり，他殺の場合でも自殺を偽装するために死体の近くにおかれている場合もあるので，死体の所見と発見時の状況を総合的に判断することが必要である．

F．射撃回数

致命的な射創が2個以上ある場合は他殺と判断できる．

7）交通事故（traffic accident）

（1）一般的事項

交通事故は交通機関がなんらかの形で関与した事故をいい，自動車の他に鉄道，船舶，航空機などによるものがあるが，その大部分は自動車事故である．警察庁の統計によると，自動車による交通事故の発生件数，負傷者数はいずれも平成16年（2004年）の952,720件，1,183,617人をピークに減少に転じており，平成29年（2017年）はそれぞれ，472,165件，580,847人となっている．死亡者数（事故後24時間以内の死亡）は昭和45年（1970年）の16,765人をピークに減少に転じ，昭和51年（1976年）には1万人を下回ったが，昭和63年（1988年）に再び1万人を上回り，以後，11,000人台で推移していた．平成8年（1996年）に再び1万人を下回り，以後現在まで減少傾向が続き，平成29年（2017年）の死亡者数は3,694人で，その内訳は，歩行者が最も多く（1,347人，36.5％），次いで自動車乗車中（1,221人，33.1％），二輪車乗車中（632人，17.1％），自転車乗用中（480人，13,0％）となっている（**表4-1**）．

交通事故症例の法医学的診断事項のうち最も重要なものは「死因と成傷機転」である．道路上・線路上で死体が発見されたとしても死後の轢過である可能性もあり，また，他所で死亡した死体を遺棄した可能性もある．これらは，轢過創の生活反応の有無で生前

表4-1　事故発生時の状態別交通事故死者数（平成29年，警察庁調べ）

事故発生時の状態		死亡者数（人）	頻度（％）
自動車乗車中		1,221	33.1
二輪車乗車中	自動二輪車乗車中	448	12.1
	原付乗車中	184	5.0
	小計	632	17.1
自転車乗用中		480	13.0
歩行中		1,347	36.5
その他		14	0.4
合計		3,694	100.0

轢過か否かの判断は可能であり，死因を究明することによって，死因に交通事故が関わっているか否かを判断することができる．死因が交通事故と矛盾しない死因であっても，その死体に刺切創・割創などの交通事故の際には起こりえない損傷が認められたり，有効血中濃度に達している睡眠薬が検出された場合には単なる事故死とは考えられない．また，鈍的外傷が死因であるとしても，その損傷が人力で成傷可能であるかどうかを判断する必要がある．

　その死体が交通事故で死亡したことを証明した後で，車両の種類・特徴，車体と人体の接触部分，事故の様相，人体の損傷と車体の破損との整合性，被害者の飲酒・薬物服用の有無などを判断する．

(2) 自動車事故

A．法医学的意義

　「日本法医学会課題調査報告（XIV）交通事故死剖検調査　平成2年（1990）〜平成6年（1994）」によると，自動車事故の法医解剖例は全解剖例の約10％で，全自動車事故死亡者の約6％にすぎない．自動車事故死亡例のうちで法医解剖の対象となるのは轢き逃げによる死亡事故，複数の車両が介在した死亡事故，事故と死亡との因果関係が不明である事例がほとんどである．自動車事故死事例の司法解剖では死因と事故との因果関係，二重轢過（複数の車両の介在）の有無，損傷の成傷機転，加害車両の推定，アルコール・薬物摂取の有無に対する判断が求められる．

　死因と事故の因果関係は，明らかに車両によって生じた重篤な損傷で短時間で死亡している事例であれば判断は容易であるが，事故直後は意識が清明で，命にかかわるような事故ではないと考えられていた事例であっても，入院後数日で死亡することがある．このようなケースは，骨折端から遊離した脂肪滴が組織圧により静脈の断端から侵入して塞栓となり栓塞症を引き起こす脂肪栓塞や路面に叩きつけられた際に下肢の深部静脈が障害を受け，形成された血栓が成長して血流に乗って肺動脈に達し，肺動脈を閉塞する肺動脈血栓塞栓症であることが多く，事故と死因の因果関係の判断が重要となる．

　二重轢過が疑われる場合は，被害者の個々の損傷の生活反応の有無を判断する必要がある．1台目の車両が歩行者をはねた場合には，立位で車体に衝突するので，車体との衝突で生じた損傷を選別する．1台目の車両との衝突で起きた損傷に生活反応があり，その周囲の内臓にも重篤な損傷があって死因となりうるのであれば，死因を第一車両との衝突に求めることができる．第二車両が関与する場合は，被害者が道路に倒れている場合が多く，車両により轢過された轢過創の生活反応の有無を観察し，生活反応がなければ，第一車両への衝突によって死亡したと判断する．このように個々の損傷を細かく観察していくことも重要であるが，全体の損傷の分布を観察する必要もある．たとえば被害者が道路を横断中に左側から進行してきた車両にはねられた場合は，身体の左側に生活反応がある鈍器損傷が生じる．この場合，人間は歩行時には下肢を交互に前方に出して進むので，身体の左側とは，左側胸側腹部，左上・下肢の外側だけではなく，右下

第4章　死　　因

表4-2　交通事故死亡者の損傷部位（平成29年，
警察庁調べ）

損傷部位	例数（人）	構成率（%）
*全損	263	7.1
頭部	1,551	42.0
顔部	40	1.1
頸部	209	5.7
胸部	963	26.1
腹部	264	7.1
背部	13	0.4
腰部	204	5.5
腕部	9	0.2
脚部	66	1.8
その他	112	3.0
計	3,694	100.0

*損傷が多数あり，致命傷が複数ある場合

肢の内側にも損傷を受けることもあるので注意を要する．

　死体所見から加害車両の推定が可能になる場合もある．たとえば，死体や衣服にタイヤマークが明瞭に残っている場合には，加害車両のタイヤを推測することができるし，タイヤマークが明瞭に印像されていなくても，轢過による肋骨骨折の幅が20 cmを超えるほど大きければ，タイヤ幅の大きい大型車両による轢過ではないかと推測することも可能である．また，車両の塗膜片が創洞内から発見されることもあるので，創洞の観察も重要である．

　二重轢過が疑われる事例で，生活反応を認める轢過創と生活反応を認めない轢過創とが混在している場合は，被害者が生前に路上で横たわって状態であったと推定されるが，このような場合は被害者の血中アルコール濃度を測定することにより事故前に被害者が酩酊状態にあったことが証明可能である．

B．自動車事故損傷の特徴

　平成29年（2017年）の警察庁の統計によると，交通事故死亡者の損傷部位は，頭部が最も多く，42.0%でほぼ半数を占め，次いで胸部が26.1%，以下，腹部，複数損傷，頸部，腰部と続いている（表4-2）．

　法医解剖例を対象とした「日本法医学会課題調査報告（XIV）交通事故死剖検調査平成2年（1990）～平成6年（1994）」によると，死因は脳損傷が最も多く34.5%，以下，失血14.3%，外傷性ショック12.4%，多臓器損傷11.8%，心臓損傷5.8%，頸髄損傷5.7%

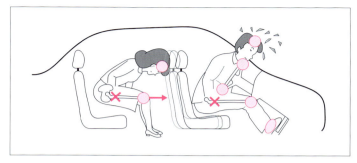

図 4-42　自動車乗員の損傷
（佐藤喜宣 編．臨床法医学テキスト．中外医学社，東京，2008，p 101）

と続いている．

C．自動車乗車中の損傷（図 4-42）

乗用車が前面で衝突すると，乗員は慣性の法則に従って前方に移動し，前方にある車内の構造物と衝突するために損傷が生じる．

右側面からの衝撃では肝右葉の損傷が起こりやすく，左側面からの衝撃では脾損傷が起こりやすい．左からの衝撃ではときに肝右葉後区域に介達外力により損傷が起こることがある．これは，肝は重量があるので横隔膜，後腹膜に固定されている部分と，固定されていない部分の間に組織の断裂が起こるためと考えられている．また，側面からの衝撃では腎損傷も起こりうる．

a）ハンドル損傷

運転者はハンドルにより胸腹部を強打して，多発肋骨骨折，胸骨骨折，心挫傷（破裂），肺挫傷（破裂），肝挫傷，十二指腸損傷，膵損傷，小腸損傷，腸間膜損傷などハンドルが直接接触する範囲の損傷をきたし，衝撃が強いと，心臓の圧迫変形に伴って大動脈破裂・離断を起こす．若年者は骨が柔軟であるため胸壁に衝撃があっても，骨折を伴わないで内部臓器損傷が起こりうる．

b）フロントガラス損傷

頭部・顔面がフロントガラスに突っ込み，頭蓋骨骨折や脳挫傷などの頭部外傷，頸髄損傷が生じ，頭部・頸部には粉砕されたガラス片による多数の V 字型の浅い切創や線状表皮剥脱の集簇がみられる．

c）ダッシュボード損傷

ダッシュボードで膝蓋部や下腿を打撲することにより起こりうるが，ときに前方からめり込んできたエンジンの一部などと衝突する場合もある．これらの部分に直達外力による皮下出血，挫創，骨折などの損傷や大腿骨部に受けたエネルギーが骨盤に伝達されることによる股関節の後方脱臼骨折，骨盤骨折，仙腸関節離開などがみられる．

108　第4章　死　　因

　d）シートベルト損傷

　シートベルトは2点式，3点式のものがあり，3点式シートベルトを装着していれば上記のa）からc）までの損傷は回避あるいはかなり軽減できるものが多くなる．しかしながら，衝撃が強い場合はシートベルト自体によっても損傷が生じる．このようにシートベルトが身体を圧迫することによってできる損傷をシートベルト損傷という．

　2点式シートベルトの場合は，腹部に水平方向の局所的な力がかかり，シートベルトと腰椎の間に腹腔内臓器が挟まれ，腸間膜，膵臓，大動脈損傷や腰椎骨折などの重篤な損傷を引き起こす．従来，後部座席中央のシートベルトは2点式となっていたが，国土交通省は，平成18年（2006年）10月1日から乗用車は，後席中央座席を3点式シートベルトにするようメーカー側に義務付けた．

　3点式シートベルトの場合は胸部の圧迫による胸骨骨折や肋骨骨折，心臓・肺損傷が生じる．また，ショルダーベルトに沿った表皮剥脱，皮内出血，皮下出血，筋肉内出血などがみられるので，着座位置の推定に重要である．

　e）エアバッグ損傷

　エアバッグはシートベルトがいったん衝撃を吸収した後に体がぶつかったタイミングで安全に作動するように設計されているが，シートベルトをしていない状況で，エアバックが作動すると，上半身が先に前方に移動し，張り切ったエアバッグに衝突することがあるので危険である．乳幼児では死亡例も報告されており，胸郭や胸腔内臓器に損傷を受け，心挫傷，胸部大動脈・肝損傷などが起こることがある．

　f）むち打ち損傷

　シートベルトをしていても，頭頸部は衝突と同時に前面に押し出されて過屈曲が生じた後に過伸展が生じる．また，追突された場合は過伸展，過屈曲が生じる．頸部の生理的可動範囲は一般に，前屈（屈曲）60度，後屈（伸展）と側屈が50度，回旋が70度とされているので，この生理的可動範囲を越えると損傷を生じる可能性がある．このような損傷をむち打ち損傷という．低速で追突された場合には，頸部の前屈はほとんどみられないといわれ，高速で追突された場合も前屈より後屈が問題となる．頸部の後屈はヘッドレストレイントで予防可能で，低速度での追突時にはヘッドレストレイントが正しく装着されていれば，頸部の後屈はみられない（第8章「交通事故とむち打ち損傷」の項参照）．

　D．歩行者の損傷（図4-43，表4-3）

　歩行者と自動車の衝突の経過は，最初に車両が人体に衝突した際の身体上の衝突部位と身体の重心との位置関係，衝突車両の前面の形状，車両の速度，ブレーキの有無などによって異なる．衝突後の歩行者の動態としては，頻度の高い順に，前方跳ね飛ばし型，前方突き倒し型，フェンダー飛び越え型，ルーフ飛び越え型，宙返り型の5型に大別される．

　前方跳ね飛ばし型では，乗用車がブレーキをかけながら成人と衝突した場合には車両

② 外 因 死　　109

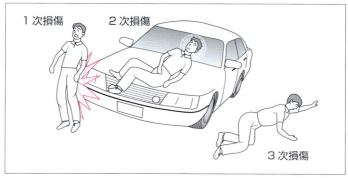

図 4-43　ボンネット型自動車による歩行者の損傷
（佐藤喜宣 編．臨床法医学テキスト．中外医学社，東京，2008，p 106）

表 4-3　歩行者の受ける特徴的損傷

損傷名	加害部分	損傷部位	損　傷
衝突損傷（創）			
1次損傷	バンパー フロントグリル	下腿，大腿 大腿	バンパー損傷，Messererの骨折，デコルマン，骨盤骨折
2次損傷	ボンネット フロントガラス	頭部・顔面	頭蓋骨骨折，脳損傷，硬膜上下腔の出血，上肢骨折
3次損傷	路面	頭部・顔面 全身	頭蓋骨骨折，各所の骨折・挫創
轢過損傷			
轢過創傷	タイヤ	全身各所	タイヤマーク，デコルマン，伸展創，被轢過部の骨折
轢跨損傷	斜体底部	全身各所	デコルマン，伸展創，被轢跨部の骨折
引き摺り損傷	路面	全身各所	表皮剥脱，火傷，組織損傷

（髙取健彦 編．エッセンシャル法医学．第3版．医歯薬出版，東京，2003，p 88）

と衝突した部位に損傷（一次損傷）が生じる．衝突後，被害者の上半身はボンネット方向に曲がり，足は路上から浮上し，被害者の上半身と頭部などがボンネット上で打撃される（二次損傷）．被害者は車両の衝突時の速度で前方に移動するが，車両はブレーキをかけ減速するので，被害者はそのまま車両の進行方向に飛ばされ，衝突側と同側から路面に落ちる（三次損傷）．損傷は人体の片側（衝突側）に集中することが多く，事故形態のなかで最も多い型である．
　前方突き倒し型は成人がトラックと衝突したり，小児が乗用車と衝突する場合に最も

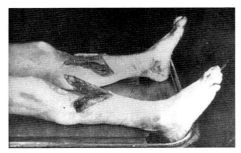

図 4-44 バンパー創
（髙取健彦先生提供）

よくみられる．衝突部位が被害者の重心より高くなるため，足が路面についたままで押し倒されるように車両の進行方向に倒れ，轢過されることが多いが，轢過されなければ，損傷の程度は 5 型のなかで最も軽くなる．

　フェンダー飛び越え型は，乗用車が側方に近い前方部分で，成人と衝突した場合にみられ，被害者はフェンダー部上にすくい上げられ，側方から路面に落下し，後輪で轢過されることが多くなる．

　ルーフ飛び越え型はブレーキをかけない乗用車が人体に衝突した場合にみられる．人体に衝突すると上半身がボンネット上に曲がり，足が浮き，下半身が跳ねあげられて逆立ちの状態になり，フロントガラスや天井部で打撃されて衝突車両の後方に落ちる型で，5 型の中で最も重篤な損傷が生じる．

　宙返り型は前方跳ね飛ばし型の特殊型で，スピードが速い乗用車がブレーキをかけながら成人と衝突した際にまれにみられる．被害者は車両と衝突した側とは反対側から路面に落下する．

　これらの経過により路面に転倒した被害者は衝突車両に轢過されなくても後続車両や対向車両に轢過されることがある．

　a）衝突損傷（impact injury）

　ボンネット型の車両では，バンパー，フロントグリルやボンネット上端部が車両の突出部であることから，人体に対しこれらの部分が最初に衝突するので衝突損傷（impact injury）とよばれ，最突出部のバンパーで生じる損傷をバンパー創（bumper injury，**図 4-44**）という．衝突部位には表皮剝脱，皮下出血，デコルマンや下腿・大腿骨の骨折が生じる．下腿や大腿骨には楔形の骨折〔メッセラー（Messerer）骨折，**図 4-45**，4-46〕となることがある．外力の作用方向は楔型の底辺部から頂点側といわれている．下腿の骨折の場合，前方，側方からの衝突の場合は 40 km/h 程度で生じ，後方からの衝突の場合は，膝関節の屈曲作用により 70 km/h 以上の速度が必要といわれている．

　被害者の足底から衝突損傷部位までの高さが加害車両のバンパーやボンネットの高さ

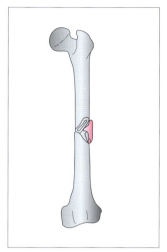

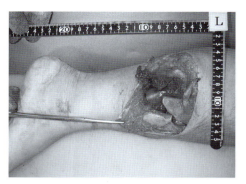

図 4-46　左下腿のバンパー創
バンパーが右方から衝突して生じた脛骨のMesserer骨折が認められる.

図 4-45　Messerer骨折の模式図
(髙取健彦 編. エッセンシャル法医学.
第3版. 医歯薬出版, 東京, 2003, p 88)

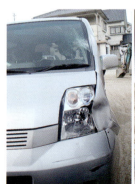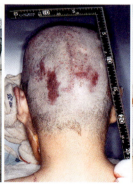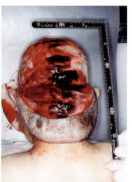

図 4-47　ピラーによる後頭部の衝突創

に相当するが, 歩行者と車両の相対的位置関係に左右されるので絶対的なものではない. バンパーやボンネットとの衝突損傷を一次損傷という. 衝突時の車両の速度が30〜50 km/hとなると, 歩行者はボンネット上にすくい上げられ, ボンネット, フロントガラスなどで打撃される. これらの部位との衝突損傷を二次損傷とよぶ (図 4-47, 4-48).

　b) 転倒創 (road injury)

　歩行者が, 前方に跳ね飛ばされたり, ボンネットなどにすくい上げられた後に路面に投げ出されて生じたり, 車体の一部に接触して路面と衝突して生じる損傷を転倒創とい

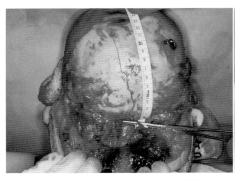
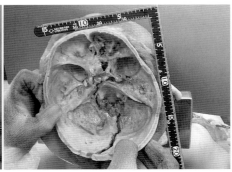

図 4-48 ピラーとの衝突で生じた骨折線（図 4-47 と同一症例）
ピラーとの衝突で生じた骨折線が右前頭蓋窩にまで達している．

い，三次損傷ともよぶ．衝突時の車両の速度 70～80 km/h になると車両が跳ね上がった被害者の下をすり抜けるために被害者は車両の後方に落ちることになる．頭蓋骨骨折や頭蓋内出血などの重篤な損傷を生じることが多いが，すでに衝突損傷により死に至っている場合も多いので，生活反応の有無に注意を払う必要がある．

歩行者に対し後方から二輪車が衝突したという筆者の自験例を紹介すると，被害者の前額部に生活反応に乏しい路面との衝突痕が認められたことから，後方から二輪車が衝突して前方に跳ね飛ばされ，路面に叩きつけられた瞬間には死亡していたと推測した．ところが両側大腿の内側には多数の皮下出血が認められ，背部の皮下，筋肉内にも大量の出血を認めたことから，後方からの衝突時に，前輪が被害者の下肢の間に入り，回転する前輪によって被害者の大腿内側に皮下出血が形成されたと推測した．その後は二輪車の前部に被害者の背部が乗り，頸部の過伸展が生じるはずであるので，頸部を検索したところ，後頭骨と第一頸椎が脱臼し，この部位で頸髄が断裂していた．前輪が本屍の下肢の間に進入したときには心拍動があり，大腿内側には皮下出血が生じたが，その直後に頸髄が断裂して心拍動・呼吸が停止したため，前額部の路面との衝突創には生活反応が乏しかったものと考えられた．このように生活反応の有無はごく短時間で変化するので，自動車事故損傷の診断には個々の損傷の生活反応を注意深く観察する必要がある．

c) 轢過創（run over injury）

車両に衝突したり，跳ね飛ばされたり，あるいは泥酔などで路面に倒れていて車両に轢かれる場合は，タイヤが直接身体上を通過する場合（轢過）と，車両が身体の上を跨ぐようにして車両底面と路面との圧迫などによって身体を障害する場合（轢跨）がある．轢過を示唆する所見としてはタイヤマーク（tire mark），デコルマン（décollement，剥皮創），伸展創（small parallel tear）があり，さらに，車両が身体上を通過して車両底面により身体を損傷する場合には，さまざまな車底部の部品による表皮剥脱，皮下出血，挫裂創，路面と車底部との間の圧迫・圧挫によるデコルマンや伸展創や引き摺り損傷が

② 外 因 死　113

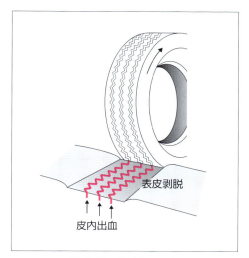

図 4-49　タイヤマーク
(髙取健彦 編. エッセンシャル法医学. 第3版. 医歯薬出版, 東京, 2003, p 88)

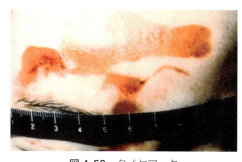

図 4-50　タイヤマーク
タイヤ接地面による表皮剥脱
(髙取健彦先生提供)

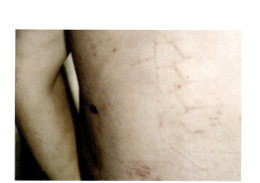

図 4-51　タイヤマーク
タイヤの溝による皮内出血

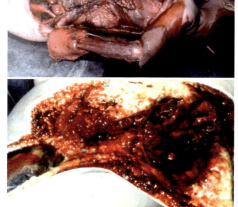

図 4-52　デコルマン
(髙取健彦先生提供)

みられる．また，車底部の部品の形状が印像された損傷を認めることもある．
　タイヤが身体上を通過する場合には，体表面にタイヤの紋様の一部が表皮剥脱や皮内・皮下出血として印像されることがあり，衣服ではタイヤの接地面がタイヤの汚れなどによって印像され，体表面ではタイヤの接地面が表皮剥脱，溝部分が皮内・皮下出血として印像されることがある（**図 4-49，4-50**）．タイヤの接地面による表皮剥脱がほとんど認められず，幾何学的な紋様を示す皮内・皮下出血のみを認めることもある（**図**

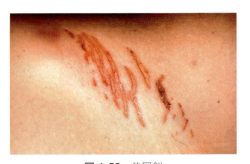

図 4-53　伸展創
（髙取健彦先生提供）

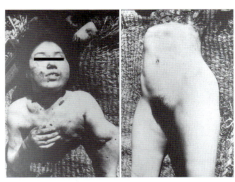

図 4-54　鉄道轢断死体
（髙取健彦先生提供）

4-51)．タイヤマークの観察には死体と衣服を同時に注意深く観察する必要がある．

　デコルマン（**図 4-52**）は皮膚に離断がなくて，皮膚および皮下組織が下層から剝離した状態で，皮膚は離断せず，皮下組織が下層から剝離され，創洞は袋状を呈し，血液やリンパ液が貯留することがある．デコルマンは轢過に必ずしも特有のものではなく，路面に倒れた歩行者を避けきれずに車両が通過する際にも車底部で皮膚を強く牽引されても生じる．

　轢過時のタイヤの回転力や，車底部の圧挫によって，皮膚が強く牽引されて外力の作用点とは関係なく，比較的遠いところで皮膚割線の方向に裂創が生じたり，皮膚の表面にとどまる多数のほぼ平行する亀裂が生じることがある．これを伸展創（**図 4-53**）という．頭部・顔面・胸部の轢過時に頸部，腋窩部に生じたり，腹部や大腿部の轢過時に鼠径部にみられることがある．

　引き摺り損傷は，轢跨時に車底部の構造物に衣服や身体の一部が引っ掛かり，車両によって引き摺られてできる損傷で，線状・面状の表皮剝脱のほかに，長時間引き摺られた場合には皮下組織や筋肉組織などの軟部組織や骨の欠損を認めることがある．さらに，摩擦熱によって熱傷や組織の炭化を伴うことがある．

(3) 有軌車両（鉄道）による損傷

　衝突，轢過による事故がみられ，鉄道車両は重く，車体も強固であるので，低速であっても重篤な損傷が発生する．轢過の場合は，最初に先頭車両に人体が衝突し，その場に倒れたり，あるいは前方にはね飛ばされてから車輪に轢過されたり，初めからレールの上に横たわっているか，人体がレールの上に飛び込んで倒れてから，車輪が轢過したりする．車両に着衣が引っ掛かり，人体を持ち上げて，あるいは引きずって，ある距離を進行してから人体を落としてから車輪で轢過したり，人体を引きずりながら車輪が轢過していく場合もある．

　有軌車両の車輪もレールも鉄製で，幅が狭く，非常に大きな重量がかかっているので，

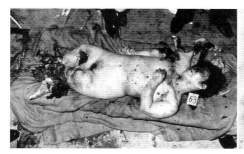 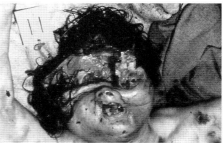

図 4-55　飛行機事故の死体
時速 300 km で山腹に激突．左：墜落の衝撃で両側下肢が挫滅し，右上腕骨が脱出している．右：墜落の衝撃で座席に激突し，頭蓋冠と脳が脱出している．　　　　　　　　（髙取健彦先生提供）

有軌車両により轢過されると，轢過された人体部分は車輪・レールの幅に相当して，その部分で離断する（図 4-54）．人体が車両に引っ掛かって引きずられながら何回も車輪で轢過されると，多くの部分で離断される．生前の離断端には生活反応としての出血が認められるが，明らかな生前轢過事例であっても出血が不著明である事例は少なくない．これは，離断端の組織が強く挫滅され，離断端の血管・筋肉などが反射的に収縮し，このような状態で即死に近い状態で死亡するためと考えられている．一方，離断端から少し離れた近位側の組織内には出血を認めることが多く，これは離断端で強圧された血管内の血液が近位側に瞬間的に逆流して，血管内圧が上昇して，抵抗の弱い部分で血管が破れて出血すると考えられている．これは，衝突時に循環機能が保たれていたことを示すので，生活反応と考えられている．

　駅のホームから入線してくる列車に飛び込む場合は，轢過が起こらないことがある．筆者が目撃した飛び込み事例では，列車の右側にあるホームから線路に向かって一直線に走り込み，そのまま身体の左側を列車に向ける形で尻もちをつき，入線する列車の先頭車両に衝突して，本人から見て右側に回りながら線路上に押し倒され，後頭部を先頭車両の排障器で強打され線路上にうつ伏せに倒れ，その上を先頭車両が通過した後に停止した．死体は飛び込み位置から 2.3 m 引きずられていたが，轢過はなかった．このような事例では，最初に衝突した身体の左側に生活反応としての皮下出血と後頭部の皮下組織，後頭骨，脳に生活反応を伴う重篤な損傷が認められる．しかしながら，列車との衝突直後に心停止をきたしているような場合は生活反応がはっきりとはしない場合がある．

(4) 航空機事故

　航空機事故の場合は死体の損傷が非常に大きく，全身死体であれば全身が挫滅していたり，部分死体しか見つからない場合がある．航空機事故の場合は，明らかに死亡時刻が判明している事例を除き，事故の発生した時刻に統一している．

死体の所見としては，強い衝撃を受けて上腕骨，脛骨などの長管骨が皮膚を破って飛び出したり，前の座席に頭部・顔面を叩きつけられ，頭蓋冠が破裂して脳が脱出したりする所見がみられることがある（**図4-55**）．また，注意深く観察すると，生活反応がある皮下出血が認められることがある．操縦席の乗員は，墜落の衝撃で計器類に頭部・顔面を叩きつけられ，皮膚が裂開して内容物が脱出し，皮膚のみ残存する場合がある．航空機事故では多数の死亡者が出るうえ，死体の損壊が著しいので，乗客・乗員の個人識別が最優先される（第7章「個人識別」の項参照）．

8）頭部損傷（head injury）

頭部損傷は転倒・転落や交通事故等の事故や他者からの殴打による外傷に基づいて生じ，外傷患者の主要な死因である．頭部外傷は，解剖学的身体区分による頭部に加えて顔面の外傷でも頭蓋内損傷をきたすため，顔面の外傷による頭蓋内損傷を含む．頭部外傷には分類の仕方が複数ある．非穿通性・穿通性頭部損傷の分類において，非穿通性頭部損傷（non-penetrating head injury）は鈍的外力による頭部損傷，穿通性頭部損傷（penetrating head injury）は銃弾や弓矢等による頭部損傷である．

また，閉鎖性・開放性頭部損傷の分類において，閉鎖性頭部損傷（closed head injury）は硬膜の損傷を伴わない頭部外傷，開放性頭部損傷（open head injury）は硬膜の損傷を伴う頭部損傷である．硬膜は頭蓋内で脳を外界から隔てて守る働きをしているため，硬膜の損傷を伴う髄液鼻・耳漏は，外表に明らかな損傷がない場合においても，頭蓋内が外界と交通している開放性頭部損傷であり，感染症などの合併症をきたす可能性がある．

（1）頭部・顔面の外表の観察

頭部外傷の法医学診断は，頭部・顔面の外表に創傷の有無を確認することから始まる．創傷を見つけるためには，頭髪を手や櫛でかき分けて頭皮の創傷を探し，頭部に手で触れて頭皮下血腫や頭蓋骨骨折を探すことが大切である．後頭部は仰臥位の遺体では観察しにくい部位であるが，頭部の打撲部位として多い部位であり，背部の死斑の観察に合わせて後頭部を観察すればよい．頭髪の長さと密度の記録は大切であり，頭髪の防御効果で創傷が軽減されることを念頭におく必要がある．頭部外傷の特徴として，頭部の外表に創傷がなくても頭蓋内損傷は否定できなく，逆に，頭部の外表に高度な創傷があり，頭蓋骨骨折があっても，頭蓋内に死因となる損傷がないこともある．過去の頭部外傷や頭蓋内疾患の既往を示す陳旧損傷や手術痕の有無の観察も大切である．

重症の頭部外傷を示唆する外表所見として，眼鏡様出血（ブラック・アイ black eye）は眼窩部の変色であり，頭蓋底前頭蓋窩の骨折からの血液浸潤，眼窩部の直接打撲，前額部皮下出血からの血液浸潤のいずれかによって生じ，前頭蓋窩や眼窩底の骨折を示唆する所見である．耳介後部の出血（バトル徴候 Battle's sign）は，頭蓋底中頭蓋窩の骨折からの出血が耳介後部の皮下に浸潤して生じた変色であり，中頭蓋窩の骨折を示唆す

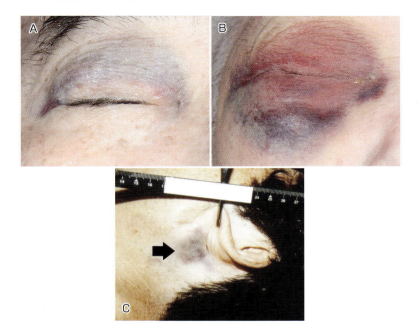

図 4-56　頭蓋骨骨折を示唆する外表所見
A：ブラックアイ（前頭蓋窩骨折），B：ブラックアイ（眼窩部打撲による眼窩底骨折），C：バトル徴候（矢印：中頭蓋窩骨折）

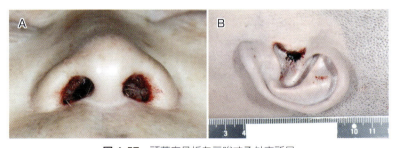

図 4-57　頭蓋底骨折を示唆する外表所見
A：鼻出血，B：耳出血

る所見であり，耳介をめくって耳介後部を観察する必要がある（**図 4-56**）．鼻出血と耳出血は頸部圧迫による窒息でも生じるが，大量の出血はいずれも頭蓋底骨折を示す所見である（**図 4-57**）．髄液鼻漏と髄液耳漏は硬膜とクモ膜の損傷を伴う頭蓋底骨折の所見であり，脳脊髄液は糖を含むことから尿糖検査用のテステープが鼻汁との区別に用いられる．瞳孔径の左右不同は，生前の左右不同が死後に残存する場合としない場合がある．

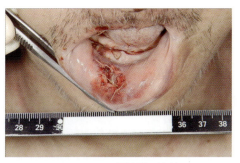

図 4-58 口唇粘膜の挫創
病院で縫合処置が施されている

口唇・口腔内粘膜の挫創は顔面の殴打で生じることがあるため口腔内の観察も必要である（**図 4-58**）．

死体検案時に後頭下穿刺が行われる場合がある．後頭下穿刺は小脳延髄槽の髄液の性状を観察するための検査であり，髄液が血性か否かによって出血の有無を判断する．クモ膜下出血，脳出血の脳室内穿破で血性髄液となるが，外傷性頭蓋内出血でも血性髄液となるので，透明髄液ではクモ膜に出血をきたす傷病は否定できる．

(2) 頭部・顔面の創傷

頭部損傷は転倒・転落や交通事故等の事故及び他者の殴打等の鈍的外力で生じることが多い．転倒（simple fall）とは同一平面上での受傷であり，転落（fall from height）は段差等の高さのある場所での受傷である．転倒と転落は頭部顔面への外力の作用する部位や強さが違うために，生じる頭部損傷も違っており，発生現場の状況から両者を区別する必要がある．転倒と殴打の受傷部位を比較した場合，転倒では後頭部，側頭部，顔面前額部が多く，殴打では頭頂部が特徴的である．帽子を頭に被せたと仮定した場合，帽子に完全に隠れてしまう部分は殴打による損傷，帽子の縁の高さの部位や帽子からはみ出た部位は転倒による損傷が多いといわれている（**図 4-59**）．

頭皮や前額部に鈍的外力が作用した場合，皮膚の直下に頭蓋骨があるため，皮膚が鈍器・鈍体と頭蓋骨の間に挟まれ，皮膚の開放性損傷である挫創や挫裂創が生じやすい．切創と間違えないよう，創縁の表皮剥脱や創洞の組織架橋を確認する必要がある（**図 4-60**）．

(3) 頭蓋骨骨折（skull fracture）

頭蓋は，顔面頭蓋と脳頭蓋に分かれ，脳を容れる脳頭蓋は円蓋部と頭蓋底に分けられる．頭部外傷での頭蓋骨骨折は，骨折の部位によって円蓋部骨折と頭蓋底骨折に分けられる．円蓋部骨折には線状骨折（linear fracture）と陥没骨折（depressed fracture）がある．線状骨折は，面状の外力が作用した場合に作用部位から他の部位に向かって骨折

② 外 因 死　119

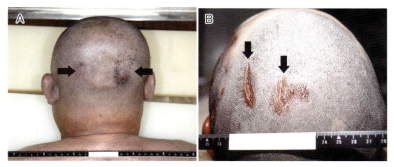

図 4-59
A：転倒による後頭部の打撲傷（矢印），B：殴打による頭頂部の挫創 2 個（矢印）

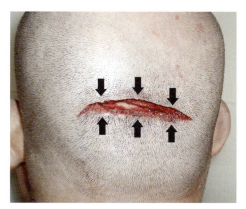

図 4-60　頭皮の切創様の挫創
創縁が不整（矢印）

線が波及して生じ，頭蓋骨縫合の縫合離開を伴うこともある．一方，陥没骨折は局所的な外力が作用した場合に生じ，小面積の鈍器による外力では中心部から周辺部に向かい，比較的大面積の鈍器による外力では周辺部から中央部に向かって骨折が生じると言われている．線状骨折は転倒で頭部が床面に打撲した際に生じることが多く，陥没骨折は鈍器による殴打で生じることが多い（**図 4-61，4-62**）．

　頭蓋底骨折には横骨折，縦骨折，輪状骨折がある．横骨折は側頭部の打撲といった頭蓋に左右方向の外力が作用した際に頭蓋底が前後に伸展して横の骨折が生じたものである．一方，縦骨折は後頭部や前頭部の打撲といった頭蓋に前後方向の外力が作用し，頭蓋底が左右に伸展して縦の骨折が生じたものである．輪状骨折は第一頸椎と後頭骨が衝突して後頭骨の大後頭孔周囲が輪状に骨折したものであり，高所から足を下にして転落

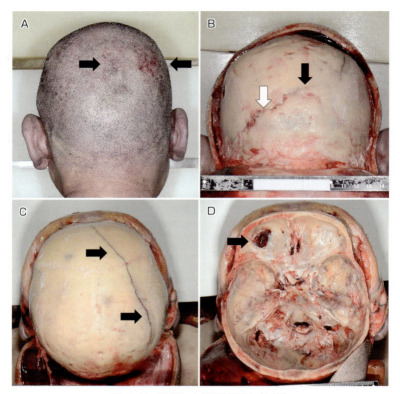

図4-61　転倒による頭部損傷（矢印）
A：後頭部の打撲傷（矢印），B：頭蓋骨の線状骨折（黒矢印）と縫合離開（白矢印），
C：頭蓋骨の線状骨折（矢印），D：前頭蓋窩のとび骨折（矢印）

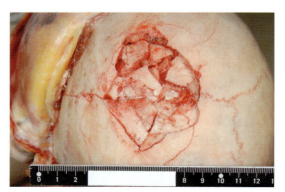

図4-62　頭蓋冠の陥没骨折
鈍器を用いた殴打

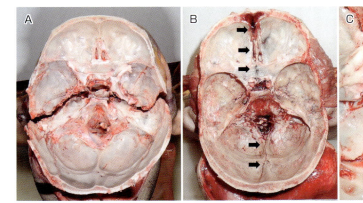
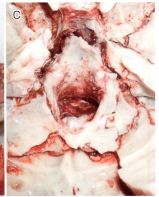

図 4-63 頭蓋底骨折
A：横骨折，B：縦骨折（矢印），C：輪状骨折

した際に足部や殿部が地面に衝突して形成される突き上げ型，高所から頭部を下にして転落した際に頭頂部が地面に衝突して形成される突き下げ型があり，いずれも脳幹部損傷を伴い即死が多い（**図 4-63**）．

とび骨折（contrecoup skull fracture）とは，外力が作用した部位以外に生じる頭蓋骨骨折であり，転倒で後頭部を打撲した際に，頭蓋底の骨が薄い部分の前頭蓋窩に生じることが多い．前頭蓋窩のとび骨折は前述の眼鏡様出血をきたす．転倒による後頭部の打撲傷があり，眼鏡様出血があれば，とび骨折を疑う（**図 4-61**）．

ビルの高層階からの転落や車両の轢過では頭蓋骨が粉砕状に骨折することがある（egg shell fracture）．

(4) 頭蓋内血腫

髄膜（meninges）は，中枢神経を被包する膜様の結合組織であり，硬膜（dura mater），クモ膜（arachnoid membrane），軟膜（pia mater）からなる．頭蓋内では硬膜は頭蓋骨内面と密着した外層とその内面の内層の二重構造となっている．大脳鎌と小脳テントは内層が頭蓋内方に突出して 2 枚重ねになっている．外層と 2 枚の内層に挟まれた空隙が硬膜静脈洞である．大後頭孔で内層は脊柱管に下降して脊椎硬膜となるため，脊椎では硬膜外腔がある．硬膜はクモ膜と密に接着し正常では硬膜下に腔はない．クモ膜と軟膜の間のクモ膜下腔には動脈と静脈があり，静脈の一部はクモ膜を貫通して架橋静脈となり硬膜静脈洞に接続する．軟膜は中枢神経の表面を形成している．なお，pia mater を柔膜とし，硬膜，クモ膜下腔，柔膜の 3 層構造を軟膜（leptomeninx）と表記する場合もある．

頭蓋内損傷には頭蓋内血種と脳挫傷がある．頭蓋内血種には頭蓋骨と硬膜の間に生じる硬膜外血腫，硬膜とクモ膜の間に生じる硬膜下血腫，クモ膜下腔に生じるクモ膜下出

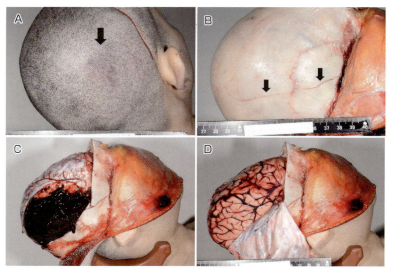

図 4-64 急性硬膜外血腫
A：側頭部の打撲傷（矢印），B：頭頂骨〜側頭骨の線状骨折（矢印），C：硬膜外血腫，D：硬膜外血腫による脳の圧迫

血があり，脳内に生じる脳内血腫，脳室内出血もある．外傷による脳の損傷を脳挫傷という．

A．硬膜外血腫（epidural hematoma）

　頭蓋骨と硬膜の間に生じた血腫で，多くの場合頭蓋骨骨折に伴う中硬膜動脈の損傷が出血源である．頭頂骨に線状骨折があれば硬膜外血腫を疑い，骨折側に硬膜下血腫が存在する．血種は硬膜を介して脳を圧迫する．乳幼児と高齢者では，硬膜が頭蓋骨と強固に癒着しているため硬膜外血種は生じにくい．早期に血腫を手術で除去すれば予後は良好である．血腫量が 50 mL 程度で臨床症状が出現し，100 mL 以上で致死的とされている（**図 4-64，4-65**）．

B．硬膜下血腫（subdural hematoma）

　硬膜とクモ膜の間に生じた血腫で，脳表と硬膜静脈洞を結ぶ架橋静脈（bridging vein）の断裂，クモ膜の破綻を伴う高度な脳挫傷が出血源である．頭蓋骨骨折を伴わないことも多く，皮膚に損傷を伴わないこともある．血腫は脳を直接圧迫する．乳幼児から高齢者まですべての年齢層で最も多い頭蓋内血腫である．早期に血腫を手術で除去しても予後は不良のことが多い．脳挫傷を出血源とする硬膜下血腫では脳挫傷の部位から硬膜下血腫の原因となった頭部の打撲を特定することが可能である．しかし，架橋静脈の断裂を出血源とする場合，頭部の打撲によって頭蓋内で脳が揺さぶられることで架橋静脈の断裂をきたすため，頭部の打撲部位と硬膜下血腫の部位の関係はなく，打撲部位

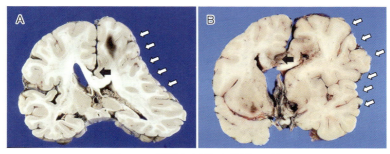

図 4-65 頭蓋内血腫による脳の圧迫
A：硬膜外血腫による圧迫（白矢印），帯状回ヘルニア（黒矢印），B：硬膜下血腫による圧迫（白矢印），帯状回ヘルニア（黒矢印）

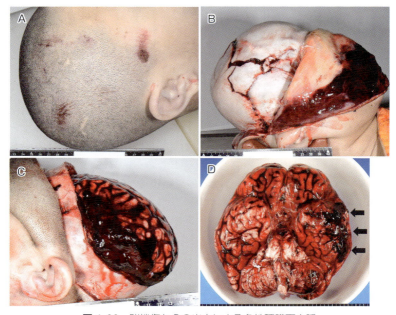

図 4-66 脳挫傷からの出血による急性硬膜下血腫
A：右側頭部の擦過打撲傷，B：右頭頂骨の骨折，C：左硬膜下血腫，D：大脳左脳挫傷（対側打撃部脳挫傷）（矢印）

と対側に硬膜下血腫が生じることもある．左右両側に生じることがあり，一側は脳挫傷を出血源とし，他側は架橋静脈断裂を出血源とする場合もある．急性の硬膜下血腫では血腫量が 50 mL 以上で致死的とされている（**図 4-65，4-66**）．

硬膜下血腫は発生から死亡までの間に肉眼的・組織学的所見が変化し，その変化をと

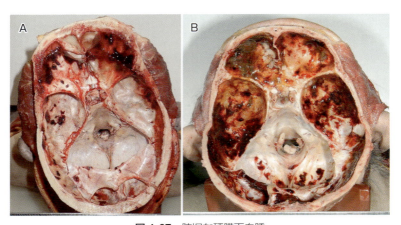

図 4-67 陳旧な硬膜下血腫
A：前頭蓋窩の被膜形成を伴う硬膜下血腫，B：前・中頭蓋窩の黄色調の硬膜下血腫

らえることで血腫が生じてからの生存期間の推定が行われる．急性硬膜下血腫の発生から数時間以内では血腫は凝固した状態で硬膜内面との癒着はない．発生の2日くらい後になると血腫は硬膜内面と癒着し始める．3～5日くらいで血腫は液状化し，その後，器質化して線維組織からなる外膜と内膜の2枚の被膜が形成される．組織検査では，血腫と硬膜内面の癒合，被膜内の線維芽細胞や新生血管の増生，被膜の厚さなどを観察して血腫発生後死亡までの期間を推定する．長期生存例では硬膜下血腫は吸収されて被膜と黄色調の陳旧血腫が硬膜内面に残存した状態となる（**図 4-67**）．

硬膜下血腫の多くは，受傷直後から意識障害や嘔吐，神経麻痺などの症状をきたすが，受傷後しばらくして症状をきたす場合もあり，受傷から診断までの時間経過によって急性（受傷後3日以内），亜急性（受傷後3日を超える日～3週間未満），慢性（受傷後3週間以上）に分類される．慢性硬膜下血腫（chronic subdural hematoma）は受傷後3週間以上経過して神経症状や意識障害が徐々に出現するもので，硬膜とクモ膜の間に硬膜側の厚い外膜とクモ膜側の薄い内膜に覆われた流動性血腫が徐々に増大する状態である．外膜と内膜の中の脆弱な新生毛細血管から小出血を繰り返すことで血腫が増大する．新たな外傷で血腫内に多量の出血が生じる急性増悪もある．慢性硬膜下血腫は高齢者に多く，加齢による脳萎縮で硬膜下が拡大していることが発生要因と考えられている．慢性硬膜下血腫では，原因となる頭部外傷は軽微な場合があり，また，受傷から発症までの間隔が長く，患者や家族が原因となった外傷を憶えていないことがある．

非外傷性に硬膜下血腫が発生する原因として脳動脈瘤，脳動静脈奇形，もやもや病，髄膜腫などの病変がある．急性特発性硬膜下血腫（acute spontaneous subdural hematoma）とは，外傷がないか軽微な外傷で生じる硬膜下血腫であり，シルビウス裂近傍にある中大脳動脈の分枝である皮質動脈の破綻が出血源である．頭部の急激な運動で脳

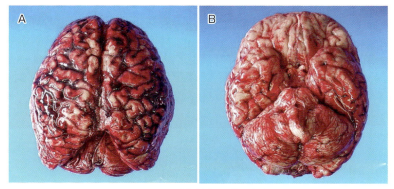

図4-68　外傷性クモ膜下出血
A：大脳穹窿部のクモ膜下出血，B：脳底部にクモ膜下出血なし

と頭蓋骨の間にズレが生じ，皮質動脈からクモ膜を貫いて硬膜に向う小分枝や皮質動脈がクモ膜または硬膜と癒着した部分が破綻して硬膜下血腫が生じると考えられている．

C．外傷性クモ膜下出血（traumatic subarachnoid hemorrhage）

外傷によってクモ膜と軟膜の間のクモ膜下腔に出血が生じた状態である．多くの場合は出血した血液は凝固しないで周囲に拡がる．脳底部動脈瘤の破裂によるクモ膜下出血は脳底槽から左右シルビウス裂にわたる脳底部に生じるのに対し，外傷性のクモ膜下出血は脳表面の血管の破綻によるため大脳穹窿部に拡がっている（図4-68）．外傷によって脳底部の動脈が破綻した場合は，内因性と同様に脳底部にクモ膜下出血が生じる．頭部顔面への外力によって頭部が回転するとともに頸部が過伸展し，椎骨動脈や内頸動脈などの脳底部の動脈が伸展されて破綻し脳底部にクモ膜下出血が生じる．椎骨動脈の損傷は椎骨動脈が脳幹部に接する側に縦の裂傷として認められるため，剖検では椎骨動脈をめくって裂傷の有無を確認する必要がある．

多傷性の脳底部クモ膜下出血では，若壮年者が飲酒酩酊下で殴打されて直後に意識消失となることが多く，若壮年者は頸部が軟らかくて過伸展しやすく，飲酒酩酊によって頸部の筋緊張の低下と防御体制の遅れから頭頸部の運動が大きくなり，頭蓋と脳の動きに瞬間的に大きなずれが生じるために脳底部の動脈の破綻によるクモ膜下出血を起こしやすい．病院搬入後のCTでは内因性クモ膜下出血と同様の像を示すため，臨床的には内・外因死の別を判断しえない場合があり，剖検では頭部・顔面に損傷があること，受傷直後に意識消失をきたしていること，動脈瘤などの内因性疾患が除外できることが必要である（図4-69）．

D．脳（実質）内出血（intracranial hemorrhage）

外傷によって脳内に出血が生じることがある．内因性脳内出血の好発部位である大脳基底核に血腫を生じた場合は，外表損傷の有無，脳内小動脈の高血圧性変化の有無など

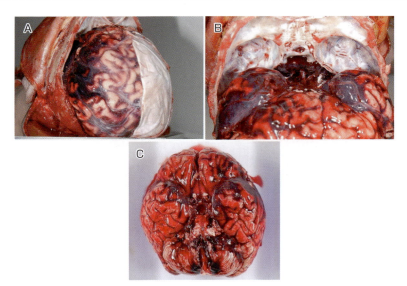

図 4-69　外傷性脳底部クモ膜下出血
A：シルビウス裂のクモ膜下出血，B：脳底部のクモ膜下出血，C：脳底部のクモ膜下出血

から外傷性と病的脳内出血を区別する必要がある（脳深部の脳挫傷を参照）．

E．脳室内出血（intraventricular hemorrhage）

外傷による脳室内出血は，外力によって大脳の側脳室が膨大し，伸展による裂傷が生じた脳室壁からの出血で生じる．高度な脳皮質挫傷から連続して側脳室内に出血が及ぶこともある．外傷性または内因性のクモ膜下出血が第四脳室の正中口と外側口から脳室内に入り込むことがある．高血圧性脳出血の脳室内穿破，動脈瘤や動静脈奇形の破裂等の病的脳室内出血との区別が必要である．

(5) 外傷性脳損傷

脳損傷は，外傷，脳血管障害，虚血・低酸素，神経毒など種々な原因による後天性の脳の障害を示す（acquired brain injury）．特に，外傷による脳損傷を外傷性脳損傷（traumatic brain injury）という．外傷性脳損傷には脳皮質に生じる脳皮質挫傷（cortical contusion）と脳深部に生じる脳損傷（inner cerebral contusion）がある．

A．脳皮質挫傷

脳皮質挫傷は一般に脳挫傷といわれ，頭部に作用した外力が頭蓋骨と硬膜を介して脳皮質に点状出血や挫滅をきたした状態であり，高度なものはクモ膜の破壊を伴い，クモ膜下出血や硬膜下血腫を伴う．外力は脳の表面に作用するため，脳挫傷は脳回に生じ，脳溝には生じない．前頭葉の底面，側頭葉の側頭極と底面は頭蓋底に衝突しやすく脳挫

② 外 因 死　127

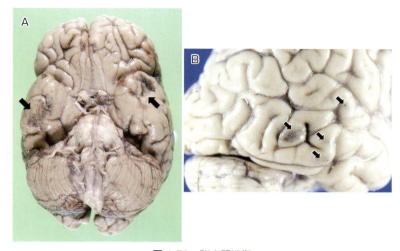

図 4-70 脳皮質挫傷
A：左右側頭葉底面の脳挫傷（矢印），B：側頭葉の脳挫傷．脳回に脳挫傷が認められる（矢印）

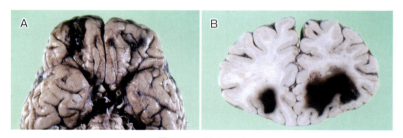

図 4-71 挫傷血腫
A：左右前頭葉底面の脳挫傷，B：左右前頭葉割面の挫傷血腫

傷の好発部位である（**図 4-70**）．脳挫傷の部分に血腫を形成したものを挫傷血腫という（**図 4-71**）．

　脳挫傷には受傷機転から頭部の打撲部位の直下に生じる打撃部脳挫傷（coup brain contusion）と頭部の打撲部位の反対側に生じる対側打撃部脳挫傷（contre-coup brain contusion）がある．他者による殴打のように，静止している人の頭部に鈍器が作用した際には，打撃部脳挫傷が強く生じ，対側打撃部脳挫傷はないか軽度である．一方，転倒・転落で頭部が床面に打ち付けられたように，加速度運動をしている人の頭部が静止している鈍器・鈍体に衝突した際には，対側打撃部脳挫傷が強く生じ，打撃部脳挫傷はないか軽度である．

打撃部と対側打撃部の脳挫傷が生じる機序については種々の説があるが，ひとつの説を説明すると，静止している頭部に外力が加わると，外力が頭蓋骨を介して脳に伝わるとともに，頭部には一定速度の加速が加わり，脳は慣性によって元の位置を保とうとするため直線方向に移動してきた頭蓋骨と衝突する．そのため，外力の作用部分の直下の脳の部分には外力の直接作用と頭蓋骨の衝突の両方が作用して打撃部脳挫傷が生じ，外力の作用部分の反対側の脳の部分は頭蓋骨と引き離されているために脳挫傷は生じないか軽度である．

一方，加速度運動をしている人の頭部では，脳は慣性によって元の位置を保とうとするため，進行方向の反対側の脳の部分は頭蓋骨に押し付けられ，進行方向と同側の脳の部分は頭蓋骨と引き離される．その後，頭部が静止している鈍器・鈍体に衝突すると，外力の直接作用が脳に伝わるが，作用部分の反対側の脳の部分は頭蓋骨に押し付けられているために脳挫傷が生じ，外力の作用部分の直下の脳の部分は頭蓋骨と引き離されているために脳挫傷は生じないか軽度である．

頭蓋骨の骨折は，骨折縁が内側に屈曲して直下の脳皮質に脳挫傷を形成することがある（fracture contusion）．線状骨折は外力の作用した部位からそれ以外の部位に波及して生じるため，骨折に伴う脳挫傷は打撃部や対側打撃部以外の脳の部位に形成されることがある．受傷機転から説明困難な脳挫傷がある場合は頭蓋骨骨折に伴う脳挫傷を考えてみる．頭部貫通銃創などで受傷時に脳が急速に膨大する場合，即死であっても，脳ヘルニアが生じる部分である側頭葉鉤や小脳扁桃に脳ヘルニアに類似した脳挫傷が生じることがある（herniation contusion）．

B．脳深部の脳挫傷

外傷性脳損傷の多くは脳皮質に生じるが，脳深部に生じることもある．外力によって脳が前後方向に揺さぶられることで架橋静脈が牽引され，前頭葉の上前頭回の白質に出血が生じることがある（gliding contusion）．なお，脳が前後方向に揺さぶられることで前頭葉と側頭葉の各底部が頭蓋底を滑るようにして接触して生じる脳挫傷を同じくgliding contusion とよぶことがある．

中間型脳挫傷（intermediate coup contusion）とは打撃部脳挫傷の部位と対側打撃部脳挫傷の部位を結ぶ線上に生じる出血や変性などの損傷であり，特に大脳基底核の部位に出血として生じたものを外傷性基底核部出血という．大脳基底核は内因性の脳出血の好発部位であるが，外傷性基底核部出血では脳皮質に打撃部または対側打撃部の脳挫傷があることが病的脳出血との区別の指標となる（**図 4-72**）．

び漫性軸索損傷（diffuse axonal injury［DAI］）は，脳白質における広範な軸索の断裂であり，脳梁や脳幹部橋上小脳脚近傍の出血がDAIの肉眼的指標となり，組織学的には断裂した軸索の断端が膨隆して形成された軸索の球状変性像（axonal retraction ball）がみられる．車両に跳ねられた歩行者や高所からの転落により加速度運動をしている頭部は，路面などに衝突した際に，頭蓋の運動は停止するが，頭蓋内の脳は加速度

② 外 因 死

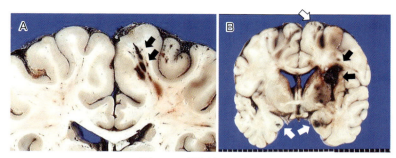

図4-72 外傷性脳内出血
A：前頭葉上前頭回白質の出血（gliding contusion）（矢印），B：外傷性基底核部出血(黒矢印)．右前頭葉上部と左右側頭葉底部に脳皮質挫傷が認められる(白矢印)

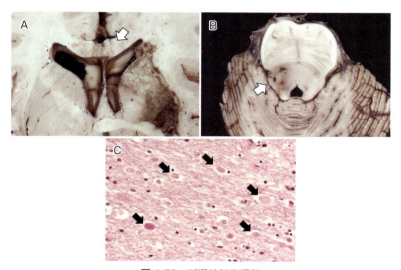

図4-73 び漫性軸索損傷
A：脳梁損傷（矢印），B：橋被殻上小脳脚近傍の出血（矢印），C：軸索の腫大（HE染色．axonal retraction ball）（矢印）

運動を続けるため，頭蓋と脳の間で歪みによる剪力が発生し，脳の広範囲で軸索が損傷される．び漫性軸索損傷は歩行者の交通事故，高所からの転落，他者による殴打で生じるが，同一平面上での転倒（simple fall）では生じないとされている（**図4-73**）．

C．一時性脳幹部損傷

外傷による脳幹部の損傷はテント上の大脳の損傷を伴うことが多い．頸部の過進展による橋延髄移行部の裂傷，後頭下部の打撲による小脳と橋の脳挫傷ではテント上の損傷

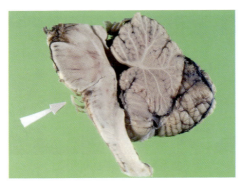

図 4-74 一次性脳幹部損傷
橋延髄境界部の裂傷（矢印）

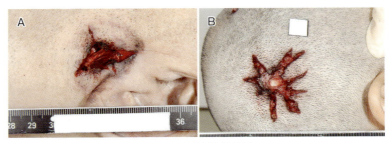

図 4-75 頭部接射銃創
A：右こめかみの射入口（自殺例），B：右側頭上部の射入口（他殺例）

を伴わないこともある（**図 4-74**）．

（6）穿通性頭部損傷

　穿通性頭部外傷は頭部・顔面にナイフなどの鋭器や傘，箸等の先端の尖った棒状物が刺さった場合や銃器の弾丸が射入した場合である．ナイフや棒の刺入の多くは頭蓋骨が薄い眼窩部に生じる．眼窩部周辺の小さな創傷は創洞が深く頭蓋内に達していることがあることを念頭に置く必要がある．

　頭部銃創における射入口と射出口の区別には弾丸による頭蓋骨の欠損の大きさが指標となる．射入口では頭蓋骨の外板よりも内板の方の欠損が大きく，射出口では内板よりも外板の方の欠損が大きい．射入口と射出口の区別は弾丸の射入方向の特定に必要であり，銃創の自他殺の区別につながる．拳銃による自殺では右こめかみが射入口になることが多い．後頭部や頭頂部の銃創は他殺を疑う（**図 4-75**，**4-76**，**4-77**）．

（7）小児頭部損傷

　小児頭部外傷の特徴として，小児の頭蓋骨は軟らかく，外力によって頭蓋骨が屈曲す

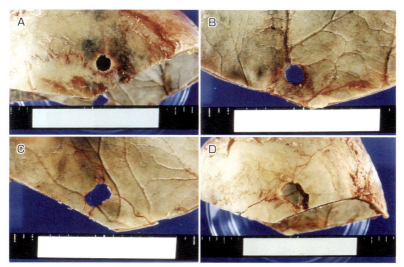

図4-76 頭部銃創での弾丸による頭蓋骨の欠損
A：射入口外板，B：射入口内板，C：射出口内板，D：射出口外板

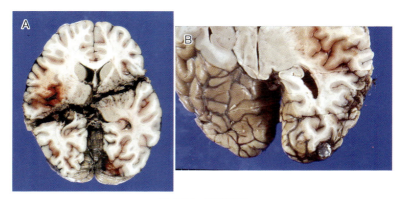

図4-77 頭部銃創
A：大脳貫通銃創，B：頭蓋骨内板の内面に沿って移動した弾丸

るため，骨折がなくても中硬膜動脈の断裂による硬膜外血腫が生じる．硬膜下血腫は小児頭部外傷の主要な損傷である．小児の場合の硬膜下血腫は2～3 mL程度の少量でも脳浮腫をきたして致命的となり，脳表面のクモ膜上に薄く引き伸ばされた状態をスメア状の硬膜下血腫という．脳は軟らかく，脳皮質挫傷は生後5カ月までは脳裂傷（contusional tear）の形態をとり，脳皮質表面から脳白質にいたるスリット状の裂傷となる．児童虐待では頭部損傷は主要な損傷であり，虐待による頭部損傷を"abusive

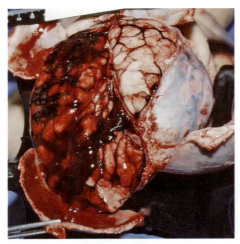

図 4-78　大脳表面のスメア状の硬膜下血腫と脳浮腫

head injury"という．乳幼児の頭部が前後に強く揺さぶられた際に硬膜下血腫と網膜出血が生じることがあるが，網膜出血は蘇生時の心臓マッサージによる胸部圧迫でも生じることに注意すべきである（図4-78）．

　死亡時画像診断のCT画像で小児の頭蓋内小脳テント部に高吸収域がみられることがあり，死後の血液就下による硬膜出血（dural hemorrhage）とされているが，生前のクモ膜下出血，脳圧亢進による偽クモ膜下出血との区別が必要である．

(8) 二次性脳損傷

　外傷による直接の脳損傷を一時性脳損傷というのに対し，外傷に伴う脳浮腫や脳ヘルニア等によって続発性に生じる損傷を二次性脳損傷という．外傷による頭蓋内血腫による脳の圧迫や脳挫傷による脳の局所循環障害は二次性の脳浮腫をきたす．脳浮腫をきたした脳は脳溝が狭く，脳回は平坦化し，脳室は狭小化している．頭蓋内の容積は一定であるため，内因性の頭蓋内病変と同様，外傷による頭蓋内血腫や脳浮腫は頭蓋内圧を上昇させる．ヘルニアとは臓器の一部が裂隙を介してその正常位置から逸脱，突出した状態を指す．頭蓋内血腫や脳浮腫は脳ヘルニアをきたし，脳に二次性の出血や梗塞をきたす．

　帯状回ヘルニア（cingulate gyrus herniation）は，大脳の帯状回が硬膜の大脳鎌と脳梁の間を通って他方に嵌入した状態である．鉤ヘルニア（uncal herniation）と側頭葉ヘルニア（temporal lobe herniation）は，大脳側頭葉の鉤や海馬傍回が硬膜の小脳テント切痕と中脳の間を通ってテント下に嵌入した状態であり，中脳と橋を圧迫し，対側の大脳脚を小脳テント切痕に押し付けて圧痕を形成し（Kernohan's notch），循環障害

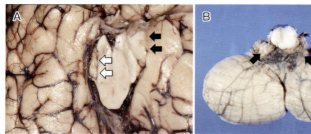
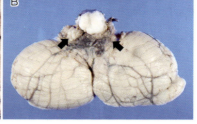

図 4-79　脳ヘルニア
A：鉤ヘルニア（黒矢印）と対側の Kernohan's notch（白矢印），B：小脳扁桃ヘルニア（矢印）

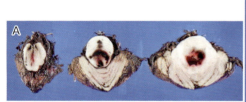
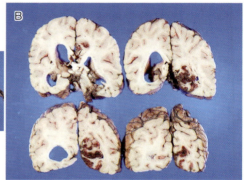

図 4-80　二次性脳損傷
A：脳幹部出血（Durett hemorrhage），B：後頭葉出血性梗塞（後大脳動脈閉塞による）

による橋の出血をきたし（Durett hemorrhage），同側の後大脳動脈を小脳テント切痕に押し付けて閉塞して後頭葉の脳梗塞をきたす．小脳扁桃ヘルニア（tonsilar herniation）は小脳扁桃が脊椎腔に嵌入した状態であり，呼吸・循環中枢のある延髄を圧迫する（図 4-65，4-79，4-80）．

　二次性脳損傷は受傷後にある期間生存していたことを示し，受傷後の経過時間や頭部外傷による死亡の機序を診断するために重要である．小脳扁桃は生理的に脊椎腔にヘルニアを生じているため，小脳扁桃に嵌入による壊死があることや，小脳扁桃が延髄を圧迫していることの確認が必要である．大脳側頭葉の鉤には頭部貫通銃創等で脳が急激に膨大した場合に即死であってもヘルニアに似た脳挫傷を形成することがあるので注意が必要である（herniation contusion）．

(9) 外傷性脳損傷の検査と受傷機転の解析

　頭部外傷の解剖検査では，頭蓋骨は骨鋸で完全に鋸断するようにし，骨折の生前・死

134　第4章　死　　因

後の区別は困難であるため，死後の骨折が生じる可能性のある鑿の使用は避けるのが望ましく，頭蓋骨を鋸断する際に浮腫状の脳に骨鋸による損傷が生じるのはやむをえない．外傷性脳損傷の検査では，脳をホルマリンで固定し，損傷の多い脳底面に垂直に割面が入るよう大脳を前額断で観察する必要があり，脳底面の観察が困難となる水平断は避けるべきである．

　頭部外傷の受傷機転は外表の創傷，頭蓋骨骨折，外傷性脳損傷の各所見を総合して判断する．特に，自過失による同一平面での転倒と，他者による鈍器を用いた段打の区別は，事故死と他殺の診断に重要である．転倒による頭部損傷の特徴は後頭部や前頭部の打撲傷，頭蓋骨の線状骨折，頭蓋骨のとび骨折，対側打撃部脳挫傷である．一方，段打による頭部損傷の特徴として頭頂部の打撲傷，複数個の打撲傷，頭蓋骨の陥没骨折，頭部顔面左側部の打撲傷と骨折，打撃部脳挫傷があげられる．

9）胸部損傷（thoracic injury）

　交通事故や高所からの転落などでは，胸部に鈍器損傷（非開放性損傷）が生じることが多く，全身の多発損傷の一部として胸部に鈍器損傷が生じることも多い．他為による損傷では鋭器による胸部損傷（開放性損傷）も少なくない．特に，胸部の鈍器損傷は胸腔内臓器に特異的な損傷が生じるため，胸部における損傷の種類，受傷機転，急性期の人体への影響と致死機序，診断の留意点に関する知識が重要である．

　外表検査での胸部の視診では胸郭の左右不同や変形は胸骨や肋骨の多発骨折を示唆する．また，胸部の触診では肋骨骨折と皮下気腫の触知は外傷性気胸を疑う根拠となる．皮下気腫とは皮下組織に空気が貯留した状態をいう．圧迫すると特有な握雪感，捻髪音を感じる．皮下気腫は肋骨骨折を伴う胸膜・肺損傷で生じることが多い．気管・気管支損傷，食道損傷などでも生じるが，その場合は縦隔気腫を介して皮下気腫が頸部から胸部へと拡大していく．背部への外力によって胸腔内臓器の損傷が生じることがあるので，背部の損傷の観察も大切である．

（1）胸 骨 骨 折

　胸骨骨折は鈍体の直達外力による場合が主で，骨折部位は胸骨柄・体接合部に多くみられる．

（2）肋 骨 骨 折

　作用面の狭い鈍体が作用すると，その部位の肋骨が内方に向かって骨折する（直達外力による骨折）．また，路面などの作用面の広い平坦な鈍体が作用すると，外力の作用部分から離れた部位の肋骨が外方に向かって骨折する（介達外力による骨折）（図4-81）．直達外力による肋骨骨折は骨折断端が胸腔内に向かうために胸膜・肺損傷を生じ，気胸，血胸，皮下気腫の原因となりうる．第1〜3肋骨骨折では気管・気管支と大血管の重篤な損傷，第6〜12肋骨骨折では肝臓や脾臓の破裂を伴うことがある．

　高齢者では，骨粗鬆症などのために胸骨・肋骨骨折は高頻度に認められ，また呼吸困

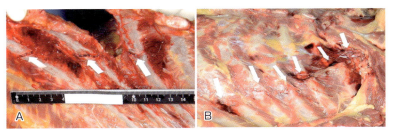

図 4-81　肋骨骨折
A：直達外力による骨折端が内方に向う骨折（矢印），B：介達外力による骨折が外方に向う骨折（矢印）

難や肺炎を併発することも多い．一方，幼少児では肋骨の弾力性が高いため，肋骨骨折がなくても重篤な胸腔内臓器損傷が生じることがある．胸骨・肋骨骨折に伴う肋間動・静脈や内胸動脈などの胸壁血管損傷では，胸膜損傷を伴わない場合，胸膜外の軟部組織間（胸膜と肋骨・肋間筋の間）に血液が貯留して胸膜外血腫（extrapleural hematoma）を生じることがあり，高度な胸膜外血腫は呼吸・循環機能障害の原因となりうる．

多数の肋骨が骨折して胸郭の支持性を部分的に失うと，胸郭は正常な拡張と収縮を行うことができなくなる．この状態を動揺胸郭（flail chest）といい，連続する3本以上の肋骨が各2カ所以上で骨折したとき（多発分節状肋骨骨折）や胸骨骨折合併時にみられる．骨折部の胸壁の動きが他の正常部位と同調せず，吸気時に陥凹し，呼気時に突出する奇異呼吸となる．胸部外傷による呼吸不全は，かつては奇異呼吸，振子様換気，縦隔動揺などによって説明されていたが，現在は肋骨骨折に伴う疼痛や血気胸，肺挫傷による換気量の低下が主因と考えられている．

(3) 気管・気管支損傷

気管・気管支損傷は，気管分岐部から2.5 cm以内の気管と左右気管支に生じることが多く，縦隔気腫や気胸を生じる．

(4) 食道損傷

食道破裂は，内視鏡の挿入や異物によって生じることが多い．胸部の圧挫や腹部の打撲による食道内圧の上昇によっても生じ，縦隔気腫，皮下気腫，縦隔炎を合併する．

(5) 肺損傷

肺挫傷の高度なものは組織挫滅が明らかであるが，軽度なものは限局的な被膜下出血や肺実質内出血として観察され，病的な肺出血や出血を伴う肺炎との鑑別が必要である．肺挫傷は外力が作用した部分のほかに，対側にも生じることがある（contrecoup lung contusion）．

裂傷は壁側胸膜との移行部や葉間胸膜に生じることが多く，前者の場合は肺門部の肺動静脈が損傷されて高度な縦隔内出血や胸腔内出血をきたす．肋骨骨折の際に骨折端が

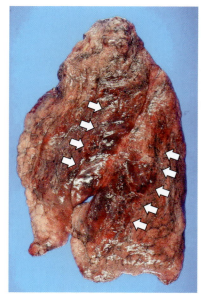

図 4-82 肺挫傷
左肺上・下葉（矢印）

壁側胸膜を破って胸腔内に露出すると，肺表面に損傷を生じる（**図 4-82**）．
　爆弾テロでの爆発の衝撃波や爆風では内部に気体を含有する臓器が膨張することで損傷され，肺臓，鼓膜，腸管は爆発損傷（blast injury）の主要な臓器である．肺胞破裂，肺胞内出血は肋骨骨折がなくても生じ，気胸や血気胸をきたすことがある．

(6) 外傷性気胸

　外傷によって空気が胸腔内に侵入・貯留し，肺が虚脱した状態が外傷性気胸である．生体では胸腔内圧は常に陰圧で，吸気時 $-8\,\mathrm{cmH_2O}$, 呼気時 $-5\,\mathrm{cmH_2O}$ 前後である．気胸が生じると，胸腔内圧は大気圧と等しいか大気圧よりも高くなるため，肺の拡張障害が生じ，呼吸機能障害，静脈還流障害をきたす．気胸は片側性または両側性に生じる．外傷性気胸は，肋骨の骨折端が胸膜と肺を損傷して生じることが多く，すなわち，直達外力で肋骨が内方に向って骨折する場合であり，肺や肋間動静脈の損傷からの胸腔内への出血を伴った血気胸であることが多い．
　気胸は以下の 3 つに分類される．

A．閉鎖性気胸

　胸壁，肺，気管・気管支に損傷があり，胸腔と外界が交通するが，損傷が小さく，損傷部分が筋層のずれや血液などで塞がれて空気の侵入が阻止されたものである．肺の虚脱は増悪せず，呼吸循環器系に重大な影響を及ぼすことは少ない．

B．開放性気胸

胸壁の穿通性損傷によって胸腔が直接外界と交通している外開放性気胸と，肺や気管支の損傷を通じて胸腔が間接的に外界と交通している内開放性気胸がある．いずれの場合も胸腔内圧は大気圧と等しくなり，肺は高度に虚脱する．

C．緊張性気胸

開放性気胸において空気流入部の創口が一方向弁状（check valve）となり，吸気時に外界の空気が胸腔内に侵入し，呼気時には胸腔から空気が排出されず，胸腔内圧は大気圧よりも高く＋20〜30 cmH$_2$O まで上昇する．患側の肺は著しく虚脱して横隔膜が下降し，縦隔は健側に偏位する．そのため静脈還流が障害され，心拍出量は減少し，健側の肺機能も悪化し，急速に呼吸循環不全をきたす．緊張性気胸は肋骨の非開放性骨折による肺・気管支損傷の場合の内開放性気胸から起こるものが多い．

（7）心 膜 損 傷

心膜破裂部が大きい場合は心臓脱出により循環不全をきたす．また，心膜の下部は横隔膜の腱中心と結合しているので，腱中心の破裂を伴うと腹腔内臓器が心膜腔内に脱出して心膜内横隔膜ヘルニアを生じることがある．

（8）心 臓 損 傷

心臓損傷には心臓震盪症，心臓挫傷，心臓裂傷あるいは破裂，弁膜損傷，心室中隔穿孔がある．

A．心臓震盪症（commotion cordis）

心臓震盪症とは前胸部の打撲によって心臓に損傷を伴わずに不整脈をきたした状態と定義される．剖検診断では，前胸部を打撲した直後に意識が消失して死亡していることの確認と前胸部打撲の検索が大切であるが，前胸部に損傷が認められないことも多い．心臓に病変や中隔構造の小さな挫傷がないことを確認する必要がある．

B．心臓挫傷

心臓挫傷は，心臓が胸骨と脊柱との間に挟圧され，肋骨骨折端による圧迫で生じ，心外膜下出血，心筋内出血，心筋壊死，乳頭筋損傷などとして認められ，心機能低下や不整脈の原因となる．心筋壊死が進行して遅発性に心臓破裂をきたすこともある．冠状動脈の損傷（左前下行枝，左回旋枝の破裂，解離，血栓）を伴えば心筋梗塞を発生しうる．

心臓挫傷は急性心筋梗塞と鑑別する必要がある．心臓挫傷の組織所見は急性心筋梗塞のものと類似しているが限局的で正常部との境界がより明瞭である．また，心室後壁の挫傷は死後の血液就下による変色と区別する必要がある．

C．心臓破裂

心臓が胸骨と脊柱との間に挟圧された際に心臓内圧が急激に上昇し，心臓破裂，弁膜損傷，心室中隔穿孔をきたす．心臓破裂は，すべての心室・心房に起こりうる．胸部外傷患者の剖検例の集計では，心臓破裂の部位は，右心房 10〜15%，右心室 19〜32%，左心房 1〜7%，左心室 17〜44% と報告され，左心房の破裂は少ない．心臓破裂は心膜血

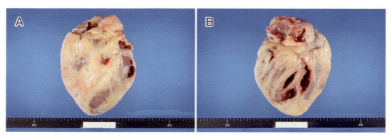

図 4-83 外傷性心臓破裂
A：左心室破裂（前面），B：左心室破裂（後面）

腫による心タンポナーデをきたし，心膜破裂を合併すれば胸腔内出血をきたす（**図 4-83**）．

下大静脈裂傷は，心臓が縦隔内である程度移動するのに対して，下大静脈が横隔膜に固定され移動しにくいために形成される．車両の前部座席の乗員が交通事故の際に前胸部をハンドルやダッシュボードと打撲して生じることがある．

D．弁膜損傷

弁膜損傷は左心系のほうが右心系よりも多い．弁尖や交連部の裂傷による大動脈弁閉鎖不全，乳頭筋や健索の断裂による僧帽弁と三尖弁の閉鎖不全が生じる．乳頭筋断裂は心筋梗塞によるものとの区別が必要である．

E．心室中隔穿孔

心室中隔穿孔は心尖部近くの中隔に生じることが多い．穿孔は，多発性のことがあり，刺激伝導系の損傷を伴うことがある．

F．心タンポナーデ

心タンポナーデは心臓損傷に併発し，心膜腔に約 100 mL の血液が貯留すると臨床症状が発現し，約 150〜300 mL の血液が貯留すると心臓の拡張が不能となり心機能不全あるいは心原性ショックで死亡する．ちなみに，心外膜炎などの疾患で心膜液が徐々に貯留する場合は，心膜が伸展し，致死的な心タンポナーデをきたすまでに 2,000 mL 以上の心膜液が貯留することがある（**図 4-84**）．

(9) 大血管損傷

大動脈破裂，大動脈解離，大動脈弓分枝動脈損傷がある．

A．大動脈破裂

大動脈には 2 カ所の破裂好発部位がある．すなわち，①大動脈峡部（大動脈弓と下行大動脈との境界部のわずかに狭窄した部分．左鎖骨下動脈起始部の遠位で動脈管索の近く），②上行大動脈（大動脈起始部）である．これらは大動脈が縦隔に固定された部位で，胸部への外力による大動脈のねじれや，それに加えて大動脈峡部では腹部圧迫による大動脈圧上昇などが破裂に関与すると考えられている．

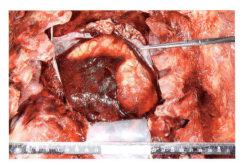

図 4-84　心タンポナーデ

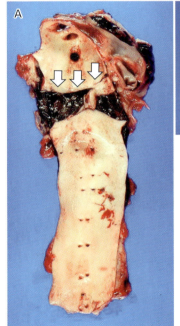
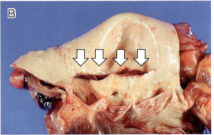

図 4-85　大動脈損傷心臓破裂
A：大動脈狭部の裂傷（矢印），B：上行大動脈の裂傷（矢印）

　破裂の頻度は大動脈峡部のほうが上行大動脈よりも多く，その比率は 4.5：1 前後である．また，横隔膜の大動脈裂孔の部分で大動脈破裂が生じることもある．大動脈峡部破裂は胸腔内出血をきたす．上行大動脈が心膜腔内に破裂して出血した場合は，他臓器損傷の合併のために死亡までの時間が短く，心タンポナーデの発生は少ない（**図 4-85**）．

140　第4章　死　　因

B．大動脈解離

外傷によって大動脈に内膜の亀裂が生じ，そこから中膜に解離腔が形成されることがある．　大動脈の動脈硬化による脆弱化との関係も示唆されている．外傷性の大動脈破裂と大動脈解離の診断には動脈硬化，梅毒，囊状中膜壊死による病的な大動脈破裂や解離性大動脈瘤との鑑別が必要である．

C．大動脈弓分枝動脈損傷

大動脈弓部から分枝する腕頭動脈，鎖骨下動脈，総頸動脈に内膜裂傷から破裂までの損傷が生じる．大動脈弓分枝動脈損傷は，頸部損傷に伴って生じるが，前胸部の打撲で大動脈弓部が引き下げられて分枝動脈の起始部に損傷が生じることもある．分枝動脈損傷は局所の出血に止まることが多いが，心膜腔内や胸腔内に高度な出血をきたすことがある．また，総頸動脈の閉塞と血管壁解離は脳梗塞の原因となりうる．

D．横隔膜損傷

横隔膜の破裂は左側部が右側部よりも多い．横隔膜の破裂部から腹腔内臓器が胸腔内に陥入した状態が横隔膜ヘルニアである．胸腔内への脱出臓器は胃，脾臓，大網，肝臓，結腸，小腸などである．横隔膜自体の機能障害の他に，胸腔内に脱出した腹腔内臓器によって肺臓の圧迫による呼吸不全と縦隔偏位による静脈還流障害をきたす．

（10）心肺蘇生術に伴う損傷

心肺蘇生術に伴う損傷を躯幹の鈍器損傷と区別する必要がある．心臓マッサージによる損傷は前胸部の圧迫または肋骨骨折の骨折端によって生じる．成人では心臓マッサージを受けた患者の2割に胸骨骨折が生じ，3割に肋骨骨折が生じるといわれている．心臓マッサージによる胸骨骨折は第3・4肋間の胸骨体で起こりやすい．肋骨骨折は左右の第2〜6肋骨が骨折していることが多く，前胸部で左右対称に骨折していることが多く，脊柱近くでの骨折はまれである．乳幼児では骨の弾力性が高いために心臓マッサージによる胸骨と肋骨の骨折は少なく，特に背部と側胸部の肋骨骨折はまれであり，1歳未満では心臓マッサージによる肋骨骨折は生じにくい．

心臓マッサージの胸腔内臓器の合併症としては，心臓，大血管損傷，肺損傷，血気胸などがある．また，心腔内穿刺法による薬品投与では気胸，冠状動脈損傷，心膜内血腫などの損傷を生じることがある．さらに，気管内挿管による気胸などがある．心肺蘇生術後に生存していた例では，心肺蘇生術による損傷が死因に関係しているか否かの判断も必要となることがある．

10）腹部損傷（abdominal injury）

腹腔内臓器は，背面は脊柱，上部は胸郭，下部は骨盤により保護されているが，前面と側面は軟組織だけで覆われているため，外力により臓器損傷を受けやすくなる．しかしながら，腹壁に鈍体が作用すると，その瞬間に腹壁が緊張するので，内臓はある程度保護されるが，突然不意に鈍体が作用して腹壁が緊張する余裕がなかった場合や飲酒時，

意識消失時にはこの防御がないために外力がきわめて強く内臓に作用し，より重大な損傷が生じる．意識消失している被害者の腹部を足で踏みつけただけで車両による轢過のように，肝臓が粉砕離断することもある．また，腹壁には骨のような支持体がないため，外力が作用してもその痕跡が残りにくく，微細な皮内出血点の集簇も見逃さないような注意深い観察が必要である．逆に，腹壁に赤紫色の変色斑などの外力が作用した明らかな痕跡が認められた場合には，強大な外力が作用した可能性がある．

腹部臓器の鈍器損傷の発生機序は，圧迫（圧挫），牽引，破裂である．圧迫は後方に脊柱・骨盤などの骨がある部位，牽引は臓器が固定されている部位，破裂は胃や腸などの管腔臓器では内腔が内容物で充満しているときや実質臓器で血液含有量が多く軟らかい臓器で，それぞれ作用が強くなる．このような成傷機転で発生した臓器損傷は，圧迫（圧挫）の場合は組織の挫滅（挫傷）であり，牽引による場合は組織の断裂（裂傷），破裂による場合も同じく組織の断裂（破裂）である．いずれの成傷機転によっても組織の生理的連絡が離断した状態が起こるので，臓器損傷の所見には大きな違いはなく区別できないが，損傷の部位（背面に骨があるか，損傷が臓器の固定部と比較的可動性を有する部位の近傍にあるかなど），損傷臓器が実質臓器か管腔臓器か，などでその成傷機転を推測することは可能である．

(1) 胃・消化管損傷

胃・消化管の鈍器損傷は，外力によって直接的に受傷部位が脊椎との間に挟圧されて挫滅が生じたり（圧挫），外力が間接的に作用して，組織が牽引されて断裂が生じることによって起こる（断裂）．また，管腔内に内容物が充満しているときに強圧が加わると内圧が上昇して破裂が生じる（破裂）．

胃は腹腔の諸臓器のなかで表層にあるが移動性があり，胃内容が空虚のときは肋骨弓に覆われて保護されているため受傷面積も狭くなる．一方，食後で胃内容が充満しているときには腹部中央に下垂してくるので受傷面積が広くなる．したがって，胃内容が空虚なときは圧挫，充満しているときは破裂が多く，牽引による断裂は可動性に乏しい噴門部（食道から胃への移行部）・幽門部（胃から十二指腸への移行部）で起こりやすい．

十二指腸は後腹膜下にあり保護されているが，固定されているために移動性に乏しく，また，背部に脊椎があるので圧挫が多くなる．また，幽門との移行部と十二指腸空腸曲〔十二指腸と空腸との移行部，トライツ（Treitz）靱帯で後腹壁に固定されている〕では断裂が多くなる．空腸・回腸も移動性のある部位と固定された部位があるので，空腸起始部（十二指腸空腸曲）や回腸末端（回盲部）のような固定部と移動部の境界部では剪断力を受けやすく断裂が起こり，空虚な小腸では脊椎との間で圧挫されやすくなる．大腸はほとんどが胸郭か骨盤に保護されているので，小腸に比べ損傷は少なく，内腔に液体・ガスが充満している場合は破裂が起こり，空虚な場合は脊椎との間で圧挫が起こる．

胃・消化管の穿通性損傷は，刺創・射創が多く，切創はまれで，割創はきわめてまれ

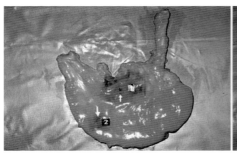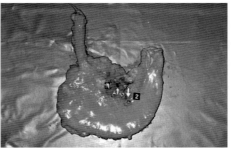

図 4-86 胃の射創
左:射入口,右:射出口

である(図4-86).胃・消化管損傷が死因になることは少ないが,腸管内容物の漏出による腹膜炎,出血性ショック,胃内容物漏出による腹膜刺激のための神経性ショックなどで死亡することがある.

(2) 腸間膜損傷

腸間膜損傷には刺創・射創などの穿通性損傷と鈍的外力による圧挫,裂開がある.圧挫は鈍的外力により背部の脊柱との間で圧迫されたときに起こり,裂開は固定部と移動部の境界部である.十二指腸空腸曲・回盲部,腸間膜腔の後腹壁への付着部(腸間膜根)付近の膜損傷に生じる.腸間膜損傷に伴い,腸間膜動静脈が破綻すると出血性ショックあるいは失血により死亡することがある.

(3) 肝臓損傷

肝臓は大きく,柔軟で弾力性に乏しく,移動性が少ないため,腹部臓器のなかで最も損傷を受けやすい臓器である.穿通性損傷の中では刺創が最も多く,成傷器を刺入している間に呼吸運動に伴って肝臓が移動し,刺創管が拡大されることがある.また,肋骨骨折端の刺入もまれにみられる.射創では弾丸のもつ運動エネルギーが大きいために,小さな弾丸で大きな挫滅,ときには粉砕を起こすこともある.

交通事故や転落などで鈍的外力が腹壁に作用した場合には,肝臓に対する外力の作用としては,肝臓への直接的な打撃,前方からの圧迫による後腹壁・脊柱との間での挟圧,高所からの落下などの際に生じる牽引・捻転などがある.これらの際にはしばしば水平方向に走行する平行な数条の挫傷などが認められ,外力が強大であるときは肝臓の破裂,挫滅を認める(図4-87).

腹壁に存在する臍窩と肝臓との間は,臍動静脈の遺残である肝円索を入れる肝鎌状間膜によって組織的な連絡を有しているため,腹壁に強大な外力が作用すると,肝鎌状間膜によって腹壁と組織的な連絡をもつ肝表面の肝鎌状間膜周囲の被膜下に直接伝達され,肝挫傷が起こることがある.また,腹壁が陥凹するような外力が腹壁に作用すれば,肝円索により肝臓表面を直接挫滅することもある.肝損傷の直接死因の多くは失血死あ

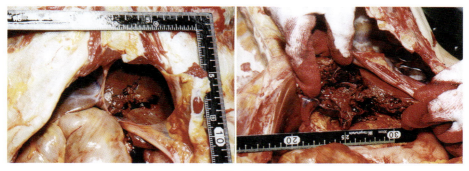

図 4-87　肝挫滅

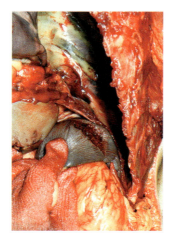

図 4-88　射創管による脾挫傷

るいは出血性ショックである．

(4) 脾臓損傷

　脾臓は左肋骨弓下にあり保護されているが，左側方からの鈍的外力が作用したときに挫傷などが生じる．また，病的に腫脹しているときは小さな外力で容易に破裂が起きることがある．刺創・射創などの穿通性損傷で，他の臓器の損傷に合併して損傷を受ける（**図 4-88**）．脾臓損傷単独で死因となることは少ないが，放置すれば失血死あるいは出血性ショックで死亡することがある．受傷直後には被膜に離開がなく，実質内に血腫を形成していたものが，数時間，数日後，まれにはさらに長期の後に，被膜が破れて大出血をきたすことがある（二次的破裂）．

(5) 腎臓損傷

　腎臓損傷には刺創・射創などの穿通性外傷も生じるが，交通事故や転落などの際の鈍

表 4-4 循環動態に基づくショックの分類

1. 循環血液量減少性ショック
出血性
体液喪失性
2. 心原性ショック
心筋性
機械性
不整脈
3. 血液分布異常性ショック
感染性
アナフィラキシー
神経原性
4. 閉塞性ショック
心臓タンポナーデ
緊張性気胸

的外力による挫傷も多くみられる．鈍的外力の作用としては，側腹部に対する限局性の強い打撃が腎臓部へ直達性に作用，高所からの落下などの際に生じる介達性外力による牽引，捻転，轢過のように腹部全体がきわめて強く圧迫された場合がある．腎臓は血液含有量の多い軟らかい組織が線維性の被膜に覆われているので，外力は水力学的に作用して破裂を起こす．直接死因は失血死あるいは出血性ショックである．

（6）膵臓損傷

膵臓は腹腔内の深部にあり他臓器に覆われているので損傷は多くはないが，腹部外傷の15％に認められるとの報告もある．刺創・射創などの穿通性損傷，鈍器損傷のいずれも起こりうる．膵臓損傷により，膵臓内の消化酵素が漏出し，化学的自己消化を起こし急性膵炎を起こし，重篤な場合はショックを生じ，急激な経過をたどる事例や，多臓器不全を起こして死亡することがある．膵臓単独損傷による失血死は少ないとされている．

11）外傷性ショックとショックの病態生理

（1）ショックの分類と病態

ショックとは，急性の全身性循環障害であり，組織に十分な酸素と栄養素が供給されなくなるために臓器・細胞の機能異常をきたす病態をいう．さまざまな原因により発症し，血圧低下，乏尿，頻脈，頻呼吸，顔面蒼白などの臨床症状を呈することが多い．

ショックにはいくつかの分類があるが，循環障害の発生要因に基づく分類を**表 4-4**に示す．

① 循環血液量減少性ショック：循環血液の減少により発症するショックで，その原因は外傷・動脈瘤破裂・消化管病変などによる出血と脱水，熱傷等による体液喪失に大

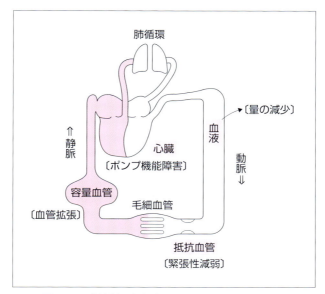

図 4-89 血液循環を規定する因子とショックの病態
心臓，血液，抵抗血管，容量血管が血液循環を規定する因子．
〔 〕で囲んだ，ポンプ機能障害，量の減少，緊張性減弱，
血管拡張がショック時の変化となる．着色部は静脈系を示す．

別できる．
　② 心原性ショック：一次的な心収縮力の低下・ポンプ機能失調に基づくショックで，心筋梗塞，心筋症などによる心筋障害，僧帽弁閉鎖不全，心室中隔欠損などによる機械的原因および重篤な不整脈に起因するものなどがある．
　③ 血液分布異常性ショック：血液分布異常性ショックには，感染により生じた全身性炎症反応症候群（systemic inflammatory response syndrome：SIRS）に伴う感染性ショック（敗血症性ショック），感作した抗原に再曝露されて惹起される即時型アレルギー反応に基づくアナフィラキシーショック，そして神経系の循環調節機能の一次的破綻による神経原性ショックが含まれ，循環血液量は変化しないが，血管が過度に拡張して循環障害をきたしたショックを意味する．
　④ 閉塞性ショック：閉塞性ショックは，心臓タンポナーデや緊張性気胸などにおける心臓拡張不全による心拍出量低下等に起因するショックを指す．
　このようにさまざまな要因で発症するショックはその病態生理もまた一定ではないが，一般的なショックの病態は，血液循環を構成する，心臓，血液，血管の3要素の異常，すなわち，循環血液量低下，末梢血管抵抗減少，心ポンプ機能低下が関与したものとなっている（図4-89）．また，組織・細胞レベルでは，酸素欠乏によるATP産生の

減少や嫌気的解糖による乳酸の蓄積および代謝性アシドーシスの進行などが認められる．さらにショックの初期には，ストレスに対する生体反応として交感神経系やレニン–アンジオテンシン系が亢進し生体機能の維持を図る．このときカテコールアミン，ホルモン，サイトカイン等の生体因子が動員される．ショックが遷延するとこれらの代償機能が破綻して，不可逆的な機能異常に陥る．また，ショックでは，失血による凝固因子の減少や細菌毒素，サイトカイン等の影響による凝固異常が発生し，出血傾向や血管内凝固などの病態を招く場合もある．

(2) 外傷性ショック

外傷に起因するショックを総称して，外傷性ショックとよぶ．外傷性ショックの病態も前述の循環障害発生要因に基づく分類によって考えることができる．外傷性ショックのほとんどは血管の破綻による出血に基づく循環血液量減少性ショック（出血性ショック）である．臨床的には，循環血液量の45%以上が失われると重症で生命の危険があるとされるが，出血速度が速いとより少ない出血量でも死亡することがある．大血管や実質臓器の損傷では，単独で多量の出血をきたすが，1カ所の損傷部位の出血が多量でなくても，複数カ所に損傷が存在する場合には出血性ショックをきたしうる．

たとえば，交通事故や暴行などで，肋骨・四肢骨・骨盤骨等の骨折，挫創，皮下出血，筋肉内出血などが多発すれば，個々の損傷はショックを誘発する程度に至らなくても，結果的に出血性ショックの病態を発症しうる．したがって，一見軽度の損傷しか認められない事例でも，安易に損傷死の可能性を除外せず，慎重な検索が必要である．

出血性ショック時の病態は，循環血液量の30%程度までの出血量では神経・内分泌系の反応による恒常性維持機構が働いて，循環血液量低下による1回拍出量の減少に対しては心拍数の増加，末梢血管抵抗増加などによって対応し血圧が維持される．これらの代償機能の限界を超えると，血圧が低下する．このときショックの存在が明らかとなるが，血圧低下に先立って，顔面蒼白，頻脈などの症状が現れている場合があるので，臨床的には血圧のみならず，他の症状にも注意することが必要である．

外傷部位と出血量について，肋骨骨折100 mL，上腕骨骨折300〜500 mL，大腿骨骨折1,000〜2,000 mL，骨盤骨折1,000〜4,000 mL，血胸1,000〜3,000 mL，腹腔内出血1,500〜3,000 mLなどと推定され，また床上などに残された出血血液量は，90 cm^{2}の血痕でおよそ100 mLとされる．出血開始早期には，循環血液量は低下し始めるが，組織間液の血管内シフトは起こっておらず，ヘモグロビン濃度は減少しない．出血が進行すると生体の代償作用により組織間液が血管内に移動しヘモグロビン濃度も減少する．出血性ショックの状態が遷延すると，組織間液はいわゆる third space に移動し，正常の体液分布が維持できず，機能的細胞外液は減少する．

外傷による閉塞性ショックでは，胸部損傷による心臓タンポナーデや緊張性気胸が重要である．いずれの場合も循環血液量は減少しないが，心嚢内圧や胸腔内圧の上昇により静脈還流が減少するため心泊出量が低下する．鈍的外傷による心臓タンポナーデは，

② 外 因 死　　**147**

心臓挫傷，心破裂，心房−大静脈間の裂開，大動脈起始部の裂開，肋骨等の骨折端による損傷などで発症する．刺創などに基づく穿通性損傷で心嚢損傷を伴う場合でも，心嚢損傷が凝血塊や周囲の組織でシールされると心臓タンポナーデを生じる．

　外傷等で急激に心嚢内出血が生じた場合は，成人において 200 mL 程度の血液貯留で致死的となる．そのため，発症後 5〜10 分程度で心停止に陥る可能性がある．臨床的には血圧低下，頸静脈怒張，心音微弱が古典的三徴として知られている．生前に貯留した心嚢内血液には凝血を認めるのが普通である．緊張性気胸では，肺もしくは胸壁に生じた一方弁により損傷側胸腔内に空気が貯留していくため，患側肺は虚脱し，心臓等の縦隔臓器も圧排され，やがて健側肺も圧迫されて，循環不全・呼吸不全が進行する．胸痛，呼吸困難が生じ，頻脈，頻呼吸，患側呼吸音減弱，頸静脈怒張などがみられる．これらの閉塞性ショックは外表の損傷が比較的軽微なケースでも発症する可能性があることを念頭におく必要がある．

　外傷性心原性ショックは，心筋の挫傷，刺創等の心筋損傷や，肺損傷時の肺静脈−気管支瘻による冠動脈空気塞栓・破裂心嚢による心ヘルニアによる心筋虚血等が原因となり，心収縮力低下や不整脈などが関与して発症する．神経原性ショックではさまざまな原因により循環の神経調節が破綻するために血圧低下や徐脈が引き起こされる．外傷による神経原性ショックでは高位脊髄損傷が代表的で，この場合には全身血管を支配する交感神経調節が失われ，交感神経性の血管収縮が減弱して血圧低下をきたす．また，心臓では迷走神経からの副交感神経調節が優位になるため徐脈となりやすい．これは多くのショックで頻脈をきたすことと対照的である．この他，外傷等による激痛・驚愕などの精神的動揺，迷走神経刺激等により反射的に神経が興奮して血管運動や心拍動に障害が生じる場合なども血管の緊張を支配する神経が一次的に侵されて末梢血管抵抗が低下する病態を呈しているので，神経原性ショックに分類される．

　このような血管運動神経の機能的障害は短時間で回復することが多いので，通常，これが死因となることはない．しかしながら，外傷のある死亡事例において，外傷の程度が比較的軽度で致命的とは考えられないが，剖検によっても他に死因となるような所見がなく，その外傷により死に至ったと考えざるをえないものがある．このような場合の病態の 1 つとして，神経原性ショックを考えることができる．

　挫滅症候群（crush syndrome）は，四肢などが重量物により長時間圧迫された場合に，骨格筋損傷が生じ，圧迫解除後から急速に出現する局所の浮腫・腫脹とショック，急性腎不全などのさまざまな全身症状を呈する外傷性疾患である．倒壊した建造物の下敷きになったような場合によくみられる．挫滅症候群で出現するショックは，血管の透過性亢進に伴う筋細胞内への血管内水分の移動による循環血液量減少性ショックである．また，挫滅症候群ではショックのみでなく，障害を受けた筋組織から漏出するカリウム，乳酸，ミオグロビン等により，高カリウム血症，代謝性アシドーシス，急性腎不全が惹起され，より重篤な病像を呈する．剖検所見としては，腎の腫大と皮質の蒼白，組織学

的に尿細管上皮の壊死や尿細管腔にミオグロビン円柱が認められる．また，尿中ミオグロビンの上昇が認められる．

上記のような病態のいずれかに原因を特定できない場合にも，外傷に基づく病態により死亡したと考えられる場合，死因を外傷性ショックとすることがある．

(3) ショックによる臓器病変

ショックによる，虚血・低酸素の影響，再灌流障害，活性酸素や各種メディエーターの影響などにより，さまざまな急性臓器不全をきたす．ショック状態中に臓器不全を発症する場合と，ショックの急性期を脱した後に急に臓器不全が現れてくる場合とがある．外傷性ショックの状態が遷延した場合などは，法医学的に最終的な死亡の病態生理を考えるうえで，臓器不全状態の把握は重要である．

A．ショック肺

急性呼吸促迫症候群（acute respiratory distress syndrome：ARDS）の病態である．肺の炎症と透過性亢進を特徴とし，両側性の浸潤性陰影を伴う急性呼吸不全で，心原性肺水腫とは異なる病態である．重症呼吸器感染症や胃内容物の誤嚥のように直接肺を障害する場合と，外傷性ショックの合併症として，間接的な肺障害（血液中の免疫系細胞が肺胞毛細血管に接着し，種々のケミカルメディエーターを放出することで肺組織が障害される）をきたす場合などがある．剖検時，肉眼的に肺はうっ血して赤みと硬度を増し重い．組織学的にはびまん性肺胞障害を呈し，肺胞壁に硝子膜形成が認められる．現在でも死亡率は 30％ 以上に上る．

B．ショック腎

腎はショック時に最も障害を生じやすい臓器で，血圧低下による腎糸球体濾過量の減少，ショックに伴って増加するカテコールアミンやアンジオテンシン等による腎血管の収縮と虚血あるいは腎毒性物質の作用などが複合的に作用し，腎細血管および尿細管の障害を引き起こす．特に急性尿細管壊死がショック腎の病態として重要である．剖検所見として，腎の割面では，髄質の血量が多く褐色調，皮質は貧血調である．組織学的には，糸球体にはほとんど変化はみられず，近位尿細管を主とする変性・壊死を認める．

C．ショック肝

肝臓はその予備能が大きいため，ショック時に肝不全が進行することは少ない．しかしながら，肝臓は物質代謝・毒性物質の解毒などの機能を介して，他臓器の機能維持に重要な役割を果たしているため，一定の機能低下をきたすことにより，ショック時の多臓器不全発症に深くかかわっていると考えられる．ショック肝の組織像としては，肝細胞の凝固壊死，出血を認め，残存肝細胞との境界は明瞭である．

D．その他の臓器

心臓では，心外膜下あるいは心内膜下に点状・斑状出血や，組織学的に心筋の凝固壊死が種々の程度に認められることがある．出血性ショック等で出現する心機能障害を，ショックの際の一次的・直接的な病態と考えるか，遷延したショック状態による低酸素

やアシドーシスによる二次的変化と考えるかについては，議論が分かれている．膵臓は虚血の影響を受けやすい臓器であり，ショックの際に虚血に陥ると，障害を受けた細胞からの逸脱酵素により急性膵炎を発症することがある．消化管障害としては，急性胃粘膜病変や小腸・大腸のびらん，粘膜出血などがみられることがある．脳はショックの際に障害を受けることの少ない臓器で，ショックから回復後，神経症状を残すことはまれである．

(4) 多臓器不全 (multiple organ failure：MOF)

心臓，肺，肝臓，腎臓などの生命維持に不可欠な臓器あるいは機能系（凝固系，免疫系など）が，同時に，あるいは連鎖的に障害されて，機能不全に陥る病態を多臓器不全とよぶ．多臓器不全を引き起こす代表的な原因の1つが外傷性ショックであり，不可逆的となったショックの死因として多臓器不全の概念は重要である．多臓器不全には，急激な組織の低酸素状態により，虚血，壊死，組織破壊が多臓器に同時に発生する場合と，ある臓器の機能障害から連続的に多臓器の障害が広がっていく場合とがある．外傷性ショックでは，前者の経過をとる場合と，ある臓器の重症外傷からSIRSの病態が惹起され，連鎖的に多臓器不全になる場合とがある．SIRSでは，TNF，IL-1，IL-6などの炎症性サイトカインが過剰に産生され，活性化した好中球からエステラーゼなどの蛋白分解酵素の放出や活性酸素種の産生などにより組織障害をきたす．さらに多発微小血栓の形成や血管透過性亢進に基づく組織の浮腫などにより末梢循環不全に陥る．このような機序により，一次的に障害を受けた臓器から離れた臓器にも機能不全がもたらされる．

12) その他の損傷

(1) 頸 部 損 傷

頸部損傷には，頸部圧迫による損傷を除くと，① 鋭器による刺創・切創，② 鈍器による直接の打撃，圧迫，③ 頸部の過伸展・過屈曲などによる頸椎・頸髄損傷，などがある．頸部に創口をもつ鋭器損傷で死亡した場合，頸動静脈が切破されていることが多いが，創洞の深さや向きによっては鎖骨下動静脈やさらに心臓に近い血管が損傷を受けている場合もある．また，気管にも損傷を受ければ，出血した血液の吸引による窒息死を生じうる．頸部に鈍器が直接作用した場合には，頸動脈洞などの刺激により神経反射性に心停止を起こすことがある．頸椎損傷は，頭部や顔面に外力が作用して，過伸展・過屈曲などの頸部の正常可動域を越えた運動により引き起こされることが多い（**図4-90**）．頸椎損傷は次のように分類される．

A．上位頸椎（環椎，軸椎）損傷

① 環椎後頭関節脱臼：下顎部に外力が加わることで頸部の過伸展が生じる場合などに発症し，即死例が多い．

② 環椎骨折：過伸展による後弓骨折の頻度が高い．また，頭部から垂直方向に強い力が加わることで前弓と後弓がともに2カ所で骨折する破裂骨折〔ジェファーソン

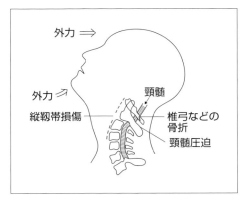

図 4-90 過進展による頸椎・頸髄損傷

〔Jefferson）骨折〕が発症することがある．この場合，頸髄損傷は必ずしも生じない．

③ 軸椎骨折：歯突起骨折は屈曲力等で発生し，歯突起基部の骨折が多い．軸椎関節突起間骨折は頸椎損傷の中で頻度が高く，自動車運転者がハンドルやダッシュボードで下顎や前頭部を強打し頸椎が過伸展した場合などに生じる．

④ 環軸関節脱臼：過屈曲・過伸展等で発生し，しばしば致死的である．

B．中位・下位頸椎（C3-C7）損傷

第3頸椎以下では，その形態は類似しており，損傷の容態も同様で，圧迫骨折，粉砕骨折，脱臼骨折，椎間板損傷，などがある．いずれも頸部の過伸展・過屈曲などにより引き起こされることが多い．これらの損傷が単独で致死的となることはほとんどない．

検案時に頸部の異常な可動性を認めた場合は，頸椎および頸髄損傷の存在を考慮する必要がある．特に頭部・顔面に損傷がある場合には，頭部損傷にのみ注意が集中し頸部損傷の検索が疎かになることがあるので注意を要する．頸部の可動性については，硬直の影響などのため判断が困難な場合もある．頸髄損傷は，多くが頸椎損傷に伴って発生するが，頸椎損傷が認められなくても，頸髄に損傷がある場合もある．

(2) 骨盤・四肢の骨折

骨盤骨折は直達的および介達的外力のいずれでも発症するが，高エネルギー損傷を発症する状況下では，常にその可能性を念頭におく必要がある．骨盤骨折は骨盤環の連続性が保たれた，骨盤骨の単独骨折（単純骨折）と骨盤環の連続性が破綻した骨盤環離開骨折に大別できる．単独骨折には，側方からの直接外力による腸骨翼骨折（腸骨稜から下前腸骨棘に骨折線が走るものをデュベルネ（Duverney）骨折とよぶ，図 4-91a），寛骨臼骨折（ダッシュボード損傷など），恥骨骨折などがあり，骨盤環離開骨折には，骨盤環を圧迫する外力により，両側恥骨の上下枝が縦に骨折するもの（バタフライ骨折），骨盤の前後の2カ所で骨折する〔マルゲーニュ（Malgaigne）骨折（高所からの転落で，

② 外 因 死　　**151**

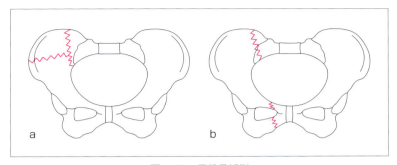

図 4-91　骨盤骨折例
a：腸骨翼骨折，b：マルゲーニュ骨折

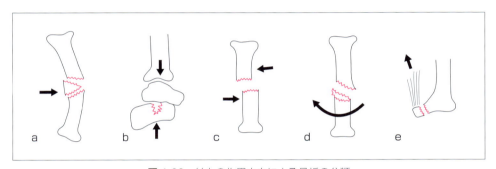

図 4-92　外力の作用方向による骨折の分類
a：屈曲骨折，b：圧迫骨折，c：剪断骨折，d：捻転骨折，e：裂離骨折

一側の下肢が突き上げられるような場合，**図 4-91b**）などがある〕．
　四肢骨の骨折には，次のような分類がある（本章「頭部損傷」の項参照）．
① 原因別分類
　　a）外傷性骨折：直接外力の加わった部位に骨折が生じる場合と，介達外力により，作用点から離れた部位に骨折が生じる場合があり，受傷機転を考えるうえでこの識別は重要である．
　　b）病的骨折：全身性あるいは局所性の骨疾患（骨軟化症・骨髄炎・骨腫瘍など）によって，通常では骨折しない軽微な外力により生じる骨折．
　　c）疲労骨折：通常は骨折を起こさない程度の外力が繰り返し加わって生じる骨折．脛骨，腓骨，中足骨などでみられる．
② 外力の作用方向による分類（**図 4-92**）
　　a）屈曲骨折（bending fracture）：腸管骨が屈曲して生じる．バンパーによるメッセラー（Messerer）骨折はこれにあたる．

b）圧迫骨折（compression fracture）：骨が長軸方向に圧迫されて生じる．四肢骨では，高所からの墜落による踵骨骨折などがある．

c）剪断骨折（shearing fracture）：剪断力により，横骨折が生じる．

d）捻転骨折（tortion fracture）：長管骨が捻れて生じ，多くは螺旋骨折となる．

e）裂離（剥離）骨折（avulsion fracture）：筋肉の瞬間的な収縮によって筋付着部などに生じる骨折．

　骨折後の時間経過に伴い，骨折部の治癒過程が進行する．骨折部が仮骨で結合され，ある程度の運動負荷に耐えうるまでに，通常4〜12週間程度を要するとされる．Gurltによる骨折癒合に要する平均日数が有名で，それによると肋骨骨折では3週間，上腕骨骨幹部で6週間，大腿骨骨幹部で8週間などとされている．実際には全身状態や骨折局所の状態など多くの要因が影響し，骨癒合にはより長い時間を要することが多いという．法医学的事例では，すでに癒合した骨折の成傷時期の推定が必要な場合に参考となる．

　骨盤骨折は単独でも出血性ショックにより死亡する場合がある．また，四肢の骨折でも多発すると重篤な外傷性ショックに陥る場合がある．その他，骨折による脂肪塞栓症が直接死因となることもある．

　外表の損傷と骨折の性状から，身体にどのような外力が加わったか，すなわち受傷機転を考察することは，死亡状況を判断するうえで重要である．

2. 窒　　息

1）窒息の基礎

　呼吸が妨げられることにより生ずる障害を窒息（asphyxia）といい，その結果の死を窒息死という．窒息には，気道の閉塞や換気障害による外界の酸素を血液中に取り入れることが障害される外窒息と，化学物質などにより血液と末梢組織とのガス交換が障害され末梢の組織の酸素利用が妨げられる細胞の窒息である内窒息に分類される．内窒息の多くは中毒に分類されるが外窒息の原因は，その外力の作用部位により**図 4-93** のように分類される．一般に，呼吸が器械的に阻止されて惹起されるもので，このような外窒息を器械的窒息（mechanical asphyxia）という．絞頸などの頸部の器械的圧迫で死にいたる場合は，気道の閉塞は必ずしも必要ではなく，頸部血管の狭窄・閉塞による脳への酸素の供給障害が窒息の主要な因子であることが多い．窒息の死体所見としては，急死の三徴である，① **諸臓器のうっ血**，② **粘膜・漿膜下の溢血点**（**図 4-94，4-95**），③ **暗赤色流動性の血液**があげられる．

2）窒息と窒息死の機序

　図 4-96 に窒息と窒息死の機序を示すが，身体の各臓器・組織のうち，脳が酸素欠乏

② 外因死　153

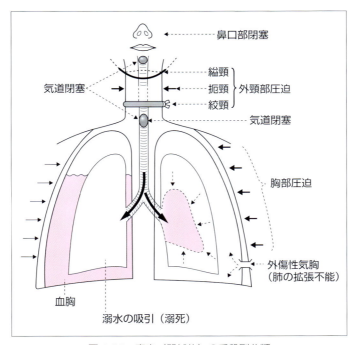

図 4-93　窒息（器械的）の手段別分類
（四方一郎，永野耐造編集．現代の法医学　第 2 版．金原出版．東京．1988．p 106）

に対して最も感受性が強く，障害を受けやすい．したがって，窒息の際には，低酸素，無酸素状態による脳の障害が最初に現れる．外窒息による個体の死は，終局的には延髄の呼吸中枢の神経細胞の酸素欠乏による麻痺と考えられる．窒息死の主体は脳の酸素欠乏であり，脳皮質の血流停止限界は約 3 分である．呼吸中枢は主として延髄にあり（一部橋にも存在），血中の二酸化炭素濃度に反応して呼吸が促進される．二酸化炭素の増加が軽度のうちは中枢神経に興奮性に作用して換気量は増加するが，高濃度になると麻痺的に作用して痙攣が起こり，換気量は急速に減少する．

　動脈血中の酸素分圧減少に対しては末梢性化学受容器である頸動脈小体（carotid body）が血中酸素の減少と二酸化炭素の増加を感受して呼吸運動を促進する．頸動脈小体は総頸動脈が内・外頸動脈に分岐する部位に左右 1 個ずつあり，舌咽・迷走神経や交感神経が分布している．この頸動脈小体は，血中の酸素濃度の減少によって刺激されると，延髄の心臓血管中枢に対する抑制効果が減少し，アドレナリン作動性の交感神経刺激が増加し，心臓への直接作用および末梢血管収縮作用により血圧を上昇させる．窒息の際には，過度の交感神経作用により毛細血管は破綻して溢血点を生じ，また，肺・肝・

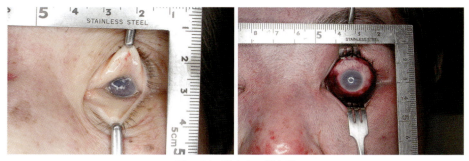

図 4-94 溢血点・溢血斑

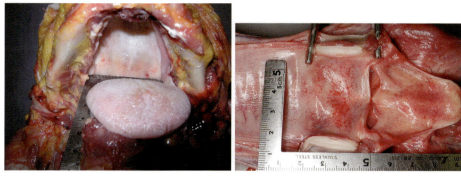

図 4-95 軟口蓋（左）・喉頭粘膜（右）に認められた溢血点

腎などの諸臓器にはうっ血をきたす．脾臓はアドレナリンの作用により収縮し，赤血球を放出し貧血性になる．

　二酸化炭素の排泄障害を伴わない場合（高所に登ったとき，低圧室など）は，吸入ガスの酸素濃度に比例して動脈血酸素濃度は低下する．動脈血酸素濃度の減少は末梢の化学受容器（頸動脈体など）に作用して換気量を増加させる．低酸素ガス吸入による換気量の増加は二酸化炭素の排泄を促進し，そのため動脈血二酸化炭素濃度は著しく減少し，呼吸性アルカローシスとなり，動脈血のpHは高くなる．しかし次第に酸素欠乏が増強し，二酸化炭素の排泄も減少し，最終的には二酸化炭素の排泄障害を伴う場合と同様の経過をたどって死亡する．

（1）窒息の経過と症状

　図 4-97 に窒息の経過と症状を示す．

［第Ⅰ期（前駆期，無症状期）30〜60秒］

　肺胞への空気の流出入が止められても（意図的に呼吸運動を止めても），まったく無

② 外因死

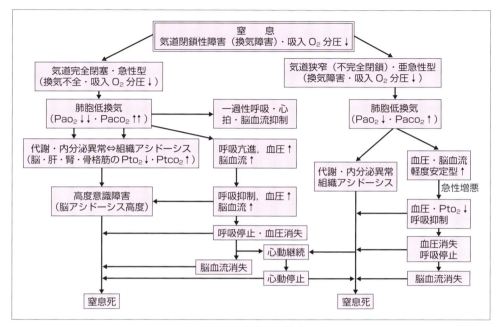

図 4-96　窒息死の機序
(澤口彰子他．臨床のための法医学 第 6 版．朝倉書店．東京．2010．p 92)

症状に経過する時期があり，この時期を前駆期という．その長さは普通 20〜30 秒であるが，人によっては 1 分くらいの人もあり，訓練により延長される．この無症状期の原因は，空気の流入阻止直前に肺内に吸入されていた空気と全身血液中に存在していた酸素が予備として利用できることと，酸素欠乏に対して最も脆弱であり，かつ，症状発現の主因となる脳神経細胞にもある程度の抵抗力があるためとされている．

[第 II 期（呼吸困難期および痙攣期）60〜90 秒]

　最初は，吸気性呼吸困難がみられ，呼吸は深さを増そうとする努力性呼吸運動を行い，呼吸の回数を減じて吸気筋の収縮が強く行われる．これは意識的努力のほかに，主として二酸化炭素の蓄積による呼吸中枢の刺激症状として起こるものである．顔面はチアノーゼを呈し，眼球が突出して苦悶状となる．しかしこの期の終わりには，大脳は酸素欠乏のために麻痺して意識は消失し，苦痛は感じなくなる．その後，呼気筋も強く収縮する．呼吸筋の収縮はますます強くなり，痙攣性となる．同時に PaCO2 の上昇により脳および脊髄の運動神経細胞を刺激されるため，全身の骨格筋の痙攣も現れ，始めは間代性であるが後に強直性となる．交感神経が刺激され，全身の血管を収縮して血圧が上昇し，副交感神経も刺激され徐脈，瞳孔縮瞳，流涎などを生じ，失禁がみられる．

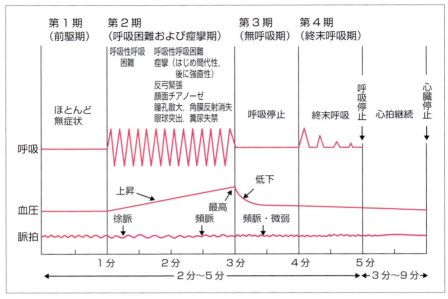

図 4-97 窒息の経過と症状
（石津日出雄. 高津光洋編集. 標準法医学・医事法 第6版. 医学書院. 東京. 2006. p185）

［第Ⅲ期（無呼吸期）60〜120秒］
酸素欠乏によって組織・器官の機能が消失する．全身の痙攣は消失し，筋は緊張を失って弛緩する．呼吸は浅く緩徐となり，ついに一時停止する．

［第Ⅳ期（終末呼吸期）約60秒］
呼吸は口を大きく開き鼻翼を拡げ，下顎を突き出し喘ぐように呼吸する．発作性の深い吸気とただちにこれに続く呼気の後に長い停止がある．見かけ上は深い呼吸運動にみえるが実際の呼吸量はわずかである．この呼吸運動を数回ないし10回くらいあるいはそれ以上繰り返す．呼吸運動は次第に小さくなり，間隔も延びてついに完全に停止する．心拍動は呼吸停止後数分ないし10分ぐらい続いた後に停止する．

(2) 遷延性窒息

窒息症状が始まって死亡するまでの経過時間は，通常は3〜5分程度であるが，気道の閉鎖が完全でなく少量の空気が呼吸された場合，あるいは気道閉鎖が短時間ですぐに解放されて再び呼吸が開始されたときには，窒息死までの経過が長くなり，ときに10時間以上にも及ぶことがある．これを遷延性窒息という．

3）鼻口閉鎖による窒息死

外鼻孔と口の両方を同時に閉鎖することにより惹起される窒息死（smothering）で

② 外 因 死   157

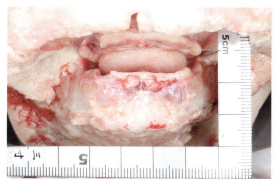

図 4-98　4 カ月女児
下顎骨に骨膜下出血を認める.

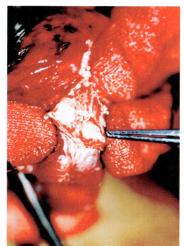

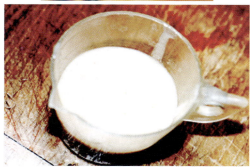

図 4-99　吸引性窒息

ある．手掌・タオル・布団等による鼻口の圧迫，あるいは顔面を枕・布団に押さえつけるなどの行為により惹起さ，ほとんどすべてが他殺か過失であり，まれに自殺のことがある．他殺の被害者の多くは弱者であり，特に新生児のことが多い．

鼻口閉鎖に用いられる物体は幅広い軟鈍体であるから，作用部位には明らかな損傷を残さないことが多く，軽微な表皮剥脱・皮下出血にとどまることが多い．新生児・乳児では産毛がなぎ倒されたようになっていることもある．鼻口の圧迫の痕跡として上顎・下顎部の骨膜下に軽微な出血を認めることがあるので，上顎・下顎部の詳細な観察が必要となる（図4-98）．

さらに，鼻口部を圧迫する際に床に後頭部・背部が押し付けられ軟部組織内に出血が生じることもあり，児の運動能力を勘案したうえで他為を疑う根拠の1つとなりうるので後頭部・背部の皮下の詳細な観察も必要となる．

4）気道内閉塞による窒息死

異物により咽頭，喉頭，気道を閉塞されて惹起される窒息死（choking）である．具体的には口腔内に押し込められたハンカチ・タオル・ティッシュペーパー，あるいは口を押さえた際に外れた義歯等による咽頭内腔の閉鎖，嚥下しきらない餅・芋・肉塊等の食物による咽頭から喉頭にかけての閉鎖，飴玉・豆・玩具等のやや小さい物品の誤嚥による気管の閉鎖等により惹起される．乳幼児・高齢者・球麻痺（bulbar palsy）等の下位脳神経障害により咽頭反射が未成熟・減弱・消失している者に生じやすい．また，乳児における吐乳の誤嚥，頭蓋底からの出血，鼻出血，頸部の刺切創からの出血の気道内への吸引による気道内閉塞（吸引性窒息，aspiration asphyxia）（図4-99）もこのタイプに含まれる．

診断には気道を閉塞した異物を実際に閉塞した部位に存在するままの状態で発見する必要があるため，解剖時には舌・咽頭・食道・喉頭・気管・肺を一塊として剖出する．異物が取り去られていて存在しない場合でも異物挿入によって惹起された粘膜の剥離・出血等の異状が認められることがある．胃内容が嘔吐あるいは逆流して，それが気管内に吸引されている場合にはただちに吐物誤嚥による窒息死と判断するのではなく，意識レベルの低下をきたす原疾患や薬毒物摂取の可能性，あるいは死戦期のエピソードの可能性を考慮する必要がある．

5）縊　　死

頸部に索状物（ligature）をかけ，その端を他の物体に固定し，体を懸垂し，自己の体重によってその索状物を締めて頸部を圧迫（縊頸）して惹起される死を縊死（hanging）という．頸部に巻いた索状物について，一度結んだ後に懸垂したものを結節係蹄（閉鎖係蹄 closed loop），結んでいないものを開放係蹄（open loop）という．結節係蹄では，索状物は頸部をほぼ一周し，開放係蹄では一部分（ほぼ半周）だけ頸にかかる．索状物

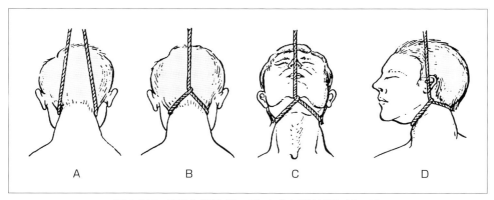

図 4-100 定型的縊死（A, B）と非定型的縊死（C, D）
（錫谷 徹. 法医診断学 第 2 版. 南江堂. 東京. 1985. p 253）

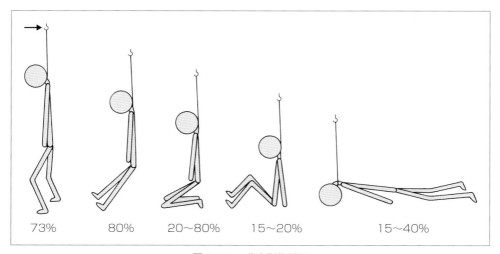

図 4-101 非定型的縊死
数字はおよそ体重の何％が頸部にかかるかを示している．矢印は条状物の懸垂（支）点（Ponsold）．
（Ponsold A. Lehrbuch der Gerichtlichen Medizin. 3 Aufl. S. Georg Thieme Verlag. Stuttgart, 1967. p 332）
（高取健彦監修．NEW エッセンシャル法医学 第 5 版，医歯薬出版．東京．2012．p 160）

が頸部を一周あるいは数回巻かれて開放あるいは結節される場合もある．

(1) 分 類（図 4-100）

A. 定型的縊死（typical hanging）

　索状物が左右対称的な開放係蹄と，結節が後頸部のほぼ正中線上にある結節係蹄で，足は地上を離れ，全体重が縊頸に利用される．すなわち，左右均等に頸部に全体重がかかる場合をいう．

160　第4章　死　因

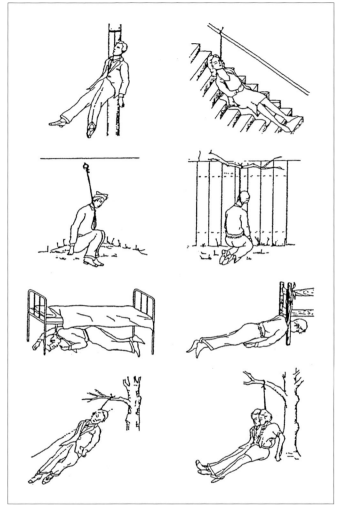

図 4-102　特異な縊死体位（Reuter）
（錫谷　徹．法医診断学　第2版．南江堂．東京．1985. p 254）

B. 非定型的縊死（atypical hanging）

定型的縊死でないものすべてをいう．具体的には索状物のかかり方が左右対称的でないとか，足が地についているとか，体重の一部しか縊頚に利用されていない場合（**図 4-101，4-102**）である．

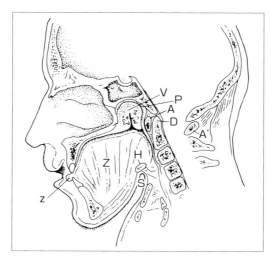

図 4-103 定型的縊頸の際の気道の閉鎖
気道は口腔・咽頭鼻部・咽頭口部で閉鎖される.
V：軟口蓋, P：咽頭鼻部の壁, Z：舌, z：舌尖（歯列の間に挟まっている）, H：舌骨, S：索溝, A・A'：環椎の前弓・後弓, D：軸椎歯突起
(Ecker. Die Stellung des weichen Gaumens beim Tode durch Erhängen. Virchows Arch [A] (Archiv für pathologische Anatomie und Physiologie und für klinische Medizin) 1870 ; 49 : 290-291)

(2) 縊死の機序

A. 気道の閉鎖

定型的縊死の場合は，索状物の圧迫により舌根部が後上方に挙上されることにより中咽頭を閉鎖し，さらに後上方に挙上された舌根部により軟口蓋が挙上されて上咽頭を閉塞するために，気道が完全閉鎖する（**図 4-103**）．気道の閉鎖には 15 kg の重量を要するとされている．非定型的縊死の場合は，それより下方の気道が閉鎖されることがある．

B. 頸部血管の閉塞

縊頸の頸部圧迫力は非常に強いので，頸静脈のみならず頸動脈，椎骨動脈のすべてまたは一部が閉塞されて，頭蓋内への血行は瞬時に完全に途絶する．頸部の各動静脈の閉塞に必要な重量は，定型的縊頸では総頸動脈 3.5〜7 kg，内頸静脈 2 kg，椎骨動脈 13〜16.6 kg とされている．（寺沢浩一, 呉 博韜, 髙取健彦：縊頸時の動脈・気道の閉鎖に関する文献的考察．日法医誌，45：311-317，1991）

C. 頸部神経の圧迫・牽引

頸動脈洞，迷走神経に対して強い圧迫・牽引が働きその刺激によって反射的に心停止をきたすこともありうる．

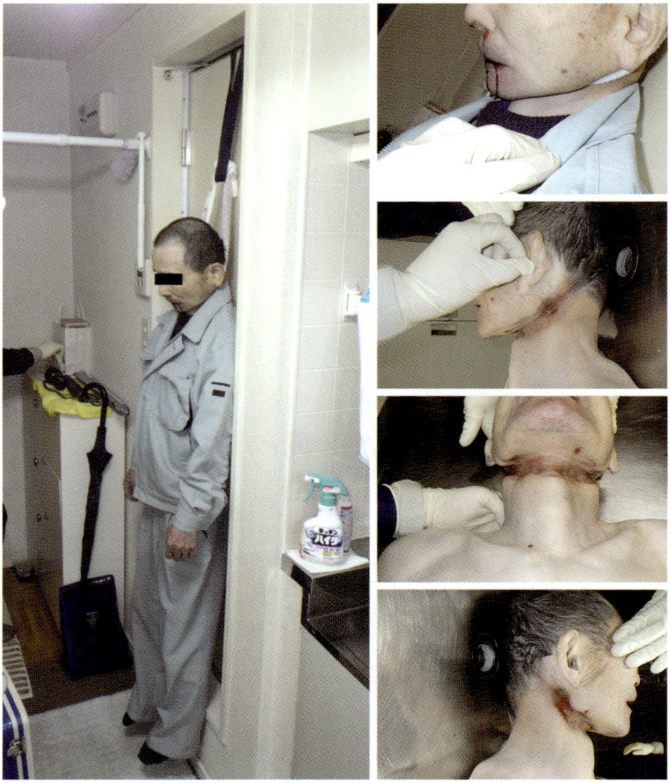

162 第4章 死　　因

図 4-104　定型的縊死と定型的縊死の縊溝

（3）外表所見

A．索　溝

　頸部を圧迫した索状物が頸部の外表に残した痕跡（損傷）を索痕（ligature mark）といい，索状物による皮膚の擦過・圧迫等によって生じた線状あるいは帯状の表皮剥脱・皮内出血等の所見を呈することが多い．また，索痕が溝状に陥凹したものを索溝（groove）と呼ぶ．縊死の場合の索溝を特に縊溝ということもある．索状物の性状にもよるが，索溝は圧迫時間が長い程著明になり，また死後の乾燥によっても著明となる．

　定型的縊死の場合は索溝の走行は頸部の左右側において対称的である．前正中線上の最低位で甲状軟骨と舌骨の中間をほぼ水平に通り，側頸部に向かって斜上方に進み，下顎角の直下を過ぎ，それより急傾斜して後上方に向かい耳介後部を経て後頸部で消失する．よって，定型的縊死では前頸部で最も深い索溝を認める（図4-104）．非定型的縊死では索状物のかかり方によってさまざまな走行の索溝が生ずるが，結節のある側およ

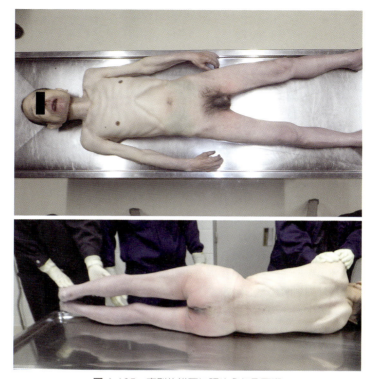

図 4-105　定型的縊死に認められる死斑

び開放部で最高位,対側で最低位の走行を示しこの部位で索溝は最も深くなる.また,索状物が二重,三重に巻かれているときには索状物に挟まれた索溝の間に出血や水疱を伴う.

B. 顔　面

　定型的縊死では頭部・顔面は蒼白であるが,非定型的縊死では索状物の締まり方が弱い場合には,椎骨動脈が開放されているために頭部・顔面にうっ血,溢血点が認められる.定型的縊死で,索状物が強く締まっているのに顔面がうっ血状で粘膜に溢血点があれば,絞扼殺の後に死体を縊頸させた可能性を疑う必要がある.また,索状物の圧迫で舌根部が挙上するためによる舌の挺出や鼻孔・口唇周囲の鼻汁・唾液の付着等が見られる.

C. 表皮剥脱・皮下出血

　高い位置の支点に索状物をかけてずり落ちるとき,あるいは窒息の症状としての全身痙攣の際に身体の外側の突出部が周囲の物体に衝突して表皮剥脱あるいは皮下出血が生じることがある.これらの損傷と周囲の物体の位置・性状が合理的に説明可能であるか

を検討しなければならない．縊頸に限らず，損傷全般に当てはまることであるが，腋窩周囲・大腿内側など周囲の物体に衝突しにくい部位の損傷は他者の関与を疑う必要がある．

D．死　斑

死体が懸垂していることが多いので，上肢遠位側・下半身に死斑が顕著に発現し（図4-105），就下した多量の血液のために毛細血管が破綻し死斑内に皮内出血点が生じていることがある．

E．排泄物

窒息の症状として，あるいは死体現象として，大小便の排泄，精液の漏出が認められる．

（4）内部所見

A．索溝直下の筋肉の挫滅・出血

B．索溝よりも上方，舌根部下面までの間の組織内出血

C．舌骨大角・甲状軟骨上角の骨折

D．頸動脈内膜の裂傷がまれに見られる

E．長い索状物を頸部に纏絡させて高所より飛び降りたときは，頸椎脱臼，頸髄離断，まれには頸部離断等の激しい損傷が生じることもある．

F．頸部においては上記のA〜Eの所見のうち，いくつかが認められる．一般的所見としては急死の三徴が認められる．気道が完全に閉塞しない非定型的縊死の場合は肺うっ血水腫，気道内細小泡沫を認めることがある．

（5）自他為事故の別

縊死はほとんどが自殺であるが，他為によるものや他殺後に縊頸を偽装することもあるので，検案時に自殺であると即断してはならない．

A．索　溝

索溝の走行が縊死と考えても矛盾がないか否か，絞頸による索溝（一般的に頸部を水平方向に走行することが多い），扼頸による扼痕〔前頸部を中心とする変色斑や爪痕（三日月状の表皮剥脱）〕の有無を注意深く観察する．一般に縊頸による索溝は絞頸による索溝に比して深く著明であることが多い．また，定型的縊頸であるのに顔面がうっ血し，溢血点が著明であるときは絞・扼頸を疑う．索溝が複数条存在するときは，縊頸の経過中に索状物がずれたことにより生じたものかどうかを慎重に判断する．

B．外表の損傷

逡巡創とは考えられない他為による損傷の有無，死体を引きずったりした痕跡（生活反応を伴わない表皮剥脱等）の有無を観察する．

C．死斑の位置

死体を懸垂した場合でも死後間もない時期であれば，死斑は死体の下垂部分に強く発現するため縊死と同様の所見を示すが，死後時間が経過して死斑が固定してから死体を懸垂した場合には，死斑の位置は縊死のものとは矛盾してくる．

② 外 因 死　　**165**

D. 生前の行動能力

　生前の運動能力と死体の発見場所との間に矛盾がないかどうかを慎重に検討する．死体の身元が不詳であっても，四肢の筋萎縮・褥創の有無等から生前の運動能力の推測は可能である．また，薬物の服用の有無を検査するためにキットを用いた薬物スクリーニング検査や心臓血・尿などの試料の採取も必要となる．少しでも疑問な点があれば，解剖を行う必要がある．

6）絞　　　死

　頸部に索状物を纏絡し，自己の体重以外の力で締め圧迫することを絞頸（ligature strangulation）といい，絞頸により死亡することを絞死という．絞死には自殺による自絞死と他殺による他絞死があり，多くは他絞死である．

（1）絞死の機序

A. 気道の閉塞

　喉頭は後方に圧迫されるが，多くは完全には閉塞されない．

B. 頸部血管の閉塞

　通常は，内頸静脈は圧迫により完全に閉塞されるが，総頸動脈は完全に閉塞されないことが多く，椎骨動脈は閉塞されない．したがって，頭部には不完全ながら血液の供給はなされるが，頸静脈が閉塞するため，右心房への血液の還流が阻止され，頭部・顔面に著明なうっ血が生じる．

C. 頸部神経の圧迫・牽引

　頸動脈洞，迷走神経の圧迫によって反射的に心停止をきたすことがある．

（2）外表所見

A. 索　溝（図4-106）

　索溝は頸部の中央部，多くは甲状軟骨の高さをほぼ水平に1周以上走り，縊溝より低い部分を通る．後方から被害者の頸部に索状物をかけ，後上方に引き上げたような場合には，索溝は後上方に斜めに走行し，縊溝様に見える場合もある．絞頸では縊頸に比べて一般に圧迫力が弱く，圧迫時間が短いことが多いために，索痕は縊頸ほど明瞭でないことが多い．索溝の深さは索状物が硬く細いほど深く，軟らかく幅が広いほど浅く，締めた力が強いほど深い．ただし，後頸部は皮膚や皮下組織が緻密なために不鮮明となり，特に着衣や頭髪を巻き込むと索痕がほとんど認められない場合もあり，注意が必要である．

　自殺では索状物の走行に符合した絞痕以外の損傷は，一般的に認められないが，他殺の場合には，被害者が索状物を除去しようとするために索状物上縁に自らの爪で形成した表皮剥脱（吉川線，図4-107）や加害者が索状物を締める前に索状物の交叉部あるいは結節部に近接してできる爪による表皮剥脱が認められることがある．

　被害者が抵抗の過程で頸部を屈曲させるなどした結果，索状物が頸部の生理的皺壁を

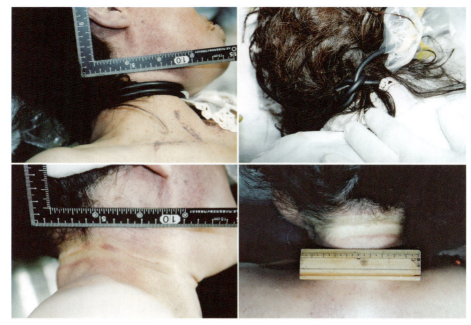

図 4-106　マイクコードによる索溝

またいで纏絡されているような場合には，頸部の位置（多くは伸展位）によっては索溝が不連続に走行しているように見えることがある．このような場合は，頸部を適切な位置（多くは屈曲位），すなわち頭部・顔面を頸部に索状物が纏絡されたときの位置に置くことによって索溝の走行が連続性を示すことがある．

　索溝の上縁に皮内出血，あるいは軽微な皮下出血を伴うことが多い．索溝表面にも皮内出血点群が索状物表面（図 4-108）や巻き込まれた衣服の模様が印像されていることもある．索状物が 2 周以上巻かれた場合には，索溝の間の皮膚は隆起し，そこに水泡や皮下出血（索条間出血，Zwischenkamm）が見られることがある．また，側頸部で索状物が交叉あるいは結節が形成されている場合には，同側の下顎角部付近や側頸部に索状物を締める際に形成された，手指の圧迫による皮下出血を認めることがある．

　B．顔面の著明なうっ血・溢血点（図 4-109）

　前述したように，絞頸では索溝より上方の頸部ならびに頭部・顔面は著しくうっ血し，やや浮腫状となり紫赤色を呈する．索溝から上部の頸部，顔面には微細な溢血点が多数存在し，特に眼瞼に著しい．眼瞼・眼球結膜にも溢血点が多数発生する．溢血点は円蓋部結膜に多いため，上眼瞼結膜はピンセットで 2 回翻転して円蓋部結膜を十分露出させて観察することが重要である．

② 外 因 死

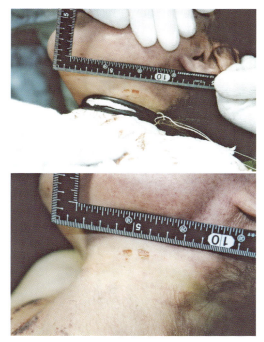

図4-107　吉川線

(3) 内部所見
A. 索溝直下の軟部組織内に出血があることが多い.
B. 甲状軟骨・輪状軟骨の骨折
　舌骨大角・甲状軟骨上角の骨折も認められるが, 縊頸の場合とは異なり, 甲状軟骨の軟骨板 (図4-110) あるいは輪状軟骨が骨折することもある.
C. 組織内出血
　索溝より上方の舌根部までの軟部組織内に著明な出血を認める (図4-111).
D. その他
　急死の三徴, 肺のうっ血水腫, 気道内細小泡沫, 頭皮下および側頭筋内にも多数の溢血点を認めることが多い.
(4) 自他為の別
　絞頸による死亡例の大部分は他殺であり, この場合は絞殺という. 自為の場合は, 索状物の纏絡回数はむしろ多く, 頭髪や衣服の襟が巻き込まれていないことが普通である. 他為の場合は索状物が不規則に重なり, 交叉したりしている. 自為の場合は死亡するまで頸部に巻かれた索状物は緩まない状態になっているのが原則であり, また, 死亡までの間に索状物をはずすことはできないので, 索状物が緩んだ状態で頸部に巻かれていた

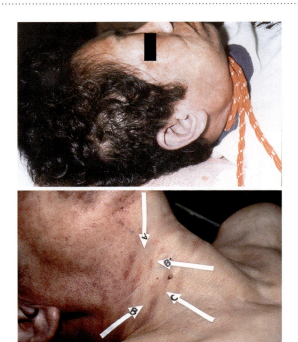

図 4-108　頸部に纏絡された炬燵(こたつ)の電気コードの形状

り，外されていた場合には，他為の可能性を考える．ただし死体の発見者が索状物を外すこともあるので注意を要する．

　自為の場合は，意識消失の後に索状物が緩まないように結紮したり，索状物に棒切れなどを差し込んでこれをねじって締めたり，ベルトのバックルのようなものを使用したり，ゴムの弾力を使用したりする．また，自為の場合は最初の結節だけが強く，2回目からは弱いのが普通で，結節は自分で結びやすい部位にある．結節のない場合では，頸部に纏絡した索状物を交叉させ，一端を索状物の下をくぐらせて強く締めると手を離しても緩まないので自殺は可能である．他為の場合は結節が強く作られており，死亡するまで加害者が手で締めていることが多い．

(5) 診断・検査の留意点

A．索状物の取り外し方（図 4-112）

　縊死，絞死の場合には，索状物は位置・走行・幅・交錯状況・結節・頭髪・襟との関係などを詳しく観察・記述・写真撮影するまでは安易に取り外してはならない．索状物が数回纏絡されている場合には，各条の位置関係や交錯状況が変わらないように糸で確

② 外 因 死

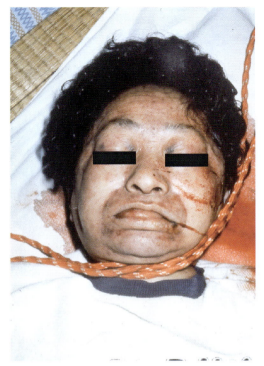

図 4-109　絞頸による顔面の著明なうっ血・溢血点

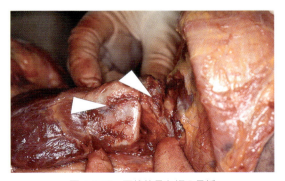

図 4-110　甲状軟骨左板の骨折

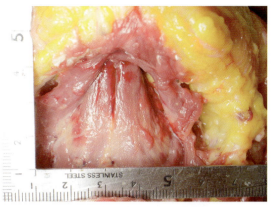

図 4-111 絞殺事例の舌骨上筋肉内出血

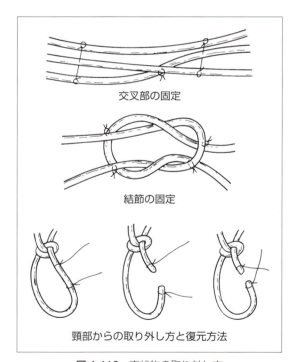

図 4-112 索状物の取り外し方
（錫谷　徹．法医診断学　第 2 版．南江堂．東京．1985．p 271）

② 外 因 死　　**171**

実に固定する．結節の結び方は非常に種類が多く，職業的にも個人的にも特徴があるので保存には十分注意する．索状物と頸部の位置関係を示すために，前・後正中線，左右下顎角，その他の必要な部位に荷札などを結びつけ，各条の走行の最も単純な部位を選んで切断し，おのおのの端を糸で結び合わせ係蹄を復元する．

B．頸部の検査

　索溝部の頸部周囲の長さを計測し，索溝部に付着している微細な線維などは透明粘着テープを当てて採取しておき，索状物特定の参考とする．索溝の走行は死体から少し離れた位置から頸部の全体像を観察すると比較的よくわかる．また，強い光で頸部を照らすと弱い変色部位を見落とすことがある．

7）扼　　死

　頸部を手であるいは腕で圧迫して（扼頸）惹起される死を，扼死（manual strangulation, throttling）という．一般に扼死は，加害者と被害者の間にかなりの体力差がないと困難で，被害者の多くは弱者であり，すべて他為である．したがって通常扼殺という．頸部への力の加え方は，多くの場合，加害者が被害者の前方から片手あるいは両手で圧迫する．ときに，片手を後頸部に回して頸部を前後から両手でつかむこともあり，被害者を押し倒して床面・地面に向かって頸部を押さえつけて圧迫することもある．このような場合は，背部の皮下に出血を伴っていることがあり，特に嬰児殺の場合は肩甲部付近，隆椎付近に変色斑を伴っていることがあるので，背面を注意深く観察することも重要である．

　新生児・乳幼児では，成人の手は頸囲を一周して握り，頸部を圧迫することもできる．被害者の背後から腕を回して，肘関節を屈曲し，前腕を被害者の前頸部に当てて圧迫すること（mugging）もある．

（1）扼死の機序

A．気道の閉塞

喉頭や舌骨は後上方に圧迫され，気道が完全に閉塞されることもある．

B．頸部血管の閉塞

手の力で圧迫するため，頸部血管の圧迫は絞頸よりさらに不完全である．静脈は閉塞されても動脈は閉塞されないため，頭部・顔面のうっ血は著明に現れる．

C．頸部神経の圧迫・牽引

頸動脈洞，迷走神経の圧迫によって反射的に心停止をきたすことがある．

（2）外表所見

A．扼　痕 throttling mark（**図 4-113**，**4-114**）

加害者の手の指頭で強圧されて生じた指頭大，あるいはそれ以下の皮下出血が青紫色ないし紫赤色として認められる．あるいは，加害者の手指の爪による表皮剥脱（爪痕）が形成され，典型的なものは三日月状（弧状）の表皮剥脱であるが，多くの場合，被害

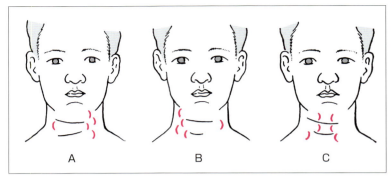

図 4-113 扼痕の位置の基本形
A：右手で前から，B：左手で前から，C：両手で後ろから
（錫谷　徹．法医診断学　第2版．南江堂．東京．1985. p 273）

者加害者がともに動くため，不整形の複雑な表皮剥脱となる．

　皮下出血と表皮剥脱の存在部位と数は扼頸方法によって異なる．たとえば被害者の前方から右手で前頸部を圧迫したときには，右側頸部に拇指でできた変色斑か表皮剥脱が一個，左側頸部に他の4指によるものが4個できる．左手の場合はこの逆になる．しかしながら，このように5指すべての痕跡が残るような典型的な扼痕はむしろまれである．

　新生児・乳幼児では，成人の手は頸囲を一周することもあり，扼痕が後頸部にできることもある．このような場合，第1指間部で前頸部を圧迫することによって惹起される比較的大きい辺縁不整の表皮剥脱を認めることがある．

　側頸部を圧迫された場合には，迷走神経・頸動脈洞の圧迫により反射性の心停止をきたすことがあり，顔面のうっ血や溢血点の出現が乏しいことがある．このような場合は，頸部の外表所見を詳細に観察する必要があり，微小な皮内出血点であっても外力が作用した痕跡である可能性があるので記録に留め，皮下所見を詳細に観察する必要がある（**図4-115**）．

　B．顔面の著明なうっ血・溢血点

　扼死の場合も絞死と同じ所見を呈する．顔面は著しくうっ血し，やや浮腫状となり紫赤色を呈する．顔面（特に眼瞼部）には微細な溢血点が生じ，眼瞼・眼球結膜にも溢血点が著明に認められる．

　(3) 内 部 所 見

A．扼痕直下の皮内，皮下，筋肉内に出血が認められ，扼痕より上方の軟部組織内に出血を認める．
B．舌骨・甲状軟骨の骨折
C．内外頸動脈分岐部周辺の組織内出血

② 外因死　173

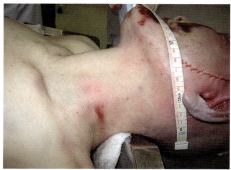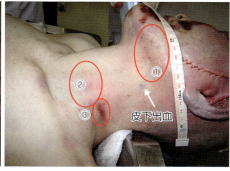

図 4-114　扼　痕

　左下顎縁下縁に沿って蚤刺大から麻実大の皮内出血点群が十数個集簇している（①）．左側頸部ほぼ中央部には辺縁不著明な，内に蚤刺大の皮内出血点群が十数個集簇する拇指頭面大の淡赤褐色変色斑が存在し（②），その直後方には左右やや上よりに向かう長さ約 2.5 糎，幅最大で 0.6 糎の赤褐色帯状表皮剥脱が認められる（③）．さらに左下顎角の下方 3.1 糎，それより左方に 0.5 糎の処には 1 個の濃赤色半米粒大変色斑（皮下出血）が存在している．このように扼殺の場合には，直接指により圧迫されたと考えられる帯状表皮剥脱（③）の他に，頸部を指および手掌面等で圧迫された場合の圧迫の痕跡である赤褐色変色斑，皮内出血点群，皮下出血が存在する．

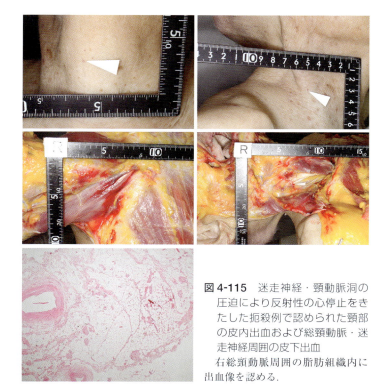

図 4-115　迷走神経・頸動脈洞の圧迫により反射性の心停止をきたした扼殺例で認められた頸部の皮内出血および総頸動脈・迷走神経周囲の皮下出血
　右総頸動脈周囲の脂肪組織内に出血像を認める．

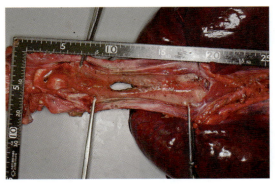

図 4-116 扼頸に認められた気道内細小泡沫
殺害後に焼却されている.

扼頸によりこの部位に外力が作用したことを示す所見であり，頸動脈洞圧迫，あるいは併走する迷走神経圧迫の死因への関与を考察するうえで重要である．特に，肺のうっ血水腫が軽度で窒息の所見に乏しい場合には頸部神経圧迫刺激による反射性心停止の可能性を考慮する．

(4) その他
急死の三徴，肺のうっ血水腫，気道内細小泡沫（**図 4-116**）．

8) 溺　　死

体外から気道を通じて浸入した液体によって，肺胞および気管支末端の内腔が閉塞されて惹起される死を溺死（drowning）という．液体はほとんどの場合，水である．溺水には，気管支末端と肺胞をふさぐのに十分な液体があればよく，必ずしも全身が水中に溺没する必要はない．成人でも泥酔者，てんかん患者の発作時，意識レベルの低下をきたす病態や薬毒物の曝露等では，顔面を浸すだけの水量の水溜りで溺死することもあるが，これらの場合には，原死因には意識レベルの低下をきたした原因，あるいは原因疾患を選択するべきである．

(1) 溺死の機序
溺水の機序は，気道閉塞による窒息と同様の機序であり，基本的には窒息の一般的経過によって死に至る．淡水で溺れた場合には，肺胞内に浸入した淡水が循環系に大量に入り込んで血液の希釈が起き，Na^+，Cl^-，Ca^{2+} などのイオンが減少する．一方，K^+ は溶血が起こるために減少しないか，あるいは増加する．その結果，低ナトリウム血症（hyponatremia）による Na^+ と K^+ のアンバランスが生じ，心室細動が起き死亡する．海水で溺れた場合には，海水が肺胞内に浸入すると循環血液中から血漿蛋白および水分が肺胞内に滲出し，Na^+，Cl^-，Mg^{2+} などのイオンが海水中から血液中に入る．したがっ

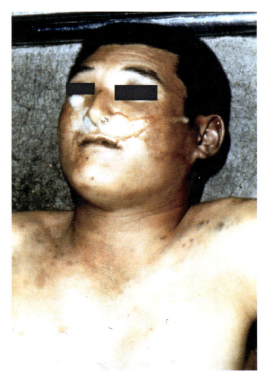

図 4-117 茸状泡沫
(髙取健彦先生提供)

て,循環血液量は減少し (hypovolemia),血液濃縮 (hemoconcentration),血漿蛋白の低下 (hypoproteinemia),高ナトリウム血症 (hypernatremia) などが生じ,肺水腫が増強して死に至る.また,体表や気道粘膜の知覚神経が冷水に刺激されて反射的に心臓が停止することがある.アルコール摂取時は皮膚の血管が拡張することによって,入水時にショックを起こす機会が増すことになる.

水泳中に意識的に過呼吸することにより血中 PaO_2 が上昇し $PaCO_2$ が低下する.その結果,$PaCO_2$ 上昇による呼吸切迫感が生じる前に PaO_2 が低下してしまい意識レベルが低下し,結果として溺死するとされている.

(2) 外 表 所 見

A. 外鼻孔・口からの微細な泡沫の漏出

溺死の経過中に,気道内に浸入した水と空気,粘液が呼吸運動によって混和され,消えにくい泡沫を形成する.外鼻孔,口から微細泡沫を漏出する.泡沫の大きさは細かく,外鼻孔や口から茸状に漏出していることもある.これを茸状泡沫 (foam in mushroomshape, Schaumpilz, **図 4-117**) という.死後 1〜2 日以内の比較的新しい死体に認

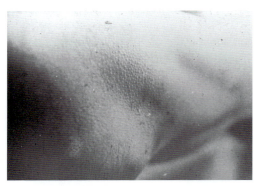

図 4-118 死体の鵞皮
交通事故で死亡した死体．死体の鵞皮は水中死体だけに見られるものではない．
（錫谷　徹．法医診断学　第 2 版．南江堂．東京．1985．p 52）

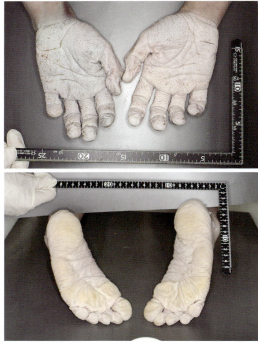

図 4-119 水中死体手掌面（上）と足底部（下）の漂母皮

② 外 因 死

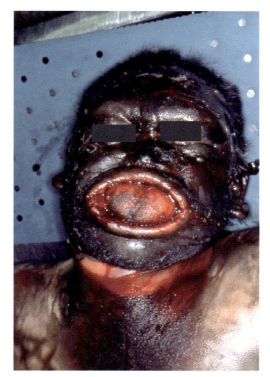

図 4-120 巨人様観
（髙取健彦先生提供）

められ，水中から揚収された死体の鼻口に微小泡沫が認められたときには，溺死の推定診断はかなり確実なものとなる

　B．死体温

　水中から揚収された死体は，地上の死体より冷たく感じる．

　C．死　斑

　水中では死体は浮遊・回転して一定の体位をとらないことが多く，死斑の発現が不著明であることが多い．また，冷水中にあった死体の死斑は淡紅色・鮮紅色を呈していることがある．

　D．鵞　皮（goose skin，図 4-118）

　いわゆる鳥肌が立った状態で，寒冷に対する立毛筋の生活反応がそのまま死体硬直に移行して鵞皮として認められるといわれるが，立毛筋の死体硬直によっても発現しうるので，法医診断学上，生活反応として利用できるほどの確実性はない．

　E．手に水辺の雑草や水中・水底の水草などを握っていることがある．

178　第4章　死　　因

F．漂母皮（washer woman's hand，図4-119）

長時間死体が水中にあると，皮膚，特に厚い角化層が膨化して，白い皺襞が生じる．手足（主に手掌・足底）に著明に認められ，水中浸漬後2〜4時間で始まり，手掌足底全体に発現するのは1〜2日後である．およそ1週間で，表皮が真皮から剥離し，手袋・靴下のように爪とともに表皮が大きく剥脱する（蟬脱）．

G．巨人様観（gigantic swelling of body，図4-120）

水温があまり低くない限り水中死体にも腐敗ガスが発生し，腐敗ガスが皮下に大量に発生すると全身は膨大して巨人様観を呈する．

H．地上に引き揚げた後の腐敗

気温が高い季節では，水中死体を地上に引き揚げると非常にすみやかに腐敗が進行する．これは低い水温で腐敗の進行が抑制され自家融解が進行していた死体が腐敗の適温にさらされるためと考えられている．腐敗の進行には部位によって差がみられることがある．

I．損　　傷

自為・他為・事故により入水前に受傷した損傷の場合は，死体内部では生活反応が著明に認められることが多いが，哆開創では創洞内の凝血の膠着は水に浸食されて消失していることが多い．

高所からの入水に際して頭部が水底に衝突したり，入水後死亡までに岸や水中の物体に衝突して各種の鈍器損傷が発生する．これらのうち死戦期から死亡直後にかけて生じた損傷の生活反応は不著明である．

水中死体の漂流中に，死体が他の物体に衝突し，あるいは他の物体が死体に衝突することにより各種の損傷が生じる．これらの損傷は多くは鈍器損傷であり，ときにスクリューによって鋭器損傷と誤られやすい挫裂創（スクリュー創，図4-121）が生じることもある．さらに，水棲生物による損壊も認められる．

（3）内部所見

A．肺

溺死体の肺は特異な所見を呈し，とくに溺死肺（図4-122）と呼ばれる．溺水時には吸引された多量の溺水が肺内に分布し，それまでに存在した空気と混和され，さらに激しい呼吸運動により，肺水腫（水性肺水腫 aqueous pulmonary edema）と，肺気腫（水性肺気腫 aqueous pulmonary emphysema）が起こる．気道内に浸入した溺水により肺内の空気は末梢に追いやられるため肺気腫は肺の辺縁に多くみられる．また，肺を圧迫すると割面から細小泡沫が圧出される．

含気量と含水量の両方が増すために肺の容積は増大し，肺は肉眼的に膨隆し，肺重量が増加する．肺の辺縁は鈍縁化し，表面に肋骨が印象される．肺表面の色は淡く，臓側胸膜下に指頭大で辺縁不著明な斑状出血が散在する．これを溺死斑（Paltauf斑）といい，内圧亢進により肺胞壁が破綻し，実質内に小出血が生じることによる．

② 外 因 死

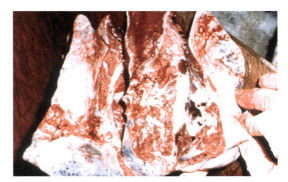

図 4-121　スクリュー創
（髙取健彦先生提供）

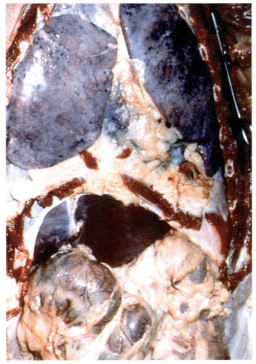

図 4-122　溺死肺
（髙取健彦先生提供）

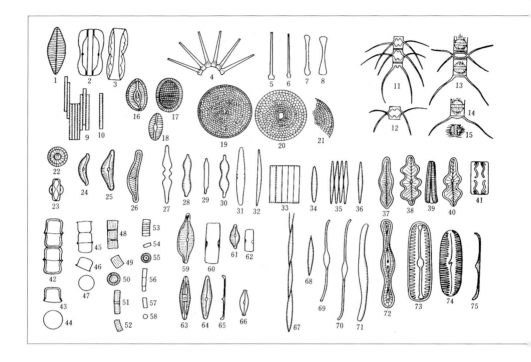

B. 気管・気管支内腔

新鮮な溺死体では，鼻口の泡沫液と同じ性状の泡沫液が気管・気管支内に多量に認められる．また，溺水中の異物が溺水とともに吸引され存在していることがある．

C. 溺水の胸膜腔への移行

溺死時に肺内に吸引された溺水は，死後1〜2日経過すると臓側胸膜を通過して胸膜腔内に移行し始め，血性の死体漏出液として貯留し，肺は縮小する．両側胸膜腔内に数百 mL もの多量の血性液が存在することは溺死にかなり特徴的なものであり，陳旧性水中死体の溺死診断に対して有力な根拠となりうる．

D. 胃および十二指腸内の溺水の存在

胃および十二指腸内に溺水が存在することがあるが，死後の水圧により浸入することもあるので注意を要する．

E. 脾臓の収縮と貧血

F. 筋肉内出血

胸部および頸部の筋肉，特に大胸筋・胸鎖乳突筋に出血が認められることがある．これは水中での急激な運動が原因と考えられているが，高所から水面に衝突した際にも発生する．

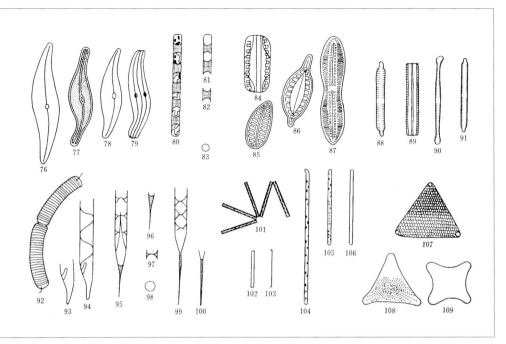

図 4-123 淡水（1〜91）ならびに海水（92〜109）中の種々の珪藻類

1：*Achnanthes*, 2, 3：*Amphiprora*, 4〜8：*Asterionella*, (5〜8：*Asterionella* 壊機法所見), 9, 10：*Bacillaria*, 11, 12：*Chaetoceros*, (12：*Chaetoceros* 壊機法所見), 13〜15：胞子を有する *Chaetoceros*, (14, 15：胞子を有する *Chaetoceros* 壊機法所見), 16〜18：*Cocconeis*, 19〜21：*Coscinodiscus*, (21：*Coscinodiscus* 壊機法所見), 22, 23：*Cyclotella*, 24, 25：*Cymbella*, 26：*Epithemia*, 27〜36：*Fragilaria*, (27〜32, 34, 36：*Fragilaria* 壊機法所見) 37〜40：*Gomphonema*, 41：*Grammatophora marina*, 42〜58：*Melosira*, [43, 46, 49, 52, 54, 57：*Melosira* 壊機法所見（側面）, 44, 47, 50, 55, 58：*Melosira* 壊機法所見（上面）], 59〜66：*Navicula*, (64〜66：*Navicula* 壊機法所見), 67, 68：*Nitzschia seriata*, (68：*Nitzschia seriata* 壊機法所見), 69, 70：*Nitzschia longissima*, 71：*Nitzschia sigma*, 72〜75：*Pinnularia*, 76〜79：*Pleurosigma*, 80〜83：*Skeletonema*, [81：*Skeletonema* 壊機法所見, 82：*Skeletonema* 壊機法所見（側面）, 83：*Skeletonema* 壊機法所見（上面）], 84〜87：*Surillera*, 88〜91：*Synedra*, 92：*Rhizosolenia stolterfothii*, 93, 94：*Rhizosolenia alata*, (94：*Rhizosolenia alata* 壊機法所見), 95, 96：*Rhizosolenia hebetata*, (96：*Rhizosolenia hebetata* 壊機法所見), 97：*Rhizosolenia* 体部壊機法所見（側面）, 98：*Rhizosolenia* 体部壊機法所見（上面）, 99, 100：*Rhizosolenia setigera*, 100〜103：*Thalassiothrix nitzschioides*, (102, 103：*Thalassiothrix nitzschioides* 壊機法所見), 104：*Thalassiothrix longissima*, 105：*Thalassiothrix Frauenfeldii*, 106：*Thalassiothrix* 壊機法所見, 107：*Triceratium favus*, 108, 109：*Triceratium americanum*, (109：*Triceratium americanum* 壊機法所見)　　（矢田昭一・羽場喬一他．基礎法医学．南江堂．東京．1980．p 58-59）

G. 錐体内出血

H. 急死の三徴

(4) 診　　断

A. 死　　因

　検案時には（2）項で述べた所見のうちで溺死に特異性の高い所見が存在していれば溺死と推定し，それらの所見が認められなければ死因不詳と判断する．すなわち，外鼻孔・口からの微細な泡沫の漏出，手に水辺の雑草や水中・水底の水草などを握っている等の所見である．また，両側胸腔を穿刺し，血性液が吸引可能であることも重要な診断根拠となりうる．

　解剖所見からは，溺死肺・気道内の白色細小泡沫の存在・両側胸膜腔内の血性液の貯留等が認められればおおむね溺死の診断は可能であるが，これらの所見は死後の経過とともに次第に不明瞭となり，陳旧性水中死体では診断が困難となる．したがって，最終的には肺・腎等の組織や胃・十二指腸内容物からプランクトンを証明することによって最終的に判断する．多くの実験によれば，数十メートルの水深に相当する水圧を加えると死後にでも気管支末端あるいは胃内まで液体が浸入されていることが証明されている．さらに，山間の激流に流された死体の大腸内にその川の小石が検出されたという報告もあるので，ある条件下では死後でも肺あるいは胃内に水が浸入する可能性が考えられ，肺以外の臓器からのプランクトンの検出が重要である．しかしながら，死体が発見された水域の水深・水流などを考慮に入れて判断して，死後の死体深部への水の浸入の可能性を考慮に入れる必要がない場合には，気管支・胃内異物の証明だけでも溺死の診断に対してかなり有力な根拠となりうる．

　プランクトン検査には，主に珪藻類が検索される（壊機試験，**図4-123**）．肺から検出されたプランクトンの種類とそれぞれの種類が占める割合とが，胃・十二指腸内容物から検出されたプランクトンの種類と一致すれば溺死は確定的である．また，プランクトンの検索は，溺死を証明するだけでなく，対照の水を分析することによって溺死した場所を特定することもでき有用な方法である．

B. 死後経過時間の推定

　東京都における死体の揚収直後の死後変化と死後経過時間を（**表4-5**）に示す．

C. 自他為事故の別

　解剖所見のみからは判断できないことが多い．常に他為を念頭に置くことが重要であり，薬物の服用の有無を検査するためにキットを用いた薬物スクリーニング検査や将来的な血液・臓器を試料とする薬物検査の可能性を考え，臓器を凍結保存しておく必要がある．

D. 個人識別

　水中死体は死後発見までの時間が長いことが多く，口腔内所見やDNA分析により個人識別が可能となるケースも多い．

表4-5 水中死体の死後変化と死後経過時間（越永）

季節	夏	春 秋	冬
月	7月～9月	4月～6月　10月～12月	1月～3月
平均気温	28.4℃	20.9℃　　　19.7℃	11.1℃
平均水温	24.5℃	17.1℃　　　15.5℃	7.7℃
角膜微濁	8時間～半日	半　日	1～2日
角膜中濁	半日～1日	1～2日	2～3日
角膜全濁	1日位	2日位	3日位
手掌の白変	3～4時間	5～6時間	半　日
手足の漂母皮形成	半　日	半日～1日	1～2日
手足の皮膚が容易に剝がれる	2～3日	3～4日	10日～2週間
手袋状あるいは足袋状皮膚剝奪	3～4日	5日～1週	2週～1カ月
硬直の寛解	2～3日	4～5日	5日～1週
巨人様顔貌	2～3日	4～6日	1週～10日
頭毛が容易に脱落	3～4日	5日～1週	10日～2週
頭毛の完全自然脱落	4日～1週	1～2週	20日～1カ月
頭骸骨の一部露出	2週	3週～1カ月	1カ月～1カ月半
水苔の付着	4～5日	1　週	2　週
一部屍蠟化	1カ月	1カ月	1カ月

（佐藤喜宣編．臨床法医学テキスト 第2版．中外医学社．東京．2012）

9) その他の窒息

(1) 胸腹部圧迫による窒息（crush asphyxia）（図4-124，125）

A. 定　義

胸部あるいは胸腹部が，広い面積にわたって鈍体によって強く圧迫された結果，胸郭が固定され呼吸運動が阻止されて起こる窒息である．すなわち気道は開通しているのに，肺への空気の流入させる運動が停止したために起こる外窒息である．

B. 発生原因

多くの場合は，災害・事故であるが，まれに他殺のこともある．発生状況としては，土砂や雪等の下敷，地震等による倒壊家屋の下敷，転覆車両の下敷の他，多数の群集が折り重なって倒れた場合など，さまざまである．まれには布団蒸しのように他殺のこともある．

C. 死体所見

外表には圧迫した物体の表面の形状・紋理に相当した形の皮内出血・皮下出血・表皮剝脱の形で印像されることもあるが，そのような痕跡がまったく認められない場合も少なくない．これらの物体の接触部にできる皮下出血のほかに，体幹や四肢の圧迫による

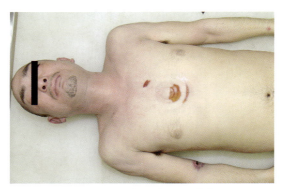

図4-124　胸腹部圧迫による窒息死
顔面・前胸部のうっ血．

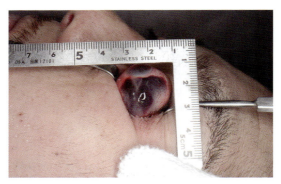

図4-125　胸腹部圧迫による窒息死
眼球結膜下に溢血斑が認められる．

限局性のうっ血・皮内出血点，顔面や結膜の浮腫や溢血点を生じることがある．内部所見としては，急死の三主徴と肋骨骨折，胸腹部臓器の損傷がみられることがある．

(2) 空気中の酸素欠乏による窒息

A．定　義

酸素濃度の低い空気を吸引することによる窒息死である．

B．発生原因

子どもが廃品の冷蔵庫に閉じ込められるなどして狭い空間に密閉された場合や空気が窒素，アルゴン，メタン，天然ガス，プロパン等の他のガスで置換された場合に起こる．また，船や浮桟橋の錆びた船倉，錆びた鉄管や鉄の型枠のある地下室で鉄分が酸化により空気中の酸素を消費した結果，酸素が欠乏している空気を呼吸した場合などの場合が

ある．鉄の酸化ではないが，ほかにも廃油・石炭・亜鉛鉱石・銅鉱石の入っている倉庫でも酸化による酸素消費による同様の事故が発生している．

C．死亡機序

空気中の酸素濃度（通常 20.9%）が低下すると，14.0〜10.5% では意識は軽く障害される程度であり，10.5〜6.0% では意識混濁から次第に意識消失に至り，多幸感あるいは抑うつ感を覚え，避難する意欲と運動能力が消え，循環虚脱が生じる．6% 以下では意識はすみやかに消失し，痙攣性運動をして倒れ急死すると言われている．

D．死体所見

所見は急死の三主徴しかない．したがって，診断は現場の状況，特に現場のガス分析の成績を参考にして診断する．労災事故の場合は早期に発見され，すみやかに救急病院に搬送されることが多いので，病院での動脈血ガス分析の測定値等が参考になる．

3. 異常温度による外因死

通常，ヒトを含めた哺乳動物では，体内における熱の産生と，体外への熱の放散が等しくなるように調整されており，体温は一定範囲内に保たれている．しかし，高温環境や低温環境に長時間曝露されると，体温調節機能が破綻し，生命の維持が不可能な程度に体温が上昇ないし低下する可能性がある．高温環境，高体温により生じる障害が熱中症であり，低温環境，低体温により生じる障害を低体温症という．低体温症による死亡が，いわゆる凍死である．

一方，高温，低温の物体ないしは火焔や冷気などが直接身体に作用することによっても，皮膚などに局所的な障害が生じる．それらが熱傷や凍傷であり，高体温や低体温による全身的な障害である熱中症や低体温症とは基本的に分けて考えられている．熱中症における体温上昇とは異なり，熱傷自体が主な死因となる死亡を「熱傷死」といい，熱傷のほか，一酸化炭素中毒などの要素も含めた，より広く，ややあいまいな，火災現場における死亡を総称する用語として「焼死」という用語が一般的に用いられる．

理論的には，凍傷も広範囲に及べばそれ自体が死因となりうるが，低体温と直接関係なく凍傷のみで死亡する症例は現在のわが国ではごくまれと考えられ，「熱傷死」に対応する「凍傷死」に相当するような用語はない（本来，「熱中症」に対応する用語が「低体温症」であり，「焼死」に対応するのが「凍死」なのであろうが，先述のように，実際は「低体温症」による死亡と「凍死」が同義に用いられており，用語のうえでは若干の混乱がみられる）．

異常環境に関係する死亡例は，基本的に異状死として扱われるため，死体検案，解剖等を通して法医学的診断を求められることが多い．通常の検案，解剖例では，死亡状況などに関する十分な情報がなくても，死体所見のみから死因などを診断可能な場合も少なくないが，異常環境に関係する死亡例では，当然のことながら環境要因が大きく死因

186 第4章 死 因

や死体所見に影響を与えるため，死体所見だけではなく，死亡状況などについても十分
考慮したうえで診断しなければならない．このことは逆に，異常環境に関係する死亡例
においては，死体所見のみからの確定診断が困難であり，状況的には死因が明瞭にみえ
ても，剖検診断としては基本的に除外診断にならざるをえないという側面を現している．

1）熱傷（死）〔burn（death from burning）〕

　熱エネルギーによる損傷を熱傷，熱傷による死亡を熱傷死という．そのうち，特に火
焔による直接の損傷を火傷（本来，医学的には「火炎熱傷」が正しいが，慣例的に法医
学領域では現在でも「火傷」が用いられる），火傷による死亡を火傷死という場合もある．
一般に，熱による皮膚損傷の発生とその程度は，熱源の温度と熱源との接触時間により
規定される．熱源の温度が70℃の場合は1秒，45℃の場合6時間以上の接触で損傷が
生じうるといわれているが，死体検案や法医解剖など，法医学実務の対象となる熱傷は，
死亡例が大部分を占めるため，火焔や熱湯など，高温，高熱の熱源により生じている場
合が多い．短時間の接触では傷害が生じない程度の，比較的低温の熱源に長時間接触す
ることにより生じる熱傷，いわゆる低温やけど（低温熱傷）が死因となることは少ない
が，内因死も含めたさまざまな死亡例に，随伴所見として偶発的にみられることはまれ
ではない．臨床的な熱傷の重症度の評価は，基本的に受傷面積と深度によってなされる．

（1）熱傷の深度

　臨床的に熱傷は，その深度によりⅠ度（表皮熱傷），Ⅱ度（真皮熱傷），Ⅲ度（全層熱
傷）に分類される（**図4-126**）．法医学的には，炭化状態をⅣ度熱傷とよぶこともある．

　Ⅰ度熱傷（表皮熱傷）epidermal burn：表皮のみの熱傷であり，紅斑性熱傷ともいう．
表皮には血管がないため水疱は生じず，発赤が認められるのみである．1週間程度で瘢
痕を残さず治癒する．

　Ⅱ度熱傷（真皮熱傷）dermal burn：真皮に達する熱傷であり，水疱性熱傷ともいう．
臨床的には，さらに浅達性と深達性に分けられる．熱傷に伴う血管透過性の亢進のため
に，受傷部の血管から体液が漏出し水疱が形成される．浅層に限局した熱傷の場合，1
～2週間程度で治癒し，瘢痕を残さないことが多いが，深層に達する場合，治癒までに
1カ月程度を要し，瘢痕を残す可能性がある．

　Ⅲ度熱傷（全層熱傷）deep burn：皮下組織にまで及ぶ熱傷であり，壊死性熱傷とも
いう．壊死が皮下組織に達し，皮膚は蒼白ないし，羊皮紙様といわれる外観を呈する．
治癒までに1カ月以上を要する．

　Ⅳ度熱傷（炭化）charring：皮膚が完全に炭化した状態を，法医学的にはⅣ度熱傷と
して分類する場合もある．熱傷の深度に基づく分類ではない．臨床的には，炭化状態も
含めてⅢ度熱傷とすることも多い．

　熱傷深度は，臨床的にも肉眼的観察により判断される場合が多いと思われるが，肉眼
所見のみによる深度推定の精度は高くなく，レーザードップラー血流計測法の併用など

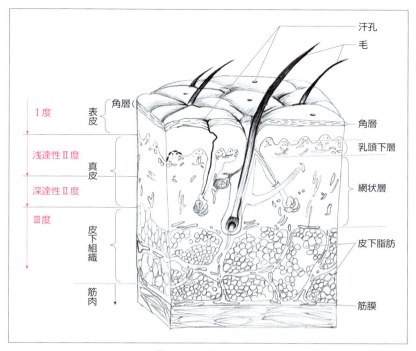

図 4-126 熱傷の分類
Ⅰ度熱傷（表皮熱傷），Ⅱ度熱傷（真皮熱傷），Ⅲ度熱傷（全層熱傷），Ⅳ度熱傷（炭化）

が勧められている．

(2) 熱傷の面積

熱傷の面積は，受傷部分が体表面積の何％に相当するかによって表される．身体各部を9％ずつ11カ所に区切り，外陰部の1％を加えて100％とする「9の法則」，小児の面積計算に適した「5の法則」，局所的な面積計算に適した「手掌法」（受傷者の手掌を1％とする）等，種々の方法により計算される（**図4-127**）．重症度評価に重要なのは，Ⅱ度以上の熱傷の面積である．

(3) 重症度の評価

臨床的な熱傷の程度の評価は，面積，深度のほか，気道熱傷の合併の有無，年齢などから総合的になされる．熱傷指数（burn index：BI）は，熱傷の深度と面積から重症度を評価したもので，BI＝Ⅲ度熱傷の面積（％）＋1/2×Ⅱ度熱傷面積（％）で表される．一般にBIが10〜15以上で重症とされ，20程度を超えると急激に死亡率が増加するという．また，同じ熱傷面積でも年齢が若いほど救命率は高いため，BIに年齢を加えたものが，熱傷予後指数（prognostic burn index）として用いられる．70以下では救命で

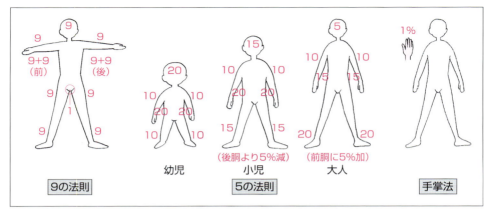

図 4-127 熱傷の面積

　熱傷の面積は，受傷部分が体表面積の何％に相当するかによって表される．身体各部を 9% ずつ 11 カ所に区切り，外陰部の 1% を加えて 100% とする「9 の法則」，小児の面積計算に適した「5 の法則」，局所的な面積計算に適した「手掌法」（受傷者の手掌を 1% とする）等，種々の方法により計算される．

きる可能性が高く，100 以上では予後不良とされる．

(4) 熱傷による死亡

　火災現場などにおける受傷後短時間での死亡例は，後述するように熱傷以外の要素の死因への寄与が大きいと考えられ，厳密には熱傷死とはいえない．熱傷自体が主な原因となり患者が死亡する場合，直接死因となるのは，短期的には血管透過性亢進による体液変動のための hypovolemic shock や，それに伴う急性腎不全などの合併症，長期的には創部からの感染症や敗血症，播種性血管内凝固症候群（DIC），多臓器不全などである．

(5) 熱傷（死）の法医学的診断

　熱傷死の死体所見としては，熱傷による皮膚損傷〔Ⅰ～Ⅲ（Ⅳ）度熱傷〕のほか，気道熱傷や，受傷から死亡までの間に生じるさまざまな合併症による諸臓器の病変を認める．

　死体所見としてのⅠ度熱傷（発赤）は，死斑と重なり隠れてしまったり，皮下出血に伴う皮膚変色との鑑別が困難であったり，死後の外表所見としては明瞭でないことも少なくない．Ⅱ度熱傷（水疱）は，典型的な場合は明瞭であるが，焼損が高度の場合は死後に生じた焼疱（皮下の水分などが膨張，破裂したもの）との鑑別，死後変化がある程度進行した場合などでは，いわゆる腐敗水疱との鑑別が困難なこともしばしばある．Ⅲ度熱傷は生活反応ではないが，周囲にⅠ～Ⅱ度熱傷を伴う場合は死後焼損との鑑別は可能である．

　一般論として，熱傷の深度と面積の評価は，法医学的にも重要ではある．しかし，生

② 外 因 死　　**189**

存患者に対する臨床的な熱傷深度の評価ですら，肉眼所見のみからでは精度が低いと考えられているのは先述のとおりであり，死後変化などの加わった死体の所見として，熱傷の深度，面積を正確に判断することは不可能といえる．熱傷受傷後，短時間での死亡例や，特に死亡状態で発見された場合などにおいては，生活反応として皮膚損傷の評価が重要になるが，（後述の焼死ではなく）熱傷死の場合は，受傷から死亡まである程度以上の時間経過があり，臨床経過が判明していることもしばしばある．

　長期の経過を有する症例においては，諸臓器の変化について，それが熱傷に起因するものか否かなどを解剖所見のみから判断することは容易ではないため，可能であれば臨床経過をふまえつつ，各臓器の所見について評価すべきである．

2）焼死（death from fire）

　法医実務では「焼死」という用語は，しばしば火災による死亡の総称として用いられているが，厳密には人が火災に遭い火傷と一酸化炭素中毒と酸素欠乏による窒息の三者が合併（連立）して死亡した場合を焼死という．死体検案や法医解剖の対象となる死体は，火災現場において死亡状態で発見されるような例が大部分であり，熱傷のほか，一酸化炭素などの有毒ガス中毒や酸素欠乏，気道熱傷に伴う気管支の攣縮などの生体反応がさまざまな割合で寄与することにより，短時間で死亡に至る場合が多い．そのような症例では，明らかな一酸化炭素中毒死例などを除き，前述の熱傷死，火傷死のように死因を厳密に区別することは困難であり，上述のように総合的な判断から「焼死」とされることが多い．

　一方，火災現場などで発見される焼損死体は一般に「焼死体」とよばれるが，焼損の生じた時期が生前か死後かについては特に区別なく用いられることが多い．すなわち，「焼死体」には，死因が焼死である死体のほかに，他のなんらかの死因による死亡後に焼却された死体が含まれる可能性があり，正確には「焼けた死体」というべきである．したがって，法医学実務においてそのような死体が扱われる場合，死因が焼死なのか否かの判断が最も重要となる．しかし，焼けた死体では焼損が高度のため外表所見が不明瞭なことが多く，死因究明と，ときに個人識別のために法医解剖が施行されることが多い．

（1）焼死の法医学的診断

　法医学的に焼死の診断をする場合，生存時に高熱ないし火焔等に曝露されたことを示す所見，すなわち生活反応の有無の検索が最も重要である．前述のように焼死は複合的な要因による死亡であるため，熱傷の面積が何％以上とか，COHb濃度が何％以上などといった，具体的な診断基準があるわけではない．焼けた死体に生活反応が認められれば，基本的に死因を焼死と判断することは可能である．

　しかし，たとえば他殺例において，受傷後死亡前に放火された場合など，生活反応が認められても，他の損傷や病態と死因が競合する場合もあるため，即断してはならない．

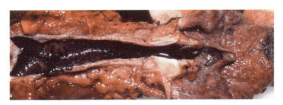

図 4-128 炭粉（煤）吸引
火災現場で不完全燃焼によって生じた煤や炭粉が吸引され，気管～気管支内面に付着して見える．

他に死因となりうる損傷や病変がないことを十分配慮したうえで，最終的に焼死の診断をするべきである．

焼死の生活反応には以下のものがある．

A．I〜II度熱傷

具体的には，I度熱傷の発赤，II度熱傷の水疱形成が指標となる．いずれも，受傷時に血液ないし体液の循環が残っていたことを示す所見である．死体検案時に外表検査で生活反応の有無について判断可能な数少ない所見の1つであり，解剖を行うことができない場合に重要になる．しかし，死後変化や焼損等が加わると判定が困難になるうえ，ごく軽度の発赤や水疱形成は死後の加熱や死体現象としても生じうるとされており，注意が必要である．

B．炭粉（煤）吸引

火災現場で不完全燃焼によって生じた煤や炭粉が吸引され，気管～気管支内面に付着して見える（**図 4-128**）．受傷時に呼吸運動があったことを示す所見として，重要な生活反応である．同様に，受傷時に嚥下運動があったことを示す所見として，食道～胃内への炭粉（煤）吸引（吸飲）の所見があげられる．

火焔や熱風を吸引した所見として気道熱傷も生活反応の1つである．しかし，浮腫や発赤が明瞭になるのは受傷後数時間以上経過した後であるため，火災現場において短時間で死亡したような症例では，解剖所見としては不明瞭なことも少なくない．

C．血中の一酸化炭素ヘモグロビン（COHb）濃度の上昇

不完全燃焼により生じた一酸化炭素を吸引し，それが血中のヘモグロビンと結合することによりCOHb濃度が上昇する．焼損をまぬがれた皮膚に死斑が確認でき，COHb濃度がある程度以上高値であれば，鮮紅色調に見える．COHb濃度は，健常な喫煙者でも数％程度までは上昇することがあるため，およそ10％以上程度を有意な所見とすることが多い．定量し，数値で評価することのできる重要な生活反応であり，解剖が行えない場合，死体検案のみでも，穿刺により心臓血の採取が可能であれば測定可能である．

解剖時に左心血と右心血についておのおの測定すると，左心血のCOHb濃度のほうが高値となることが多いが，その差はわずかであり，大きな意味はない．そのほか，火

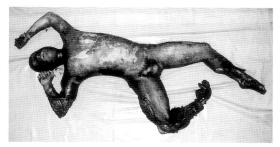

図4-129 拳闘家（ボクサー）様姿勢
骨格筋が熱の作用によって収縮することにより生じる．一般的に，屈筋のほうが伸筋より量が多いため，各関節が屈曲された形で固定される．

災で生じた青酸など，さまざまな有毒ガスの吸引の所見（血中からの検出）も生活反応となる．

(2) 環境要因

これらの所見（生活反応）は，すべての焼死例で同等に生じるものではなく，死亡状況によっても大きく左右される．焼損の程度と生活反応の明瞭さは，一致しないことも多い．たとえば，煤や一酸化炭素は不完全燃焼に伴って生じる物質であるため，屋外のような，風通しがよく，酸素も十分量ある場所での焼死例では，焼損が著しくても，気道内への炭粉吸引がほとんど認められず，COHb濃度も有意に上昇していないことも少なくない．閉鎖空間における死亡例では，焼損が軽度でも，高値のCOHbが検出されやすい．同一の火災現場における複数死亡例では，死亡場所によってCOHb濃度が大きく異なる場合もある．

焼死の診断にあたっては，死亡状況もふまえた生活反応の評価が求められる．焼けた死体に生活反応が認められない場合，他のなんらかの死因による死亡後に焼損を受けた可能性を考えなくてはならないため，生活反応が明瞭でない場合の判断は特に慎重でなければならない．

(3) 一般的な焼死体の所見

死因にかかわらず，焼けた死体には以下のような所見がみられる．死後の焼損でも生じうる所見のため生活反応とはいえず，焼死診断の根拠とはならない．

A．拳闘家（ボクサー）様姿勢

骨格筋が熱の作用によって収縮することにより生じる．一般的に，屈筋のほうが伸筋より筋肉量が多いため，各関節が屈曲された形で固定される（**図4-129**）．

B．死後焼損

Ⅲ～Ⅳ度熱傷は，死後の焼損によっても生じうる．皮膚の亀裂，四肢骨の骨折や脱落，頭蓋骨骨折など，出血を伴わない鈍的損傷も，死後の焼損でも生じうる．熱の作用自体

によって生じる損傷のほか，火災現場において落下物などの外力によって損傷が生じる場合もある．

C．燃焼血腫

硬膜外血腫様の凝血で，静脈洞内あるいは骨内の血液が硬膜外に漏出し，加熱により凝固したものとされる．血液が加熱されたことにより，赤褐色あるいはれんが色といわれる色調を呈する．火葬場において，火葬された人の頭蓋冠内側に黒色の色素沈着がみられることがあるのもこの現象による．

法医学的には，生存時に生じた硬膜外血腫との鑑別が重要となる．外傷性の硬膜外血腫は片側性で弾力があり，対応する側頭骨に骨折が生じていることが多く，燃焼血腫は両側性のことが多く，外傷性の血腫よりもろいとされる．ただし，硬膜外血腫が生じた後に火災に遭遇したことが明らかな症例は非常にまれであり，生存時に生じた硬膜外血腫が焼損によりどのような変化をとげるのかについては，十分な知見はないのが現状と思われる．

3）低体温症（凍死）（death from cold）

低温環境に曝露されたことによる体温低下のために生じる障害を低体温症といい，そのための死亡がいわゆる凍死である．低温の局所作用による傷害である凍傷とは，直接は関係しない．通常，臨床的には深部体温35℃以下を低体温症といい，30℃以下で致死的になりやすいとされている．動物を低温環境下に曝露した場合，次第に徐脈をきたし死亡するが，人が低体温症で死亡する場合も直接死因は心室細動，心停止などの不整脈と考えられている．

まったく基礎疾患などがない健常者が偶発的に低体温症で死亡することはまれであり，種々の疾患，栄養状態，アルコール，薬物，着衣など，さまざまな死亡者側の要因と，気温，天候などの環境要因が関与していることが多い．逆に，そのような背景となる要因の影響が大きければ，室内であっても低体温症により死亡する場合もある．

（1）低体温症の法医学的診断

低体温症による死亡例には特異的な死体所見，必発所見はない．外表所見からの診断は非常に難しいが，比較的特徴的な解剖所見があるため，それらをもとに死亡状況をふまえて総合的に判断する．低温下におかれた死体が大部分であるため，熱中症と比較すると死体所見が良好に保たれていることも多い．しかし，最終的に除外診断にならざるをえないのは，他の環境要因に関係した死亡と同様である．

（2）外 表 所 見

凍死を疑わせる外表所見には以下のものがあるが，いずれも非特異的である．

A．低体温

状況から推定される死後経過時間に比して低体温を呈する．死体検案時さらに解剖時には，直腸温はすでに環境温に近くなっていることも少なくないため，警察による検視

や救急搬送時の体温のほうが重要なことも多い.

B．鮮紅色調の死斑

一酸化炭素中毒死の症例に類似した鮮紅色調の死斑を呈する．低温下では酸素とヘモグロビンの結合力が増加するため，空気中の酸素が皮膚を通して血中のヘモグロビンと結合することが原因といわれている．しかし，凍死以外の死因の死体でも，冷蔵庫内で保管された場合は同様の現象が生じ，死斑が鮮紅色調を呈するので，注意が必要である．

そのほか，低温環境による皮膚の収縮のため，鵞皮や陰嚢の縮小，精巣挙上が生じる場合がある．

（3）内部（解剖）所見

A．左右心室血液の色調差（左心血が鮮紅色，右心血が暗赤色調）

低温下ではヘモグロビンと酸素の結合力が増加し，O_2Hb 解離曲線が左方移動するため，同じ酸素分圧でも O_2Hb の割合が高くなる．死亡直前まで低温の外気を吸引していたことを示す所見として，左心血が鮮紅色調を呈するとされている．右心血は暗赤色調のことが多いので，色調の左右差から低体温症を推定する．このことはまた，肺とその他の臓器との色調差としても認識される．酸素飽和度の高い鮮紅色の血液の大部分は肺内にあるため，肺のみが鮮紅色調となり，他の臓器は通常の色調を示す．一酸化炭素中毒ではすべての臓器が鮮紅色調を示すのと対称的である．ただし，医療行為により酸素投与を受けた場合も，死因とは関係なく，左心血が鮮紅色調を呈し，右心血と色調差が生じることがあるので，注意しなければならない．また，酸素とヘモグロビンの結合はそれほど強固ではないため，死体が常温に長く置かれた場合などは，心臓血の色調が元に戻り，左右差が消失する可能性もある．

近年，比較的安価な CO オキシメーターが発売され，心臓血の色調の主観的判断に頼らなくても解剖時に客観的に血中の O_2Hb 濃度を直接測定することも可能となってきた．肉眼的に明らかな鮮紅色調を呈する場合は，O_2Hb 濃度も相当高値を示すことが多い．低体温症診断のための O_2Hb 濃度の基準値等について，現在までまだ十分な知見は得られていないが，今後はより正確な低体温症の診断が可能となることが期待される．

B．胃・十二指腸粘膜の出血斑〔ヴィシュネフスキー（Wischnewsky）斑〕

おもに胃粘膜にみられる点状〜小指頭面大程度までの多発性の出血斑である（図4-130）．低温ストレスのためともいわれているが，明確な成因は不明である．心臓血の色調の左右差と異なり不可逆性の所見である．ストレスが成因であるとすると，出血斑の出現のためには，ある程度以上の低温環境への曝露時間が必要なはずであり，実際，状況などから低体温症が明らかでも，出血斑がみられない場合も少なくない．一方，死亡までの経過が長い場合は，持続性の粘膜表面からの出血のために，胃〜消化管内容が出血性ないしタール状を呈する場合もある．

上記の 2 つの所見は，低体温症に特異的とまではいえないが，比較的特徴的な所見と

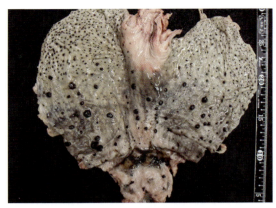

図 4-130　胃粘膜の出血斑（Wischnewsky 斑）
胃粘膜にみられる点状～小指頭面大程度までの多発性の出血斑である．

考えられており，剖検診断のうえでは重要である．しかし，両者がそろって認められることはむしろ少なく，他の所見と合わせ，状況などを参考にして診断する必要がある．

そのほか，低体温症の死体では，死後経過時間に比して諸臓器の鮮度が保たれること，特に死後経過時間の短い死体では，血液中の凝固系も維持されるため，流動性であった死体血が採取後に凝固することなどが所見としてあげられる．また，組織学的には，心筋間質の狭小化や副腎皮質のリポイド消失などの報告がある．いずれも参考所見にはなるが，診断的価値が高いとはいえない．

低体温症以外で死因となりうる，あるいは低体温症の誘因となった可能性のある病変や損傷の有無，栄養状態等についての検索も重要である．意識障害や運動障害のために低温環境から離脱することができなくなるような，脳出血，脳梗塞などの疾患や損傷，アルコール，向精神薬などの薬物使用について精査する必要がある．それらが認められた場合，直接死因は低体温症であっても，原死因，すなわち死体検案書作成時や死因統計における死因の種類が異なる可能性があるので，注意する必要がある．

（4）低体温症に関係する環境要因

環境要因として，低体温症に陥ったと推定される場所の気温が低いほど低体温症に陥りやすいのは当然であるが，そのときの天候や日当たり，風通しなどにも影響を受ける．一方，死亡者側の要因として，着衣はどの程度の防寒が可能であったか，室内であれば，布団などは掛けていなかったのか，屋外であれば，着衣が水（雨）に濡れていなかったかなどを参考にする．

低体温症による死亡者は，低温環境下にもかかわらず，衣服を脱ぎ捨てた状態で発見されることがしばしばあり，矛盾脱衣といわれる．低体温により温熱感覚に関する中枢

に異常をきたすため，あるいは低体温による幻覚状態が原因などともいわれている．また，狭い空間に潜り込んだ状態で発見される，潜り込み現象ないし hide and die syndrome などといわれる現象もときにみられる．年齢（老人や小児，特に新生児，乳幼児のほうが低体温に対する抵抗力が低い）や性別（女性のほうが男性より低体温に対する抵抗力が強いとされる）も，低体温症の発症に関する因子の１つである．

4）熱中症（heat illness）

　一定時間以上，高温環境下に曝露されることにより，ないし，身体運動などによる過剰な熱産生が持続することにより体温調節機能が破綻し高体温症をきたした状態を熱中症といい，日本救急医学会の熱中症診療ガイドライン（2015 年）の中では，「暑熱環境における身体適応の障害によって起こる状態の総称」であるとされている．若年者のスポーツや中壮年者の肉体労働によって生じる熱中症を労作性熱中症といい，屋外で男性に発症することが多く，重症例は少ない．高齢者が主に日常生活のなかで発症するものを非労作性熱中症といい，男女にかかわらず屋内で発症することが多く，重症例が少なくない．

　臨床的には，従来は熱中症をその症状と重症度から日射病，熱痙攣，熱失神，熱疲労，熱射病などと分類してきたが，その境界は必ずしも明瞭ではなく，現在ではそれらを総称して熱中症といい，重症度によってⅠ度からⅢ度に分類されている．すなわち，めまい，立ちくらみ，生あくびや大量の発汗，筋肉痛があり，意識障害がない場合をⅠ度，頭痛や嘔吐，倦怠感，虚脱感があり，集中力や判断力の低下がみられる場合をⅡ度，意識障害，けいれんなどの中枢神経症状や臓器障害を認める場合をⅢ度としている．従来の最重症型である熱射病におよそ相当するⅢ度では，体温は 40℃ 以上に上昇，発汗は停止し，意識障害とともに播種性血管内凝固症候群（DIC）や多臓器不全により死亡する可能性がある．Ⅱ度は中等症であり従来の熱疲労に，Ⅰ度はそれ以外に相当するが，厳密な対応ではない．

（1）熱中症の法医学的診断

　臨床的には，熱中症は病歴や症状，体温などから比較的容易に診断できる．しかし，死亡状態で発見された異状死体などにおいては，死亡前の状況などが不明確なことが多く，死後変化のために死体所見も不明瞭となりやすいため，正確な診断は低体温症以上に困難である．伝聞情報や限られた所見をもとに，除外診断，推定診断せざるをえないことも多い．

（2）外 表 所 見

　熱中症に特異的な外表所見はない．状況から推定される死後経過時間に比しての高体温が最も重要な所見であるが，感染症や薬物中毒など，他の高体温を呈する病態との鑑別が必要である．脱水のために皮膚の緊張感が低下するが，死後の乾燥によっても皮膚の緊張感は低下するため，判断は難しい．

196　第4章　死　　因

(3) 内部（解剖）所見

　内部所見にも，熱中症に特異的な変化はない．血液，尿の採取が可能であれば，ミオグロビン尿（尿中のミオグロビン値）や，脱水・血液濃縮の所見としての尿素窒素（BUN，UN），クレアチニン値の上昇などが参考になる．血中のミオグロビン値は通常の死後変化でも相当上昇するので，診断的価値は低い．腸腰筋などの骨格筋に融解，壊死がみられることがあるが，必発ではない．尿の採取が不可能な場合，抗ミオグロビン抗体を用いた腎の免疫染色が有用な場合もある．

　そのほか，低体温症の診断と同様，高温環境下から離脱することができなくなるような疾患，損傷，薬物使用等について検索する必要がある．

(4) 熱中症に関係する環境要因

　低体温症の場合と同様，解剖所見のみから熱中症を診断することはできない．環境要因や死亡者自身に関する要因についての伝聞情報を参考する必要がある．環境要因としては，死亡推定場所の気温，天候，風通しなど，死亡者側の要因としては，着衣の状況や発汗の程度（着衣が汗でどの程度濡れていたか）等を参考にする．

5）凍傷（cold injury）

　低温環境への曝露または低温物質への接触によって生じる局所の傷害を凍傷という．局所の温度が0℃以下になると組織中に氷の結晶が発生し，個々の細胞や周囲組織の構造が破壊されるのが原因とされ，受傷部位に壊死が生じる．軽度の場合は表皮のみの傷害にとどまり，重症度が増すと深部組織に傷害が広がるのは熱傷と同様であるが，重症度分類はまったく異なる．

　低温環境への曝露が原因の場合，手足や耳，鼻などに生じやすい．現在のわが国で，（低体温症ではなく）凍傷自体が直接死因となることはまれであり，法医実務上も，凍傷は低体温症に随伴する所見の1つとしてみられることが多いと思われる．凍傷が法医学的に問題となることは少なく，詳細は救急医学などの成書を参照されたい．

4.　その他の外因死

　異常温度のほか，環境要因と関連した死亡として，電気エネルギーや放射線，低酸素等について簡単に述べる．

1）感電死（electrocution）

　人体に電流が流れ，傷害を受けることを感電といい，そのための死亡を感電死という．家庭用，工業用電源からの漏電などによる偶発的な事故や，落雷による場合のほか，タイマーなどを使用し自殺の手段として用いられることもある．

（1）感電死の機序

電気エネルギーによる損傷を電撃傷といい，抵抗体（人体）を電流が流れることによって生じる熱エネルギー（ジュール熱という）のための熱傷と，電気エネルギー自体による損傷からなる．ジュール熱の程度は，電流・電圧，通電時間，抵抗の大きさによって決まるが，熱傷自体が感電死の直接死因となることはまれである．感電死の直接死因は，体内を通電した電流による心室細動であることが多く，したがって，心臓を通る形で通電すると致死率が高くなるといわれている．また，直流よりも交流のほうが心室細動を発生させやすく，筋痙攣も生じさせやすいため電源から離れられず通電時間が長くなるので，より危険であるとされている．

（2）感電死の所見

死体所見としては，電流斑とよばれる熱傷様の変化が，電流の流入部ないし流出部の皮膚にみられるほかは，非特異的な急性循環不全の所見が認められるのみのことが多い．電流斑は，抵抗体である皮膚を電流が流れたことにより発生したジュール熱による熱傷であり，周囲に発赤を伴った斑状のⅢ度熱傷の形をとる．内部に金属が沈着することがあり，鍍銀現象ないしメッキ現象などとよばれる．

2）落雷死（death by lightning）

人体（ないしはその近く）への落雷による死亡を落雷死という．きわめて短時間（0.1〜10 msec 程度）の間に，数十万〜数千万アンペアともいわれる高電圧電流が体表面を通過する．即時に心停止をきたし死亡することが少なくない．特異的な死体所見がないことは感電死と共通である．電流が通過した部位に，電紋あるいは雷紋といわれる樹枝状紅斑様の模様が生じることがあるが，数時間程度で自然と消失する．その成因は明確ではない．そのほか，通電による熱傷と，衝撃波によるさまざまな損傷がみられる．

3）減圧症（decompression sickness）

潜水作業などで高圧を受けていた人が急に浮上すると，高圧環境下では血中に溶解していた窒素などの成分が血管内で気泡化することによりさまざまな障害が生じる．これを減圧症という．潜水作業時に発生するので潜水病といわれたり，潜函またはケーソンといわれるコンクリート製の箱に入って水中で作業をしている場合にも生じることがあるので，潜函病またはケーソン病といわれたりもするが，基本的な機序は同一である．

ガス化した気体が細血管を閉塞したり，直接血管を損傷したりすることにより，または二次的に発生する炎症反応などにより，さまざまな症状が出現する．軽症例では関節痛や皮膚症状がみられるのみであるが（Ⅰ型減圧症），重症例では中枢神経系や呼吸循環器系などに障害が発生し（Ⅱ型減圧症），ショックや心停止などが生じ死亡する場合もある．

4）高山病（high altitude sickness）

　高地における低酸素症およびそれに起因して生じるさまざまな障害を高山病という．ある程度までの高地であれば，人は低酸素状態に適応（高地順化）する能力をもっているが，2,500〜3,000 m 以上の高地へ急に移動した場合，順化が間に合わず高山病が発症する．高山病の症状は，主に脳浮腫や肺水腫によると考えられており，軽度の場合は，頭痛，めまい，悪心・嘔吐，睡眠障害がみられるのみであるが，重症例では高地脳浮腫といわれる精神症状や運動失調，高地肺水腫といわれる呼吸障害などが生じる．

5）化学熱傷（chemical burn）

　なんらかの物質と接触した皮膚などの局所に，その物質の化学作用により生じる損傷を化学熱傷ないし化学損傷（chemical injury）という．原因物質となるのは，酸やアルカリなどの化学薬品が多いが，酸が表面に凝固壊死を生じさせるのみであるのに対し，アルカリによる損傷は蛋白を分解することにより深部に達するため，重症になりやすい．基本的に受傷面積と深度によって重症度が決まるのは通常の熱傷と同様であり，広範囲の深達性損傷や感染などのさまざまな合併症が生じた場合などは死因となりうるが，化学熱傷による直接的な死亡が法医学実務の対象となるのはまれである．原因物質そのものの毒性が強ければ，当然それ自体が死因となるが，いわゆる服毒自殺例などで，副次的な所見として，口腔，食道，胃粘膜などにその物質による損傷を認めるような場合のほうが多い．

6）放射線障害（injuries by irradiation）

　電離放射線の被曝による障害を放射線障害という．電離放射線には，X 線，γ 線などの電磁波と，α 線，β 線，中性子線などの粒子線が含まれる．われわれが通常の生活を送っていても，自然界に存在する放射線によって年間 1mSv（ミリシーベルト）程度の被曝をしているとされるが，そのほかに，診断，治療などの医療行為に関係する場合，放射線を用いた各種実験に関係する場合，原子炉事故が発生した場合などで被曝の可能性がある．

　放射線障害は被曝した本人に生じる身体的障害と，子孫に生じる遺伝的障害に大きく分けられる．身体的障害は，さらに，被曝後数週間以内に発生する急性障害と，数年後以降に発生する晩発障害に分類される．これらのうち法医学に関係する可能性があるのは急性障害であるが，特に，短時間に 1 Gy（グレイ）以上の大量の放射線を全身に被曝した際に各臓器に生じる一連の障害を，急性放射線症候群（acute radiation syndrome：ARS）といい，放射線被曝による死因の大部分を占める．放射線により損傷されるのは各細胞内の DNA であり，そのために生じる細胞死が急性障害の突然変異が晩発障害の原因となる．

② 外 因 死　　**199**

　一般的に，放射線に対する感受性が高いのは細胞分裂の盛んな臓器であるため，被曝による障害は，造血器，消化器，生殖器，皮膚などで生じやすい．1Gy 以上の被曝で骨髄障害が生じるとされ，白血球減少による易感染性と血小板減少による出血傾向が生じる．10 Gy 以上の被曝では，重症の骨髄障害に加え，消化器にも障害が生じる．腸管粘膜細胞の広範な脱落により消化・吸収能力が低下ないし消失するとともに高度の消化管出血が生じる．また，粘膜による防御機能の消失により腸管内の細菌が容易に血中に移行し（bacterial translocation），骨髄障害による易感染性とあいまって，高度の感染症が生じやすくなる．数十 Gy 以上の高度の被曝では，本来は放射線に対する感受性の高くない中枢神経にも障害が生じ，急激な脳浮腫により短時間で死亡する．

7）酸素欠乏（oxygen deficiency）

　生体の機能維持に必要な酸素が得られない場合をいう．労働安全衛生法酸素欠乏予防規則によると，吸入気中の酸素濃度が 18% 未満の場合を酸素欠乏としているが，一般に 10% 以下になると，意識障害や痙攣，中枢神経障害などが生じ，致死的になる可能性があるとされている．法医学的に酸素欠乏が問題となるのは，偶発的に生じた他のガスによって酸素が置換された場合や閉鎖空間内で酸素が消費されることにより酸素濃度が低下する場合などの事故のほか，自為または他為により，頭部，顔面にビニール袋をかぶり死亡する場合などがある（詳細は第 4 章「窒息死」の項参照）．

8）飢餓死（death from starvation）

　飢餓死についての厳密な医学的定義はない．一般には，生存するために必要な糖質，脂質，蛋白質，ビタミンなどの栄養素や，水が不足しているために生じる病的状態を飢餓（状態），そのための死亡を飢餓死という．通常，成人では，栄養素に加え水の補給も絶たれた状態で生存可能な日数は，およそ 1 週間前後，水の補給のみがある場合は 1 カ月程度とされている．

　栄養不足は基本的に，クワシオルコル（kwashiorkor）とマラスムス（marasmus）の 2 型ないし，その両者の混合型を含めた 3 型に分類される．クワシオルコルは，主に蛋白欠乏が原因で，低蛋白血症，浮腫，脂肪肝・肝腫大などが生じる．低開発国の乳幼児で，低蛋白で糖質に偏った食事を与えられ続けた場合などにみられ，膨らんだ腹部が特徴的である．マラスムスは，主としてエネルギー不足が原因で生じる病態であり，全身的な衰弱に伴い，皮下脂肪，筋組織の減少，著明な体重減少をきたし，浮腫がみられることは少ない．神経性食欲不振症の女性などにみられる．

　一方，法医学的には，浮腫の有無によって飢餓死を乾性と湿性に分ける場合がある．通常，浮腫がないか，あっても下肢に限局される場合を乾性，全身の浮腫に胸水や腹水を伴う場合を湿性の飢餓死（体）という．乾性の飢餓死がほぼマラスムスに対応すると思われるが，明確に定義されているわけではない．

マラスムスや乾性の飢餓死にみられるような，体脂肪や体蛋白が著明に減少した状態を「るいそう」という．医学的に明確な基準はないが，一般には体重を指標とし，標準体重より20％以上の減少をるいそうとすることが多い．るいそうをきたす可能性のある疾患には，神経性食欲不振症のような精神疾患，糖尿病や甲状腺機能亢進症のような代謝内分泌疾患，悪性腫瘍などさまざまな種類がある．しかし，各種疾患に伴って生じる二次性の栄養摂取不足が法医学的に問題となることは少ない．

　現在のわが国において，基礎疾患を有さない成人が単なる貧困のみから，飢餓死に至る程度の低栄養状態に陥ることは少なく，小児や老人に対する育児ないし介護放棄の問題などが重要となる．

　飢餓状態のヒトがどのような機序で死亡するのかについて，一般に，直接死因としては，蛋白分解によって生じるケトン体などによる自家中毒や脱水の影響が大きいと考えられているが，明確な根拠はない．低栄養に合併する可能性のある感染症や，低血糖，循環障害，電解質異常など，さまざまな因子が関与しているものと思われる．

　飢餓死の法医学的診断にあたって，最も重要なのは低栄養の所見である．外表所見上は，肋骨，肩甲骨などが浮き出て，腹部が著明に陥凹し，四肢が萎縮する体型上の特徴も重要であるが，（身長に比しての）体重が最もよい指標となる．ただし，浮腫を伴う場合には，そのぶん誤差が生じるので注意しなければならない．

　解剖所見として，低栄養は，体重以外にも体脂肪の減少や，筋萎縮，諸臓器の萎縮といった形でもみてとれる．心・肝の萎縮に伴い，臓器は褐色調を増し，リポフスチンのような消耗性色素を細胞内に確認できる．脾臓の萎縮に伴い，ヘモジデリンの沈着を認める．血中・尿中のアセトン値の上昇も飢餓状態を示唆する所見として参考になる．低栄養以外には，脱水の所見がみられる場合がある．皮膚の緊張が低下・乾燥し，血中の尿素窒素（BUN），クレアチニン値が上昇する．そのほか，胃～腸管内容が空虚かそれに近いような状態であること，胆嚢が拡張しているといった所見がみられることがある．飢餓状態に合併して肺炎などの合併症がみられることもしばしばあるが，いずれが原死因か（飢餓に合併して生じた肺炎か，持続する肺炎のために飢餓状態に陥ったのか）の判断はときとして難しい．悪性腫瘍など，るいそうの原因となるような疾患が解剖時に偶然発見されることもまれではない．

　しかし，いずれにしてもヒトの体重が標準体重の何％以下になると死亡するとか，どのような所見があれば飢餓死としてよいというような診断基準はない．総合的な判断が求められるのは，他の環境要因に関係した死亡と同様である．

③ 内 因 死

1. 国際疾病分類

　国際疾病分類（International Statistical Classification of Diseases and Related Health Problems：ICD）とは，世界各国で集計された死亡や疾病のデータの統一的な分析や比較を行うため，世界保健機関憲章に基づき，世界保健機関（ＷＨＯ）が作成したもので，最初の版は 1990 年である．

　2015 年までは，1990 年の第 43 回世界保健総会において採択された ICD-10 を，2003 年に一部改訂した ICD-10（2003 年版）が用いられてきた．そして 2016 年から ICD-10（2013 年版）に準拠した統計基準が適用されている．なお現在，ICD-11 の改訂にむけた作成作業が進められている．

2. 内因性急死

1）内因性急死とは

　内因死（natural death）とは，内因性疾患による死亡であり，すなわち病死のことである．したがって，外傷や薬毒物などの外因の関与が否定でき，臨床的あるいは剖検により器質的疾患の存在が証明され，その疾患がもとで死亡したことが説明できれば内因死と診断できる．

　一方，別名「突然死」ともよばれる内因性急死（sudden natural death）とは，一般的には「死因となる疾病発症後 24 時間以内の死亡」をさすことが多い．WHO でも，この定義を用いている．ただし，研究者によっては発症後 6 時間以内の死亡や 1 時間以内の死亡をさしていることもあり，統計的に内因性急死を比較するような場合には，まず発症後死亡までの時間的定義を明確にしたうえで行う必要がある．もっとも，法医学者が遭遇する突然死例の多くは，発症後，ごく短時間での死亡事例が多いと考えられる．

　ところで，この内因性急死の意味のなかには，予期せぬ死（unexpected death）という概念も含まれる．たとえば，普段元気そうであった独居老人の姿が最近見えないことを不審に思った近所の人が，この老人宅を訪ねてみると布団に入った状態で死亡しているのを発見した場合など，実際に発症から死亡までの正確な時間は不明である．しかし，周囲の人にとっては，将来のことはともかく，今回の死そのものは予期せぬものである．あるいは，この老人が虚血性心疾患で病院に通院しており，そこの担当医にとってはいつ発作を起こし死亡してもおかしくないと予測できても，周囲の人がその通院事実を知りえなければ，やはり予期せぬ死であろう．

　このようなケースの場合，たいていは急死が多いのであるが，法医学的にみた実際の

202　第4章　死　　因

現場では，厳密な定義ですべての死を振り分けることは不可能である．

2）内因性急死をめぐる諸問題

　実際に内因性急死として死体を扱う場合，器質的疾患の有無という基準だけでは死因あるいは死亡の種類を決定するうえで，困った問題が生じる場合がある．ここでは，そのいくつかを取り上げてみたい．

（1）目の前の死体が内因死であること，そしてその具体的死因をどう判断するのか

　救急病院に搬送された患者が，到着時心肺停止状態（cardiopulmonary arrest on arrival：CPAOA）のまま蘇生しなかった場合の手続きは，各病院によりいろいろと異なっているが，おおよその流れを図4-131のフローチャートに示す．そうすると，ほとんどのCPAOA患者は異状死体扱いとなる．すでに死体として発見された場合も当然，異状死体である．

　ところがわが国では，犯罪の疑いのない異状死体を遺族の承諾なしに解剖できる監察医制度のしかれた地区は，東京都23区や大阪市などのごく限られた都市しかない．そのほかの大部分の地域では，警察医をはじめとする臨床医の検案により解剖せずに死体検案書が発行されている．ところで柳田らが東京都監察医務院における検案死体で行った調査では，検案時に内因死と判断し，そのときの推定死因と実際の解剖診断を比べたところ，推定死因と異なっていたものが45％あり，そのなかには外因死であった例も70％にみられたという[42]．

　普段，死体を取り扱うことが多い監察医ですら，検案だけの判断ではこれだけの誤りがある．また東京都監察医務院の解剖例において，内因死の原因疾患のおおよそ半数は循環系の疾患であるが，逆にいえば，ほぼ半数近くがそれ以外の原因で死亡しているといえる．したがって，実際の検案の場で，頻度が高いからという理由で循環器系の死因をつけても，ますます誤診率が高くなるだけである．

　ゆえに，監察医務制度のない地区では，検案医は外表検査のみに終わらず，できる限り承諾解剖や病理解剖を勧めるべきであるが，もしその地域の制度上の制約から，解剖できず死体検案書で終わる場合は，あくまでも死因は「疑い」や「推定」であることを明記すべきであり，ときには死因不詳という決断も考慮すべきである．よく死体検案書に用いられる「急性心不全」は，心臓死ではなく単に死因が不詳であることを暗に示唆しているにすぎない．

（2）剖検しても明らかな器質的疾患の存在を証明できない死体の死因をどう判断するのか

　たとえば，乳幼児突然死症候群〔本章「9）原因不明な内因性急死」の項参照〕とは，剖検によっても明らかな外因の関与が証明できず，といって重大な器質的疾患もなく，さらには病歴や状況からも死因が判断できないときに下される，一種の除外診断である．

　特に鼻口部閉鎖などによる窒息死との明確な区別が困難であるため，寝具が顔に被

③ 内 因 死

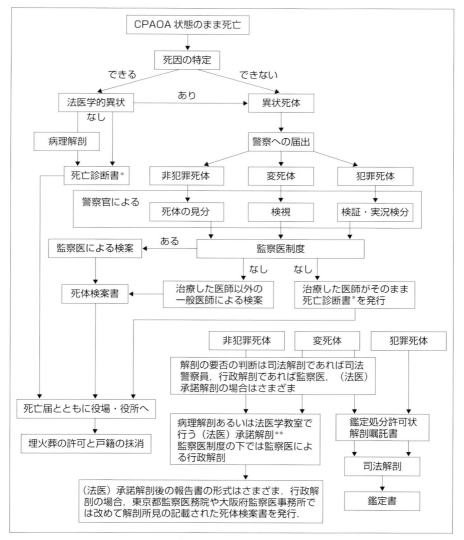

図 4-131 CPAOA症例における死体取り扱いのおおよその流れ
下段右側には異状死体の解剖の流れを示した．ちなみに犯罪死体以外は必ず解剖されるとは限らない．

* ：機関によっては，CPAOAで心拍再開することなく，そのまま死亡確認で終った場合には死体検案書で対処するところもある．
** ：2013年4月から「死因・身元調査法」による新たな法医解剖が開始された．これは犯罪性のない事例でも警察署長の権限で解剖ができ，司法解剖のように個人ではなく，機関嘱託である．ただ2017年時点で都道府県により実施実態には乖離がある．

(舟山眞人ほか編．病理医にも役立つ法医解剖入門．文光堂，東京，2003，p 19)

さった状態で発見された場合に，執刀者により病死（乳幼児突然死症候群）と診断されたり，災害死（鼻口部閉鎖）と診断されているのが現状である．あるいはアナフィラキシー様の薬物ショック後に脳死に陥り数日後に心停止した場合，体内からの薬物検出は不可能であり，診断はあくまでも状況からつけざるをえないことがある．また，てんかんの既往のある者が入浴中浴槽内で溺没状態で発見された場合，解剖により溺水所見が認められても倒れた原因がてんかん発作であれば病死扱いになる．しかし，剖検でてんかん発作そのものを証明することはなかなか困難である．

　いずれにせよ，大切なことは死体の所見を正確に把握し，記録することである．そのうえで，死亡前の状況を十分加味しながら執刀者自身の幅広い医学的知識を基に診断を下さなければならない．

（3）死亡前に加えられたさまざまな外因をどう考慮すべきなのか

　ある程度の器質的疾患の存在が証明されても，死亡前の運動負荷が症状発症にかなり影響を及ぼしたことが考えられる場合がある．たとえば，急死した人を解剖したところ，冠状動脈に動脈硬化症が認められたとしよう．もし，75％以上の高度狭窄があれば，解剖医は躊躇なく病死と判断するだろう．しかし，死者がジョギング後まもなく倒れたり，あるいは会社で連日深夜まで残業し，その残業中に倒れたならば，死亡前の身体的負荷が急死の引き金になった可能性を思い浮かべる解剖医も多いかもしれない．もし冠状動脈の狭窄が比較的軽度にとどまっていた場合であればどうだろうか．このような場合，身体的負荷がかなりのストレッサーとして働き，この不幸な結果を引き起こしたのではないかと考えるであろう．医学的には，この場合も病死と判断して間違いはない．

　しかし，死亡前に受けた「身体的あるいは精神的負荷（ストレス）」を外因子と考えると，臨床所見や解剖所見だけからの内因死・外因死の判断では，社会的な面からみた問題をすべて単純に解決することはできない．事実，労働中の内因性急死に関して，全国で行われている労働災害認定訴訟，すなわち「過労死訴訟」もまさにこのような死に至るまで複雑に絡み合うプロセスのなかで，精神的ストレスを含めた過重な労働がどの程度，発症から死へのかかわりがあるかが争点になっているのである．

　また，脳動脈瘤をもともと有する人が，入浴中や用便中に動脈瘤破裂した場合は，血圧の変動など多少の身体的負荷がかかったとしても，病死と判断してなんら問題は生じない．ところが，たとえば口論のうえ軽く突き飛ばされた直後に破裂した場合，あるいは乗車中軽微な追突事故の直後に破裂した場合などでは，死亡直前に受けた外力と動脈瘤破裂との因果関係について，刑事あるいは民事上から当然問われることになるだろう．

　このように内因性急死を扱う際には，単に直接的な死因だけを判断するのではなく，死亡前に受けたさまざまな因子を考慮しながら，その死因との因果関係を考えていくことが必要である．

表4-6　内因性急死の主な原因疾患

A.　心疾患
1.　虚血性心疾患 　a）急性心筋梗塞と合併症としての心破裂 　b）虚血性心不全あるいは急性冠不全（心筋に急性虚血の所見なし） 　c）慢性虚血性心疾患 2.　心筋症，特に肥大型心筋症 3.　特発性心筋炎 4.　心サルコイドーシス 5.　高血圧性心疾患 6.　その他：後天性心弁膜症，特に大動脈弁狭窄症，心奇形，心内膜炎，QT延長 　　症候群，刺激伝導系障害など
B.　心疾患以外の主な急死の原因疾患
1.　大動脈疾患：胸腹部大動脈およびその支流の動脈瘤破裂，大動脈解離 2.　肺血栓塞栓症（大半は下肢静脈血栓症が契機） 3.　脳血管障害：クモ膜下出血，脳内出血など 4.　呼吸器系疾患：気管支喘息，気管支肺炎，肺結核，急性喉頭気管炎，急性喉 　　頭蓋炎など 5.　消化器系疾患：慢性アルコール性肝障害および合併症としての胃食道静脈瘤 　　破裂，消化性潰瘍の穿孔や出血，腸閉塞など 6.　その他注意すべき疾患：糖尿病，悪性症候群，横紋筋融解症，髄膜炎 　　（Waterhouse-Friderichsen症候群を含む）など

3.　内因性急死の原因疾患

　2015年に東京都監察医務院で取り扱った病死検案9,173件中，解剖された数は1,717件であったが，死因が循環器系疾患によるものが994件と病死解剖数の57.3％を占め，さらにその約42％は虚血性心疾患（429件）によるものであった[43]．表4-6は急死を起こす主な疾患を示す．このなかから比較的重要な疾患群を選択し，急死に関連した事項についてのみ述べる．

1）虚血性心疾患

　中高年者の急死は，冠状動脈硬化症に基づいた虚血性心疾患が原因となることが多い．病理形態学的に心筋の急性梗塞所見があれば診断上の問題はないが，心筋の変化が光顕レベルで確認できるのは発症後5～8時間以上を経過しなければならない．

　ところが法病理医が扱う急死例の多くは，発作直後かせいぜい1時間以内の死亡であり，剖検所見からは冠状動脈硬化症のみが確認されることが多い．ただ，こういった冠状動脈を詳細に観察すると，粥腫破綻や血栓を伴うことがあり，この場合はいわゆる急

性冠症候群（acute coronary syndrome）として，虚血性心疾患による死亡の有力な診断根拠になる．

　ときに冠状動脈に強い石灰化を伴うことがあるが，無理に割断せず，脱灰後に観察すべきである．心筋内の多中心性の斑状線維巣や広範囲な梗塞瘢痕は，それ自体はあくまでも過去の心筋虚血を示しているにすぎないものの，特に後者は新たな心筋虚血の発症や電気的不安定性から致死的不整脈を誘発しやすいことが知られており，突然死例における診断上の意義は大きい．

　問題は，冠状動脈の狭窄のみにとどまる場合であるが，その判断基準は法病理施設，あるいは施設内の法病理医間でも，ある程度の差があるのが現状であろう．ただかつては，冠状動脈におおよそ75%以上の狭窄があればいつ心筋梗塞発作を起こしてもおかしくないとされていた．

　しかし最近の知見では，単なる狭窄度よりも冠動脈内壁に生じた部分的な不安定プラークが破綻し，そこに血栓が形成されることによって急速な冠動脈閉塞が生じ，それが心筋梗塞をもたらす，という考え方が主流になってきている（いわゆる急性冠症候群acute coronary syndrome)[44]．このような冠動脈の変化は広い範囲にみられることもあれば，ある狭い区域に限局してみられることもあり，数mm間隔で横断面を観察する必要がある．いずれにしても，他に死因に関与する可能性がある傷病変がなければ，冠動脈の病理学的所見とともに，アルコールを含めた薬物検査に加え，死亡状況，特に死亡前に死者に加えられた運動負荷などの影響を十分に考慮しながら診断する必要がある．

　なお，心筋梗塞の合併症で急死を起こす重要なものに，不整脈のほかに梗塞心筋の破裂（自由壁破裂）による心臓タンポナーデがあり，これは発症後1週間以内が多く，発症後1日前後のこともまれではない．破裂部域を支配する冠状動脈内に血栓が確認される頻度が高い．また，心筋梗塞発症後，いったん病状が落ち着いた後も，しばらくは突然死の危険性が高いことが知られており，特に梗塞後1年の間は要注意期間とされている．冠状動脈や心筋に新しい異変が観察されなければ，死因名としては慢性虚血性心疾患ということになろう．

〔付〕　死体血におけるトロポニン検査

　心筋・骨格筋に含まれる蛋白質で，T・C・Iの3種類のサブユニットがある．このうちTやIは心筋特異性が高いといわれており，心筋障害を引き起こす傷病変では発症後，数時間から上昇し，数週間それが続くといわれている．心疾患ならびに対照群の解剖所見と，死後採取血液からのトロポニンTあるいはI値とを調べた論文が散見されるが，興味深いことに，有用であるというものと，応用には問題が多いというものに二分される．

　特に後者は死後変化ならびに採取部位の影響が大きいとの指摘がある．確かに臨床レベルにおける急性心筋梗塞診断のトロポニンTやIのカットオフ値はせいぜい0.1 ng/mLレベルであるが，文献によっては数百から数千といったオーダーでの報告もある．また突然死のように発症から死亡まで短時間の場合には，心疾患でも「真の」陽性反応を示さな

い可能性がありうる（見かけ上，高値なのは死後変化のためである）.

　いずれにせよ，報告例はいずれも数例〜数十例程度の集積にとどまったものであり，十分な検討がなされたものとは思えない．現時点では，トロポニン値を心疾患の有無の指標として用いることで，特に検案事例では誤った死因診断がなされる危険性があることを，法医関係者は認識すべきであろう．

2）虚血性心疾患以外の心疾患

（1）心筋症

2006 年に出されたアメリカ心臓協会（AHA）の定義では，心臓に主たる病変のある一次性心筋症と全身疾患の部分病変としての二次性心筋症に分け，さらに前者を 1）遺伝性（肥大型「hypertrophic」心筋症：HCM，不整脈原性右室「arrhythmogenic right ventricular」心筋症：ARVC など），2）混合性（拡張型「dilated」心筋症：DCM，拘束型心筋症），3）後天性，に分類している [45]．この定義によれば心筋炎後の心機能障害は炎症性心筋症として後天性に含まれることになる．法医解剖例では HCM と DCM が多くを占めるが，ARVC もまれならずみられることもある．

　ところで DCM は事前に心肥大あるいは心筋症の診断がなされ，かつ心不全症状が比較的コントロールされていた状態下での急死というケースが多い一方で，HCM はまさに予期せぬ突然死の形をとることが多く，特に若年者突然死の代表的基礎疾患の 1 つに数えられている．HCM の特徴は，肉眼的に心室壁の不均一肥厚と，組織学的に肥厚部心筋の錯綜配列である．また，しばしば大動脈弁下の心内膜の肥厚も観察される．肥厚心筋の線維化は軽度にとどまるが，冠状動脈硬化症を合併すればその限りではない．なお，通常心筋でも自由壁と心室中隔の合流域では錯綜配列様の心筋をみることがあり，これを HCM と解釈してはいけない．最近は遺伝子解析の研究が進んでいるが，ここでは専門書に譲る．

（2）特発性心筋炎

　心筋炎は，種々の病原体や化学物質，全身性疾患など多彩な原因で起こり，症状も無症状から突然死までさまざまである．このなかで特発性心筋炎は，その原因が特定できず，主な病変が心筋に限局しているものをいうが，法医解剖例ではそのベースにウイルス感染を疑わせるケースが多い．このような場合の心筋は死後経過時間の比較において軟らかく，割面は混濁の強い帯黄赤褐色調を呈することがある．ただし，心筋にほとんど色調の変化を示さない場合も少なくなく，肉眼所見のみで心筋炎の有無を判断することは危険である．

　組織学的には心筋の変性・壊死とリンパ球やマクロファージを主とする高度な細胞浸潤が広範囲にみられれば診断は容易であるが，限局性病変にとどまることもある．先行する上気道感染や消化管症状後の突然死例など，心筋炎を疑わせる症例では，刺激伝導系の検索をふまえた標本採取を心がけるべきである．

208　第4章　死　　因

(3) 心サルコイドーシス

　二次性心筋症に分類されているサルコイドーシスは，心臓性突然死例のなかでときに
経験する．肉眼的に境界鮮明な白色調の肉芽腫病変を特徴とし，心外膜下や心筋中間層
など，通常の慢性虚血性心疾患の病変場所とは異なったところに生じうる．刺激伝導系
にも好発する．

(4) 高血圧性心疾患

　長期にわたる大循環系の圧負荷は左心肥大をもたらすことが多いが，このような心肥
大を有する人がときに突然死することがある．多かれ少なかれ，冠状動脈硬化症を伴っ
ていることが多く，肥大に伴う酸素消費の増加とともに冠不全を起こしやすい．心筋自
体にも慢性虚血性変化を伴っていることが多いが，一方で冠状動脈硬化症がほとんどみ
られないケースもまれではない．左心室の肥大を有する人は臨床的に有意に心室性期外
収縮を起こしやすく，心室細動に移行する不整脈発作が急死に関与しているともいわれ
ている．

(5) その他の心疾患

　後天性弁膜症では大動脈弁狭窄症にまれならず突然死が起こるが，無症状のものはま
れとされている．そのほかの弁膜症では，早期に臨床症状が出やすいことから臨床診断
されている場合も多く，法医学的には特に問題になることは少ないが，細菌性心内膜炎
を合併した死亡が一人暮らしの例にみられることがある．なお，臨床的には軽症と診断
できる不整脈を有する小児が，運動中に急死することがまれにみられる．このような場
合，刺激伝導系を含めた剖検所見のみからでは診断は困難なことが多く，学校検診の際
の不整脈所見と死亡前の運動負荷の程度を十分に考慮する必要がある．

　心臓震盪（commotio cordis）：少年野球の選手が胸にボールが当たった直後に急死す
ることがある．動物実験などから，心電図上の受攻期（T波の頂点の数十msec前の時
期）に機械的衝撃が加わると心室細動が誘発されやすいという報告がある．剖検では胸
部に皮下出血や肋骨骨折，心筋挫傷といった損傷がまったくみられないこともある．ス
ポーツ中の不幸な事故であり，あくまでも外因死の範疇ではあるが，執刀医は他の死亡
原因を除外し，かつ状況も十分併せ考えたうえで，慎重に診断を下す必要がある（本章
「胸部損傷」の項135頁参照）．

3) 大動脈系疾患

(1) 真性大動脈瘤破裂

　高齢者に多い疾患で，胸部あるいは腹部に生じた大動脈瘤が突然破裂し，胸腔や縦隔
内，後腹膜下や腹腔内への大量出血で急死することがある．多くは動脈硬化性で，特に
胸部では大半が弓部以下の下行大動脈に瘤を形成する．

(2) 大動脈解離

　解離性大動脈瘤ともいう．大動脈の剥離性出血で，中膜外層の変性によると考えられ

ているが，この説には批判もあり，真の病因は不明である．内膜の亀裂部より中膜側に血液が流入し，そのまま外膜へと波及すると破裂出血の状態になりきわめて予後不良となる．特に急性解離が上行大動脈を巻き込むものは，心臓タンポナーデや血胸，大動脈閉鎖不全，冠状動脈解離への進展を起こして急死しやすい．

臨床的には解離の際に激しい疼痛を伴うものといわれているが，東京都監察医務院で扱った大動脈解離をまとめた村井の統計では，発見時死亡していた例を除いた急性解離924例のうち41％は症状を訴える間もなく昏倒している，という．いずれにせよ，解剖せずに「急性心不全」あるいは「心筋梗塞」と検案されている急死例のなかには，大動脈解離がかなり含まれているとみてよいだろう．

なお，大動脈解離が疑われた場合は，下大静脈・肺静脈から心臓血を回収後，心臓を大動脈に連結させたまま，頸部器官とととともに一塊に取り出し，内膜亀裂（entry）の部位と解離の範囲の検索を慎重に行う必要がある．

4）肺循環系疾患

（1）肺血栓塞栓症

長期臥床中，下肢に静脈うっ滞を起こし，深部静脈などに血栓を生じることがある．これが塞栓子として肺動脈内に流入した場合，まれに左右の肺動脈主幹を塞ぐ広範な血栓塞栓に成長し，急性肺性心により急死する場合がある．

わが国では，この肺血栓塞栓症による死亡は比較的まれと考えられていたが，欧米ではかなり頻度の高い疾患とされている．わが国では急死者の解剖がほとんど行われないため，かなり見逃されている可能性がある．

この疾患が法医学上問題になるのは，深部静脈血栓症がしばしば外傷を契機に生じることである．特に骨盤部や下肢の損傷，全身麻酔に伴う外科手術，受傷後の臥床などでは下肢に深部静脈血栓症が生じやすく，これが広汎型肺血栓塞栓症を引き起こし死亡することがあり，当然単純な病死扱いにしてはならない．また精神疾患を有する人の入院中の突然死例にも散見され，前者も含め医事紛争に発展することもある．

特に受傷後1週間から数カ月以内に心筋梗塞様の発作を起こし急死した場合，必ず広汎型肺血栓塞栓症を疑い，また解剖で肺血栓塞栓症を確認された場合は下腿深部静脈を中心とした下肢静脈の検索を怠ってはならない．

5）脳血管障害

（1）クモ膜下出血

2012年監察医務院統計で，病死解剖総数1,768件中脳血管疾患が175件（9.9％）を占めていた[43]．残念ながらその詳細は不明であるが，多くはクモ膜下出血であろうと考えられる．中・高年齢層の多くは囊状動脈瘤の破綻であり，若年者では動静脈奇形の比率が増加する．ほとんどがウィリス（Willis）輪周囲の血管分岐部に形成される．と

210　第4章　死　　因

きどき破裂部位が不明な例が報告されるが，不十分な検索方法にも大きく左右される．

　検索は必ずホルマリン固定前に行い，動脈全周囲をくまなく探すことが必要であり，できるだけメスやハサミを使わず，水をかけながら用手やピンセットで丁寧に結合組織を剥離し破裂部を探す．ホルマリン固定後では凝血塊がうまく除去できず，小さな動脈瘤の発見はきわめて困難となる．臨床的には，頭痛などの髄膜刺激症状を伴うことが多いとされているが，法医解剖例では症状を訴えないまま急に昏睡状態になり死亡することも多い．この場合，単に血腫による脳圧迫だけでは説明がつかず，クモ膜下出血が直接的に呼吸障害や致死的不整脈を引き起こす可能性などが考えられている．

　外傷性クモ膜下出血との鑑別：外傷に関連したクモ膜下出血には大きく3種類に分けることができる．

　第1は，頭部打撲時に打撲側あるいは対側の脳穹窿部に生じるものであり，これは打撲位置やそのほかの頭蓋内損傷を考慮すれば容易に外傷性のものと診断がつく．

　第2は，主として脳底部を中心に厚い凝血塊が生じ，一見内因性クモ膜下出血のようにみえるが，動脈瘤の存在はない．この場合の出血源は，外傷の際に生じた椎骨動脈あるいは脳底動脈の長軸方向の亀裂であることが多く，特に耳介後方の後頭部に強い回転運動が加えられた際に，しばしば経験する．

　第3は，出血源は明らかに嚢状動脈瘤の破裂であるが，破裂前に頭部や顔面に外力が加えられた場合である．この場合は個々の外力の程度と発生までの時間によりさまざまなケースがあるが，いずれも身体所見だけではなく受傷前後の現場状況を含めた判断が必要であり，安易に病死や災害死，他殺などと決めつけてはいけない．

(2) 脳 内 出 血

　クモ膜下出血に比べると突然死としての頻度は少ない．ただし，脳実質に広範囲にわたる出血，特に脳室穿破を伴うものであれば，あまり症状を訴えず，急に昏睡状態に陥ることがある．また広範な橋出血では短時間で死亡することがある．

6) 呼吸器系疾患

(1) 気管支喘息

　喘息重積発作中の死亡はよく知られているが，法医解剖例の中には軽度の発作が続いた後やまったく発作のないときに急死するケースもまれではない．特にアトピー型の若年者に，このような急死例が多い．このような場合でも，開胸すると肺は著しく膨満し，肥厚した気管支内の粘液栓の閉塞は高度である．したがって，発作症状は見た目には軽くとも，体内での低換気状態はかなり進んでいたことがわかる．

(2) 肺 感 染 症

　肺炎などの肺感染症では発熱をはじめとする症状が先行するため，これらが予期せぬ急死の原因となることはまれであろう．むしろ，独居者やホームレスの人などを解剖したところ，死因が肺炎であったという場合が多い．東京都監察医務院の統計では大部分

が気管支肺炎であり，肉眼的に大葉性肺炎様にみえても多くは気管支肺炎の融合像である．ときに活動性結核がみられることがあり，解剖従事者の感染予防を心がけたい．剖検前あるいは剖検中に肺結核が疑われた場合は，あらためて結核感染防止用のN95マスクを装着し，症例に応じて無理に癒着肺を剥がすことをせず，部分的肺組織の採取にとどめる考慮も必要であろう．ちなみに，剖検前CT撮影は，事前に肺結核情報の入手に有用である．

なお，結核は「感染症の予防及び感染症の患者に対する医療に関する法律」では，二類感染症に分類されており，医師はこれに感染している患者を診断したときは，直ちにその者の氏名など定める事項を保健所長を経由して都道府県知事に届け出なければならず，この規定はこれにより死亡した者（疑いを含む）の死体を検案した場合についても準用する，とある．

（3）急性喉頭気管炎（仮性クループ）ならびに急性喉頭蓋炎

前者はウイルス感染，後者は細菌感染を主とし，幼児期の急死例としてあなどれない疾患である．呼吸器系症状のため，医療機関に受診することが多いが，治療中あるいは帰宅後の急変により，医事紛争に及ぶ可能性もある．病変部が喉頭に限局することが多く，同部の標本作製は必須である．

7）消化器系疾患

（1）慢性アルコール性肝障害

アルコール性肝硬変に限らないが，肝硬変に基づいた肝不全や肝癌による死亡では，黄疸が著明で，多量の腹水が貯留していることが多い．ところで大酒家の自宅死亡例を解剖すると，肝硬変のみで黄疸や腹水合併症のないものや，脂肪肝にとどまるものをしばしば経験する．

臨床的には脂肪肝だけでは死なないといわれているが，剖検上その他の臓器に異常所見はみられず，死因は慢性アルコール性肝障害とでもつけざるをえない．ただ血清が採取できた場合に，総ケトン体，特にβヒドロキシ酪酸がきわめて高い値を示すことがあり，アルコール性ケトアシドーシスによる死亡が推察される場合がある．

（2）食道静脈瘤破裂

肝硬変患者は門脈圧亢進の影響で食道静脈瘤を合併していることが多く，この静脈瘤破裂により大量の消化管出血を起こし，急死することがしばしばある．ところで大酒家が大量の吐血をして急死した場合，単純に食道静脈瘤破裂と結論してはいけない．大酒家に合併しやすく消化管出血を起こしやすい疾患には，胃潰瘍と胃粘膜上部亀裂〔マロリー・ワイス症候群（Mallory-Weiss syndrome)〕もあるからである．これらは，内視鏡により診断されていなければ外表所見からの鑑別は困難である．

（3）消化性潰瘍の穿孔ならびに出血

胃や十二指腸の消化性潰瘍の穿孔では，腹膜刺激症状が強く前面にでるため，また潰

212 第4章 死　因

瘍からの出血では下血などの症状のため，たいていの者は医療機関に受診することになるので問題はないが，むしろ受診帰宅後の急死や入院後でも診断のつかないまま死亡してしまう場合，のちに誤診などで医療過誤が問われることもある．外傷によるストレスや，鎮痛薬が潰瘍を形成したり増悪させたりする場合がある．

　したがって，外傷後の消化性潰瘍による穿孔や出血で死亡した場合には，安易に病死と考えてはいけない．組織学的に潰瘍形成時期を推定し，たとえ慢性所見がみられても，外傷に関係する急性増悪因子の有無を考慮すべきである．

（4）腸閉塞（イレウス）

　腸閉塞とはその名のとおり，腸管の通過障害によって引き起こされる病態の一般名称である．機械的イレウスと機能的イレウスに分けられ，通常は腹部膨満，腹痛や嘔吐などの症状が出る．

　法医学的に問題となるのは，小児や高齢者，精神疾患を有する人などにおいて，診断の遅れから広範囲な腸管壊死に陥り，死に至る場合である．家人にとって，死亡直前のショック状態は，一見，腹部症状がおさまったかのようにみえることもある．開腹すれば診断は比較的容易であるが，むしろ検案時に，死後経過時間に比して著明な腹部膨満と腹部に拡がる青藍色変色の発現があれば，腹膜炎あるいは腸閉塞を疑う必要がある．

8）その他，注意すべき疾患

（1）糖　尿　病

　高血糖による糖尿病性昏睡ならびにインスリン過剰による低血糖発作による死亡は，その重要性は認識していても，剖検上，証明することははなはだ困難であることが多い．特に医療機関に受診していなければ，糖尿病そのものの診断も難しく，膵臓自体自家融解を起こしやすく，ランゲルハンス島所見は不明なことが多い．腎尿細管の滲出性病変や輸出入動脈の硝子様硬化，肝細胞の核糖源の有無ほか，比較的新しい死体であれば，血中ヘモグロビン A_{1c} 値や血清中総ケトン体の測定などを行い，その可能性を述べることはできよう．

（2）悪性症候群

　長期的に向精神薬を服用している患者が，薬の増量や減量，中断を行った際に，発症しやすい．主要な症状として，① 38℃を超える高熱，② 筋強剛（固縮）などの錐体外路症状，③ 頻脈，発汗，流涎など多彩な自律神経症状，④ 意識障害があるが，これらの症状がすべて同時期に出現するとは限らず，週の単位で経緯することもあるという．ときに横紋筋融解症を合併することがあり，この場合，臨床検査値としてCK値の上昇やミオグロビン尿がみられる．

（3）横紋筋融解症

　横紋筋融解症は，外傷，感染，水中毒，熱射病，薬物中毒，全身痙攣，などさまざまな内的・外的原因により発症する病態であり，筋組織の融解・壊死からミオグロビンが

放出され，腎機能を障害，急性腎不全を引き起こすものである．精神疾患を有する人は上記の原因をもたらしやすく，したがって同症を発症しやすいといわれているが，ハロペリドールやリスペリドンといった向精神薬自体が横紋筋融解症を起こすこともあるという．症状はしびれやだるさ，筋肉痛，倦怠感に加え，赤褐色尿がある．

（4）脾動脈瘤破裂

腹腔内出血源の1つとして，知っておくべき病態である．中型筋性動脈としては固有肝動脈や腹部のその他の動脈にも動脈瘤の発生がみられるが，脾動脈が一番頻度が高く，大動脈瘤破裂が否定できれば，次に脾動脈を検索する．

（5）化膿性髄膜炎

肺炎と同様，症状発現から死亡までに時間がかかることが多く，法病理医が体験する成人の化膿性髄膜炎は一人暮らしの人の予期せぬ死亡であろう．原因菌は髄膜炎菌（*Neisseria meningitidis*）のほかにも肺炎レンサ球菌などがあり，小児ではインフルエンザ桿菌が多いといわれる．解剖従事者への二次感染を防ぐため，化膿性髄膜炎が疑われたら，ただちにホルマリン固定とともに菌の飛沫を防ぐ注意が必要である．なお，髄膜炎菌は低温に弱いため，培養検査はただちに行う必要がある．ときに皮膚に皮疹を伴い，副腎出血がみられることがある．敗血症から引き起こされた急性副腎不全によるショックと考えられており，電撃型髄膜炎〔ウォーターハウス・フリードリクセン（Waterhouse-Friderichsen）症候群〕とよばれる．

9）原因不明な内因性急死

（1）乳幼児突然死症候群

Ａ．乳幼児突然死症候群（sudden infant death syndrome：SIDS）とは

多くは乳児期前半，まったく症状がないか，あってもせいぜい軽いかぜ程度の乳幼児が睡眠中死亡し，解剖によっても死因の説明がつかないという奇妙な急死群である．

後述するように「back-to-sleep」キャンペーン以前の欧米の報告では，出生1,000人に対しおよそ1〜3人の発生で，5人を超える報告もあった．また同じ国でも調査時期や人種，階層などで種々の差がある．

このような急死は昔から知られており，かつては添寝の際に母親の乳房などで鼻口部が圧迫され窒息死したものと考えられていた．しかし，欧米では乳児ベッドに1人寝にさせる習慣が定着したにもかかわらずやはり急死例があとをたたないことから，「ゆりかご内の死・小児ベッド内の死（cot death）」として，主に内因性由来の原因について多くの研究者が報告し，現在までにその仮説だけでも100を超えている．

むしろ，この症候群を単一の病因として一元的に解釈するのではなく，複数の因子が絡み合って発症するものと考えている研究者も少なくはない．ただし因子の絡みといっても，たとえば胎児期にある原因で生じた低酸素状態が関連した覚醒反射の異常という内因的なものから，うつ熱や寝具の影響という外因的なものまで，これまた研究者ごと

に考えが異なっているといっても過言ではない.

わが国の厚生省 SIDS 研究班による定義では「それまでの健康状態および既往歴からその死亡が予測できず，しかも死亡状況および剖検によってもその原因が不詳である，乳幼児に突然の死をもたらした症候群」となっている．ちなみに従来は剖検せずとも SIDS と診断できることになっていたが（広義），平成 6 年度研究班による新しい定義で SIDS の診断は剖検に基づいて行われることが決められた.

この診断はあくまでも除外診断に基づくため，解剖によっても鼻口部閉鎖などの窒息死との鑑別は死体所見からだけではきわめて困難であることを物語っている．実際には，肺を中心とした組織診断に加え，死亡前の体調，発見前後の体位や寝具の状態，救急措置の有無などを考慮しつつ，各執刀医が自らの経験をもとに判断しているのが現状である.

B．わが国における乳幼児突然死症候群

乳幼児突然死症候群は，あくまでも剖検診断であり，全国的な監察医務制度のない日本では，残念ながら実際の頻度は不明とせざるをえない.

従来，やむをえず剖検なくして死因診断する場合，SIDS の可能性が高いと思われた際には死亡診断書（死体検案書）には「乳幼児突然死症候群の疑い」と疑いや推定を明記すればよいとされていた．しかし，2005（平成 17）年 3 月に厚生労働省研究班により出された「診断に際しての留意事項」では，「解剖がなされない場合および死亡状況調査が実施されない場合は，死因の分類が不可能であり，したがって，死亡診断書（死体検案書）の分類上は『12. 不詳』とする」として，SIDS と診断しないことが提唱されている.

たしかに法医解剖においては，体表に軽微な損傷，あるいはまったく損傷がなくとも，頭蓋内損傷など内部臓器損傷による死亡例もまれならず経験する．また，死因にならずとも虐待を疑わせるような損傷が見いだされることもある．SIDS の死因の種類は病死である．したがって，法医学の立場からいえば，このたびの厚生労働省研究班の提唱を強く支持するものである.

ちなみに 2016 年の人口動態統計では，上述したように統計上の問題を含んでいるとはいえ，SIDS が乳児死亡（総数 1,928 件）の第 3 位（109 件，5.7%）となっている〔ちなみに第 1 位は先天奇形・染色体異常（33.7%），第 2 位は周産期に特異的な呼吸障害など（14.6%）〕．SIDS は新生児期よりも生後 1～4 カ月を中心とする月齢に多く発生するが，欧米の報告とは異なり，生後 7～8 カ月といった乳児期後半でもしばしばみられるのがわが国の特徴である.

なお，「乳幼児」という名称からもわかるように，従来 SIDS の年齢上限は 2 歳であった．しかし，2005 年 3 月に出された厚生労働省研究班による「診断に際しての留意事項」では，原則として新生児期を含めて 1 歳未満とされた．もちろん 1 歳を超えても年齢以外の定義を満たしていれば SIDS と診断できる余地を残してはいるが，1 歳を超え

た場合の SIDS はきわめてまれである，という認識のもとに行われなければならない．

〔付〕　乳幼児突然死症候群とうつ伏せ寝

　かつてはうつ伏せ寝によって鼻口部が閉塞され窒息死するという考えもあったが，乳児の発達機能の解析により，うつ伏せ寝と窒息死との関係は否定的とされ，1950 年代にアメリカ，その後 1970 年代にかけてヨーロッパ諸国へと，うつ伏せ寝保育が広まっていった．ところが 1980 年代後半よりヨーロッパあるいはオセアニア諸国から，乳児のうつ伏せ寝が乳幼児突然死症候群とかなり密接な関係にあるという統計報告が出され，うつ伏せ寝の是非についての議論が再び盛んになった．

　すでにオランダ，イギリス，ニュージーランド，オーストラリアなどでは，うつ伏せ寝保育を止めさせる「back-to-sleep」キャンペーンを張った後，乳幼児突然死症候群の発生が減少したという報告が出されている．またアメリカ合衆国でも 1992 年 5 月に小児科学会名で同様に勧告が出された．その後複数の医療団体が「back-to-sleep」キャンペーンを支持するなど，うつ伏せ寝保育をやめさせる動きは着実に広がっている．しかし，なぜうつ伏せ寝が乳幼児突然死症候群に関連するのかということまではわかっていない．

　最近では，主な熱放散部位である顔面を覆うことによって生じる高体温説や二酸化炭素が多く含まれる呼気を再び吸い込むために高二酸化炭素血症に陥るのではないかという再呼吸説などが議論の的になっている．そのほか，睡眠体位自体の問題というよりは，むしろ重ね着や軟らかい寝具などの関与が大きいのではないか，という考えもある．わが国ではこれまで，全国規模での疫学調査が行われていなかったこともあり，厚生省や小児科学会などからは睡眠体位に関する公式の見解は出されていなかった．しかし，うつ伏せ寝が乳児突然死の危険因子の 1 つとしてあげられるという厚生省研究班の全国調査の結果を受けて，関連機関に仰向け寝を推奨させる旨の厚生省の報道発表が 1998 年 6 月 1 日に行われた．この調査ではうつ伏せ寝以外に，親の喫煙や人工ミルクでの保育も乳児突然死の危険因子として報告されている．

(2) 若年男性の突然死

　20 歳代から 30 歳代にかけて，いままで大きな病気などの既往もない健康な筋肉質の男性が，突然深夜睡眠中うなり声をあげて急死することがある．剖検では諸臓器に急性循環不全の所見があるだけで，組織レベルでも明らかな器質的疾患は証明されない．これこそまさに「急性心不全」とか「原因不明の突然死」としかいいようがない急死である．

　この種の急死は欧米ではまれで，主に日本を含めた東南アジア系諸国に多いといわれていた．監察医務院症例でも昭和の時代は比較的散見されたが，最近ではあまりみられなくなった．「ポックリ病」は俗名であり，医学用語ではないがまさにこの急死を一言で言い表している．

　Brugada 症候群：1992 年に Brugada により報告された心臓性突然死を引き起こす不整脈の一種．Ⅴ1-3 誘導で右脚ブロック型波形と ST 上昇を示すもので，その少数例が心室細動から突然死に至るという．数十％に SCN5A 遺伝子の異常が認められるといわれているが，遺伝子異常のある群とない群とで，失神歴など症状発現の差はないという．

（3）入浴中の死亡

わが国では浴槽内に浸る習慣から，特に高齢者において冬季に入浴死が激増することが知られている．入浴死の問題は，監察医制度のない地区においては多くの症例で解剖が行われないことである．さらに，解剖が行われたとしても，高齢者ゆえに冠状動脈硬化症の有病率が高く，仮に溺水所見がみられた場合でも，虚血性心疾患にその責任が負われやすいことがある．

しかし慶應大学病院救急部の堀らは，入浴急変後の回復例で，心筋梗塞や不整脈が発見されない例がみられることから，熱中症など，一過性の意識消失から溺水に至る可能性を述べている．また宮城県の鳴子温泉地区で 24 年間の入浴死を調べた髙橋の報告[46]で，各年宿泊客の 1.5〜2.5 倍も多い日帰り入浴客に入浴死例がまったくないことも，心疾患のみが発生機序ではない可能性を示唆していよう．

〔付〕　興奮性せん妄

激しい体動をしている人を制圧中あるいは直後に，急に虚脱し，そのまま死に至ることがある．解剖しても特に死因となる傷病変を見いだすことはできない．この場合，興奮性せん妄，すなわち，交感神経系の異常興奮による死，というとらえ方がある．激しい身体的興奮・精神緊張は交感神経の働きを高め，心拍数増加・収縮力増強といった心機能の亢進が起こる．交感神経はさらに副腎にも作用し，血液中にアドレナリンやノルアドレナリンといった神経伝達物質が放出され，これが心拍数の増加，心拍出量の増加といった心機能をいっそう亢進させ，心筋に酸素需要を増大させる．そして極端な場合に，臨床的には不整脈と表現されるように，心臓の動きに異常が生じ，そのまま死に至るという考えである．

特にアルコールやコカインなど乱用薬物が関与しているような場合，これら薬物と神経伝達物質との複合・相乗作用の結果，突然死を引き起こす可能性は高くなると考えられている．さらに制圧直後の虚脱の場合には，血中カリウムの急変動（体動が終わった直後に血中カリウム濃度の急降下）もまた不整脈の発生に関与している可能性が指摘されている．

いずれにしても，興奮性せん妄の診断は剖検所見から判断することはできず，あくまでも状況を十分考慮に入れて行われる除外診断である．特に，長時間の制圧においては，頸部圧迫や胸腹部圧迫など，窒息の影響の有無も考慮する必要がある．なお，興奮性せん妄による死はあくまでも外因死である．したがって，有意な病理学的異常所見がない，という理由だけで，安易に病死と判断してはいけない．

4 嬰児殺（neonaticide）

1. 定義と問題点

1）定　　義

　分娩中あるいは分娩後間もない新生児を殺害することを嬰児殺（neonaticide）というが，警察庁「犯罪統計書」においては，嬰児殺は「1歳未満の乳児を殺害（未遂も含む）したものをいう」と定義されており，嬰児殺（neonaticide）と乳児殺（infanticide）を混同して用いているのが現状である．

　警察庁「犯罪統計書」によると，嬰児殺（乳児殺）は1975年（昭和50年）に207件（未遂も含む）あったものが漸減し，1987年（昭和62年）の107件を最後に100件を割り，さらに，1997年（平成9年）の41件以降は50件を下回り，2002年（平成14年）の29件以降は2008年（平成20年，28件）まで20件台で推移した．2009年（平成21年）から2016年（平成28年）まではそれぞれ，17件，13件，20件，13件，12件，12件，18件，14件となっている．また，これらの加害者の9割は産母である．

2）法律的特殊性

　産母が新生児を殺害するときには，社会的にも同情すべき事情が認められる場合がある．分娩中あるいは分娩後間もない産母は，妊娠・分娩の影響によって正常な判断能力を欠いていることがあるため，一般の殺人と同等に扱えないことが多い．嬰児殺を通常の殺人とは区別して減刑類型として規定している諸外国でみられるような立法例とは異なり，わが国では刑法典に独立した規定はないが，刑の量刑にあたって情状酌量されることが多い．

　医学的には，胎児も人であり，胎児と人の間に何の区別もない．しかしながら法律上は，人は出生に始まり死亡に終わるものとして，胎児と人を分けて考えているため，人に対する殺害は殺人であり，胎児に対する殺害は堕胎としている．法律上の胎児と人との境界に関しては以下のような学説がある．

　A）陣痛説：母体に陣痛が起こった後は胎児ではなく人であるという説である．

　B）一部露出説：胎児の身体の一部でも産門から露出した後は人とする．

　C）全部露出説：胎児の全身が産門から出た後は人とする．

　D）第一呼吸説（独立呼吸説）：児が最初の肺呼吸を行った後は人とする．

　わが国では刑法上は一部露出説を採用し，一部露出をもって人とし，民法上は全部露出説を採用している．ただし，生産の場合は相続権は胎児のときから保障されている（民法第886条）．

　新生児の司法解剖の場合は，分娩時の児の状況が不明なことが多い．児が分娩後に第

一呼吸を行うと，肺胞が開張して，肉眼的あるいは組織学的に認めうる著明な所見を呈する．また，児の死体所見に母体外でなければ発生しえないような種類の生活反応を有する損傷があれば，児は分娩中あるいは分娩後に生存していたことが証明できる．刑法上は一部露出説を採用しているのであるから，第一呼吸を営む前に加えられた損傷による死であっても刑法上の罪は成立する．

　上記の基準により，妊婦が薬物の使用，またはその他の方法で胎児を殺害した場合には刑法第 212 条の堕胎罪が適応され，新生児を殺意を持って死亡させた場合には殺人罪（刑法第 199 条）が適応される．新生児の死亡が養育義務の怠慢によるものであれば，保護責任者遺棄致死（刑法第 219 条）の適応とり，死産児や殺害した児を放置すれば死体遺棄罪（刑法第 190 条）が適応される．嬰児殺は perinatal care の欠如や不適切なケアを伴っていることが多いため，広義の child abuse としてとらえる必要がある．

3）医学的特殊性

　新生児は，子宮内生活から子宮外生活への移行期にあり，医学的に種々の特殊性が存在する．したがって，新生児期における死は，内因性・外因性を問わず成人とは著しく異なった問題を含んでいる．

4）法医診断事項

　新生児の死亡は医学的にも法律的にも多くの特殊性があるため，法医学においては特殊な診断事項と考え方が確立されている．新生児死体についてすべての場合で診断すべき事項は下記のとおりである．
　A）生活能力の有無
　B）生産・死産の鑑別
　C）死因
　D）分娩後の生存期間
　他に，血液型の判定，死後経過時間の推定等は他の司法解剖例と同様に必ず診断しなければならない事項である．しかしながら，新生児は小さく運搬が容易であり，環境の影響を受けやすいため，死後変化が進行している場合には，死体所見から死後経過時間を推定することは困難であることが多い．

　胎盤母体側，児の表面・児を被うタオル等に付着した血液，陰毛などから母親の血液型・DNA 型が検出可能となる場合があり，新生児の DNA 型を検査することにより，母子鑑定，場合によっては父子鑑定も可能となる．

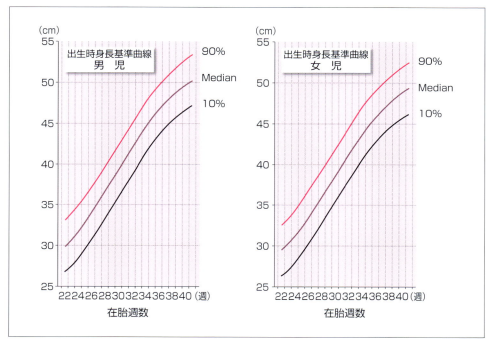

図 4-132　在胎週数別出生児身長の 10, 50, 90 パーセンタイル値
（厚生省心身障害研究班：新生児の疾患とケアに関する研究班, 1998）
（河野寿夫 編. ベッドサイドの新生児の診かた. 改訂 2 版. 南山堂, 東京, 2009. p 426）

2. 胎・嬰児の発育程度と生活能力

1）発育の程度

　胎児の発育程度がどのくらいの妊娠期間に相当するかについての判定を行う．妊娠満 12 週未満の胎児であれば医師に死産証書（死胎検案書）交付の義務は無く，医師法第 21 条に規定された異状死体届出義務も生じない．

(1) 身長・体重

　胎齢を推定する根拠は胎児の身長や体重から推定するのが最も確実である（**図 4-132, 4-133, 表 4-7, 4-8**）．

① Haase の式

妊娠各月末の身長を求める概算式であり，

妊娠 5 カ月まで：（妊娠月数）^{2} cm

妊娠 6 カ月以上：5×（妊娠月数）cm

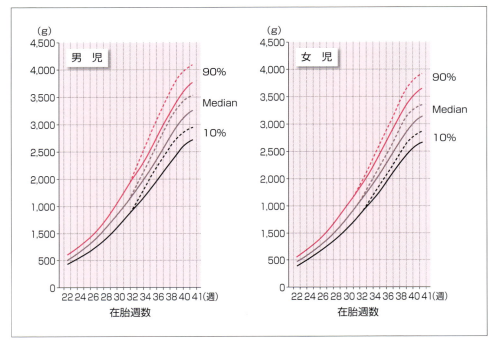

図 4-133 日本人出生時体重基準曲線（点線が経産婦，実線が初産例）

（小川雄之亮ほか．日本人の在胎別出生時体格基準．新生児期の疾患とケアに関する研究．厚生省心身障害研究班1998．新生児誌 1998；34：624-632）
（河野寿夫 編．ベッドサイドの新生児の診かた．改訂2版．南山堂，東京，2009．p 6）

で表される．

② 榊の式

妊娠各月末の体重を求める概算式であり，

妊娠5カ月まで：$2 \times (妊娠月数)^3$ g

妊娠6カ月以上：$3 \times (妊娠月数)^3$ g

で表される．

(2) 胎盤重量

松倉の式が用いられる．

妊娠7カ月まで：$(妊娠月数)^3 + (妊娠月数) \times 5$ g

妊娠8カ月以上：$(妊娠月数) \times 50$ g

(3) 身体徴候

妊娠1カ月末：全卵の大きさは鳩卵大で，胎芽の長さは約 0.4 cm である．4 対の鰓弓と長い尾を有し，他の動物胎芽と区別しがたい．頸部はなく，頭部はただちに躯幹に

④ 嬰 児 殺　　**221**

表 4-7　在胎週数別出生児身長の 10，50，90 パーセンタイル値　　（cm）

在胎週数	10 パーセンタイル		50 パーセンタイル		90 パーセンタイル	
	男児	女児	男児	女児	男児	女児
22	26.6	26.0	29.8	29.2	33.0	32.4
23	27.5	26.9	30.7	30.1	339.	33.3
24	28.5	27.8	31.7	31.0	34.8	34.2
25	29.6	28.9	32.8	32.1	35.9	35.3
26	30.8	30.1	33.9	33.3	37.1	36.5
27	32.0	31.3	35.2	34.5	38.4	37.7
28	33.3	32.5	36.5	35.8	39.7	39.0
29	34.6	33.8	37.8	37.0	41.0	40.3
30	36.0	35.1	39.1	38.4	42.3	41.6
31	37.3	36.4	40.5	39.7	43.6	42.9
32	38.6	37.7	41.8	40.9	45.0	44.2
33	39.9	39.0	43.1	42.2	46.2	45.4
34	41.1	40.2	44.3	43.4	47.5	46.6
35	42.3	41.4	45.5	44.6	48.7	47.8
36	43.5	42.5	46.7	45.7	49.8	48.9
37	44.6	43.6	47.7	46.8	50.9	50.0
38	45.4	44.3	48.5	47.6	51.7	50.8
39	46.1	45.0	49.2	48.3	52.4	51.5
40	46.7	45.6	49.9	48.9	53.0	52.1
41	47.2	46.1	50.4	49.4	53.6	52.6

（厚生省心身障害研究班，新生児の疾患とケアに関する研究班，1998）
（河野寿夫 編，ベッドサイドの新生児の診かた，第2版，南山堂，東京，2009，p 426）

移行し，躯幹は強く彎曲する．眼と鼻の外形は生じていないが，口・顎部の原基がみられる．四肢原基は短い隆起として認められる．

　妊娠 2 カ月末：全卵の大きさは鶏卵大で，胎芽は長さ約 3 cm である．鰓弓が消失し，尾部は短くなり，人胎児の形態を表し始める．頭部・軀幹・四肢の区別は明らかとなり，脳が他の部分よりも急に発達するので，頭部が身体の大部分を占め，鼻・口・耳の原基を認める．

　妊娠 3 カ月末：全卵の大きさは鵞卵大で，胎児の身長は約 9 cm，体重は約 20 g である．頭部は特に大きく，尾部は消失し，人としての外形が完成する．肛門は開口し，外陰部の分化も始まり，外性器による性別の識別が可能となる．四肢は指趾が分化し，爪

222　第4章　死　因

表4-8　在胎週数別出生児体重の 10，50，90 パーセンタイル値
（初産男児・女児，経産男児・女児）　　　　　　　　　　　　　　　　　(g)

	在胎週数	10 パーセンタイル		50 パーセンタイル		90 パーセンタイル	
		男児	女児	男児	女児	男児	女児
初産	22	430	405	514	477	594	554
	23	489	465	585	547	676	635
	24	560	532	670	627	774	727
	25	642	615	769	724	888	840
	26	735	704	879	829	1,016	963
	27	837	803	1,002	945	1,157	1,097
	28	948	909	1,135	1,071	1,311	1,243
	29	1,068	1,024	1,279	1,206	1,477	1,400
	30	1,197	1,146	1,433	1,350	1,655	1,567
	31	1,333	1,276	1,596	1,502	1,844	1,744
	32	1,477	1,412	1,768	1,663	2,043	1,930
	33	1,605	1,540	1,921	1,814	2,219	2,105
	34	1,740	1,682	2,083	1,981	2,406	2,299
	35	1,901	1,845	2,276	2,173	2,629	2,522
	36	2,059	2,017	2,465	2,375	2,848	2,757
	37	2,229	2,188	2,668	2,576	3,082	2,990
	38	2,392	2,347	2,863	2,763	3,307	3,207
	39	2,536	2,484	3,036	2,925	3,507	3,395
	40	2,650	2,591	3,173	3,052	3,665	3,542
	41	2,741	2,660	3,281	3,133	3,790	3,636
経産	22	430	405	514	477	594	554
	23	489	465	585	547	646	635
	24	560	535	670	360	774	731
	25	642	615	769	724	888	840
	26	735	704	879	829	1,016	963
	27	837	803	1,002	945	1,157	1,097
	28	948	909	1,135	1,071	1,311	1,243
	29	1,068	1,024	1,279	1,206	1,477	1,400
	30	1,197	1,146	1,433	1,350	1,655	1,567
	31	1,333	1,276	1,596	1,502	1,844	1,744
	32	1,506	1,432	1,802	1,687	2,082	1,958
	33	1,733	1,611	2,075	1,897	2,397	2,202
	34	1,940	1,816	2,322	2,138	2,682	2,482
	35	2,131	1,987	2,551	2,340	2,947	2,716
	36	2,305	2,165	2,759	2,549	3,187	2,959
	37	2,489	2,346	2,980	2,763	3,442	3,207
	38	2,661	2,542	3,185	2,993	3,679	3,474
	39	2,803	2,707	3,355	3,188	3,875	3,700
	40	2,891	2,785	3,461	3,280	3,998	3,807
	41	2,962	2,854	3,546	3,361	4,096	3,901

（厚生省心身障害研究班．新生児の疾患とケアに関する研究班，1998）

（河野寿夫 編．ベッドサイドの新生児の診かた．第2版．南山堂，東京，2009，p 425）

も形成され始める．皮膚は硝子様透明で，皮下血管・内臓が透見される．

妊娠4カ月末：身長は約16 cm，体重は約100 g．頭部はまだ非常に大きく，口蓋の閉鎖が起こる．皮膚は赤色を増し次第に透明度が減じるが，皮下の血管が透見できる．皮膚，特に顔面に毳毛が発生し始め，外陰部の性別が明瞭になる．胎盤が完成する．

妊娠5カ月末：身長は約25 cm，体重は約250 g．皮膚はまだ赤色であるが，皮下脂肪の発生により不透明となる．身に毳毛が生じ，爪と毛髪は存在する．

妊娠6カ月末：身長は約30 cm，体重は約650 g．身体の均整がとれてくるが，皮下脂肪はいまだ少ない．皮膚には胎脂がつき始め，頭毛・眉毛・睫毛が生じ，眼瞼が分離する．

妊娠7カ月末：胎児の身長は約35 cm になり，体重は 1,000 g 強に達する．皮下脂肪の発育は不十分で，皮膚は胎脂で被われ，皮膚は紅色を呈するが，皺が多く老人様の外貌を示す．男児の睾丸は陰嚢内へ下降せず，女児では陰核・小陰唇が強く突出する．瞳孔膜は中心部が消失し，大腸には胎便が充満している．

妊娠8カ月末：身長は約40 cm，体重 1,500 g 強．皮膚は紅色で，老人様顔貌を残す．毳毛も全身に存在する．

妊娠9カ月末：身長は約45 cm，体重 2,000 g 強，皮膚の紅色は減じ，胎脂は少なくなる．皮下脂肪の増加により，皺や襞が少なくなり老人様顔貌は消失する．顔面・腹部の毳毛は消失し，指爪は指端に達し，趾爪は趾端に達しない．睾丸は陰嚢内に下降する．

妊娠10カ月末：すなわち成熟児（mature fetus）である（220頁参照）．

(4) 腐敗または白骨化した胎児死体

死後日数が経過した児の死体では，乾燥や死後の体液漏出等により体重は相当減少するため，腐敗が高度な死体の体重は発育程度の推定の根拠とはなりえない．腐敗が高度な新生児死体の身長は，腐敗による関節包が弛緩するため，出生時より長く計測されることになるが，その点を考慮すれば発育程度推定の根拠となりうる．白骨化した胎児死体の場合は，児の骨長を基に統計値と比較して胎齢を推定できるが，個体差や誤差を考慮に入れる必要がある（**表4-9**）．

2）生活能力

胎児が娩出後に独立した個体として生命を維持する能力を生活能力（viability）という．正期産で出生した成熟児で，先天性の疾患や奇形がなく，重篤な分娩損傷を受けていないものは生活能力が完全であると判断する．生活能力を欠き適切に保育しても早晩死亡するであろう児に加えた殺害行為は，生活能力を完全に有し健全に成長するはずであった児に加えた殺害行為と比較して，量刑の判断に際して大きな意味をもつことになる．したがって，生活能力の有無の判定は，非常に重要である．

(1) 成熟児（mature infant）

成熟児とは子宮外生活を完全に営むことのできる程度に発育した新生児をいう．正期

表 4-9　胎児骨の大きさ（高田）　　　　　　　　　　　　　　　　（単位：mm）

妊娠月数	頭蓋骨																四肢骨							
	後頭鱗		後頭骨基底部		頭頂骨		前頭鱗		側頭鱗		上顎骨		頬骨		蝶形骨体		鎖骨	肩甲骨	上腕骨	尺骨	橈骨	大腿骨	脛骨	腓骨
	高	幅	長	幅	前後	左右	高	幅	高	幅	高	幅	高	幅	長	幅	骨	高	骨	骨	骨	骨	骨	骨
2	—	—	—	—	—	—	4	3	—	—	1	2	—	—	—	—	3	—	3	—	—	—	—	—
3	5	8	—	—	16~24	8~22	6	7	3	5	5	3~5	—	—	—	—	14	4	11	10	9	10	8	8
4	18	18	5	4	23	20	17	9	8	11	7	10	—	—	—	—	14	11	23	22	19	19	17	21
5	28	24	8	—	37	32	27	24	8	12	11	19	—	—	—	—	20	16	38	35	32	37	34	33
6	43	41	9	8	54	54	42	41	15	22	18	21	17	23	7	15	32	19	43	40	39	40	43	40
7	44	43	10	11	62	44	44	40	22	26	20	23	16	—	7	16	38	23	52	46	42	55	50	49
8	52	50	12	14	67	65	51	46	19	26	20	39	18	20	10	16	42	25	52	49	48	61	57	54
9	54	61	—	—	71	67	54	54	19	24	21	42	—	—	7	16	43	—	61	49	51	71	60	58
10	63	68	13	14	82	86	57	49	28	31	27	37	20	27	12	18	45	—	68	59	55	76	68	67
新生児	64	68	14	16	85	81	62	54	29	33	29	41	18	27	12	18	47	30	68	62	53	84	74	70

〔注〕

後頭鱗　　　高さ　：大孔の後縁から鱗尖部までの距離.
　　　　　　　幅　　：左右乳突縁間の距離.
後頭骨基底部　長さ　：大孔の前縁から骨端までの距離.
　　　　　　　幅　　：左右縁中央小突起間の距離.
頭頂骨　　　前後径：頭頂結節頂を通り矢状縁に平行する線が前頭縁，後頭縁に至る距離.
　　　　　　　左右径：頭頂結節頂を通り前頭縁に平行する線が矢状縁，鱗縁に至る距離.
前頭鱗　　　高さ　：前頭結節頂を通る正中縁に平行する線が前頭切痕，頭頂縁に至る距離.
　　　　　　　幅　　：前頭結節頂を通る水平線が正中線，頭頂線に至る距離.
側頭鱗　　　高さ　：頬骨突起後端から側頭鱗上端までの距離.
　　　　　　　幅　　：頭頂切痕から前縁までの水平距離.
上顎骨　　　高さ　：前頭突起先端から犬歯側切歯間下縁までの距離.
　　　　　　　幅　　：頬骨突起後下端から口蓋突起に直角に引いた直線の長さの2倍.
頬骨　　　　上下左右の4突起の相対する直線距離.
蝶形骨体　　長さ　：前後径.
　　　　　　　幅　　：左右蝶形骨小舌間の直線距離.
肩甲骨　　　高さ　：上角端下角端間の内面に沿った距離.

（若杉長英. 医学要点双書 11 法医学. 第2版. 金芳堂, 京都, 1986, p 94）

産児（term infant, 在胎 37 週以上 42 週未満で出生した児）は, 必ずしもすべてが成熟児であるとはいえない. 成熟児であることを示す特徴的所見を成熟徴候（signs of maturity）という. わが国の新生児における成熟徴候は次のようなものである.

① 主要計測値

A）身長は，平均 50 cm 弱.

B）体重は，平均 3,000 g.

C）肩幅（肩甲横径，bisacromial diameter）は，11〜12 cm，肩甲周囲は 35 cm.

D）臀幅（臀部横径，bitrochanteric diameter）は，9 cm，骨盤周囲は 27 cm.

E）頭部の径線（diameter）と周囲（circumference）：児頭計測（**図 4-134，135**）

前後径（occipitofrontal diameter）

眉間と後頭結節間の最大距離，日本人では平均 10.5〜11 cm.

前後径周囲（occipitofrontal circumference）

前後径を含む平面の周囲，平均 33 cm.

大横径（biparietal diameter）

左右頭頂結節間の距離，平均 9 cm.

小横径（bitemporal diameter）

左右の冠状縫合間の最大距離，平均 7.5 cm.

大斜径（occipitomental diameter）

頤（オトガイ，顎）の先端と後頭間の最大距離，平均 13 cm.

大斜径周囲（occipitomental circumference）

大斜径を含む平面の周囲，平均 35 cm.

小斜径（suboccipitobregmatic diameter）

項窩（後頭結節の後下方にある陥凹部）から大泉門の中央に至る距離，平均 9 cm.

小斜径周囲（suboccipitobregmatic circumference）

小斜径を含む平面の周囲，平均 32 cm.

② 身体的特徴

A）頭部：頭蓋骨は一定の硬さを示し，縫合も狭く，大泉門の斜径は約 2 cm で，小泉門は閉鎖している．頭髪は 2 cm 以上に達する.

B）皮膚：皮膚は淡紅色で，皺がなく，皮下脂肪に富み，全身の毳毛はほとんど消失して，上腕外側部・肩甲部・臀部等に残存している．胎脂も耳介後部・頸部・腋窩・肘窩・膝窩・鼠径部・手指間等などに残存している.

C）眼：眉毛，睫毛はよく発生し，瞳孔膜は消失している.

D）鼻・耳：鼻および耳介の軟骨が触知される．面皰（comedo，脂肪で閉塞した皮脂腺で，黄白色の小点としてみえる）は鼻尖・鼻翼に限局する.

E）腹部：腹部は隆起し，臍は剣状突起と恥骨結合のほぼ中央部に位置する.

F）爪：指爪は指端を越え，趾爪は趾端に達する.

G）外陰部：男児では精巣は陰嚢内に存在し，女児では大陰唇がよく発達していて小陰唇を被い，両側の大陰唇が接している.

H）化骨核：大腿骨下端化骨核（**図 4-136**）は直径約 0.5 cm に達している．しかし

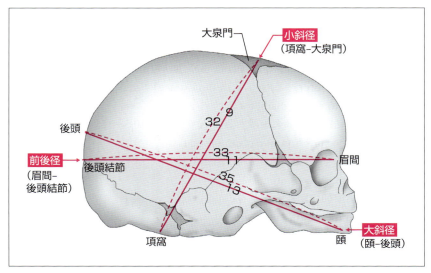

図 4-134 児頭の径線（頭蓋側面）
（荒木　勤．最新産科学 正常編．改訂第 22 版．文光堂，東京，2008，p 123）

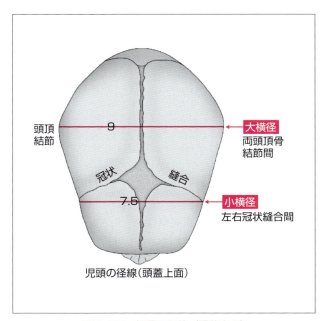

図 4-135 児頭の径線（頭蓋上面）
（荒木　勤．最新産科学 正常編．改訂第 22 版．文光堂，東京，2008，p 124）

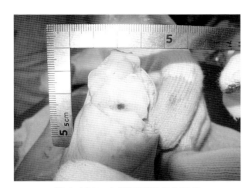

図 4-136 大腿骨下端の化骨核
(佐藤喜宣編, 臨床法医学テキスト 第二版, 中外医学社, 東京, 2012. p 184)

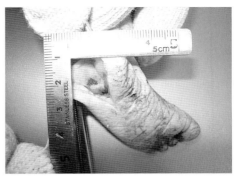

図 4-137 踵骨化骨核
(佐藤喜宣編, 臨床法医学テキスト 第二版, 中外医学社, 東京, 2012. p 184)

成熟児でもまったく発生していないことがある．踵骨化骨核（**図 4-137**）は直径約 0.8 cm である．

Ｉ）胎盤：臍帯の長さは約 50 cm で胎盤の重さは約 500 g となる．

(2) 未熟児（immature infant）

前項で述べた成熟児でないものが未熟児であるが，的確な定義を下すことは困難である．新生児の出生体重による分類では，出生体重 4,000 g 以上を出生した新生児を巨大児（giant baby），2,500 g 未満で出生した新生児を低出生体重児（low birth weight infant），1,500 g 未満で出生した新生児を極低出生体重児（very low birth weight infant），1,000 g 未満で出生した新生児を超低出生体重児（extremely immature infant）としている．

超低出生体重児出生数は 1980 年以降急速に増加しており，年間約 3,000 名以上の出生となり，超低出生体重児のなかでも出生体重 400 g 台や在胎 22 週という著しい超低出生体重児が医療の対象となっている．東京女子医科大学母子総合医療センターの報告では，出生時体重 400 g 台の死亡率が 62％であるのに対し，500 g 台では 28％と著しい差が認められる（**図 4-138**）ことから，体重 500 g（ほぼ在胎 22 週に相当）という値は，子宮外生活が可能となる生活能力獲得の最低限界の指標の一つとして重要な意味をもつものと考えられる．

一方，日本小児科学会の行った 1995 年と 2000 年の調査結果［わが国の主要医療施設におけるハイリスク新生児医療の現状（1996 年 1 月）と新生児期死亡率（1995 年 1〜12 月）．日本小児科学会新生児委員会新生児医療調査小委員会　日本小児科学会雑誌 100：1931-1938, 1996, わが国の主要医療施設におけるハイリスク新生児医療の現状（2001 年 1 月）と新生児期死亡率（2000 年 1〜12 月）．日本小児科学会新生児委員会新生児医療調査小委員会　日本小児科学会雑誌 106：603-613, 2002］を比較すると，超低出生体

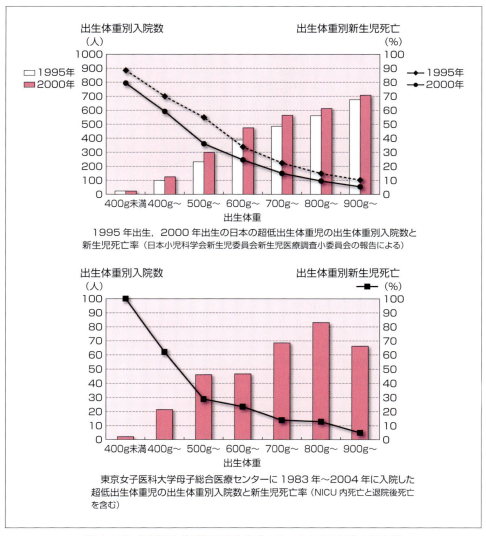

図 4-138 超低出生体重児の出生体重 100 g ごとの入院数と死亡率
(河野由美, 三科 潤. 超低出生体重児の長期予後. 産婦人科治療 2008;96:846-850)

重児の新生児死亡率の改善が認められ, 特に出生時体重 400 g・500 g 台の死亡率に著しい改善がみられる[49]. したがって, 生活能力獲得の指標の一つとしての出生時体重 500 g という値も絶対的なものとは考えにくく, 今後の新生児医療の進歩, ならびに地域の新生児医療体制を考慮に入れて慎重に判断すべきである.

3. 生産・死産の鑑別

　胎児は多くの原因により子宮内で死亡し，死産児として娩出されることがある．産母は娩出された児が生存しているか死亡しているかを知らないで殺害行為を加えることがある．嬰児殺は生産児を殺害して初めて成立するため，新生児死体についての生産（live birth）・死産（still birth）の鑑別は法医診断上，最重要事項の1つである．

1）死産児の徴候

　胎児が母体から完全に娩出される以前に死亡している分娩を死産という．胎児が子宮内で死亡後に一定時間滞留していれば子宮内は通常は無菌であるから腐敗現象は出現せず，自家融解の現象が進行する．この特徴的な現象を浸軟（maceration）という．
- A）死亡1日以内に分娩されるとなんの所見も見られない．
- B）第1度浸軟：死後1〜3日子宮内に滞留すると，表皮に水疱が生じ，内に黄色または血色の液を容れ，これが破れると赤色の真皮が露出する．
- C）第2度浸軟：死後3〜4週間経過すると，全身は軟化弛緩し，頭蓋縫合も離開する．児体は縮小し，体重も減少する．

2）生産児の徴候

（1）診断学的意義
　生産児は分娩後間もなく空気を呼吸するために，呼吸開始によって全身に現れる所見を生産児の徴候とする．生産児の徴候が確認されれば生産と断定し，生産児の徴候が確認されなければ，特別な例外を除いて，死産と推定する．分娩後，呼吸開始までの間に殺害行為が加えられ，呼吸開始前に死亡したとすると，生産児でありながら生産児の徴候を示さない場合があり得る．このような場合は，分娩中の生存を示す，産瘤のような所見があり，分娩中の死亡を証明する所見がなく，しかも母体外でなければ発生し得ないような種類の生活反応を有する損傷があれば生産と断定し得る．また，これらの所見がなければ死産と推定する．

（2）呼吸開始によって起こる変化
　新生児が呼吸を開始すると，肺に空気が侵入し，空気を嚥下することにより胃・腸管に空気が侵入する．また，肺循環が開始し，空気の嚥下と共に，鼓室へも空気が侵入する．これらの結果，全身に現れる所見には次のようなものがある．ただし，以下の所見は全て肺に空気が侵入したことに基づくものであるから，死体が腐敗して腐敗ガスの発生がみられると腐敗ガスとの鑑別が困難である．

① 胸　囲
　未呼吸児では胸郭は扁平状で，胸囲は腹囲より小さい．呼吸児では樽状に膨隆して胸

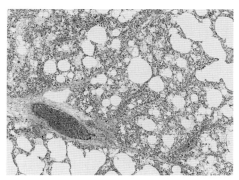

図 4-139 生産児の肺の組織像
（佐藤喜宣編，臨床法医学テキスト 第二版，中外医学社，東京，2012，p 187）

骨部が挙上し，胸囲の方が 1～数 cm 大きくなる．
　② 横隔膜の高さ
　未呼吸児では第 4～5 肋骨の高さであるが，呼吸児では第 5～6 肋骨の高さとなる．
　③ 肺の容積
　未呼吸児では小さく，胸腔の全部を満たさず，胸椎の両側に萎縮状に存在するが，十分に呼吸すると，胸腔を満たす程度にまで膨隆する．
　④ 肺の表面
　未呼吸児では全般に赤褐色・平滑で実質性臓器のように見え，辺縁は薄くて鋭いが，呼吸児の肺は淡紅色となり，空気で満たされた肺胞が微細な真珠胞として観察される．数呼吸以内に死亡した場合は，空気呼吸の回数に応じて，含気部と無気部がさまざまな割合で交錯して斑紋状あるいは島状に見え，含気部は淡紅色で膨隆し，無気部は赤褐色でやや凹んでいる．十分に呼吸した肺は膨隆し，淡紅色を帯び，辺縁は丸みを帯びる．
　⑤ 肺の硬度
　未呼吸児では実質性臓器例えば肝臓のような硬度があるが，呼吸児では柔軟で，スポンジ様感を呈する．
　⑥ 肺の断面
　未呼吸児では泡沫を含まない血液が断面から圧出されるが，呼吸児では微細泡沫を含んだ血液が圧出される．
　⑦ 組織学的所見（**図 4-139**）
　未呼吸肺では肺胞はまったく開大していないが，呼吸肺であれば肺胞の開大が認められ，薄い肺胞壁が認められる．一般に新生児の肺は水の侵入に対しては容易に受け入れて広範囲にわたる肺胞の開大をきたすが，空気の侵入に対してはある程度抵抗を示すため，まれに羊水の吸引によって肺胞の開大が認められることもある．

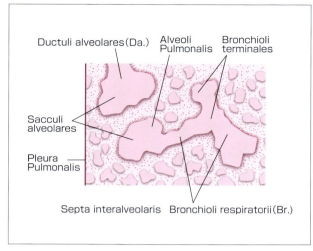

図 4-140 呼吸細気管支（Br.）および肺胞管（Da.）説明図
（四方一郎，永野耐造 編．現代の法医学．改訂第 2 版．金原出版，東京，1988, p 268）

　空気が侵入して，ある圧に達するまでは，この抵抗のために肺胞より中心側の気道部分が代償的に開大することから，呼吸細気管支（respiratory bronchiole）および肺胞管（alveolar ductule）の限局性開大像（**図 4-140**）を確認することが重要な所見となる．
⑧ 肺浮揚試験（hydrostatic lung test）
　未呼吸の肺の比重は 1.045〜1.056 であるから，冷水（比重 1.000 に近い）中に投じると沈降する．一方，呼吸肺では比重は 1.000 よりも小さくなるため，冷水中に投ずると浮揚する．したがって，生産児の肺は水に浮く．これが生死産鑑別法としての肺浮揚試験の原理である．
　十分な深さを有するガラス槽に冷水を満たして肺を投じ，さらに各肺葉，細片について検査する．最後に，浮揚した細片だけを指頭などで強圧してから再び冷水中に投じる．高圧を加えてからもなお浮揚するものを陽性とし，空気を吸引しているものと判断する．沈降すれば陰性と判断し，未呼吸肺と判断する．肺や各肺葉が沈降しても肺表面に真珠胞が認められる場合があるが，そのような場合には真珠胞の部分を含む細片を切り取り，冷水中に投じて浮揚すれば生産と判定する．肺浮揚試験では以下のような場合に偽反応が現れる．
・生産児で肺浮揚試験が陰性になる場合（**図 4-141**）
　A）分娩後に第一呼吸をするまでの間に殺害された場合．
　B）第一呼吸に際し，羊水，血液，水など空気以外の物を吸引した場合．
　C）生活能力が弱く，わずかな呼吸で呼吸の後に死亡した場合．

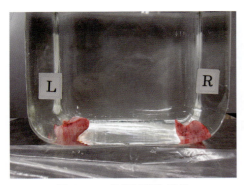 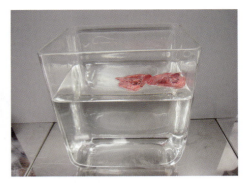

図 4-141 肺浮揚試験 陰性　　　　　　　　　　　　**図 4-142** 肺浮揚試験 陽性
（佐藤喜宣編，臨床法医学テキスト 第二版，中外医学
社，東京，2012，p 188）

・死産児で肺浮揚試験が陽性になる場合（**図 4-142**）
　A）肺が凍結している場合．この場合は解凍してから試験を行うと陰性になる．
　B）人工呼吸を施した場合．
　C）腐敗ガスが発生している場合．この場合は浮揚した細片を指頭などで強圧すれば
　　　腐敗ガスは容易に除去され沈降するが，呼吸によって肺胞内に侵入した空気は除
　　　去されないので浮揚する．
　⑨ 胃腸浮遊試験（stomach-bowel test）
　分娩後，空気呼吸をすると同時に空気も嚥下する．その結果空気は胃内に送入され，
胃内の空気は蠕動運動により腸管内に進行する．死後に外部から食道を通って胃内まで
空気が侵入することはなく，胃腸壁と胎児の胃腸内容は比重が1より大であるため，冷
水中に投じると沈降するが，空気が胃・腸管内に侵入すると，空気が侵入した部分まで
は浮揚することになる（**図 4-143**）．胃・腸管を数箇所で結紮して冷水中に投じ，嚥下
された空気がどの部分まで侵入しているかを観察する．

4. 分娩後生存時間の推定法

　嬰児殺が他の殺人と異なり，情状酌量の余地が大きいのは，加害者の多くが分娩の影
響を強く受けている産母であるという点である．一方，分娩後数日が経過し，分娩の影
響から回復した後に児を殺害した場合にはその事情は大きく異なることになる．このよ
うな法律上の判断に資するために，法医診断によって新生児の分娩後生存時間を推定す
る．

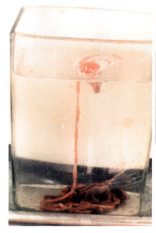
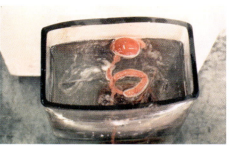

図 4-143　胃腸浮遊試験
胃・十二指腸のみ浮揚している
（髙取健彦先生より提供）

1）外表所見

（1）臍帯（umbilical cord）

出生後あるいは臍帯離断（切断）数時間以内では，臍帯残部は白色で光沢があり滑らかであり，血管は青灰色に透見され，水分に富み軟らかい．その後は次第に乾燥し始め，生後2日目くらいでは，臍帯は乾燥のためやや縮小し，灰色を呈して硬くなり，3～4日目になると乾燥が進行しミイラ化し黒灰色になる．臍帯が乾燥壊死に陥ると，臍帯の基底部分に分界線が生じ，臍帯が分離・脱落する（臍脱）．臍脱は平均して生後5～7日目に起こり，臍脱直後の臍窩は肉芽組織が露出しているが，2～3日後には表皮で被われる．

臍帯の乾燥は死体現象としても起こるので，児にみられる他の現象から推定される死後経過時間を考慮に入れて判定する必要がある．

（2）皮膚

分娩直後の新生児の体血液が多く付着し，腋窩・鼠径部・関節屈面・背面等に胎脂が付着している．皮色は初めは赤色を帯びているが，生後3日目から褪色して普通の皮色になる．

（3）産瘤

産道の圧迫により児頭先進部の頭皮下に生じた産瘤は分娩直後に最も著明で，1～2日で小さくなる．

（4）新生児黄疸

分娩後2～4日目くらいから現れ，7～10日くらいで消褪する．

2）内部所見

（1）肺

1回の呼吸で肺の全域に空気が侵入するのではなく，何回かの呼吸によって肺の全域に空気がいきわたるものと考えられる．含気部と無気部が混在していれば，分娩直後に死亡したものと推定される．しかしながら，肺全域に空気が侵入していても，分娩後長期に生存していたとはいえない．

（2）胃

授乳されていない胃内には硝子様透明の粘液のみが存在するが，胎脂の小片が混入していると，凝固した乳汁のように見えることがある．胃内に空気が侵入していれば生後数分～30分以内と推定される．

（3）腸　　管

胃腸浮揚試験により腸内における空気の進行程度を観察することができる．それを根拠としてある程度，分娩後生存時間の推定が可能である．十二指腸・小腸上部まで空気が侵入していれば生後数分～30分以内，小腸全体に空気が侵入するのは平均して約6時間くらいである．さらに分娩後約1日～1日半経過し，空気が大腸まで侵入すると，暗緑黒色の胎便が押し下げられ排泄される．

（4）循　環　系

静脈管（Ductus venosus（Arantii））は生後2～3日で内腔に凝血が充満し，10～12日で凝血の器質化が始まる．動脈管（Ductus arteriosus（Botalli））は生後7～10日で閉鎖し，卵円孔は数日～数カ月で閉鎖する．

5.　死因および手段・方法

1）嬰児殺の種類と特徴

嬰児殺の方法には2種類があり，1つは積極的殺児（active infanticide）で，何らかの外力（暴力）を加えて死亡させる場合である．もう一方は，消極的殺児（passive infanticide）で，必要な扶助・哺乳を故意に行わずに死亡させる場合である．このほかに過失によって新生児を死亡させる場合もある（過失致死）．

積極的殺児の方法は，成人に対する殺害方法のすべてが利用可能であるが，殺児の動機・現場・時期等が成人の場合と著しく異なっているので，殺害方法にも特殊性が現れる．分娩前から殺児を計画する場合や，分娩後に殺児の方法を冷静に考えて殺害する場合もあるが，多くの場合は分娩後にその場で慌てて実行するため，特別な器具を用いないでその場である物や自らの手で加害したり，児を周囲の物体に衝突させるなどして死に至らしめる．

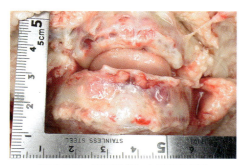

図 4-144　鼻口閉鎖による殺害事例
　　　　　（4 カ月女児）

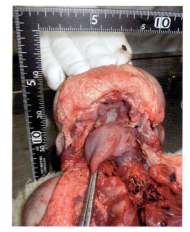

図 4-145　鼻口閉鎖による殺害事例にみられた上咽頭内の細小泡沫

2）窒　　息

嬰児殺に最も多く用いられる方法である．

（1）鼻口閉鎖による窒息死（smothering）（図 4-144，図 4-145）

外鼻孔と口の両方を同時に閉鎖することにより惹起される窒息死であり，成人に対する場合よりはるかに多い．手掌・腕・乳房・大腿などの産母の身体部分のほかに，タオル・布団・濡れた紙片などによる鼻口の圧迫などの行為により生じる．鼻口閉鎖に用いられる物体は面の広い軟鈍体であり，作用部位には明らかな損傷を残さないことが多く，タオルのように表面が比較的荒い物で圧迫したときは，口唇周囲に表皮剥脱が起きることがあるが，一般的には軽微な表皮剥脱・皮下出血・皮内出血にとどまり，産毛がなぎ倒されたようになっていることもある．また，鼻口の圧迫の痕跡として上顎・下顎部の骨膜下に凝血の膠着を認めることがあり（**図 4-144**），これらの部位は正中部や切歯のように周囲より突出した部位に認められる可能性が高いので，軟部組織を剥離して注意深く観察する必要がある．

（2）絞頸（strangulation）

細紐やその他の索状物が用いられる．まれに臍帯による絞頸例もある．絞頸の場合は，新生児頸部皮膚の生理的皺襞を絞溝と見誤らないように注意する．特に冬季は低温のため皮下脂肪が硬固となるために，絞溝と類似した形状を呈するが，死体の頸部をいろいろの方向・角度に屈伸・回転させてみれば生理的皺襞との判別は可能となる．また，絞溝であれば表皮剥脱や皮内出血などの頸部に外力が作用した所見を認める（**図 4-146**）．

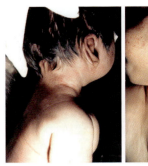 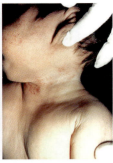
図4-146 絞頸による殺害事例

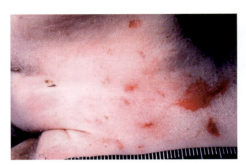
図4-147 扼頸による殺害事例

(3) 扼頸（throttling）

新生児の頸囲が小さいため，成人の手は頸囲を一周することもあり，扼痕が後頸部にできることもある．このような場合，爪痕あるいは指頭圧痕が複雑に分布することになる．また，第1指間部で前頸部を圧迫することによって惹起される比較的大きな辺縁不整の表皮剥脱ができることもある（**図4-147**）．新生児を床に寝かせて頸部を手で圧迫する際には，肩甲部等に皮下出血を認める場合があるので，背部の所見を注意深く観察する必要がある．

(4) 胸郭圧迫

寝具や産母の身体により胸郭が圧迫され死亡することが起こりうる．新生児の肋骨は柔軟で骨折が生じないことが多い．

(5) 溺　水

故意に便槽や浴槽内に産み落としたり，分娩後に遺棄する事例がある．

3) 損　傷

(1) 鈍器損傷

頭部への殴打や圧迫，高所からの投棄による頭部の皮下出血・頭蓋骨骨折・硬膜下または硬膜外出血・脳内出血・脳挫傷等の損傷を注意深く観察する．頭部は分娩損傷の多い所であり，分娩損傷との鑑別が重要である．
頭蓋骨骨折と類似するものとして頭蓋骨の仮骨欠損があり，頭頂骨・後頭鱗に多く，多くは左右対称的に存在する．また，これらの仮骨欠損はその辺縁が次第に薄くなっているか鈍縁であるので，辺縁が鋭である骨折線とは鑑別可能である．

(2) 鋭器損傷

まれであるが，鋭器による加害行為が行われることがある．ときには頸部が切断されていることもある．

4）消極的殺児

　新生児は成人に比し，はるかに多量の褐色脂肪組織が分布しており，出生直後には褐色脂肪組織における熱産生は活発ではある．しかしながら，新生児の体表面積は大きく皮下組織も薄いため，輻射による熱喪失が大きく体温調節可能域が狭いころから，環境温度の影響を受けやすい．したがって，新生児は出生後そのまま放置されるだけで死に至る．分娩直後であれば産母は正常な判断能力を欠いていることがあるため，産母の殺意の証明が困難であることが多い．

5）墜落分娩（墜落産 precipitate labor）

（1）法医学的意義

　陣痛発作から出産までの経過が急激で，予期せざるときに，予期せざる場所で分娩が起こることを墜落分娩という．一般に墜落分娩は経産婦に起こりやすいが，まれに初産婦にも起こる．分娩の開始に伴う胎児の下降により妊婦が便意を催してトイレで起こることが多い．

　法医学的に墜落分娩が問題となるのは，墜落の結果，新生児が重大な損傷を受けて死亡した場合であり，特に多いのはトイレで産み落とし死亡した場合である．初産婦で，無知なために陣痛を腹痛と誤りトイレへ行き墜落分娩がトイレで起こることもあるが，結果を予想して故意にトイレで分娩することや，他所で分娩した児を生存のままあるいは殺害後に便槽内に遺棄する例もある．故意によるものか，不可抗力によるものかの鑑別に注意が必要である．

（2）母体の検診

　産婦人科医によって行われることが多いが，軟産道（子宮頸管・膣・会陰）の裂傷・裂創等が認められることがある．

（3）新生児死体の検査

① 臍　帯

　臍帯の長さ以上の高所から，分娩された新生児が落下すると，臍帯は緊張して断裂することが多い．このような自然断裂の特徴は，断裂部位は胎児側が最も多く，中央部や胎盤側は少ない．断端の性状は，臍帯を構成する全組織が一平面上で整鋭に離断することはなく，断端は凹凸不整で抵抗の強い組織が伸長し，突出している（**図 4-148**）．

　一方，産婦が自ら手で握って引きちぎろうとすれば，多くは臍帯の中央部で断裂し，その部位に爪痕，出血斑等が認められる．しかしながら，臍帯は強靭で表面が粘滑で握りにくく，手で引きちぎるのはかなり困難であるため，多くの場合は刃器で切断し，刃器で切断された臍帯の断端は全組織が一平面上で整鋭に離断され，断端に凹凸不整がない．そのため，自然断裂との鑑別は容易である．断端が乾燥している場合は断端を水に浸してしばらく放置してから観察すれば観察が容易となる．臍帯が自然断裂でなければ

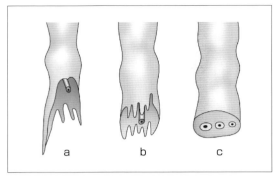

図 4-148 臍帯の断端模式図
a, b：自然断裂, c：刃器による切断
（錫谷　徹．法医診断学．第2版，南江堂，東京，1985, p 380）

墜落分娩は否定できる．
　② 産　瘤
　分娩経過が短いので明瞭な産瘤を形成しない場合も多い．
　③ 頭部損傷
　落下による骨折，外傷が認められることがある．
　④ 肺および胃腸浮揚試験
　便槽内に便水が十分に貯留している場合には，便槽上で分娩され落下没入した新生児は便水中で第一呼吸を開始するために，空気の代わりに便水が肺内に吸引されて溺死する．このような場合，肺浮揚試験は陰性となるが，頭部等に便器に衝突した際に生じる皮下出血が認められれば墜落分娩と判断することができる．また，便槽内容物の吸引が認められれば死因は溺死と判断できる．便水の貯留が少なければ空気を呼吸することがあり，他所で分娩して呼吸運動を開始した新生児を貯留した便水内に投入すると，肺浮揚試験は陽性となる．もし，便槽内容物の吸引が認められれば死因は溺死と判断され，便槽内への墜落分娩がほぼ否定される．
　胃内の空気あるいは便槽内容物の存在の意義はほぼ肺と同じであるが，その診断的確実性はやや低くなる．
　⑤ 死　因
　墜落分娩はトイレで起こることが多い．今日では水洗トイレが普及していることから，胎児の死因は便水吸引による窒息死が最も多い．他には，固い床面や路面上への墜落分娩の場合や，便器の構造によっては頭部に重大な損傷を受けて，それが死因となることもありうる．また，娩出した胎児を水洗トイレで誤って流し，排水管に引っ掛かった胎児を産母が引き上げた際に生じた頭部と体幹部の断裂が死因となった事例も存在する

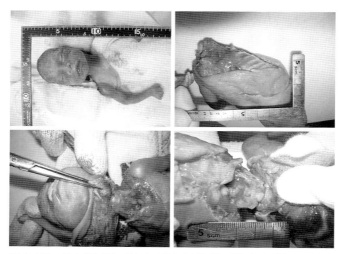

図 4-149 排水管に引っ掛かり,引き上げた際に断裂した墜落分娩事例

(図 4-149).

文献
① 死因を決定（推定する際の一般的注意事項（外因死と内因死）〜② 外因死〔1．損傷—1）損傷の一般的事項〜10）腹部損傷〕
1) Goris RJ. Pathophysiology of shock in trauma. Eur J Surg 2000；166(2)：100-111.
2) 矢崎義雄 監修，磯部光章 編集．ショックの臨床．医薬ジャーナル社，東京，2002.
3) 松田直之 特集編集．生体侵襲と臓器管理—急性期病態の理解とその対応—．救急・集中治療 2008；20(9/10).
4) 篠澤洋太郎，岡元和文 特集編集．ショック管理 Q&A—迅速で，的確な対応のために—．救急・集中治療 2009；21 (7/8).
5) 田熊清継ほか．出血性ショックの病態と治療．薬理と臨床 1992；2(9)：761-770.
6) 岡田和夫．ショックの臨床への病態生理の進歩．麻酔 1999；48：63-72.
7) 中澤博江ほか．病態によって異なるラジカル障害のメカニズム．日本 Shock 学会雑誌 2001；16(2)：13-19.
8) 高野裕久ほか．急性肺傷害と酸化ストレス．ICU と CCU 2003；27(7)：661-667.
9) 篠澤洋太郎，小池 薫．外科的侵襲に対する生体反応：最新の知見．6．出血性ショックと虚血再還流の病態と最新の治療．日本外科学会雑誌 2003；104 (12)：835-839.
10) 平澤博之ほか．ショックの新しい定義・分類とショック時の循環管理の新しいエンドポイント．ICU と CCU 2008；32 (1)：3-12.
11) 真田昌爾．心筋虚血再灌流障害をレビューする—原因解明と治療への試み—．日本臨床麻酔学会誌 2010；30 (1)：40-51.
12) 錫谷 徹．法医診断学．改訂第 2 版．南江堂，東京，1985.
13) 髙取健彦 編．エッセンシャル法医学．第 3 版．医歯薬出版，東京，2003.
14) 佐藤喜宣 編．臨床法医学テキスト．中外医学社，東京，2008.

240 第4章 死　　因

15) 太田富雄 編著. 脳神経外科学. 改訂7版. 金芳堂, 京都, 1996.

16) 女屋光基. びまん性軸索損傷. 臨床精神医学 2006；35（1）：95-96.

17) 女屋光基. びまん性軸索損傷の神経病理. 臨床精神医学 2006；35（2）：189-196.

18) 今村 徹. 慢性硬膜下血腫. 老年精神医学雑誌 2008；19（9）：983-987.

19) Maron BJ, et al. Blunt impact to the chest leading to sudden death from cardiac arrest during sports activities. N Engl J Med 1995；333：337-342.

20) 輿水健治. 若年者の突然死 心臓震盪. 蘇生 2009；28（2）：87-94.

21) Link MS, et al. An experimental model of sudden death due to low-energy chest-wall impact (commotio cordis). N Engl J Med 1998；338：1805-1811.

22) 輿水健治. 心臓震盪. 蘇生 2008；27（3）：172.

23) Maron BJ, et al. Clinical profile and spectrum of commotio cordis. JAMA 2002；287：1142-1146.

24) 輿水健治. スポーツ医学Q＆A 心臓震盪について. 臨床スポーツ医学 2004；21：1186-1189.

②外因死〔1. 損傷—8）頭部損傷〕

1) 柴田亮行. 臨床医のための神経病理再入門. 髄膜. Clinical Neuroscience, 2018；36（6）：644-646.

2) 石井卓也, 沢内 聡, 田屋圭介ほか. 皮質動脈破綻による急性特発性硬膜下血腫の検討. 脳神経外科 2004；32（12）：1239-1244.

3) Avis SP. Nontraumatic acute subdural hematoma. A case report and review of the literature. Am J Forensic Med Pathol 1993；14（2）：130-134.

4) Berry K, Rice J. Traumatic tear of tela choroidea resulting in fatal intraventricular hemorrhage. Am J Forensic Med Pathol 1994；15（2）：132-137.

5) Kibayashi K, Ng'walali PM, Hamada K, Honjyo K, Hamada K, Tsunenari S. Traumatic basal subarachnoid hemorrhage due to rupture of the posterior inferior cerebellar artery. Case report. Neurologia medico-chirurgica 2000；40（3）：156-159.

6) Kibayashi K, Ng'walali PM, Hamada K, Honjyo K, Tsunenari S. Discrepancy of clinical symptoms and prognosis of a patient – forensic significance of "talk and die" head injury. Legal Med 2000；2（3）：175-180.

7) Ng'walali PM, Muraoka N, Honjyo K, Hamada K, Kibayashi K, Tsunenari S. Medico-legal implications of acute subdural hematoma in boxing. J Clin Forensic Med 2000；7（3）：153-155.

8) Kibayashi K, Shojo H, Ono N. Traumatic basal ganglia hematoma in a fatal traffic accident victim. Legal Med 2002；4（2）：127-130.

9) Kibayashi K, Shojo H. Patterned injuries in children who have suffered repeated physical abuse. Pediatr Int 2003；45（2）：193-195.

10) Kibayashi K, Shojo H, Sumida T. Dural hemorrhage of the tentorium on postmortem cranial computed tomographic scans in children. Forensic Sci Int 2005；154（2-3）：206-209.

11) Kibayashi K, Shimada R, Nakao K, Ro A. Analysis of pituitary lesions in fatal closed head injury. Am J Forensic Med Pathol 2012；33（3）：206-210.

12) Kibayashi K, Shimada R, Nakao K. Fatal traffic accident and forensic medicine. IATSS Research 2014；38（1）：71-76.

②外因死〔1. 損傷—9）胸部損傷〕

1) 木林和彦. 実践的法医学カリキュラム-5. 躯幹の損傷. 日法医誌 2006；60（2）：136-145.

2) Tsokos M, Paulsen F, Petri S, et al. Histologic, immunohistochemical, and ultrastructural findings in human blast lung injury. Am J Respir Clit Care Med 2003；168：549-555.

3) 奥村 徹, 布施 明, 徳野慎一, 齋藤大蔵. 爆発損傷. 最新医学 2012；67：266-274.

② 外因死〔1. 損傷—11）外傷性ショック・ショックの病態生理, 12) その他の損傷〕

25) 篠澤洋太郎. 10. ショック. 標準救急医学. 第4版. 日本救急医学会監修, 医学書院, 東京, 2009.

26) 横田順一朗 編. 特集「症例から学ぶショックの認知とその対応策」. 月刊レジデント 2008；1（8）.

27）寺山和雄ほか監修．第 6 編　外傷学．標準整形外科学．第 7 版．医学書院，東京，1999.

③ 内因死

42）柳田純一．異状死とめぐる制度的問題—特別講演 3—．日法医誌 1990；44：421-428.

43）東京都監察医務院ホームページ．http://www.fukushihoken.metro.tokyo.jp/kansatsu/

44）荻原誠久ほか監修．病気がみえる vol 2 循環器．第 3 版，MEDIC MEDIA，東京．2010.

45）Maron BJ. et al. Contemporary difinitions and classification of the cardiomyopathies. Circulation 2006；113：1807-1816.

46）高橋伸彦．鳴子温泉における 24 年間の入浴死の検討．法医学の実際と研究 2009；52：237-246.

④ 嬰児殺

47）日本小児科学会新生児委員会新生児医療調査小委員会．わが国の主要医療施設におけるハイリスク新生児医療の現状（1996 年 1 月）と新生児期死亡率（1995 年 1〜12 月）．日本小児科学会雑誌 1996；100：1931-1938.

48）日本小児科学会新生児委員会新生児医療調査小委員会．わが国の主要医療施設におけるハイリスク新生児医療の現状（2001 年 1 月）と新生児期死亡率（2000 年 1〜12 月）．日本小児科学会雑誌 2002；106：603-613.

49）河野由美，三科　潤．超低出生体重児の長期予後．産婦人科治療 2008；96：846-850.

第5章 ●●● 中　毒（法中毒）

1 中　毒

　毒物（poisons, toxic agents）とは，生体にとって異物であり，それが摂取されたとき生体に対して化学的および生理学的に作用して生体の正常機能を障害するものである．この場合，その毒物による中毒（poisoning, intoxication）といい，その障害の結果，生体が死に至った場合を中毒死（death by poisoning）と定義している．

　中毒を生ずる可能性のある毒物はわれわれの身の回りに偏在し，たとえば，一般家庭で使用される洗剤，殺虫剤や殺鼠剤などから，園芸，農業に使用される農薬，工業用および実験用化学薬品や疾病の治療効果を期待して投与される医薬品に至るまで広範囲に存在しており，これらの使用用途以外あるいは使用用量以上で生体が摂取した場合に中毒となるものである．毒性学の祖である Paracelsus（1493〜1541）は，"All substances are poisons : there is none which is not a poison. The right dose differentiates a poison and a remedy." と記述し，毒物でない物質はこの世にはなく，まさに用量が毒か薬かを区別すると定義している．したがって，中毒発生の原因としては，誤飲・誤用などの不慮の事故によるもの，特異体質や多剤併用による薬物相互作用による中毒，あるいは自殺や他殺の目的として起こる中毒などに分類される．また，中毒はその経過により急性中毒，慢性中毒，遷延性毒性や発生毒性に区別することができ，たとえば，自殺や他殺で生ずる中毒は急性中毒が多く，麻薬や覚せい剤などの乱用や産業中毒には慢性中毒がみられる．

　法医学で中毒を扱う分野，すなわち，法中毒学（forensic toxicology）では，以上のような医薬品を含めた毒物を薬毒物と総称し，薬毒物と発生した生体障害や死亡との因果関係を，解剖や薬毒物分析を通じて解明してきている．法医解剖のなかでしばしば遭遇するように，解剖所見が急死の所見のみで主たる死因を積極的に指示する所見が観察されない場合には，並行してなんらかの薬毒物による中毒死を疑い法中毒学の面から検索することが重要である．

244　第5章　中　毒（法中毒）

2　中毒発生と社会環境

1.　薬毒物中毒死の発生状況

　厚生労働省の人口動態統計によると，平成27（2015）年の総死亡者数1,290,444人のうち交通事故死も含めた不慮の事故により死亡した人は38,306人で，このうち薬毒物に関連した医薬品，農薬，有機溶剤やガスなどの有害物質が原因で亡くなった数は612人であった．そのなかで最も多いものは，その他のガスおよび蒸気による不慮の中毒および曝露によるもので，189人であった．次いで抗てんかん薬，鎮痛・催眠薬，パーキンソン病治療薬および向精神薬による不慮の中毒および曝露によるものであった．一方，自殺者の総数は，2005年をピークとして減少傾向ではあるが，23,152人と総死亡者数の約2％を占めた．このうち医薬品，農薬，有機溶剤やガスなどの有害物質の中毒および有害物質への曝露をその手段としたものは2,736人で自殺総数の約12％であった．その内訳をみると，不慮の事故死の原因と同様に，その他のガスおよび蒸気による中毒死が最も多く2,086人（76％），次いで農薬が226人，抗てんかん薬等および向精神薬200人，その他および詳細不明な薬物，薬剤および生物学的製剤176人，有機溶剤およびハロゲン化炭化水素類およびこれらの蒸気10人，非オピオイド系鎮痛薬，解熱薬および抗リウマチ薬6人，アルコール3人，自律神経系に作用するその他の薬物3人，麻薬および精神変容薬（幻覚発現薬）1人，そして不明な化学物質による自殺が25人であった（**表5-1**）．

　一方，科学警察研究所が各都道府県警察本部から薬物による中毒事故等の発生状況の報告をまとめた資料によると，年間4,000から5,000件で中毒事故が推移しており，その起因物質の70〜80％が揮発性物質で，そのほとんどが一酸化炭素である．次いで農薬（約10％），そして医薬品（約10％）による中毒事故が発生している．最近は，インターネット上の自殺web siteで呼びかけ，練炭の不完全燃焼により発生する一酸化炭素を集団自殺の手段に利用するケースが急増し，これによる死亡者数が火災や自動車排気ガスが原因で死亡する数を上回っている．また，家庭用品で硫化水素を発生させ自殺する事案も増加し，2008年には意図的な硫化水素中毒死例が1,000件を超え大きな社会問題となったが，政府からの報道配慮の呼びかけにより，硫化水素の自殺報道が自粛される傾向となり，減少してきている．

2.　薬物乱用の変遷

　薬物乱用とは，医薬品を本来の医療目的とは異なった用量や方法で使用したり，医療に用いることのない薬物を社会規範から逸脱して多幸感や快感を得る目的で自己摂取す

② 中毒発生と社会環境　**245**

表 5-1　年次別の死亡総数および薬毒物等による自殺数

死亡総数（人）		2005 年 1,083,796	2010 年 1,197,012	2012 年 1,256,359	2015 年 1,290,444
不慮の事故総数		39,863	40,732	41,031	38,306
（X40-X49）有害物質による不慮の中毒　総数		891	862	789	612
X40	非オピオイド系鎮痛薬等	3	7	4	7
X41	抗てんかん薬等及び向精神薬	171	191	186	131
X42	麻薬及び精神変容薬	1	1	1	1
X43	自律神経系に作用するその他の薬物	0	1	1	0
X44	その他及び詳細不明の薬物，薬剤等	115	122	124	97
X45	アルコールによる不慮の中毒	2	77	94	86
X46	有機溶剤等	27	13	6	8
X47	その他のガス及び蒸気	424	326	265	189
X48	農薬	118	105	83	70
X49	その他及び詳細不明の化学物質	30	19	25	23
自殺の総数		30,553	29,554	26,433	23,152
（X60-X84）自殺の手段					
X60	非オピオイド系鎮痛薬等	7	8	6	6
X61	抗てんかん薬等及び向精神薬	375	307	264	200
X62	麻薬及び精神変容薬	3	0	1	1
X63	自律神経系に作用するその他の薬物	3	0	0	3
X64	その他及び詳細不明の薬物，薬剤等	197	187	166	176
X65	アルコールによる不慮の中毒	5	4	2	3
X66	有機溶剤等	15	11	3	10
X67	その他のガス及び蒸気	4,494	3,923	2,684	2,086
X68	農薬	506	373	272	226
X69	その他及び詳細不明の化学物質	42	44	25	25

（平成 27 年人口動態調査，総務省統計局より作成）

ることである．したがって，乱用薬物（drugs of abuse）は，**表 5-2** に示すような法律で規制されている．

　わが国で薬物乱用が社会問題となったのは，第二次世界大戦直後の混乱と退廃的な社会状況から昭和 29 年にかけてのヒロポンを主体とした第一次覚せい剤乱用期に始まる．この時期の検挙者数は 55,664 人に上った．昭和 26 年に覚せい剤取締法が制定され昭和 32 年頃から終息するが，同時に乱用が社会問題になったヘロインの乱用は鎮静化せず，昭和 38 年の麻薬取締法の改正による罰則強化でその乱用が減少した．その後，戦後の高度経済成長期を経た昭和 48 年の第一次オイルショックまで鎮静化していた覚せい剤乱用が再び社会経済の混乱と共に急増し，昭和 59 年に第二次覚せい剤乱用期のピークを迎え検挙者数 24,022 人を記録した．この時期の覚せい剤が蔓延した背景には，暴力団の資金源としての密輸密売，青少年の乱用や中毒者の凶悪犯罪などが挙げられる．その後乱用者の数は激減することなく高水準を保ち，平成 3 年のバブル経済の崩壊以降再

246　第5章　中　毒（法中毒）

表 5-2　規制法律と薬毒物

法律	規制対象の薬毒物
医薬品医療機器等法*	医薬品の毒性の強さに応じて「毒薬」「劇薬」として規制，指定薬物の規制
毒物及び劇物取締法	医薬品以外の化学物質の毒性の強さに応じて「特定毒物」「毒物」「劇物」に指定して規制
あへん法	けし，あへん及びけしがらを規制
大麻取締法	大麻草とその製品を規制
麻薬及び向精神薬取締法	アヘンアルカロイドやコカアルカロイド，バルビツール酸系薬物，ベンゾジアゼピン系向精神薬及びこれ以外の厚生労働大臣が指定した麻薬類を規制
覚せい剤取締法	覚せい剤であるアンフェタミンとメタンフェタミン及びその製造原料となるエフェドリンなどを規制

*医薬品医療機器等法：医薬品，医療機器等の品質，有効性及び安全性の確保等に関する法律（旧薬事法）

（佐藤喜宣編著．臨床法医学テキスト．中外医学社，東京，2008．一部改変）

び増加し，平成9年には第三次覚せい剤乱用期を迎え，19,722人の検挙者を出した．この時期の背景としては，暴力団に加えイラン人等の密売組織による街頭での密売，中学生や高校生のファッション感覚による乱用の急増や大量密輸事件などがある．その後の取締の強化にもかかわらず平成20年の検挙者は11,231人，平成27年では11,022人と鎮静の兆しもみられないままで推移しており，また，覚せい剤事犯者の再犯率も55.9％から64.8％と上昇傾向にあることも懸念される．

大麻事犯の検挙者は平成6年に2,103人をピークとして減少したが，平成12年より次第に増加傾向を示し平成21年には過去最高となる3,087人に上り，その検挙者の年齢も20歳代および未成年の若者が約61％を占め，特に大学生による所持，栽培，有償譲渡の罪で逮捕される事例が報道され，若者の社会規範，法律遵守の欠如が問われる大きな社会問題になった．大麻事犯者の再犯率は，覚せい剤事犯者とは異なり低く，その初犯率は約8割に達しており，取締の強化もあり平成25年にはいったん減少したものの，平成27年ではその検挙者数は2,101人と再び上昇傾向を示してきている．

覚せい剤や大麻などの乱用へのゲイトウェイドラッグとして危惧されるシンナー乱用は，昭和42年ごろより若者の間で流行し始めた．そこで昭和47年に毒物および劇物取締法の改正によりシンナー等有機溶剤に対する使用規制が新設され，乱用の鎮静化が図られたが検挙者は急増し，特に少年の検挙者が毎年80％を超える水準で推移した．昭和58年の検挙者は58,251人（少年51,383人）で，この年をピークとして検挙者数は次第に減少し，平成21年では1,215人，平成26年では271人となり，そのうち少年の検挙者比率も14％と減少した．

一方，いわゆるデザイナードラッグの中で平成元年に麻薬指定されたMDMA（3,4-メチレンジオキシメタンフェタミン）を含む錠剤（俗称エクスタシー）の乱用が若い世

代に広がり始め，麻薬および向精神薬取締法で検挙された者は平成12年に比べ平成17年では約6倍の472人，押収された錠剤も約8倍の576,748錠と急増し，アルコールや覚せい剤などと共に乱用（polydrug）し，ときとして突然死を招くケースも報じられている．このほか，これまでにさまざまなデザイナードラッグ（MDA，4-MTA，TMA，N-HydroxyMDMA，2C-T-2，2C-I，TFMPP，BZPなど）やチメロン，ケタミンがその薬理作用から乱用の恐れがあるとして麻薬指定されてきている．最近では，大麻に類似した作用があるとされる，いわゆる脱法ハーブの乱用が社会問題となり，この蔓延を阻止するため平成18（2006）年薬事法（現　医薬品，医療機器等の品質，有効性及び安全性の確保等に関する法律）の一部改正に伴い「中枢神経系の興奮若しくは抑制又は幻覚の作用を有する蓋然性が高く，かつ，人の身体に使用された場合に保健衛生上の危害が発生するおそれがある物」を厚生労働大臣は省令で「指定薬物」として規制した．しかしながら，指定薬物の化学構造の一部を変えた脱法ドラッグの流通が後を絶たず，摘発が追いつかないため，さらに平成25（2013）年には，依存性や毒性を有する物質と構造が類似したさまざまな物質を基本骨格ごとにまとめて規制する包括指定を制定し，治療や研究目的以外での製造や販売・輸入を禁止し，また翌平成26年には，脱法ドラッグ名を改め，危険ドラッグと命名し，指定薬物の所持と使用も禁止する法律が施行され，より迅速な法的対応が図られるようになってきた．

3　薬毒物の分類

　薬毒物の分類は，化学構造別，生物活性（生理作用）別，用途別，作用器官別，分析化学的別などによって分けられる．ここでは，分析化学的分類と生物活性（生理作用）別分類について述べる．

1.　分析化学的分類

　法中毒学では薬毒物分析により死因との関係を明らかにすることを目的とするので，その抽出方法による分類が便利である．
　① 揮発性薬毒物(酸あるいはアルカリ性の条件下で蒸留されるもの)：黄リン，青酸，クロロホルム，メタノール，エタノール，ホルムアルデヒド，クレゾール，ニトロベンゼン，石油，ニコチン，アンフェタミン，ペチジンなど．
　② 陰イオン毒（透析法またはイオン交換法で単離されるもの）：鉱酸類や強アルカリ類およびその塩類，モノフルオロ酢酸など．
　③ 金属毒：ヒ素，水銀，鉛，銅，クロムなど．
　④ 不揮発性有機毒物（有機溶媒で抽出されるもの）：合成医薬品，有機性農薬，麻薬，

表 5-3 動物実験による薬毒物の評価基準

投与方法	LD50 (mg/kg)		
	経口	皮下注射	静脈注射
毒薬（毒物）	<30	<20	<10
劇薬（劇物）	30〜300	20〜200	10〜100

覚せい剤，アルカロイドなど．これらは，さらにスタス・オット法で細分類される．

　　ⅰ）酸性および中性有機毒物（酸性水溶液からエーテルで抽出されるもの）：サリチル酸，バルビツール酸系睡眠薬，カルバメート系薬物，有機リン系製剤，有機塩素系など．

　　ⅱ）塩基性毒物（アンモニアアルカリ性の水溶液からクロロホルムで抽出されるもの）：ストリキニーネ，一般アルカロイド，合成麻薬，覚せい剤，モルヒネ類など．

　⑤　その他の毒物：有機溶媒に移行しない有機薬毒物（コリン系薬物，第四級アンモニウム塩，スルホンアミド類など）やガス状物（一酸化炭素，硫化水素など）など．

2.　生物活性（生理作用）的分類

　①　腐食毒（局所刺激性が強く接触組織の腐食と壊死を起こすもの）：強酸，強アルカリ，フェノール類，昇汞，硝酸銀など．

　②　実質毒（吸収後，特定の臓器に沈着しあるいは細胞原形質に作用して実質変性や脂肪変性を起こすもの）：リン，ヒ素，鉛などの重金属塩，有機塩素系農薬のパラコートなど．

　③　酵素毒（特定の酵素系を特異的に阻害するもの）：有機リン系農薬やカーバメート系農薬（コリンエステラーゼ阻害），青酸化合物（電子伝達系阻害），モノフルオロ酢酸およびアミドや有機フッ素剤（アコニダーゼ阻害）やペンタクロロフェノール（ATP産生阻害）など．

　④　血液毒（血液に作用して血球やヘモグロビンなどの性状や機能に変化を起こすもの）：一酸化炭素，塩素酸カリウム，アニリンやニトロベンゼンなど．

　⑤　神経毒（中枢神経に作用して障害を起こすもの）：アルコール類，覚せい剤やモルヒネなど．

　このほか，わが国では毒性の強い化学物質や薬物乱用に利用されるおそれのある薬毒物を，さまざまな法律によってその製造，使用，所持などに関して規制分類している（**表5-2**）．このなかで，毒薬，劇薬あるいは毒物，劇物の評価基準の目安は，動物実験のデータ LD50（lethal dose 50）に基づいている（**表 5-3**）．

④ 中毒発現機構　　**249**

4　中毒発現機構

1.　薬毒物の吸収，代謝，排泄

　薬毒物が投与されると，その一部は接触部位より吸収（absorption）され，他は消化管で分解され，あるいは嘔吐などで直接体外に排泄される．

　吸収された薬毒物は血液循環に入り，血漿蛋白質と結合していない遊離型の薬毒物が生体内のほとんどすべての器官・組織に分布（distribution）する．障害は，特定の臓器組織に強く発現することが多く，これを標的器官（target organ）とよぶ．遊離型の薬毒物は，一部は未変化体のまま尿中や胆汁中に排泄されるが，多くは肝臓で代謝（metabolism）を受け排泄（excretion）される．1回の肝臓通過でかなりの量が代謝を受けて除去される（初回通過効果 first pass effect）．代謝様式には2段階があり，第1段階反応として酸化，還元，加水分解反応で薬毒物の不活性化あるいは活性化が生じ，第2段階反応で抱合反応を受け，より極性の高い化合物となり不活性化した水溶性化合物として排泄される．排泄される経路としては，尿，胆汁，呼気，汗，爪，毛髪などがあり，法中毒学的検査に利用される．

2.　中毒発現に影響する諸種要因

1）用量・濃度

　生体に投与された薬毒物はその化学構造により固有の毒性を示すが，その程度は用量や濃度に依存する．

2）化学的性状

　毒性を発現するには体内に吸収される必要があるが，最も吸収されやすい薬毒物の性状は気体であり，次いで液体，そして固体の順である．ガス状および揮発性物質は肺から吸収されやすい．

　一般には脂溶性の高い薬毒物ほど吸収されやすく，脂溶性の低いものほど吸収されにくい．また，酸性側のpHで非イオン型となる弱酸性化合物やアルカリ性側のpHで非イオン型となる弱塩基性化合物は吸収されやすい．たとえば，サリチル酸やフェノールなどの弱酸性化合物は胃から，イミプラミンやキニーネなどの弱塩基性化合物は小腸から吸収されやすい．

3）投 与 方 法

　最も中毒発現の強い投与方法は血管内注射で，少量投与でも毒性の発現は強く速やか

である．その次が皮下注射で，経口投与による中毒発現の程度はこれらに比べ弱い．他に皮膚，直腸や腟などからも吸収される．

4）飲　　食

　一般に胃内に食物がある場合，薬毒物が経口投与されると食物のため胃内容排出速度が遅くなり，薬毒物の主な吸収部位である小腸への移行が遅れる．その結果，多くの薬毒物に関して吸収がゆっくりとなる．逆に，空腹時の摂取ではその吸収が早くなる．また，一般に少量のアルコールは胃内容排出速度を促進するので薬毒物の消化管吸収を促進するが，大量のアルコールは逆に遅延させる．しかし水に難溶性でアルコールに溶ける薬毒物は，アルコール摂取により消化管吸収が増大することがある．一方，青酸塩は酸性下で青酸を遊離するので，酸性の飲料水と併用するとその毒性は速やかに発現する．

5）薬毒物相互作用

　薬毒物の併用により作用が増強することを協力作用（synergism）といい，これは薬理作用を基礎として薬の相加作用（addition）と相乗作用（potentiation）に分けられる．一方，逆に併用により作用が減弱することを拮抗作用（antagonism）といい，多剤併用時の毒性発現の考察に利用されてきた．また，一方で薬毒物の生体内での吸収，分布，代謝，排泄の実態が明確になってきて，薬毒物の相互の体内動態における相互の影響，いわゆる薬物相互作用（drug-drug interaction）が問題となってきた．たとえば体内分布の過程では，血漿蛋白質への結合性の違いにより親和性の弱い薬物の毒性が，併用により増強することがある．また，代謝に影響する例では，クロルプロマジンとバルビツレート系睡眠薬の併用では，薬理作用の面からバルビツレートの睡眠作用が増強される．しかし，相乗作用ばかりでなく，クロルプロマジンによるバルビツレートの代謝阻害も加わって作用が著しく増強される．すなわち，pharmacodynamic drug interaction と pharmacokinetic drug interaction の両者が関与する．

6）年齢，性別，体質

　中毒症状発生にはその薬毒物の体内薬物動態が大きく関与し，これに影響を及ぼす因子は年齢や性別に左右される．たとえば，一般に肝臓の薬物代謝酵素活性は胎児や新生児においては低く，新生児期から乳児期において発達し，成熟期で一定のレベルに達するといわれている．一方，高齢者では薬物動態に影響する生理的因子の働きなどは成人に比べ低下がみられる（**表5-4**）．そのため，小児や高齢者では成人に比べ薬毒物に対し敏感で抵抗が弱い．

　性差では，臨床的には女性のほうが男性より副作用の発現率が高いという報告があり，女性のほうが薬に対する感受性が高い可能性が考えられてきたが，いわゆる薬物動態の性差は用いた薬毒物により異なるようである．

表 5-4 高齢者における薬物動態に影響を及ぼす生理的因子の変動

生理的因子	変化率	
胃腸管血流量	20〜30%	減
胃酸分泌	pH 1〜3	増
胃内容排出速度	0〜10%	減
腸管運動	10〜20%	減
心拍出量	30〜40%	減
体内水分量	10〜15%	減
体脂肪	20〜40%	増
血漿アルブミン	15〜20%	減
肝代謝酵素活性	0〜15%	減
小腸酵素活性	0〜10%	減
腎血流量	40〜50%	減
腎糸球体濾過量	20〜30%	減

（加藤隆一. 臨床薬物動態学—臨床薬理学・薬物療法の基礎として. 南江堂,
東京, 2006, p 236 より一部改変）

　個体間の薬毒物に対する反応の差に, 代謝酵素を介した遺伝的支配も一部解明されている. 特異体質の人では激しい症状を示し, 遺伝的要因が関与している.

7) 栄養状態

　低蛋白食は薬毒物の毒性を増強するが, これは P-450 含量の低下が要因であると考えられている. 絶食の状態では薬物代謝を担う肝臓の重量や血流量が減少することで代謝活性が低下し, 血漿アルブミンの減少により血中遊離型薬毒物濃度が上昇し, 毒性発現が増強する可能性がある. また, 消化管からの吸収が促進されるため, 薬毒物の血中濃度が速やかに上昇する.

8) 薬物依存と耐性

　中枢に作用する薬毒物を反復投与すると薬物依存（drug dependence）が形成されることがある. 薬物依存形成には, 薬物摂取を継続したいという制御できない薬物への渇望状態, すなわち精神的依存（psychic dependence）と薬物が身体内に存在することで身体機能が維持されている状態, すなわち身体的依存（physical dependence）の 2 つのタイプが存在する. 前者は薬物摂取により現れる多幸感を求めるため, 後者は不快な離脱症状（withdrawal symptom）を避けるために, さらに薬物摂取を継続する状況である.

　また, 反復投与により薬物依存が形成された薬毒物のなかには, その効果が減弱し, 目的の効果, たとえば多幸感を得るためには次第に投与量を増加しなければならなく

表 5-5 薬毒物の種類と依存

依存性薬毒物	中枢作用	精神依存	身体依存	耐性	精神毒性	乱用時の主症状	退薬症状	分類
あへん類（ヘロイン，モルヒネ等）	抑制	＋＋＋	＋＋＋	＋＋＋	－	鎮痛，縮瞳，便秘，呼吸抑制，血圧低下，傾眠	瞳孔散大，流涙，鼻漏，嘔吐，腹痛，下痢，焦燥，苦悶	麻薬
バルビツール類	抑制	＋＋	＋＋	＋＋	－	鎮静，催眠，麻酔，運動失調，尿失禁	不眠，振戦，痙攣発作，せん妄	向精神薬
アルコール	抑制	＋＋	＋＋	＋＋	＋	酩酊，脱抑制，運動失調，尿失禁	発汗，不眠，抑うつ，振戦，吐気，嘔吐，痙攣発作，せん妄	その他
ベンゾジアゼピン類	抑制	＋	＋	＋	－	鎮静，催眠，運動失調	不安，不眠，振戦，痙攣発作，せん妄	向精神薬
有機溶剤（トルエン，シンナー等）	抑制	＋	＋－	＋	＋＋	酩酊，脱抑制，運動失調	不安，焦燥，不眠，振戦	毒物・劇物
大麻（マリファナ，ハシッシ等）	抑制	＋	＋－	＋	＋	眼球充血，感覚変容，情動変化	不安，焦燥，不眠，振戦	大麻
コカイン	興奮	＋＋＋	－	－	＋＋	瞳孔散大，血圧上昇，興奮，痙攣発作，不眠，食欲低下	なし	麻薬
アンフェタミン類（メタンフェタミン，MDMA等）	興奮	＋＋＋	－	＋	＋＋＋	瞳孔散大，血圧上昇，興奮，不眠，食欲低下	なし	覚せい剤　MDMA：麻薬
LSD	興奮	＋	－	＋	＋－	瞳孔散大，感覚変容	不詳	麻薬
ニコチン（タバコ）	興奮	＋＋	＋－	＋＋（急性耐性）	－	鎮静あるいは発揚，食欲低下	不安，焦燥，集中困難，食欲亢進	その他　ニコチン：毒劇物

（平成10年度科学研究費「薬物乱用・依存等の疫学的研究及び中毒性精神病患者等に対する適切な医療のあり方についての研究（主任研究者：和田清）」より一部改変）

⑤ 薬毒物検査　　**253**

なった状態を耐性（tolerance）といい，耐性が形成されたとき，他の薬物を投与しても効果が減弱されることを交差耐性（cross tolerance）という．一方，覚せい剤やコカインの依存に観察されるように，期待していない幻覚や妄想の出現が強くなり，少量でも発現する状態を逆耐性（reverse tolerance）という．**表 5-5** に示すように，薬毒物によっては依存形成が異なり，依存形成するものすべてが耐性を獲得するわけではない．このように，薬毒物の中毒発現には，これを摂取する個体側の依存形成も大きな要因の1つとなる．

5 薬毒物検査

　薬毒物による急性中毒あるいは中毒死が疑われる症例で，原因物質との接触が明らかで，たとえば**表 5-6** に示すような典型的症状が発現しているもの以外は，その起因物質を特定することには時間を要し，治療計画あるいは死因の断定および犯罪捜査の進行などに影響を及ぼすこともあり，迅速かつ正確な薬毒物の分析法が求められる．

1.　薬毒物検査の流れ

　中毒が疑われる患者が病院に搬送されると医師による治療がなされるが，その原因が薬毒物によるものか否かを判断し，薬毒物によるもので犯罪性が疑われるものや患者が死亡し薬毒物中毒死（異状死体）と判断された場合は，所轄警察署に届ける義務がある．警察に届け出された後の薬毒物検査は，必要に応じて都道府県警察の科学捜査研究所や科学警察研究所で行われる．異状死体の法医解剖が大学の法医学教室で行われ，その法医学教室で分析が可能であればそこで行われる．

　検査依頼で提出された試料に対して，① 検査試料の点検・チェック（identification and integrity），② 薬毒物スクリーニング（情報の有無にかかわらず幅広いスクリーニングを行うことが望ましい），③ 確認試験（薬毒物スクリーニングで検出された薬毒物についてスクリーニングとは別の方法でその存在を確認する），そして④ 定量分析により確認された薬毒物を定量する．現在行われている薬毒物分析の進め方をフローチャート（**図 5-1**）に示す．

2.　生体試料の採取

　① 血液：10 mL 以上採取する．血液中のアルコール検査をする場合は，採血時のアルコール消毒は避けるべきである．抗凝固薬は使用しないほうがよい（使用する場合はヘパリンを用いる）．

254 第5章 中毒（法中毒）

表 5-6 中毒症状と推定される化学物質

症状など	化学物質
発熱	アトロピン，サリチル酸剤，抗ヒスタミン剤，覚せい剤
低体温	エタノール，中枢神経抑制剤，全身麻酔剤，一酸化炭素，インスリン
低血圧	亜硝酸塩，硝酸塩，重金属，フェノチアジン系抗精神病剤（クロルプロマジン），三環系抗うつ剤（イミプラミン）
高血圧	交感神経興奮剤（アドレナリン），副交感神経遮断剤（アトロピン）
徐脈	副交感神経興奮剤（ピロカルピン），ジギタリス，麻酔剤，有機リン剤，カーバメート剤，トリカブト
頻脈	交感神経興奮剤，副交感神経遮断剤
不整脈	カルバマゼピン，クロルプロマジン，青酸化合物，ハロゲン炭化水素，ガソリン，プロパン，硫化水素，芳香族炭化水素，重金属
せん妄	覚せい剤，シンナー，アルコール，LSD，マリファナ，コカイン，カフェイン，副交感神経遮断剤，抗ヒスタミン剤
昏睡	中枢神経抑制剤，一酸化炭素，青酸
頭痛	一酸化炭素，硫酸塩，亜硝酸塩，ニコチン，シンナー，インドメタシン
痙攣	ストリキニーネ，覚せい剤，神経弛緩剤，局所麻酔剤，インスリン，有機リン剤，有機塩素剤，一酸化炭素，鉛
縮瞳	有機リン剤，カーバメート剤，ニコチン，クロルプロマジン，モルヒネ，バルビツール酸系催眠剤，エタノール
散瞳	覚せい剤，コカイン，LSD，アトロピン，抗ヒスタミン剤
眼振	エタノール，カルバマゼピン，フェニトイン
視覚障害	メタノール，アトロピン，ニコチン，クロラムフェニコール，サルファ剤
聴力障害	サリチル酸剤，メタノール，ストレプトマイシン
知覚障害	テトロドトキシン
皮色	鮮紅色：一酸化炭素，褐色：亜硝酸，塩素酸塩，クレゾール，汚緑色：硫化水素
発疹水疱	ピラゾロン系解熱鎮痛剤（スルピリン），バルビツール酸系催眠剤
筋肉症状	有機リン剤，カーバメート剤，ストリキニーネ，ハロペリドール，フェニトイン，三環系抗うつ剤，重金属，テトロドトキシン
肝臓障害	アセトアミノフェン，クロルプロマジン，カルバマゼピン，有機溶剤，黄リン，パラコート
腎臓障害	フェノール，有機溶剤，パラコート，一酸化炭素，重金属
肺線維症	パラコート，ベリリウム化合物

（Ellenhorn MJ, Barceloux DG. Medical Toxicology. Elsevier, 1988. および渡辺満喜江. 診断. 杉本侃編集主幹. 図説救急医学講座 6, 中毒. メジカルビュー社, 東京, 1990 より作成）

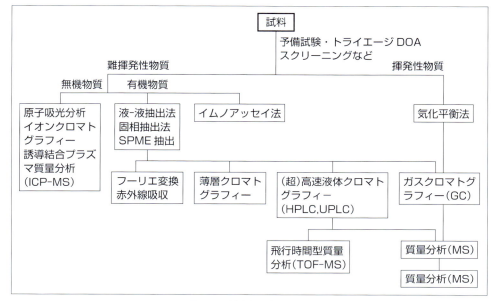

図 5-1　薬毒物分析の流れ
(黒岩幸雄，寺田　賢．急性中毒における薬毒物分析について．中毒研究 1988：1：67-82 より一部改変)

② 尿：10 mL 以上採取する．
③ 吐物・胃洗浄液：できる限り多く採取しておく．洗浄液はその液の種類等を記録しておく．
④ その他，透析液，糞便，唾液，脳脊髄液，乳汁や毛髪，爪などの硬組織も試料となり得る．重金属や覚せい剤などは毛髪に蓄積するので，摂取した時期を推定するためにも毛根を含めて数十 mg 以上採取するとよい．

3. 死体試料の採取

① 血液：心臓血（できれば左心血と右心血を分けて採取しておく）10 mL 以上，ならびに薬毒物の死後拡散や死後変化の影響を考慮して，末梢血（大腿静脈血）を採取しておくことが望ましい．
② 尿：10 mL 以上採取する．解剖中の採取には体液の汚染に注意する．
③ 眼球硝子体液：両眼で 10 mL 程度．心臓血に比べ胃からの死後拡散の影響がないので利用されている．
④ 胃内容物：必要に応じて 10 g 以上採取する．薬毒物の摂取が疑われる場合では高濃度の薬毒物が胃内容物中に含まれている可能性があるので，血液や尿への汚染に注意

256 第 5 章 中 毒（法中毒）

して採取する.

　⑤　その他，必要に応じて脳・肺・心・肝・腎・脾・筋肉・脂肪を 10 g 以上採取する.
また，胆汁（モルヒネなど）や毛髪・爪（重金属や覚せい剤など）には薬毒物によって
は高濃度で取り込まれるので重要な試料となる.

4.　試料の採取と保存

　血液・尿・硝子体液・胆汁などの体液は，採取部位に穿刺あるいは切開してディス
ポーザブルシリンジを用いて採取し，凍結時に破損しない完全に密閉のできるネジ口栓
付ガラスあるいはポリエチレンのチューブに容器の 8 分目以下となるように入れる.　分
析までに時間を要する場合には，再分析の可能性も考慮して小分けして −30〜−80℃の
冷凍庫に凍結保存する.　特殊な薬毒物（アルカリ性化合物や有機溶剤配合製剤など）の
検査には，化学的特性に応じた容器を選択する.　また，気体（青酸，硫化水素，プロパ
ンや代替フロン類など）である場合は，試料の一定量を直接分析用バイアル瓶に入れ，
密閉して冷蔵・冷凍保存する.　臓器は個別に塩化ビニリデン薄膜（サランラップ®，ク
レラップ® など）に包み，チャック付のポリエチレン袋に入れ凍結保存する.

　生体および死体試料はすべて生物学的危険物質として取り扱うが，特に肝炎，結核や
HIV の感染が疑われる試料については，検査に携わる人が容易にそれと判別できるよ
う区別する.

5.　薬毒物の抽出法

　法医鑑定で取り扱う試料の多くは蛋白質やその他の不純物を多量に含んでいるため，
機器分析機を用いた定性定量分析には不適切で，なんらかの抽出操作が必要となる.　こ
れには大きく分けて 2 通りの方法が用いられている.

　1 つは，試料の液性を酸性あるいはアルカリ性に調整して酢酸エチルやクロロホルム
などの有機溶剤を加えて振盪し，酸性薬毒物あるいは塩基性薬毒物を有機溶剤中に抽出
するもので，液−液抽出法（liquid-liquid extraction）とよばれる.　難揮発性薬毒物を分
画分取する方法として用いられ，Stas-Otto 法（**図 5-2**）として知られている.

　もう 1 つは，さまざまな性質をもつ担体をカラムに詰め，試料溶液を通すことにより
目的とする薬毒物をカラムに保持させ，夾雑物を試料より分離する目的で利用される固
相抽出法（solid-phase extraction）である.　これは，目的とする薬毒物の化学的性状
に応じて固相を選択するが，現在では酸性，塩基性および中性の薬毒物を同時にカラム
に保持することのできる製品が開発され，その回収率のよさから広く利用されている.
世界中で利用されているものとして，Varian 社（Bond Elut® シリーズ），Waters 社
（Sep-Pak®，Oasis® シリーズ），Supelco 社（Supelclean® シリーズ），Phenomenex 社

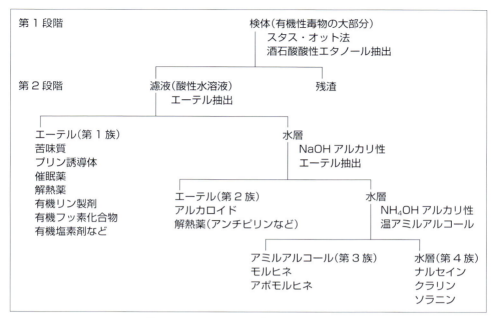

図 5-2　スタス・オット法による毒物分離法

(STRATA® シリーズ) などの製品がある．また，最近では，少量の液体，固体および気体試料から短時間で抽出・濃縮・注入操作を one step で行うことのできる固相マイクロ抽出法 (solid-phase microextraction: SPME) が開発され実用化されている．

体液試料に溶解しているアルコールのような揮発性薬毒物の抽出には，ヘッドスペース法 (headspace method) が用いられる．

6. 検出方法

1) 予備試験 (スクリーニング)

(1) 呈色反応

検査試料を入手したら，まず生体あるいは死体の状況に関する情報を考慮しながら，試料のにおい，色調，pH などを注意深く観察した後，特定の薬毒物が予測されれば，これまでに確立されている比較的簡便な化学反応を応用した呈色反応を行う．これは，その薬毒物の有無や化学的性状を知り，次の本試験 (確認および定量分析) への手掛かりとなる重要な試験である[*1]．

(2) トライエージ (Triage)® DOA キット (図 5-3)

わが国の救急救命や法医学分野での簡易薬毒物検査に最も広く汎用され，特別な知識

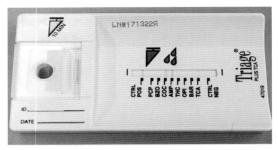

図 5-3　トライエージ®DOA

や技術がなくても検査できることでその有用性が高く評価されている．このキットは，金コロイド粒子を用いた競合的結合免疫学的測定法で，140 μL の尿をキット試薬と 10 分間反応させるだけで 8 種の薬物群〔フェンシクリジン類（PCP），ベンゾジアゼピン類（BZO），コカイン系麻薬類（COC），覚せい剤（AMP），大麻類（THC），モルヒネ系麻薬（OPI），バルビツール酸（BAR），三環系抗うつ薬（TCA）〕およびその代謝物の検出が赤紫色のバンドとして可能である．このキットの特異性は，ガスクロマトグラフ/質量分析器（GC/MS）の評価で 98% 以上あるといわれている．

　一方，最低検出濃度は検出する薬毒物の化学構造により抗体の反応性に違いがあるため，その検出濃度は異なる．表 5-7 に代表的な薬物の最低検出濃度を示す．ただし，この免疫反応は，試料の死後変化の状態や薬物の種類によっては予期しない陽性反応の出現や偽陽性反応あるいは薬物の有効濃度が微量なため検出されないこともあるため，疑わしい症例については機器分析機を用いたスクリーニング法が勧められる．

　製造元のバイオサイト社は，約 1,000 種類の薬物と代謝物について，その特異性をホームページ[*2]に公開している．さらに，このキットは血清や全血などの尿以外の試料への応用も試みられている．その場合，スルホサリチル酸を直接添加して除蛋白した溶液について同様の操作を行う．ただし，2001 年に尿中薬物検査キットとして体外診断薬に承認されたため，尿試料についての結果のみが診断に用いられる．

(3) トキシラボ®（Toxi Lab®）システム

　薄層クロマトグラフ（TLC）の原理で，尿や血液，吐瀉物中の薬毒物およびその代

[*1] 『薬毒物の簡易検査法―呈色反応を中心として』（広島大学医学部法医学講座編，じほう，2001）は，青酸化合物（シェーンバイン・パーゲンシュテッヘル法）やヒ素化合物（ラインシュ法）をはじめとする工業製品，一酸化炭素（吸光度法）などのガス体，農薬や覚せい剤（シモン反応）やモルヒネ（マルキス試薬反応）を含めた医薬品について，詳細な検査方法やその長所・短所が記述されており参考になる．

[*2] http://scientific.sysmex.co.jp/news/2005/1107.html

⑤ 薬毒物検査　　**259**

表 5-7　薬物の最低検出濃度

検出項目名	最低検出濃度（ng/mL）
フェンシクリジン類（PCP）	25
ベンゾジアゼピン類（BZO）	300
コカイン系麻薬（COC）	300
覚せい剤（AMP）	1,000
大麻（THC）	50
モルヒネ系麻薬（OPI）	300
バルビツール酸類（BAR）	300
三環系抗うつ薬（TCA）	1,000

謝物を迅速にスクリーニングできるシステムである．塩基性および中性薬物の A システムと酸性および中性薬物の B システムで約 1 時間で分析できる．日本国内で使用される医薬品のうち，約 140 種類の薬物と代謝物が検出可能である．

（4）TDx® システム

イムノアッセイの一種であるが，偏光励起光を使って標識抗原から発せられる蛍光偏光を検出する原理を併用した蛍光偏光測定法である．検査に先立ち，分析薬物に応じてその抗体を選択する必要性がある．また，分析装置（アナライザー）を購入しなければならないので，含有薬毒物が不明である症例のスクリーニングには不向きである．

（5）REMEDi-HS® （Rapid Emergency Drug Identification High Sensitivity, Bio-Rad）

高速液体クロマトグラフィー（HPLC）を利用して，薬物ライブラリーに収載されている 400 種類以上の薬毒物の紫外吸収スペクトルなどの 5 つのパラメーターと比較して，血清や尿試料 1 mL 中の薬毒物を自動定性分析するシステムである．前処理せず短時間で結果が得られるなど，緊急時のスクリーニングに有用である．

2）確認試験（定性・定量分析）

（1）ガスクロマトグラフィー（GC）

GC は，高温度下で揮発した物質を，キャリアーガス（He あるいは N_2）と分離カラム内固定相の間における分配比によって分離する分析法である．固定相としては低揮発性液体，または使用温度で液化する固体が用いられる．不揮発性物質や熱分解を起こしやすい物質は分析が困難なこともあるが，理論段数が高く分離能に優れ再現性もよいため，薬毒物分析には欠かせない分析器である．分離カラムは現在，溶融シリカキャピラリーカラムが主流である．

GC の検出器としては，水素炎イオン化検出器（FID），電子捕獲型検出器（ECD），

熱伝導型検出器（TCD），フレーム光度型検出器（FPD），窒素リン検出器（NPD），質量分析器（MS）などがあり，目的とする薬毒物の種類に応じて選択される．

(2) 高速液体クロマトグラフィー（HPLC）

HPLC は，物質を分離カラムに詰めた充填剤（固定相）に緩衝液（移動相）とともにポンプで加圧させながら流すことにより，物質と固定相の相互作用で生ずる移動度の差で分離する分析法である．分離能は GC に比べ劣るが，GC で分析が困難であった不揮発性物質や熱分解を起こしやすい物質の分析に適している．分離の要になるカラムも多種多様で，薬毒物の化学的性状に応じて選択される．最近は，カラム充填剤の微粒子化と相まって，より高速・高分離での分析を可能とした超高速液体クロマトグラフィー（UPLC）が用いられるようになってきた．

検出器としては，UV 検出器，フォトダイオードアレー検出器，電気化学検出器（ECD），質量分析器（MS）などがあり，目的とする薬毒物の種類に応じて選択される．

(3) 質量分析法（MS）

MS は，物質をさまざまな方法でイオン化し，得られたイオンを質量/電荷（m/z）に従って分離し，各イオンの強度を測定する分析法である．たとえば，GC と結合した GC-MS に広く使われているイオン化法の1つである電子イオン化（EI）では，70eV の電子をガス状化した試料に高真空環境のイオン源内で衝突させる．十分なエネルギーが衝突により試料分子に与えられると，分子から1個の電子が脱離（正イオン）してもとの試料分子と同じ質量を有する分子イオン（M$^{+\cdot}$）が生成するとともに，分子が開裂して正に荷電した多数のフラグメントイオンが生成する．これらのイオンが MS 装置の電場内で加速され，電磁場レンズもしくは四重極電場内に導入され，質量数に従って分離検出され，各分子ごとにマススペクトル（質量数 m/z と相対イオン強度）を得ることができる．マススペクトルは一定の条件化で化合物に固有のパターンを示すので，薬毒物の同定において最も高い信頼性のある分析法である．

薬毒物分析においては，MS は GC や HPLC と結合して GC-MS や HPLC-MS として使用する場合が多く，最近では質量分析計の開発が進み，さらに高感度で信頼性の高い定性・定量分析法として，MS-MS を結合したものが広く利用されるようになった．特に高極性，難揮発性物質や熱に不安定な物質などの分析に適した HPLC に結合した LC-MS-MS は，高い特異性と高感度のため，薬毒物スクリーニングにも直接利用されてきている．

また，質量分析計の1つである飛行時間型 MS（TOF-MS）は，その性能が向上し，質量数下4桁までの精密質量を測定できる高分解能質量分析器となったため，UPLC と結合した LC-TOF-MS システムを用いて保持時間と精密質量データベースを作成することが試みられ，薬毒分析への応用が盛んに行われるようになった．

⑤ 薬毒物検査　　**261**

表 5-8　試料中で分解しやすい代表的な化合物

有機リン系農薬 　　ジクロルボス（DDVP），マラチオン，ディプテレックス（DEP）， 　　フェントエール，フェニトロチオン
カーバメート系農薬 　　メトルカルブ（MTMC），キシルイカルブ（MPMC），マクバール 　　（XMC），カルバリル（NAC），メソミル
ブロムワレリル尿素
ニトロソベンゾジアゼピン類 　　ニトラゼパム，フルニトラゼパム

（福家千昭ほか．中毒治療におけるアナリティカル・パスの提唱—その 8–致死濃度
—剖検データの読み方，生体試料との違い，文献データの解釈—．中毒研究
2007：20：155-158）

7.　薬毒物検査結果の解釈

　剖検試料中の薬毒物濃度を評価する場合，その濃度が治療域か中毒量域あるいは致死
量域のいずれであるかを判断する基準は，法中毒学の報告に基づく資料を利用している．
しかしながら，死者の既往歴や死後経過時間あるいは死体の保存状況などに伴い，以下
にあげる因子が分析結果およびその解釈に影響を及ぼす可能性があるので，十分考慮し
なければならない．

1）細菌による薬毒物の死後産生

　細菌による死後産生が問題となるものはエタノールとアミン類である．エタノールの
死後産生の有無は，同時に検出される n–プロパノールの検出量を指標として判断する．
また，死後産生されるアミン類として 2–フェニルエチルアミンがあり，分子構造がア
ンフェタミンに類似していることから，トライエージ®キットで偽陽性を示す原因と
なっている．この場合，他の機器分析装置で定性分析をする必要がある．

2）薬毒物の死後分解

　血液中のエステル類は，血漿中のエステラーゼにより加水分解を受けやすい．薬毒物
の服用の情報があったにもかかわらず，剖検後採取した血中濃度が致死濃度と大きく異
なり中毒の程度を判断することが困難となることがある．死後，腸内細菌はニトロソベ
ンゾジアゼピン類を 7–アミノ体に代謝し，またモルヒネのグルクロン酸抱合体を分解
し遊離型のモルヒネに戻す働きがある．**表 5-8** に分解しやすい代表的な化合物を示す
が，このような薬毒物の検出は代謝物や分解産物なども分析することを考慮しなければ

ならない.

3）薬毒物の死後拡散

　胃からの死後拡散が問題となるのはエタノールである．左肺下葉底部，肝臓左葉尾部，脾臓や心囊液など胃に近い臓器や血管などは拡散の影響を受けやすいため，試料採取は胃より遠位にある血管内血液や臓器が分析に適しているとされる．血液試料としては大腿静脈血が有用であるといわれているが，膀胱内から死後拡散により汚染されるという報告もある．硝子体液がアルコール検査に用いられることもある．

4）薬毒物の死後再分布

　死後再分布が問題となるのは，肺や肝臓に高濃度で分布する塩基性で脂質親和性の高い化合物の定量値の評価である．生体ではさまざまな要因により維持されていた薬毒物の体内分布も，死後，膜の状態やpH，細胞のイオン強度や組織結合の変化により，たとえば，肺組織に高濃度に分布した薬毒物が壁の薄い肺静脈内へ速やかに拡散し，引き続いて左心房，左心室内に再分布することで，左心血中の薬毒物の濃度が右心血中のものより高い値を示すことがあるので注意が必要である．死後経過時間の比較的短い死体では，右心血中の薬毒物の濃度は大腿静脈血のそれと類似した値を示し，前述の胃からの拡散の影響も比較的小さい部位の血液といわれていることから，右心血は末梢血と同様に薬毒物の定量分析に適した試料である．

6　代表的な中毒

1．　一酸化炭素

1）性状と発生状況

　一酸化炭素（carbon monoxide：CO）は，炭素または炭素化合物が不十分な酸素条件下で燃焼するか，二酸化炭素（炭酸ガス）（carbon dioxide：CO_2）が赤熱した炭素と接触したときに生ずる無色・無臭・無味の気体である．空気に対する比重は0.967とわずかに軽く，水に難溶性である．

　自動車排気ガス中のCO含有量は，ガソリン車で4～5％以下（アイドリング中の排出許容濃度は4.5％）であるが，ディーゼル車ではほとんどCOを含んでいない（0.01～0.07％）．また，家庭用燃料として使われている都市ガスは，現在ではCOを含まない天然ガス（LPG）に転換されてきているが，石炭ガスが主流であった都市ガスには4～6％のCOが含有されている．プロパンガスはCOを含まないが，燃料として使用する場合，都市ガスに比べ空気を数倍必要とするため不完全燃焼を生じやすく，CO発生

源となる場合がある．家屋火災時においても CO ガスが多量に発生し，室内濃度は 0.1 ～5 ％に達するといわれ，さらに青酸ガス，窒素酸化物，二酸化炭素などの有毒ガスも同時に発生する．また，タバコの煙のなかにも 1 ～2 ％の CO を含有する．このほか，CO 中毒の発生する状況としては，ペンキ剥離剤や機械の脱脂洗浄剤などに含まれるハロゲン化メタン，特にジクロロメタンが体内に吸収分解され，二次的に発生する CO によるものもある．

CO 中毒死の発生状況は，家庭燃料がそれまで主流であった石炭ガスを用いた都市ガスから CO を含まない LPG に転換された 1980 年以降激減した．ところが，**表 5-1** に示されているように，自殺者の手段として用いられた薬毒物のうち，2000 年ではその大半を CO ガスで占める「その他のガス及び蒸気」によるものが薬毒物中毒死全体の約 50 ％を占め，そのうち約 70 ％が自動車排気ガスによるといわれていた発生状況が 2003 年を境に急増し，「その他のガス及び蒸気」によるものが約 2.5 倍，2009 年には約 3 倍となった．しかも，その大半は，自動車排気ガスではなく不完全燃焼により発生した CO ガスによる手段に代わってきた．この背景には，インターネットの普及により自殺のパートナーを募って，たとえば，車や密閉された部屋の中で練炭を燃焼させた集団自殺の急増がある．ネット上では，簡単に容易に，苦痛なく確実に死ぬことのできる手段として紹介され，後述の硫化水素ガスも含め大きな社会問題となっている．

2）中毒作用機序

CO の中枢神経毒性についてはいまだ不明な点も残されているが，これまでのところ，CO 中毒の主な作用機序は以下の説が考えられている[1]．

（1）低酸素性障害説

A．CO ヘモグロビン（Hb）形成による酸素運搬機能阻害

CO の Hb への結合部位は，O_2 と同じであり，その結合は O_2 の場合とよく似た協同性と Bohr 効果を示す．CO と Hb の結合速度は COHb の解離速度に比べ非常に速く，その結合と解離は酸素と Hb の速度に比べ結合が 1/10，解離速度が 1/2,500 といわれている．したがって，CO の Hb に対する親和性は O_2 のものより 250 倍高いことになる．これにより，血中で CO が優先的に Hb と結合することとなり，酸素運搬能を障害する．この関係は，Haldane の第一法則によると，平衡状態では以下の式で表される．

$$[COHb]/[O_2Hb] = 250 \times Pco/Po_2$$

たとえば，血中酸素分圧が正常（$PaO_2 = 100$ mmHg）であっても，非常に低い CO 分圧（$PaCO = 0.4$ mmHg．これは空気中濃度 0.053 ％）があれば，Hb の半分が CO と結合することとなり，酸素運搬能は大きく障害を受けることになる．一方，胎児ヘモグロビン（HbF）は成人ヘモグロビン（HbA）に比べ CO との親和性は弱く，O_2 の約 172 倍といわれている．

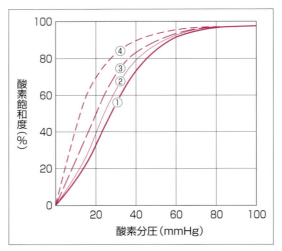

図 5-4 血中COHb飽和度と酸素解離曲線との関係
① 正常，② COHb=10%，③ COHb=20%，
④ COHb=45%
（Goldsmith JR, Landaw SA. Carbon monoxide and human health. Science 1968 ; 162 : 1352-1359）

B．Hbの酸素解離曲線の移動

COHbが存在すると，ヘム間の相互作用により，COが結合していないHbの酸素親和性は図5-4に示すように形成されたCOHb飽和度に依存して，O_2Hbの酸素解離曲線が左方に移動しS字曲線から直角双曲線に近づく．その結果，組織へのO_2供給量が低下し，ますます内部窒息状態が悪化する．

C．ミオグロビン，チトクロームa_3，カタラーゼやペルオキシダーゼなどのヘム蛋白との結合

COはHb以外のヘム蛋白に結合し，酸素運搬，電子伝達系，酸化還元反応などに障害を与える．しかしながら，これらヘム蛋白に対するCOと酸素の親和性の比は，Hbが250とするとミオグロビンは30，チトクロームa_3では1程度と低く，その影響は限定的と考えられている．一方，心筋のミオグロビンは骨格筋に比べ数倍COを結合しやすいといわれ，心筋はCOの影響を大きく受けることになる．

D．組織循環の低下による虚血

COは酸素運搬障害および酸素利用をも障害するため，重篤な低酸素症をきたし，さらに心筋障害に加えて血管透過性の亢進を生じ循環血液量が減少するため，心拍出量が低下する．これらは末梢組織の虚血を招く．

(2) 細胞性障害説

COにより活性化された好中球が血管外へ遊出して，脳組織内で脂質過酸化を引き起

⑥ 代表的な中毒　　**265**

表 5-9　環境中 CO 濃度と血中 COHb 飽和度および中毒症状

環境中 CO(%)	血中 COHb(%)	中毒症状
0.01 ＞	0〜10	なし
0.01〜0.02	10〜20	1〜2 時間で軽い頭痛．軽度の運動で息切れ
0.02〜0.03	20〜30	5〜6 時間で頭痛，こめかみの拍動，耳鳴り，情緒不安定
0.04〜0.06	30〜40	4〜5 時間で激しい頭痛，めまい，吐気，嘔吐，視力障害
0.07〜0.1	40〜50	3〜4 時間で上記症状に加え，失神傾向，脈拍・呼吸数増加
0.11〜0.15	50〜60	1.5〜3 時間で間代性痙攣を伴う失神，昏睡，頻脈
0.16〜0.30	60〜70	1〜1.5 時間で心臓機能低下，深昏睡
0.50〜1.00	70〜80	1〜2 分で脈拍，呼吸の微弱，瞳孔散大，死亡

(北川晴雄．毒性学．南江堂，東京，1982，p 274 より一部改変)

こすことがいわれている．また，CO は血小板からの一酸化窒素（nitric oxide：NO）の放出を増加させ，種々の活性酸素を生じさせると同時に過酸化硝酸塩となり，これが血管内酸化ストレスに関与するといわれ，このことが好中球の内皮細胞への接着や酸素フリーラジカル生成を促進し，脳の脂質酸化により遅発性神経障害が起こるとされている．

3) 中 毒 症 状

　正常健康人の血中 COHb 飽和濃度は，非喫煙者で 0〜1％，喫煙者で 4〜14％とされている．これは，生理的に含まれる内因性の CO によるものといわれている．すなわち，Hb やチトクロームのヘム蛋白 1 モルのポルフィリン環が，heme-α-methenyl-folmylase により酵素的に開裂して 1 モルの CO と 1 モルのビリルビンが生ずる．生じた内因性の CO は，実際上体内で代謝されることなく肺胞気へ排泄される．

　急性期の CO 中毒症状は，原則的には血中の COHb 濃度に依存して現れる（**表 5-9**）．空気中に 0.02％（200 ppm）以上の CO が存在する環境で頭重感などの初期の自覚症状が現れ始め，COHb 濃度が 40〜50％（空気中に 700〜1,000 ppm CO）となると，激しい頭痛，吐き気，嘔吐，視力低下，失神傾向など症状は悪化し，ときに老人では重篤な障害を示すことがある．さらに，COHb が 50％を超え 60〜70％以上になると，心機能低下，呼吸麻痺などにより致死的な状態となる．子どもは呼吸換気量が体に比べ大きいので CO に対する感受性は強く，同一環境下で子どものみが CO 中毒死して，大人が救命されるケースも生じる．CO は胎盤を通過するので胎児への影響が考えられる．

　日本法医学会の薬毒物中毒死に関する調査によれば，その死因が CO 中毒と診断された症例の平均 COHb 濃度は 60.5〜66.3％で，火災現場で発見された死体のうち，焼死と診断された例では，その平均値は 47.9％であると報告されている．

　一方，これら急性 CO 中毒の症状を病態生理学的な面から眺めると（**図 5-5**），COHb

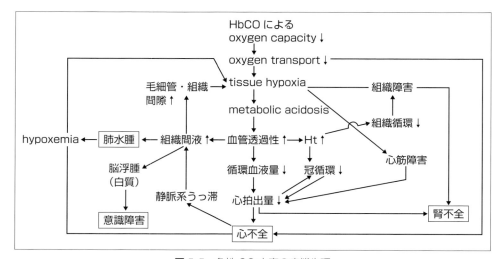

図 5-5 急性 CO 中毒の病態生理
(岡田芳明. 一酸化炭素中毒. 救急医学 1979；3：1114-1122)

による tissue hypoxia は組織間液増加や循環血液量減少を促す．組織間液増加は脳白質の浮腫を生じ，意識障害へと導く．また，肺では肺水腫となり，これもまた tissue hypoxia の要因ともなる．さらに，tissue hypoxia はさまざまな組織障害を招き，循環血液量減少による障害を合わせて心不全や腎不全を引き起こすため，CO 中毒の障害を全身的な病変と見なし，治療することが重要となる．したがって，臨床上の処置としては，COHb の排出のため気道確保，純酸素による調節呼吸，高圧酸素療法（OHP）などを行い，心筋障害，急性腎不全，代謝性アシドーシス，脳浮腫などに注意しながら対症療法を施す必要がある．

CO による急性中毒期（昏睡）から覚醒し，数日ないし数週間の時期（間歇期），無症状あるいは症状軽快となり職場復帰ができるほど回復した後，再び急激に健忘症候群，記銘力障害，見当識障害などの精神神経症状が現れ，さらには意識混濁，錯乱などの精神荒廃状態に陥り，死亡や再回復の経過をたどる間歇型 CO 中毒があり，CO 中毒では安易に回復したと楽観視できないものがある．また，遷延型 CO 中毒は，急性期の中毒症状の改善がみられず，意識障害や昏睡が遷延するものである．このように，CO 中毒には，急性期の重症度に従い完全に回復するものから精神神経症状を後遺症として残す例までさまざまであり，臨床的にその予後に注意を払わなければならない．

近年，磁気共鳴映像法（magnetic resonance imaging：MRI）が CO 中毒の重症度評価や予後予測に有用な方法として注目されており，淡蒼球，大脳白質・皮質に両側対称性に病変部が抽出されること，病変が基底核から大脳白質・皮質へと進行するほど予後が悪くなること，CO 中毒の重症度は曝露時間と濃度によることが明らかにされてきて

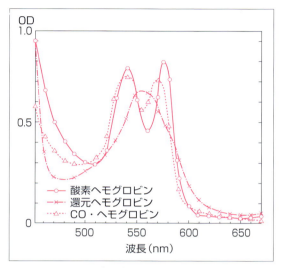

図 5-6 ヘモグロビン誘導体の吸収スペクトル

いる[2].

4) 剖検所見

　急性 CO 中毒死の場合，死斑が鮮紅色を呈することが特徴である．これは COHb や CO ミオグロビンによるもので，このため血液，筋肉および諸臓器の色調も一般に鮮紅色を呈している．この COHb は，物理化学的に安定で，ホルマリン固定した臓器の色調も褐色に変色することなく赤紫色を保っている．凍死体や寒冷にさらされた死体，またしばしば青酸中毒死体でも死斑が鮮紅色を示すことがあるが，その場合，諸臓器や筋肉では暗赤色調であるので鑑別が可能である．その他，急性死の所見として，心内血は流動性，各諸臓器はうっ血が強く，脳浮腫，肺水腫，肺気腫も認められる．眼結膜や漿膜下に溢血点の発生を認めることもある．また，病態生理学的変化の視点からみると，心筋では小壊死巣や小出血巣などがみられることがある．血中の COHb 飽和濃度が高濃度（60〜70％以上）で検出される．

　一方，比較的長期間生存した場合，鮮紅色死斑が不明瞭となることもある．脳では，大脳白質の環状ないし円形出血や淡蒼球の両側対称性壊死，まれに白質の広範な脱髄，視床下部の軟化巣，大脳皮質の軟化などが特徴的にみられ，他に心筋や肝臓の脂肪変性などもみられることがある．急性 CO 中毒後の急性心筋梗塞発症例も報告されている．

5) 検　　査

　COHb の物理化学的安定性や，図 5-6 に示すように特異的な最大吸収波長などを利

用して，定性および定量を行う．

（1）定 性 試 験

A．簡便法

血液1滴を水または0.01Nアンモニア水に加え，その色調を正常血液のものと比較する．

　CO曝露血液（30% COHb以上）：桃赤色　　　正常血液：橙赤色

B．アルカリ変性法

血液と等量の10% NaOH溶液を加えて色調を比較する．

　CO曝露血液：鮮紅色　　　正常血液：帯緑褐色（アルカリヘマチン形成）

（2）定 量 試 験

A．分光光度法

最も簡便に行われている定量法が分光光度法である．これにはいくつかの方法があるが，基本的にはCOHbとO$_2$Hbをハイドロサルファイトで還元した吸収スペクトルの差から飽和度を換算するものである．その一例を示す．

被検血液に0.1%炭酸ナトリウム溶液を加えて300〜350倍希釈する．この希釈血液5 mLにハイドロサルファイトナトリウム約10 mgを加えて溶解し15分間放置した後，538 nm（E_{538}）と555nm（E_{555}）の吸光度を測定し，E_{538}/E_{555}を計算してA_xとする．また，COを含まない非喫煙者の血液について同様の操作を行い，吸光度を測定してE_{538}/E_{555}を求めA_0とする．さらに，血液に100% COを通気させて作製したCOHb＝100%の血液についても2つの波長を測定して，E_{538}/E_{555}を計算してA_{100}を求めておく．この方法のCOHb飽和濃度は次の計算式より求められる．

$$COHb（\%）=[(A_x-A_0)/(A_{100}-A_0)]×100$$

B．ガスクロマトグラフィー（GC）

密閉した容器内に入れた可検血にフェリシアン化カリウムを加えてCOを解離させ，遊離したCOを気層に取り，GCで分析定量する．カラムはMolecular Sieve，検出器は水素炎イオン化検出器あるいは熱伝導度検出器を用いる．

その他，生体試料用に開発されたCOオキシメーターで死体血中のCOHb濃度を測定する方法もあり，他の方法との比較検討がなされている．

2．アルコール

飲酒は，進化生物学上約1,000万年前，人類と類人猿の共通先祖に遺伝的変化が生じ熟し，発酵した果実等のアルコールをすばやく分解できる酵素を獲得したことから始まる．マクガヴァンは，紀元前7,000〜6,600年中国河南省賈湖遺跡の土器内残渣を分析し，発酵飲料の原料と高濃度の酒石酸を確認して世界最古の酒造り場であることを報告している[1]．当時の発酵飲料（酒類）は，公衆衛生上，比較的安全な飲み水でもあり，栄養不足を補うヒトの歴史ともに文化を創造した最初のサプリメントである．

一方，酒に含まれるエチルアルコール（エタノール ethanol）は薬理学的特性（耽溺，酩酊，耐性，そして依存という神経精神作用）を示す．摂取したアルコールは，傷害事件，殺人事件等の犯罪，または交通事故などの発生を誘引することもあり，事例との因果関係について，裁判医学的な検証対象にもなるきわめて特異な物質である．

1）アルコール飲料

われわれは，ビール（4～5％），ワイン（10～20％），日本酒（14～16％），蒸留酒（スピリッツ）（30～70％）など5～70％と幅広いアルコール濃度の飲料を飲用している．アルコール濃度はボトル本体またはラベルに直接表示されている．アルコール濃度表示には単位容積当たりのアルコール容積（v/v）と単位容積当たりのアルコール重量（w/v）がある．

欧米ではより実用的な表示として，ユニット（unit）が用いられることがある．1ユニットは，アルコール8g摂取を意味しており，ビールで約300 mL，ワインで約100 mL，蒸留酒では約25 mL である．単位（1単位アルコール10 g）という表示もあり飲酒後の血液中アルコール濃度推移算出に注意が必要である．

2）アルコール消費量

わが国のアルコール消費量は，全体として減少傾向にある．成人の飲酒習慣のある者の割合は，平成16年度男性38.2％，女性7.1％が平成27年度には男性33.8％，女性7.7％となっている[2]．飲酒習慣は，20歳以上で週3日以上飲酒し，飲酒日1日当たり1合以上を飲酒すると定義されている．年齢階級別にみると，男性40～69歳で40％を超えている．未成年者の飲酒の割合は減少している．しかし多量に飲酒している者の割合は，男女とも改善されていないことが指摘されている[2]．

3）飲酒関連法規

法医学実務における飲酒関連法規の一部を示す．
【未成年者飲酒禁止法（1922.3.30）】
第1条　満20年ニ至ラサル者ハ酒類ヲ飲用スルコトヲ得ス
【酒に酔って公衆に迷惑をかける行為の防止等に関する法律（1961.6.1）】
第1条　（目的）この法律は，酒に酔っている者（アルコールの影響により正常な行為ができないおそれのある状態にある者をいう．以下（酩酊者）という．）の行為を規制し，また救護を要する酩酊者を保護する等の措置を講ずることによって，過度の飲酒が個人的及び社会的に及ぼす害悪を防止し，もって公共の福祉に寄与することを目的とする．
第2条　（節度ある飲酒）すべて国民は，飲酒を強要する等の悪習を排除し，飲酒についての節度を保つように努めなければならない．
第2条にある【節度ある飲酒】は，わが国の飲酒文化継承のための遵守規範を示して

表5-10 道路交通法 改訂

		罰則	違反点数	処分内容	失格・停止期間
酒酔い運転		5年以下の懲役 または 100万円以下の罰金	35点	免許取消	3年
酒気帯び運転 （呼気中1リットル中のアルコール濃度）	0.25 mg 以上	3年以下の懲役 または 50万円以下の罰金	25点	免許取消	2年
	0.15 mg 以上 0.25 mg 以下		13点	免許停止	

＊軽量車両に含まれる自転車は，酒酔い運転のみの罰則が適応される

いる．

【道路交通法】（平成21年6月1日）が改正され，酒に酔った状態で運転する（酒酔い運転），酒に酔った状態でなくても一定基準以上のアルコールを体内に保有して運転する（酒気帯び運転）などの違反点数の引き上げと免許失格期間を延長し罰則強化された（**表5-10**）．

【自動車の運転により人を死傷させる行為等の処罰に関する法律（自動車運転死傷処罰法）（2014.5.20）**】** 第3条　アルコール又は薬物若しくは運転に支障を及ぼすおそれのある病気の影響により，正常な運転が困難な状態に陥り人を死傷させた場合に適応され，原因をアルコール，薬物から疾病まで広く解釈している（危険運転致死傷罪）．

4) アルコール関連問題

飲酒による酩酊は，身体運動機能，認知機能，感情理性制御の低下を生じる．交通事故（運転者），酩酊歩行事故，頭部外傷，脳浮腫を惹起する転倒・転落，溺水，凍死，吐物吸引・誤飲，その他の不慮の事故等を含めアルコール飲酒の関連する社会的損失は，年間約4兆1,500億円（厚生労働省研究班2008）と推定された．飲酒に関連する肝臓疾患，脳卒中，がんなどの治療に1兆226億円，それらの疾病，死亡による労働損失と生産性低下，雇用損失などで3兆947億円，自動車事故・犯罪，社会保障などで約283億円と報告された．広義のアルコール関連問題である貧困，家族崩壊，さらに自殺（死のトライアングル）などは，金額に換算，積算しにくい[3]．

国民一人当たりアルコール消費量は減少傾向にあるが，女性特に若年女性の飲酒量・頻度は増加傾向にある．慢性や過度の飲酒，アルコール乱用は，アルコール依存症，事故，暴力，虐待，自殺等に密接に関係する．アルコール障害を「アルコール依存症その他の多量の飲酒，未成年者の飲酒，妊婦の飲酒等の不適切な飲酒の影響による心身の健康障害」と定義し，**【アルコール健康障害対策基本法：2014】**が施行された．

自殺数は数年減少傾向にあるが現在も高い水準に推移している．自殺者の多くは，アルコール・薬物依存症，うつ病，統合失調症，パーソナル障害等が共存していることが

報告され，2006 年に【自殺対策基本法】が施行された.

5）吸収と代謝

エチルアルコール C_2H_5OH（分子量 46）は第 1 級アルコールに分類され，親水性ヒドロキシ基の作用により，極性溶媒である水とよく混和し，細胞内外を自由かつ容易に移動する.

（1）吸　　収

アルコールは，胃（20％）や小腸粘膜（80％）から急速に吸収され，大部分は腎臓から排泄される．吸収速度は，胃の内容物の存在や食物の組成（蛋白質，脂肪等），性状（液体，固体等）で遅延変化する．摂取したアルコール濃度自体も吸収に影響を与える．20％前後のアルコール体内への吸収は早い．アルコールはほとんど胃壁粘膜層を介して吸収され血流に入る．アルコール濃度の高いものは，粘膜層を刺激しまた幽門収縮を誘導するため体内吸収が遅れることが報告されている[4]．

吸収されたアルコールは体内水分にほぼ均等に分布し体内アルコール濃度は，全身の総水分量に近似した分布容積を示す.

（2）代　　謝

第 1 段階：エチルアルコールをアセトアルデヒドに代謝する経路（図 5-7）

エチルアルコールは，3 つの代謝経路（**図 5-7**：①，②および③）により酸化代謝される．エタノールは NAD^+（ニコチンアミドアデニンジヌクレオチド）を補酵素とするアルコール脱水素酵素（Alcohol dehydrogenase：ADH）と還元型ニコチンアミドアデニンジヌクレオチドリン酸（NADPH）を補酵素とする肝ミクロソームに存在するミクロソームエタノール酸化酵素系（Microsomal Ethanol Oxidizing System，MEOS）の主酵素であるチトクローム P450 アイソザイム 2E1（CYP2E1）（**表 5-11**），およびペルオキシゾーム内カタラーゼによる 3 つの代謝経路がある（**図 5-7**）．通常アルコール代謝は約 80～90％肝細胞質 ADH により酸化代謝されるが，残りの数％は肝ミクロソームの NADP 依存性エタノール酸化系（MEOS）とペルオキシゾームのカタラーゼにより代謝される.

アルコールを連続長期摂取した場合や体内アルコールの高濃度の場合，肝ミクロソームのチトクローム P450（CYP）アイソザイム CYP2E1 が誘導されアルコール代謝が促進され，最終的に心臓，骨格筋，脳などで水と二酸化炭素となって排泄される．CYP分子種 CYP2E1 は，慢性的な飲酒によって誘導され血液中アルコール濃度が高い場合のアルコールの酸化に重要な役割を示す（CYP2E1：Km 約 8～10 mM）.

薬物代謝酵素の遺伝的多型（分子種）と薬物相互作用は密接な関係がある．一般にCYP 誘導により解毒化の速度が増し薬効がなくなる場合が多い．一方活性の高い代謝中間産物がすみやかに生成され毒性を示すことがある．後者の例として，非ピリン系解熱鎮痛剤アセトアミノフェンは，慢性アルコール摂取により肝臓内グルタチオン枯渇を

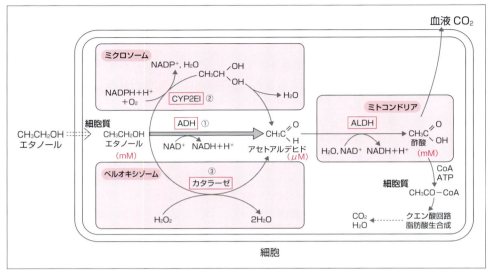

図 5-7 アルコールの主要代謝経路

(ロビンス：基礎病理学．原著 2 版．豊國伸哉・高橋雅英監訳．丸善出版，東京，2014．Parkinson A : Biotransformation of xenobiotics. In : Casarett and Doull's Toxicology : The Basic Science of Poisons, 6th ed. Klassen CD ed New York, McGraw-Hill, 2001, p133. を改変)

表 5-11 アルコール脱水素酵素（ADH）とミクロソームエタノール酸化酵素系（MEOS）の比較

	ADH	MEOS
細胞内局在	細胞質（肝上清）	ミクロソーム
Km	2 mM（0.009％）	10 mM（0.046％）
至適 pH	10〜11	7.4
補酵素	NAD$^+$	NADPH
アルコール慢性投与時の活性	不変	著名に上昇
アルコール代謝に占める割合	約 80％	約 20％

(標準薬理学 6 版．鹿取 信監修，今井 正，宮本英七編集，医学書院，東京，2002)

伴い，アルコールに誘導された CYP 酸化により反応性の高い代謝物に肝細胞内 SH 基と反応する N-アセチルベンゾイミノキノリンを生成し肝毒性を示す．アルコールによる薬物代謝酵素（CYP）誘導は，アルコール耐性形成にも関与している．

ADH の遺伝子多型：飲酒したアルコールは最初アルコール脱水素酵素（ADH）により酸化代謝されアセトアルデヒドとなり，さらにアルデヒド脱水酵素（ALDH）により酢酸に酸化代謝される．アルコール代謝に関与する代表的な 2 つの酵素の遺伝子多型レベ

⑥ 代表的な中毒

表5-12 アルコール脱水素酵素（ADH）の性質

クラス	遺伝子	変異部位	サブユニット	Km (mM)	$Vmax$ (min^{-1})	人種	分布組織
I	ADH1A		α	4	30		肝臓
	ADH1B*1		β_1	0.05	4	白人, 黒人	肝臓, 肺
	ADH1B*2	Arg47His	β_2	0.9	350	アジア人	
	ADH1B*3	Arg369Cys	β_3	40	300	黒人	
	ADH1C*1		γ_1	1	90	全人種	肝臓, 胃
	ADH1C*2	Ile349Val	γ_2	0.6	40	白人, 黒人	
	ADH1C*3	Pro351Thr	γ_3	?	?	アメリカ先住民	
II	ADH2*1		π	9	10		肝臓, 角膜
	ADH2*2	Ile308Val	−	10.6	10.5	スウェーデン人	
III	ADH3		x	>1,000	100		多くの臓器
IV	ADH4		$\sigma(\mu)$	30.0	1,800		胃
V	ADH5		−	30	?		肝臓, 胃

〔Crabb DW, Matsumoto M, Chang D, et al：Overview of the role of alcohol dehydrogenase and aldehyde dehydrogenase and their variants in the genesis of alcohol-related pathology. Proc NutrSoc 63：46-63, 2004. Higuchi S, Matsushita S, Kashima H：New findings on the genetic influences on alcohol use and dependence. Curr Opin Psychiatry 19：253-265, 2006. 松下幸生・樋口　進：アルコール代謝とアルコール依存症. 臨床検査, 56（13）：1427-1434, 2012.〕

ルが，飲酒様態と行動を大きく影響し制御している．アルコール依存（飲酒様態，飲酒行動の変化を含む）形成機序と遺伝子多型の解明について法医学者の貢献は大きい．

　ADHには多くの遺伝子型が存在し，クラスⅠ（ADH1A，ADH1B，ADH1C遺伝子），クラスⅡ（ADH2遺伝子），クラスⅢ（ADH3遺伝子），クラスⅣ（ADH4遺伝子），およびクラスⅤ（ADH5遺伝子）が報告されている（表5-12）．通常の飲酒の場合，経口摂取されたアルコール代謝は主にクラスⅠとクラスⅡが関与する（クラスⅡは高い血中アルコール濃度で作用する）．クラスⅠのADHは，α，β，γの3つのサブユニットが2つ組み合わさって作用する．クラスⅡのADHは，血液中アルコール濃度が高い場合に作用して，アルコールはすみやかに酸化される．アルコール酸化過程においては，NAD$^+$が消費されNADHが増加するため細胞内は還元側にシフトしアセトアルデヒドなどの障害を受けやすい環境となる．クラスⅠのADH1B遺伝子とADH1C遺伝子には多型が存在する（表5-12）．

　第4染色体にあるADH1B遺伝子のβサブユニットにはβ_1，β_2，β_3の変異があり，それぞれADH1B*1，ADH1B*2，ADH1B*3遺伝子多型を示す．βサブユニット（β_1，β_2およびβ_3）においては，1塩基変異によりヌクレオチドが変異する．β_2は，β_1に比

表 5-13 アルデヒド脱水素酵素（ALDH）（クラス I と II）の性質

クラス	アイソザイム	Km 値（アセトアルデヒド）	局在	遺伝子	染色体上の位置	分布組織
I	ALDH1	$30\,\mu$M	細胞質	ALDH1*1	9q 21	肝＞腎，多種細胞
II	ALDH2	$1\sim3\,\mu$M	ミトコンドリア	ALDH2*1 ALDH2*2	12q 24	肝＞腎＞筋肉＞心筋，低レベルで多種細胞

(Crabb DW et al. Overview of the role of alcohol dehydrogenage and aldehyde dehydrogenage and their variants in the genesis of alcohol-related pathology. Proc Nut Soc 2004, 63：49–63 より一部改変)

較して 47 番目のアミノ酸アルギニン（Arg）がヒスチジン（His）に変異（Arg47His）し，β_3 は β_1 に比較して 369 番目のアルギニン（Arg）がシステイン（Cys）に変異（Arg369Cys）している．

　日本人に多い ADH1B*2 遺伝子タイプ（85％）（β_2 サブユニット）とヨーロッパ白人黒人に多い ADH1B*1 遺伝子タイプ（β_1 サブユニット）（85％）の酵素活性指標を比べると，ADH1B*2 遺伝子タイプは約 90 倍の Vmax（最大反応速度）を有しアルコール代謝速度が速い．

第 2 段階：アセトアルデヒドを酢酸に代謝する経路（図 5-7）

　肝臓の NAD 依存性アルコールデヒドロゲナーゼ（Alcohol dehydrogenase, ADH）によって，おもに酸化されアセトアルデヒドが生成される．生成されたアセトアルデヒドは，次いですばやくアルデヒドデヒドロゲナーゼ（Aldehyde dehydrogenase, ALDH）によって酢酸とアセチル CoA となる．アセチル CoA は，TCA 回路へ入り CO_2 と H_2O になる．一部のアセチル CoA は，脂肪酸やコレステロール生成に関与し，補酵素 NAD^+ 減少による脂肪酸酸化低下とともにアルコール連用者にみられる脂肪肝の原因の 1 つとなる．

　ALDH の遺伝子多型アセトアルデヒドを酸化代謝するアルデヒド脱水酵素（ALDH）には 19 個の遺伝子アイソザイム（ALDH1A，ALDH1A2，ALDH1A3，ALDH1B1 や ALDH2 等）が報告されている．ALDH1A サブファミリーと ALDH1B1 はレチナール代謝能を持つ．ALDH2 はアセトアルデヒドに対する親和性が高く，Km 値は $3\,\mu$M であり一方 ALDH1 の Km 値は $30\,\mu$M である（**表 5-13**）．特に生理的飲酒状態において作用する ALDH2 遺伝子には 2 つの遺伝子多型があり，第 12 染色体にある ALDH2 遺伝子を構成するアミノ酸のうち，487 番目のグルタミン酸（Glu）がリジン（Lys）に変異（Glu487Lys）した ALDH2*2 タイプと ALDH2*1 タイプが存在する．いわゆる酵素活性を有する ALDH2*1（活性型）と酵素活性の低い遺伝子 ALDH2*2（非活性型）がある．

　ALDH2*2 タイプと ALDH2*1 タイプの酵素活性と比べると ALDH2*2 タイプは ALDH2*1 に対して約 15 分の 1 の Vmax（最大反応速度）である．この酵素活性の低

い変異型遺伝子（非活性型）*ALDH2***2* 遺伝子をもつ人は，アセトアルデヒドの代謝が遅延し蓄積され，さらに消失速度も遅く重篤な急性アルコール中毒症（alcoholism）を示す（顔面紅潮，頻脈，心悸亢進，悪心，嘔吐，頭痛，血圧下降）．

ADH1B 遺伝子の Arg タイプの人は，分解が速くアセトアルデヒドが速く生成され，*ALDH2* 遺伝子の Lys タイプの人は飲酒したアセトアルデヒドが分解されずに体内に残る．アルコール代謝は早くまた同時にアルコール代謝産物であるアセトアルデヒドの体内蓄積が認められる．これらの遺伝多型により，さらなる飲酒行動が抑えられ（嫌酒効果），特に*ADH1B***2*（β_2 対立遺伝子）はアルコール依存症に対し予防的に作用すると考えられている．

（3）日本人の飲酒様態

2つのアルコール代謝酵素遺伝子多型とアルコール依存（飲み方，飲酒行動を含む）には相関がある．アルコール代謝には主にアルコール脱水酵素（*ADH1B* 遺伝子）とアルデヒド脱水酵素（*ALDH2* 遺伝子）（*ALDH2* 遺伝子低活性型民族分布：日本人44％，中国人41％，タイ人10％，フィリピン人13％，またヨーロッパ白人0％，トルコ人0％，およびアフリカ系黒人0％）が関与するが，日本人の44％を示す*ALDH2*遺伝子型が飲酒行動に強く影響し，日本人の飲酒様態を決定していることが報告されている[5,6]．

以上，アルコール依存においてアルデヒド代謝の非活性型である*ALDH2*とアルコール代謝速度の速い*ADH1B*はいずれも低いリスクマーカーとなるが，飲酒行動パターンは*ADH*と*ALDH*遺伝子型（多型）の遺伝的因子だけで規定されるものではなく環境因子の要因が関与する複雑なものである．

（4）排　　泄

吸収されたアルコールは，肝臓から胆汁により，腎臓から尿により，肺から呼気により，また皮膚を含む外分泌腺から分泌液・汗などから体外へ排泄される．吸収されたアルコールの約5％は未代謝のまま排泄される（約95％が肝臓で代謝される）．アルコール摂取後の血液と尿中のアルコール濃度比は1：1.4（1：1.3）[4]で尿中が高く，血液と唾液中のアルコール濃度比は，1：1.5と唾液中が高いとされている．道路交通法の酒気帯び運転基準は，呼気1 L 中0.15 mg 以上，血液中1 mL 中0.3 mg（0.03％）以上であり，濃度比は1：2,000 を適応している．欧米では，1：2,300 を適応している法令もある[4]．

6）血液中アルコール濃度と酩酊

血液中アルコール濃度が低い場合は，抑制がとれ気分高揚するが，濃度が上昇するとアルコールの急性中毒症状として，酩酊，運動失調，反応遅延，脱抑制による興奮，意識消失，心機能や呼吸の抑制などの症状が現れる．350 mg/dL（3.5 mg/mL）以上では呼吸麻痺等の生命の危険が生じる．

道路交通法取締基準となる0.5 mg/mL の血液中アルコール濃度の症状表現に“無症

表 5-14 血液中アルコール濃度と酩酊度

血液中アルコール濃度 (mg/mL)	酩酊度	症状
0.15		初期脱抑制, 初期気分高揚
0.3		より強い初期脱抑制, 多弁, 運動能やや減少, 自動車運転操作低下
0.4		軽度記憶障害, 交通事故発生率 4 倍
0.5～1.0	弱度酩酊	歩行障害, 反射反応時間遅延, 顔面紅潮, 快活, 軽度の血圧上昇, 呼吸数心拍数増加, 強度脱抑制, 交通事故発生率 7 倍, 清酒 2 合
1.0～1.5	軽度酩酊	思考力減退, 自制心低下, 高度多弁, 興奮, 交通事故発生率 25 倍
1.5～2.5	中程度酩酊	作業能, 反射能さらに低下, 感覚鈍麻, 歩行困難, 吐物, 意識不明瞭, 清酒 5 合
2.5～3.5	高度酩酊	自発運動困難, 意識混濁, 傾眠, 清酒 7 合
3.5～4.5	泥酔	昏睡, 呼吸抑制, 意識消失, 反射消失, 体温低下, 瞳孔散瞳傾向, 清酒 7 合以上
4.5 以上		心機能不全, 脳幹機能抑制, 呼吸麻痺, 死亡

状", "爽快感", "ほろ酔い前期" 等の誤解を生じる記載がある. 欧米の教科書においては血液中アルコール濃度 0.15 mg/mL からの初期脱抑制等の記載があり, 血液中アルコール濃度 0.3 mg では, 自動車運転, 操作能力の低下が明記されている[4,7] (**表 5-14**).

(1) アルコールの神経化学作用

アルコールは, 中枢神経系側坐核, 腹側被蓋野, 背側縫線核, さらに情動行動や自律神経機能の統合的な発現に関与する扁桃体等の γ-アミノ酪酸 (GABA), ドパミン, セロトニン, グルタミン酸等を含む複数の神経伝達物質に対してほぼ同時に賦活および抑制作用を及ぼす. アルコール (エタノール) の特異的受容体は同定されておらず, 広くシグナル伝達機能に影響する.

アルコールは GABA 受容体では GABA 作用の促進し, グルタミン酸による NMDA 受容体の活性作用を阻害する. セカンドメッセンジャー系, アデニル酸シクラーゼ, ホスホリパーゼ C, イオンチャネルに影響する. アルコールによる多幸感や報酬効果は, 側坐核を中心とした GABA, ドパミン, セロトニン神経系が大きく関与している. アルコールによる見かけの興奮は, GABA 作動性神経系抑制性制御機序の抑制 (脱抑制) の補完作用のためのグルタミン酸神経系の競合的賦活による[8].

扁桃体等からの求心性線維を受け, 側坐核等への遠心性線維を送り出す視床下部 (外

⑥ 代表的な中毒　**277**

側野）神経系の変動がアルコール行動をはじめいくつかの異常行動に関与していることが報告されている[9].

（2）アルコールと犯罪

酩酊による犯罪は，単純酩酊（急性アルコール症状：刑事責任能力完全有責）と異常酩酊（アルコール精神疾患）に大別される．異常酩酊は，限定的刑事責任能力が認められる複雑酩酊と刑事責任は原則的に無能力と認定される病的酩酊に分けられる[10,11]．飲酒後のアルコール反応による犯罪行為当時の「責任無能力（心神喪失）」と「限定責任能力（心神耗弱）」を人格心理的形成側面と生物学的側面（アルコール代謝関連酵素の多型，神経化学的作用に関与する情報伝達系機能因子の遺伝的亜型等）を加味して解釈する意見があるが，「原因において自由な行為：actio libera in causa」理論により，飲酒時の意思（故意）があれば責任能力の程度を問わず刑法 39 条は適応されない．

アルコール症候群の重症度と犯罪率には関係がなく，アルコール犯罪にはアルコール症以外の社会環境も重要な要因である[11].

7）血中アルコール濃度と飲酒の関係

薬物のクリアランスはほぼ一定であり，排泄速度は血中濃度とクリアランスで示される．一般にミカエリス－メンテンの式

$$v = \frac{V\text{max} \cdot [C]}{K\text{m}} + [C]$$

で示される．$[C]$ は Km 値に比べてかなり小さく，

$$v = \frac{V\text{max} \cdot [C]}{K\text{m}}$$

となり（速度は用量に比例する），血中濃度により変化する．しかし，アルコールの半減期は一定ではなく，アルコールのように用量が非常に多い場合，

$$v = \frac{V\text{max} \cdot [C]}{[C]} \fallingdotseq V\text{max}$$

と近似し，速度は用量に依存せず一定となる（いわゆるゼロ次速度式）．アルコールは，血液濃度に無関係に一定の速さで代謝される．アルコール摂取量と血液中アルコール濃度の関係は，Widmark により報告[12]され，摂取されたアルコールの血液中濃度と時間のプロットは略直線となる（**図 5-8**）．血液中アルコール濃度（C）とアルコール摂取後の時間（t）の関係を示す（**図 5-9**）．摂取されたアルコールは，吸収期，安定期，平衡拡散および消失（分解）相に分かれ，アルコール濃度（単回摂取）は，1 時間以内に最高値に達し，以後緩やかに直線的に消失減少する．

Widmark は，アルコール体内分布係数 γ 値（骨・硬組織や脂肪組織などの部分を考慮したもの）を以下の式で示した．

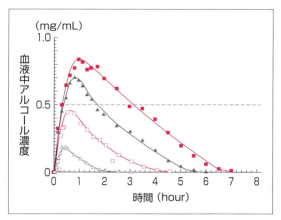

図 5-8 血液中アルコール濃度変化
アルコール濃度の異なる種類（△：11.4 g，□：22.8 g，▲：34.2 g，■：45.6 g）の飲料経口摂取後の血液中アルコール濃度変化（男性 8 名，体重 65.9〜88.6 Kg）
(Wilkinson P. K. et al.: Pharmacokinetics of ethanol after oral administration in the fasting state. *J Pharmacokinetics Biopharmaceutics*, 5 (3) 207-224, 1977. を改変)

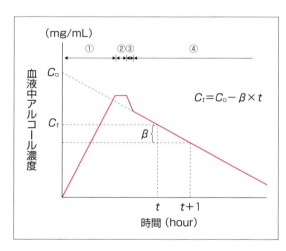

図 5-9 血液中アルコール消失曲線
①吸収相，②安定期，③拡散平衡，④消失相
(Widmark, E. M. P.: Die theoretischen Grundlagen und die praktische Verwendbarkeit der gerichtlich-medizinischen Alkoholbestimmung. *Fortschritte der naturwissenschaftlichen Forschung, Heft 11*, E. ABDERHALDEN, Ed., Urban und Schwarzenberg, Berlin-Wien. 1932. 140pp. を改変)

$$\gamma = \frac{A}{C_0 \times P}$$

A：摂取した純アルコール量（g）
C_0：摂取したアルコールがすべて瞬時に体内に分布したと仮定した場合の血液中アルコール濃度（mg/mL）
P：体重（kg）

γ 値は個人差があり，0.55〜0.9（日本人平均 0.71±0.11，欧米人平均 0.75±0.15）
Widmark の γ 値を用いてアルコール摂取 t 時間後の血液中アルコール濃度 C_t を求める．

⑥ 代表的な中毒　**279**

Widmark の理論式

$$C_t = C_0 - \beta \times t = \frac{A}{P \times \gamma} - \beta \times t$$

β 値：日本人のアコール酸化係数　平均　0.16±0.04 mg/mL/hr

C_t　：アルコール摂取 t 時間後の血液中アルコール濃度（mg/mL）

t　：アルコール摂取後の時間（hr）

　Widmark の理論式によりアルコール摂取から犯行時，交通事故時のある程度の血液中アルコール濃度の推定が可能である．しかし γ 値および β 値は個人差や条件により変化することを考慮しなければならない．

8）アルコール測定

　気化平衡ガスクロマトグラフィー法を示す[13]．検体試料（血液，尿，眼房水，硝子体液等）0.5 mL（g）をバイアル（10〜15 mL）に入れ，内部標準物質 0.5 mg を加えシリコンパッキング付きねじ蓋で密栓し，55℃，20 分間加温する．そのビン内の気相 1.0 mL を温ガスタイトシリンジを用いて GC 試料室に注入する．カラムと条件を以下に示す[14]．

　死後経過時間の長い死体心臓血液を用いる場合，死後拡散による影響を考慮しなければならない．この場合，死後拡散の影響を受けにくい大腿血での測定が必要である．アルコール測定評価における重要な課題であるカットオフ値については，自然産生されるエタノールを考慮して実地法医学的には 0.1 mg/mL と規定している[14]．

表5-15　アルコール濃度測定

充塡カラム GC の条件	
装備	ガスクロマトグラフ
検出器	FID（水素炎イオン化検出器）
カラム	Porapak Q（100〜120 mesh），1 m × 3.0 mm i.d.
温度	カラム 140℃；注入部・検出器 180℃
キャリアガス	窒素 60 mL/min
測定時間	約 5 min
キャピラリーカラム GC の条件	
装備	ガスクロマトグラフ
検出器	FID（水素炎イオン化検出器）
カラム	Pora Plot Q，10 m×0.53 mm i.d.，膜厚 20 μm
温度	カラム 110℃；注入部・検出器 200℃
キャリアガス	窒素 17 mL/min
測定時間	約 4 min

9）死 後 産 生

　アルコールは，腐敗死体の血液から死後繁殖し細菌・酵母によりアルコール産生，検出される．

　腐敗死体や水中死体では，死後死体現象の進行とともにアルコール測定に用いる内部標準物質（n-ブタノール，イソプロノール等）も産生される可能性がある．腐敗死体からのアルコール産生の指標として n-プロパノールを用いる．n-プロパノール濃度が死後産生エタノール濃度の5%以上を示すとされ，エタノール死後産生の一応の目安とされている．しかし，n-プロパノールの存在にも疑問が付され慎重な判断が必要である．これらの腐敗死体アルコール測定には，内部標準物質に $tert$-ブタノールを用いる[14, 15]．

3. 農　　薬

1）パラコート，ダイコート

　ビピリジウム系除草剤は非ホルモン系非選択性接触型除草剤として，その除草効率の高さから畑，果樹園，桑園などで広く使用されている．

　これらの除草剤のうち，わが国ではパラコート（paraquat）製剤（グラモキソン，パラゼット），ダイコート（diquat）製剤（レグロックス）および両者の合剤（プリグロックスL，マイゼット）が使用されている（図 5-9，表 5-15）．

　一方，これらの除草剤の普及に伴い，誤飲，誤用および自・他殺を目的とするパラコート・ダイコート中毒死症例も報告されている．中毒症例の増加に伴いパラコート製剤には催吐剤の添加，着色，着臭と姑息的な手段が講じられてきたが，効果はみられなかった．1986年にパラコート製剤は従来の24%含有製剤から5%含有製剤に切り替えられ，また除草効率の維持のために7%のダイコート製剤との合剤として販売されている．これらの処置の結果，ビピリジウム製剤中毒はパラコートあるいはダイコートの純品製剤

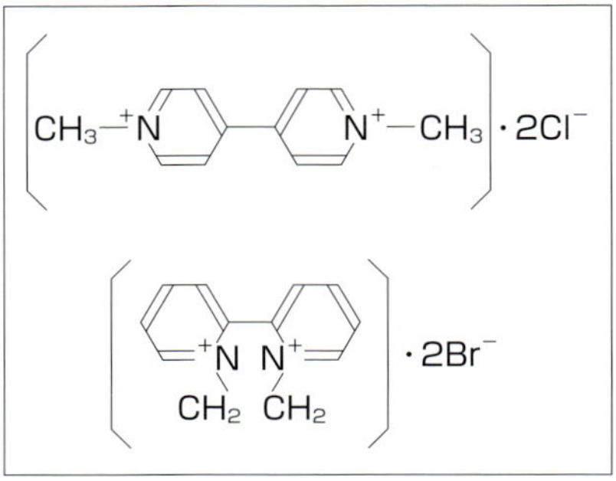

図 5-9　パラコートおよびダイコートの構造式

表5-15 パラコート系除草剤の組成

製 品 名	濃 度 %(w/w)	パラコートイオン %(w/v)	性 状	おもな添加物質
グラモキソン	24	20	暗褐色液体	催吐剤
パラゼット	24	20	暗褐色液体	催吐剤
グラモキソン100	24	20	暗青緑色液体	催吐剤
グラモキソンS	24	20	暗青緑色液体	催吐剤, 臭気性物質
パラゼットSC	24	20	暗青緑色液体	催吐剤, 臭気性物質
プリグロックスL	5	4.5	暗青緑色液体	催吐剤, 臭気性物質, 苦味剤 ダイコートジブロミド7% (w/w)
マイゼット	5	4.5	暗青緑色液体	催吐剤, 臭気性物質, 苦味剤 ダイコートジブロミド7% (w/w)

(早野俊一. パラコート, ジクワット. 救急医学 1988;12:1463-1469)

による中毒に比べ催吐剤, 界面活性剤自身による毒性, あるいはパラコートとダイコートによる毒性の相乗作用により病態が修飾されてしまい, 急性パラコート中毒の治療を一層困難なものとしている[6].

(1) 毒性機構

Bus らは, *in vitro* で NADPH-チトクローム c レダクターゼ (NADPH-cytochrome C reductase) により NADPH が酸化され, パラコートが一電子還元されることを発見した. 一電子還元を受けたパラコートは, パラコートラジカルとなり分子状の酸素(O_2)に電子を伝達してスーパーオキシド (superoxide, O_2^-)を産生させる. こうして産生されたスーパーオキシドは, それ自体が強い毒性をもつが, さらに強毒性の一重項酸素 (singlet oxygen) や水酸ラジカル (hydroxy radical) を産生させる. これらのラジカルが細胞膜脂質を過酸化させることにより細胞毒性が生じる. これが Bus らの提唱するミクロソーム酸化説 (**図5-10**) であり, この説はパラコートの動物に対する毒性機構を説明するものとして広く受け入れられている.

一方, Bus らのミクロソーム酸化説に対する反論もあり, *in vitro* でパラコートにより惹起されるミクロソーム膜脂質の過酸化反応が活性酸素抑制剤である SOD (superoxide dismutase) やカタラーゼ (catalase) で抑制されない, 培養細胞に対するパラコートの毒性をこれらの活性酸素抑制によって防止できない, などの報告がなされている. また, パラコート投与後, 早期の超微形態変化がラット肺胞Ⅱ型細胞, 肝細胞のミトコンドリアには観察されるが, 小胞体には形態学的変化は生じないことから, パラコートの標的細胞内小器官がミトコンドリアであり, パラコートによって生じる活性酸素によ

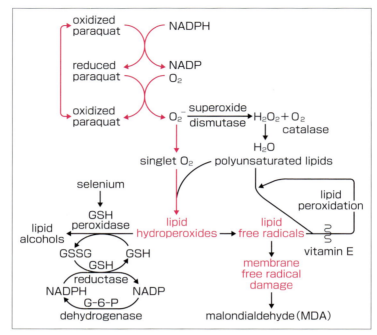

図 5-10 パラコートによる臓器障害発生機序

(Bus JS, et al. A mechanism of paraquat toxicity in mice and rats. Toxicol Appl Pharmacol 1976；35：501-513)

る障害とチトクロームオキシダーゼ（cytochrome oxidase）の阻害とによってミトコンドリアの機能と構造が破壊された結果，細胞壊死にいたることが示唆されている[7]．

ダイコートの毒性機構は，パラコートとほぼ同様であると考えられている．

(2) 病　態　像

パラコート中毒の主な症状を**図 5-11** に掲げる．間質性肺炎はパラコート中毒に特徴的なものであるが，その発生メカニズムについてはまだ完全には解明されていない．ダイコート中毒では消化管の出血性びらんや壊死，尿細管壊死などの所見がみられるが，パラコート中毒とは異なり，臨床的には不可逆性の肺障害は残さないものと考えられている．

治療としては，急性中毒に対する典型的な処置がとられる（**表 5-16**）．パラコートは腸管内に比較的長期間にわたり滞り，腸-肝循環，腸管内循環により体内に再吸収されることを示唆する報告もあり，腸管洗浄の重要性が指摘されている[8]．しかしながら，現在までの肺移植を含むさまざまな治療が試みられてきたが，そのいずれもが救命には結びついてはいない．

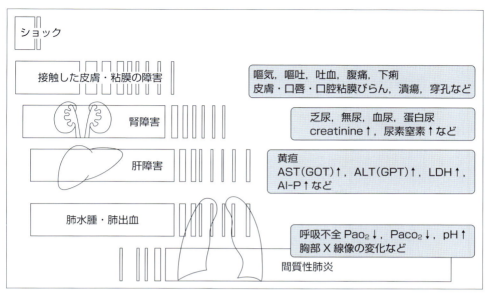

図 5-11　パラコート中毒の臨床症状

(早野俊一. パラコート, ジクワット. 救急医学 1988；12：1463-1469 より一部改変)

表 5-16　パラコート中毒の治療

目 的	処 置	注 意 点
体内よりの除去	胃洗浄	NG チューブを挿入し, 色が消えるまで 200〜300 mL/回で行う
	腸洗浄	十二指腸までチューブを挿入し, ケイキサレート, マンニトール, クエン酸マグネシウムを繰り返し投与する 低カリウム, 代謝性アシドーシスの補正が必要
	血液吸着	尿定性試験が陰性になるまで行う
	利尿剤	初期にフロセミドを投与する
呼吸器障害の治療	薬 剤	メチルプレドニゾロンのパルス療法 シクロホスファミド, アザチオプリン
	酸 素	なるべく投与しない. Pao_2 50〜60 mmHg を目標とする
合併症の治療	血液透析	腎不全の場合に行う
	経静脈栄養	口腔内粘膜・舌などのびらん, 潰瘍があるとき

(早野俊一. パラコート, ジクワット. 杉本侃編集主幹. 図説救急医学講座 6. 中毒. メジカルビュー社, 東京, 1990, p 266-273)

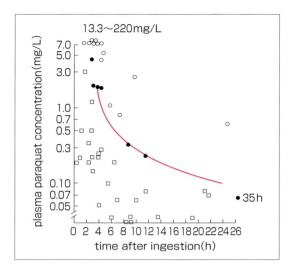

図 5-12 Proudfoot の生存曲線
○：high risk ●：borderline risk
□：low risk
(Proudfoot AT, et al. Haemodialysis for paraquat poisoning. Human Toxicol 1987；6：69-74)

　Proudfoot はパラコート患者の予後を予測するために，来院時の患者の血清パラコート濃度と摂取後経過時間から生存曲線（survival curve）とよばれるグラフを作成した（**図 5-12**）．この生存曲線より上方にあるケースでは死亡例が多く，逆に下方では生存する可能性が高い．また，survival curve 上の症例は borderline case である．このグラフの信頼度は高く，したがって治療法の選択にかかわらず，初期のパラコート血清濃度により予後が決定されているのが現状である．

(3) 測　定　法

　パラコートおよびダイコートは，アルカリ性条件下でハイドロサルファイトナトリウムによる還元を行うと，それぞれ青色および緑色を呈する．この現象を利用して，分光学的にパラコートおよびダイコートの定量を行う．他にガスクロマトグラフィー，高速液体クロマトグラフィー，イムノアッセイ[9]も用いられている．

2）有機リン剤

　有機リン剤（organophosphorus）には多くの種類があるが，急性中毒症例の発生は，その大部分が有機リン系殺虫剤によるものであり，急性中毒死の大多数は自殺目的によるものである．化学構造的には，有機リン剤は遊離基と 5 価のリン酸エステルであるリン酸基から成り，リン酸基は 5 種類の基本型に分類できる（**図 5-13**）．これらのうち，P-S 結合は肝臓で酵素的酸化を受け活性化されて P-O 結合となり，より強い毒性を示すようになる．また，1994 年，1995 年に松本と東京で発生したサリン事件で用いられたサリンをはじめとする神経剤は，いずれも有機リン剤の一種である．

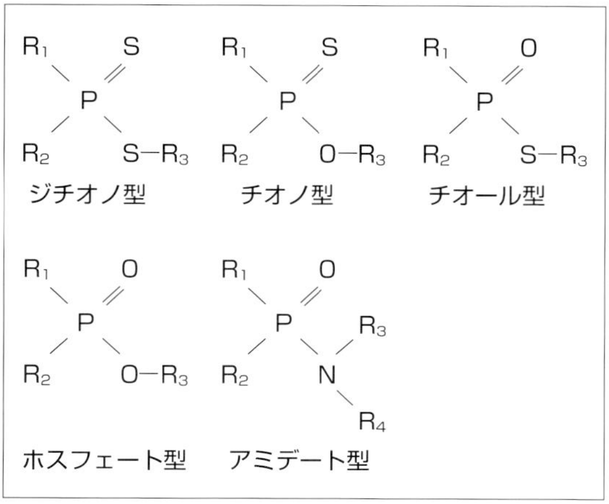

⑥ 代表的な中毒　　**285**

図 5-13　有機リン系殺虫剤の一般的化学構造式とその基本型
R_1, R_2：わが国で用いられている有機リン系殺虫剤はほとんど $(CH_3O)_2$ か $(C_2H_5O)_2$
R_3, R_4：遊離基

（1）毒　性　機　構

アセチルコリンエステラーゼ（AChE）は神経伝達物質であるアセチルコリン（ACh）を不活性のコリンと酢酸に分解する酵素であり，有機リン剤はAchEと結合すると加水分解を受け遊離基を遊離する．しかし，有機リン酸部分はエステル結合部位の活性中心であるセリンの水酸基残基と強く結合する．その結果，AChEは活性を失う．したがって，有機リン剤の中毒作用は，AChEが抑制されることに起因するAChの神経終末での蓄積により惹起される．

リン酸化AChEは，きわめて徐々に有機リン酸基を離し元の活性を回復する（自然回復）．また，有機リン剤中毒の根本的治療として用いられているPAM（2-pyridine aldoxime methiodide）はリン酸化AChEのリン酸基と結合し，リン酸基をAChEから遊離させることによりAChEの酵素活性を賦活させる．しかしながら，リン酸化AChEのリン酸基は時間経過とともに脱アルキル化を起こし，きわめて安定なモノアルキル体となり酵素活性の回復は望めない状態となる（aging）（**図5-14**）．この場合，agingの時間はアルキル基の種類により異なるため（**表5-17**），PAMを投与する時期によってはその効果が期待されないことがある．

（2）病　態　像

有機リン剤中毒の症状はムスカリン様作用（副交感神経刺激症状，アトロピンによって抑制される），ニコチン様作用（横紋筋に対する作用，アトロピンによって抑制されない），交感神経刺激症状（交感神経節刺激）および中枢神経作用とに分けて考えれば容易に理解できる（**表5-18**）．有機リン剤中毒の原因物質としては，フェニトロチオン（fenitrothion，MEP），マラチオン（malathion），DDVPの占める割合が多くなってきている．また，慢性期の障害として遅発性神経障害があり，その発現機構はまだ完全に

286　第5章　中　毒（法中毒）

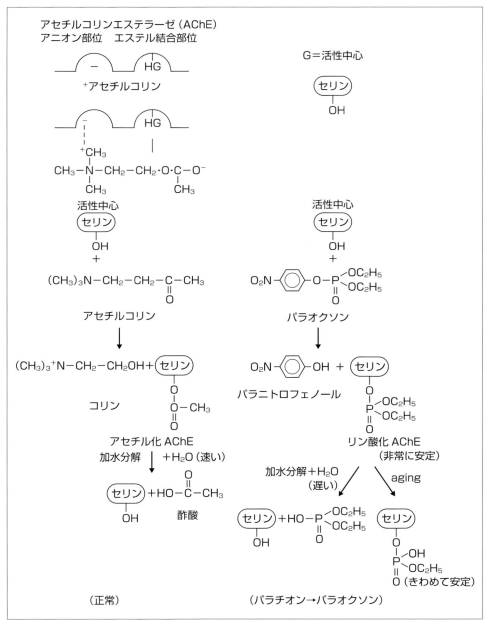

図5-14　中毒作用機序

（大谷美奈子．有機リン剤，カーバメイト剤．杉本侃編集主幹．図説救急医学講座6．中毒．メジカルビュー社，東京，1990，p 246-252）

⑥ 代表的な中毒　**287**

表5-17　有機リン系殺虫剤

ジメチルグループ 　自然回復（半減期80分），老化（半減期24時間）とも早い 　一般名：acephate, chlorpyriphos methyl, cyanophos（CYAP），dichlorvos（DDVP），dimethoate, dimethylvinphos, etrimfos, fenitrothion（MEP），fenthion（MPP），formothion, malathion, mesulfenfos, methidathion（DMTP），monocrotophos,naled（BRP），oxydeprofos（ESP），phenthoate（PAP），phosmet（PMP），pirimiphos methyl, tetra-chlorvinphos（CVMP），thiometon, trichlorfon（DEP），vamidothion
ジエチルグループ 　自然回復（半減期500分）遅いが，老化（半減期40時間）も比較的ゆっくり 　一般名：chlorfenvinphos（CVP），chlorpyriphos, dialifos*, diazinon, dichlorfenthion（ECP），disulfoton, ethion, isoxathion, mecarbam*, parathion*, phosalone, pyridafenthion, キナルフォス
ジプロピルグループ 　自然回復（半減期∞）期待できず，老化（半減期2.5時間）も早い 　一般名：propaphos
その他 　自然回復，老化ともデータ不十分で不詳 　一般名：EPN, isofenfos, prothiophos, salithion, スルプロホス, ピラクロホス, プロフェノホス

*印：発売禁止
（矢崎誠治．有機リン中毒の治療—構造式によりアトロピン，PAMの有効性は違うのか（救急治療をめぐるcontroversy＜特集＞—（救急疾患，救急病態に対する治療をめぐるcontroversy）．救急医学1995；19：1105-1108）

表5-18　有機リン剤中毒症状

分類（血清ChE）	ムスカリン様症状	ニコチン様症状	交感神経症状	中枢神経症状
	副交感神経節 副交感神経末梢 （平滑筋，心筋，外分泌腺）	副交感神経節 神経筋接合部 （骨格筋）	交感神経節 （汗腺，血管，子宮および副腎髄質にいたる末梢）	シナプス
潜在（100％） 中毒（〜50％） 軽症（50〜20％）	食欲不振，悪心，嘔吐，腹痛，下痢，発汗，流涎			眩暈，倦怠感，頭痛，不安感
中等症（20〜10％）	強制排尿便，縮瞳，蒼白，眼がかすむ	筋線維性攣縮（眼瞼，顔，全身），歩行困難	血圧上昇，頻脈	言語障害，興奮，錯乱
重症（10〜0％）	気管分泌増加，湿性ラ音，チアノーゼ（肺水腫），呼吸困難	痙攣（全身），呼吸筋麻痺		意識混濁，昏睡，体温上昇

（大谷美奈子．有機リン剤，カーバメイト剤．杉本侃編集主幹．図説救急医学講座6，中毒．メジカルビュー社，東京，1990，p 246-255より一部改変）

表 5-19 代表的な有機リン剤

名　　　称	構　　造　　式	コリンエステラーゼ 50% 阻害濃度（M）
パラチオン (parathion)	C_2H_5O — S — P(=S) — O — $\langle\text{benzene}\rangle$ — NO_2 （C_2H_5O 2つ）	1.26×10^{-6}
メチルパラチオン (methylparathion)	CH_3O — P(=S) — O — $\langle\text{benzene}\rangle$ — NO_2 （CH_3O 2つ）	1.20×10^{-3}
EPN (ethyl *p*-nitrophenyl benzene thio-phosphonate)	C_2H_5O, phenyl — P(=S) — O — $\langle\text{benzene}\rangle$ — NO_2	7.94×10^{-6}
DDVP (dichlorvos)	CH_3O — P(=O) — O — CH=C（Cl, Cl） （CH_3O 2つ）	2.5×10^{-8}
フェニトロチオン (fenitrothion, MEP)	CH_3O — P(=S) — O — $\langle\text{benzene (CH}_3\text{)}\rangle$ — NO_2 （CH_3O 2つ）	1.2×10^{-4}
マラチオン (malathion)	CH_3O — P(=S) — S — CH($CH_2COOC_2H_5$) — $COOC_2H_5$ （CH_3O 2つ）	9.1×10^{-5}

は解明されてはいないが，neuropathy target esterase（NTE）がその標的部位であると考えられている．1995年に発生した東京地下鉄サリン事件においても，事件後15カ月で死亡した症例において遅発性神経障害の発生が確認されている[10]（4. 神経剤の項で詳述）．

（3）測　定　法

　すべての有機リン剤はAChEを阻害するので，血液中のAChEの活性を測定することにより中毒の程度が判定でき，さらに試料の予備試験としても応用される．ほかに薄層クロマトグラフィー，ガスクロマトグラフィーなども用いられる．*p*-ニトロフェニル系の基をもつパラチオン，EPN，MEPなどの有機リン剤（**表5-19**）は，中毒時に尿中代謝物として*p*-ニトロフェノールおよびその抱合体が検出される．また，地下鉄サリン事件においては，犠牲者の赤血球からAChEを部分精製した後，AChE活性中心に存在するセリン残基にエステル結合しているサリンのリン酸基をアルカリホスファターゼで水解して，サリン加水分解産物をガスクロマトグラフィー質量分析計で同定す

ることにより生前のサリン曝露を証明している[11]（4．神経剤の項で詳述）．

3）カーバメート剤

カーバメート剤（carbamate）は N–メチルアリルカーバメートと N–アリルアルキルカーバメートに大別される．前者は殺虫剤として，後者は除草剤として使用されているが，法中毒学的にはカーバメート系殺虫剤が問題となることが多い．

（1）毒 性 機 構

カーバメート剤の毒性は有機リン剤と同様に AChE の阻害に由来するが，そのメカニズムは有機リン剤と異なり酵素の活性中心をカルバモイル化することによる．AChE の活性阻害作用はかなり強力なものが多いが，カルバモイル基の加水分解が容易であるため，有機リン剤に比べ酵素活性の回復は早い．治療目的での PAM の投与は無効であり，かえってカーバメート剤と別の有毒結合物をつくるといわれている．

（2）病 態 像

有機リン剤による病態像と同一である．

（3）測 定 法

有機リン剤と同様に血中 AChE の測定が診断，予備試験に用いられるが，酵素活性の回復が早いため操作には注意を要する．このほかに薄層クロマトグラフィー，ガスクロマトグラフィーが用いられている．

4．神 経 剤

サリン（sarin）は有機リン剤の一種で，ソマン，VX などとともに神経剤とよばれる化学兵器の一種であり，1995 年 3 月 20 日に東京の営団地下鉄（当時）霞ヶ関駅で発生した地下鉄サリン事件は 12 人の死者と 5,000 人を超える急性中毒患者を出した未曾有の大惨事となった．筆者は当時，地下鉄サリン事件の急性期死亡犠牲者 4 遺体の死因について検索する機会を得たが，4 例とも事件後 2 日以内に死亡した急性期の症例であり，病院搬入時には全例の瞳孔に著明な縮瞳が認められた．

これら 4 例のうち，2 例（Case 1，2）は病院到着時までにすでに即死状態で，2 例（Case 3，4）は病院搬入時には心肺停止状態（CPA）であったが，心肺蘇生術（CPR）施行後に心拍が再開し，それぞれ 20 時間後，2 日後に死亡した．また，搬入された病院で測定された 3 例の血漿コリンエステラーゼ活性は，正常に比し著しく低下していた．解剖時に採取した大脳皮質のアセチルコリンエステラーゼ（AChE）活性（正常値：110.0 ±8.1 mU/g wet tissue）は全例で対照群に比し低下しており，血液の AChE 活性は（正常値：5.00±1.20 U/mL blood），Case 1，2 では著明に低下していたが，入院先の病院で有機リン剤中毒の根本的治療法として用いられている PAM（2-pyridine aldoxime methiodide）の投与を受けていた Case 3，4 では軽度の活性低下のみが認められた（**図**

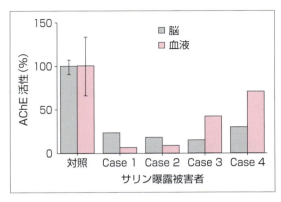

図 5-15 急性サリン中毒死症例の血液・大脳皮質の AChE 活性
(Nagao M, Takatori T, Matsuda Y, Nakajima M, Iwase H, Iwadate K. Definitive evidence for the acute sarin poisoning diagnosis in the Tokyo subway. Toxicol Appl Pharmacol 1997 ; 144 : 198-203)

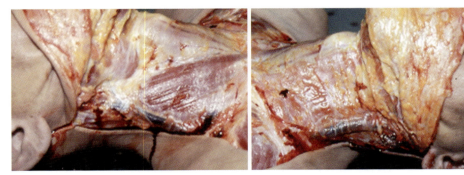

図 5-16 両側外頸静脈の著明なうっ血

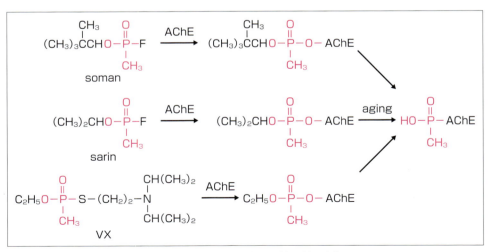

図 5-17 AChE と結合した神経剤の変化
(佐藤喜宣編. 臨床法医学テキスト. 中外医学社, 東京, 2008, p 199)

⑥ 代表的な中毒

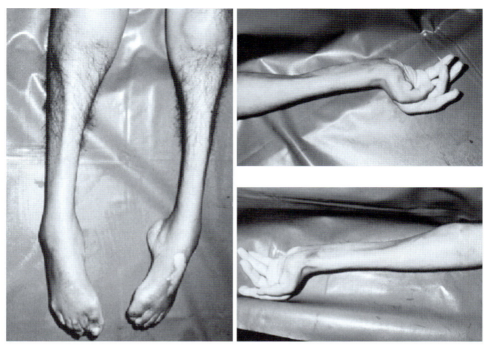

図 5-18 事件後 15 カ月で死亡した症例
四肢末梢に著明な筋萎縮，鷲手，垂れ足が観察される．

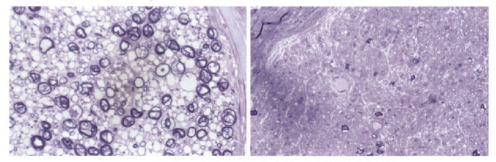

図 5-19 事件後 15 カ月で死亡した症例の坐骨神経と腓腹神経
坐骨神経には大径有髄線維優位に軽度の軸索変性が認められ（左），腓腹神経には有髄神経線維数の著明な減少が認められる（右）．

(Himuro K, et al. Distal sensory axonopathy after sarin intoxication. Neurology 1998 ; 51 : 1195-1197)

5-15). この2例の病院搬入時の血漿コリンエステラーゼ活性は極度に低値を示していたことから，PAMの投与により血液AChE活性が回復したものと考えられ，PAMは血液脳関門を通過できない[12]とされているので，解剖時に採取した大脳皮質でのAChE活性は回復を示していないものと考えられた．病院搬入時に認められた著明な縮瞳は剖検時には消失しており，解剖所見からは肉眼的にも組織学的にも急死の所見のほかは特徴的な所見は認められず（図5-16），急性サリン中毒の確定診断のためには新たな検査法の確立が求められた．

　サリンは，AChE分子の活性中心に存在するセリン残基の水酸基に結合しisopropyl methylphosphonoserineとなり，その後，agingによりイソプロピルエステルが加水分解されて最終的にmethylphosphonoserineとなる（図5-17）．すなわち，サリンが結合した一分子のAChEには，一分子のisopropyl methylphosphonoserineあるいはmethylphosphonoserineのいずれかが存在していることとなり，サリンに曝露された被害者の血液や組織からAChEを精製した後に，AChEに結合しているIMPA（isopropyl methylphosphonic acid）またはMPA（methylphosphonic acid）を検出することができれば，急性サリン中毒の確定診断が可能となる．組織中のisopropyl methylphosphonoserineあるいはmethylphosphonoserine量はAChE活性に比例するため，ヒトの諸臓器や血液の中でAChE活性が最も高い赤血球を試料として用いた．解剖時に採取した血液から赤血球膜ゴーストを作製した後に，界面活性剤によりAChEを可溶化し，トリプシン処理によりAChEの活性中心を平面化した．アルカリホスファターゼを加えて酵素的にサリン加水分解産物をAChEの活性中心から加水分解した後にガスクロマトグラフィー質量分析計（GC-MS）を用いて分析を行ったところ，全例からサリン加水分解産物が検出され，急性サリン中毒の確定診断が得られた[13]．

　また，事件後15カ月で死亡した症例には四肢末梢に著明な筋萎縮，鷲手，垂れ足が観察され（図5-18），末梢神経には遠位優位に脱髄変性と軸索変性（dying-back type）が認められていた（図5-19）．これらの所見より，有機リン剤の亜急性毒性である遅発性神経障害（organophosphorus induced delayed neuropathy）の発症が示唆された[14]．

　サリンによる遅発性障害に関して，Yamasueらは2007年に，同事件の被害者のうち38人を対象に，事件後63〜80カ月に行ったMRIを含む各種検査の解析結果を発表した[15]．それによれば，事件時低下のみられた血漿コリンエステラーゼ活性についてはすべての対象者で回復していたが，記憶障害，視覚異常，倦怠・動悸・食欲減退・腹痛等の全身性の障害等の後遺症状は依然継続していた．MRIの結果からは，被害者のグループで有意に，大脳の右側島皮質，右側頭葉皮質および左側海馬の灰白質，左側頭茎部（temporal stem）の白質などの領域に萎縮が認められ，右側subinsular，左側temporal stemの白質の萎縮が，全身性の自覚症状を示す被害者に顕著であった．この報告より，死に至らなかったサリン中毒被害者においても，神経組織の変性を伴う遅発

性の障害が広く発症している状況が推測される.

5. 薬 毒 物

1) 覚 せ い 剤

覚せい剤（stimulants）とは中枢神経を興奮させる作用をもつ化合物の一群であり，β-フェニルエチルアミン誘導体であるメタンフェタミン〔フェニルメチルアミノプロパン（phenylmethylaminopropane：MAP）〕やアンフェタミン〔フェニルアミノプロパン（phenylaminopropane：AP）〕，コカインやメチルフェニデート（リタリン）が代表例である.

本邦では，MAP，AP およびその塩類が覚せい剤として，エフェドリンなど8種類の化合物が政令で指定される化合物（覚せい剤原料）として「覚せい剤取締法」の規制対象となっている．しかし，コカインやメチルフェニデート（リタリン）は，「麻薬及び向精神薬取締法」での規制対象となる．「覚せい剤取締法」による検挙者数からみると，昭和29（1954）年をピークとする第一次乱用期，昭和59（1984）年付近をピークとする第二次乱用期と推移している．その後も覚せい剤取締法違反者の低年齢化と一般市民への蔓延が問題となっており，平成9（1997）年頃から第三次乱用期といわれ，現在に至っている．服用方法も静注から内服や“あぶり”など，痕跡の残りにくい方法へと変化している.

MAP をヒトに投与すると，未変化体が最も多く尿中に排泄され，代謝物と合わせると投与量の60～80％が投与後48時間以内に排泄される．MAP の主な代謝経路は，N-脱メチル化，芳香環の p-水酸化，脱アミノ化およびベンジル位炭素の水酸化である（図5-20）．ラットでは芳香環の p-水酸化が，モルモットでは脱アミノ化が主に起こる．ヒトではその中間型といえるが，未変化体の排泄が多い点が特徴である[16].

A. 毒性機構

MAP や AP は，大脳皮質と辺縁系に投射するドパミン作動性神経のシナプス前終末からのドパミン放出を促進するとともに再取り込みを抑制することで，ドパミンの過剰な充溢を起こし，覚醒作用や気分の高揚を生じさせる．呼吸促進作用は麻酔薬などにより生じる呼吸抑制に拮抗するが，健常人に対してほとんど認められない．また，視床下部の摂食中枢に抑制作用を及ぼし摂食量を減少させる.循環器系に対する作用としては，収縮期および拡張期血圧の上昇，心拍数の増加（用量によっては反射的に減少する）および末梢血管抵抗の増大をきたす．気管支平滑筋に対する弛緩作用は弱く，膀胱括約筋に対する収縮作用は強く，排尿痛や排尿困難をきたす.

MAP，AP は α 位にメチル基をもつため，モノアミン酸化酵素（MAO）による代謝を受けにくく作用時間が延長する．また，光学異性体が存在し d 体（デキストロアンフェタミン）のほうが l 体（レボアンフェタミン，レボメタンフェタミン）に比べ，中枢興

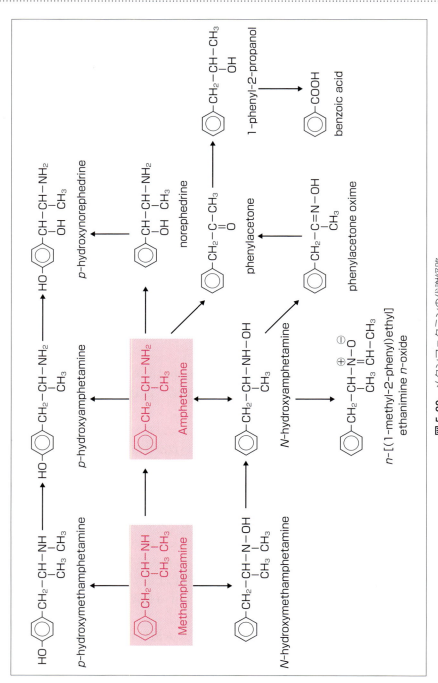

図 5-20　メタンフェタミンの代謝経路

(馬場隆彦, 吉村英敏. 覚せい剤メタンフェタミンの代謝—その酵素化学的基盤. 法中毒学ニュース 1988;6:7-17)

⑥ 代表的な中毒　　**295**

表 5-20　急性覚せい剤中毒の症状

1. 中枢神経系症状	多弁, 不安, 不穏, 眩暈, 刺激性, 過敏, 振戦, 反射亢進, 高揚感, 焦燥, 不眠, 幻覚, 錯乱, せん妄, 衝動行為, 常同行為, 食欲減退, 性欲亢進, 脳内出血
2. 交感神経系刺激作用	頭痛, 眩暈, 悪寒, 頻脈, 心悸亢進, 発汗, 軽度振戦, 瞳孔散大 胃腸症状：口渇, 悪心, 嘔吐, 下痢（ときに便秘）腹部痙攣, 食欲不振
3. 心臓・血管系症状	不整脈, 心悸亢進, 高血圧（収縮期, 拡張期とも）または低血圧, 虚脱, 心筋症
4. その他	排尿困難（膀胱括約筋収縮による）, 筋肉痙攣, 高体温
5. 反跳現象（回復期）	脱力, 不快感, 過眠, 過食
6. 合併障害	脱水症状, 栄養障害, 感染症, 感染性播種性血管内凝固症候群
7. 検　査	ミオグロビン尿症, 窒素血症, 横紋筋断裂症, クレアチンキナーゼ著明増多, 白血球増多, 高尿酸血症

注）1. 明確に区別できない症状は重複して記載した.
　　2. 症状から明らかな検査結果は省略した.
（若杉長英. 興奮覚醒剤. 吉岡敏治ほか編. 図説救急医学講座 6, 中毒. メディカルビュー社, 東京, 1990, p 158-163）

奮作用が 3～4 倍強い. 国内で出回っている覚せい剤の大半は, *d* 体である.

　B. 病態像

　覚せい剤の急性中毒症状のうち, 主なものは**表 5-20** に示すとおりである. 交感神経刺激と痙攣などの筋緊張のために体温上昇と横紋筋融解が生じ, クレアチンホスホキナーゼ（CPK）やミオグロビンの増加がみられる. 体温上昇, 頻呼吸, 発汗などにより生じる脱水および横紋筋融解により生じるミオグロビン血症のために, 腎不全が発症することもある. 耐性および精神的依存は形成されやすいが身体的依存は形成されにくく, 激しい禁断症状は発現しない. しかし, 覚せい剤使用を続けると, 統合失調症に似た幻覚（幻聴や幻視など）や妄想が出現するようになり, 覚せい剤使用中止数カ月から数年後にも, 幻覚妄想状態が短期的に突然出現することがある（フラッシュバック）.

　剖検試料からの覚せい剤中毒の程度の推定には, 血中濃度が最もよい相関を示す（**表 5-21**）. また, 死後変化などのために血液が得られない場合には筋肉でも代用可能である. 尿中の覚せい剤濃度は, 血液の数倍から数十倍の高値を示すが, 尿の pH によって再吸収が増減して尿中覚せい剤濃度が変化するため, 服用の有無を調べる試料としては適当であるが, 覚せい剤中毒の程度を推定するには不向きである.

　C. 測定法

　定性法として呈色反応（シモン反応）や薄層クロマトグラフィーが, 同定・定量法としてガスクロマトグラフィーや高速液体クロマトグラフィー（あるいは質量分析計との併用法）が用いられている. また, 抗 MAP 抗体を用いた enzyme-linked immunosorbent assay（ELISA）も用いられている[17]. 近年, トライエージやアキュサインといっ

表 5-21　急性覚せい剤中毒における血中濃度と中毒程度の相関

分　類	血中 MAP＋AP 濃度 （μmol/100 mL or 100 g）	MAP の身体的精神的影響
致死域	＞3	覚醒剤以外に死亡との関与因子が見いだせず，身体的・精神的影響が大で，いわゆる中毒死レベル
重症域	2～3	覚醒剤以外に他の外因あるいは内因が介在し，死因に対して競合関係を考える必要があるレベル
中等症域	0.2～2	精神的障害レベル．身体的影響は問題にならない．妄想，了解不能行動，衝動行為などが現れる
軽症域	0.01～0.03	精神への影響はあるが，行為面の異常はないか，少ないレベル
医療域	＜0.01	

MAP：メタンフェタミン，AP：アンフェタミン

（永田武明．法医学領域における薬毒物検査の役割．法中毒学ニュース 1989：7：38-41）

た抗原抗体反応を利用した簡易キットの普及により，十数分で覚せい剤摂取の疑いを推定できるようになった〔詳細は，⑤薬毒物検査の「6．検出方法—1）予備試験（スクリーニング）」の項目を参照〕．しかし，簡易検査なので，覚せい剤摂取の確定診断には，ガスクロマトグラフ・質量分析計などによる機器分析が不可欠である．測定法にも左右されるが，初めての使用者では3～4日間，乱用者では7～10日間検知できるといわれている．

また，覚せい剤の使用履歴を調べるため，毛髪中の覚せい剤の分布も検査されている．さらに，セレギリン（パーキンソン病治療薬）を服用すると，代謝物として l 体のレボアンフェタミン，レボメタンフェタミンが生成することがわかり，光学分割分析の必要もでてきており，確定するには慎重を期す必要がある．

2）麻　　薬

麻薬（narcotics）とは，「麻薬及び向精神薬取締法」第2条により「別表1に掲げる物」として指定されたものをいう．このなかには，アヘンチンキ，塩酸モルヒネ，リン酸コデイン，塩酸コカイン，フェンタニル，リゼルギン酸ジエチルアミド（LSD）などがある．また，麻酔作用のある γ-ヒドロキシ酪酸（γ-hydroxybutyric acid：GHB）は平成13（2001）年から，動物用麻酔薬として使用されてきたケタミン（ketamine）も平成19（2007）年から麻薬に指定された．アヘンチンキの原料となる「あへん」やけしの栽培は，別途「あへん法」で取り締まられている．

（1）コカイン

コカイン（cocaine）は，南米原産の植物コカ（*Erthroxylon coca*）の葉に含まれるア

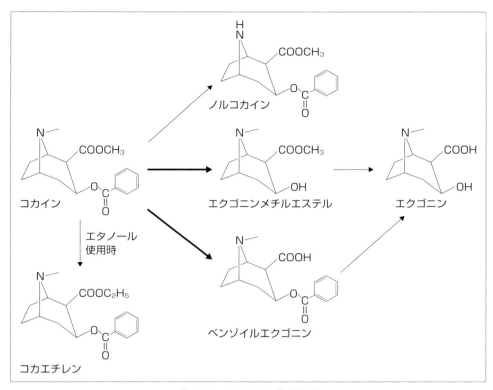

図 5-21　コカインの代謝経路

ルカロイドである．古くから局所麻酔作用のあることが知られており，眼科，耳鼻科領域で頻用されていたが，その毒性と依存性のためにプロカインの登場以降は臨床的にはほとんど用いられてはいない．「麻薬及び向精神薬取締法」の規制対象の1つであるが，コカインの安価な遊離塩基（free base）であるクラック（crack）の濫用が増加しているため，重大な国際的社会問題となっている．

コカインは，体内で速やかにエステラーゼによる加水分解を受け，ほとんどがベンゾイルエクゴニン（benzoylecgonine）とエクゴニンメチルエステル（ecgonine methyl ester）として尿中に排泄され，未変化体として排泄される量はわずかである（**図 5-21**）．コカインを摂取後，尿中への排泄半減期は，コカインで 0.8 時間，ベンゾイルエクゴニンで 4.5 時間，エクゴニンメチルエステルで 3.1 時間とされている[18]．しかし，血液や尿中でも不安定であり，試料採取後速やかに酵素不活化剤の添加や冷凍保存することが推奨されている[19]．

A. 毒性機構，病態像

三級アミンを有するすべての局所麻酔薬は中枢興奮作用をもつが，コカインは特に大脳皮質に対する刺激作用が強く，精神的興奮，快活，多弁，疲労感の減少，精神錯乱，狂躁状態などが強く現れる．作用機序は，覚せい剤と類似しており，神経終末からのドパミンなどのカテコールアミンの放出を促進させ，覚醒作用を生じさせる．急性中毒の経過はきわめて速やかで，多くは突然，前記の精神運動の興奮が始まり，反射の異常亢進，頻脈，散瞳，眼球突出，悪寒戦慄，発熱，嘔吐等をきたし，末期には痙攣，意識消失から呼吸循環不全により死に至る．ときに，コカインに対し非常に過敏な人は，前記のような中枢興奮症状を呈することなく，突然心停止をきたす場合もある．

コカインによる体温上昇は，体温中枢の刺激によるものと考えられており，発熱前に悪寒戦慄がみられる．その他，運動興奮，代謝亢進による熱産生の増大や血管収縮による熱放散の減少の影響もあげられている．コカインは強い精神的依存性を有するが，肉体的依存性はなく，したがって禁断症状は起こらない．また，コカインは体内で速やかに代謝され，ヒトでは1～12%の未変化体が尿中に排泄される．

B. 測定法

定性法として呈色反応〔マルキス（Marquis）試薬，コバルト試薬〕が，同定・定量法としてガスクロマトグラフィーや高速液体クロマトグラフィー（あるいは質量分析計との併用法）が用いられている．また，抗原抗体反応を利用した簡易キットの利用によって，十数分でコカイン摂取の疑いを推定できる．コカインは体内で速やかに加水分解を受けるため，一般には尿からの代謝物（ベンゾイルエクゴニンとエクゴニンメチルエステル）の検出を行う．

(2) モルヒネ系麻薬

ケシに含まれているアルカロイド（正確には，オピオイド受容体に結合して効果を現す物質）をオピエイト（あるいはオピエート；opiates）といい，モルヒネ（morphine）やコデイン（codeine）などが有名である．このモルヒネから化学的に合成された麻薬がヘロイン（heroin，3,6-diacetylmorphine，diamorphine）である．ヘロインは，身体依存と精神依存の両方を形成する．

ヘロインは体内で速やかに加水分解を受け，未変化体として尿中に排泄される量はほんのわずか（約0.05%）であり，ほとんどがモルヒネの抱合体となって排泄される（図5-22）．モルヒネも摂取後速やかにグルクロン酸抱合体に代謝され，モルヒネ-3-O-β-グルクロニドあるいはモルヒネ-6-O-β-グルクロニドとなって尿中に排泄される（その割合は個人差がある）．それゆえ，モルヒネを検出しただけではヘロイン摂取の証明とはならないため，6-アセチルモルヒネの検出によってヘロイン摂取の証明が試みられている．

A. 毒性機構，病態像

モルヒネなどのオピエイトは，オピオイド受容体と特異的に結合して作用を発現する．

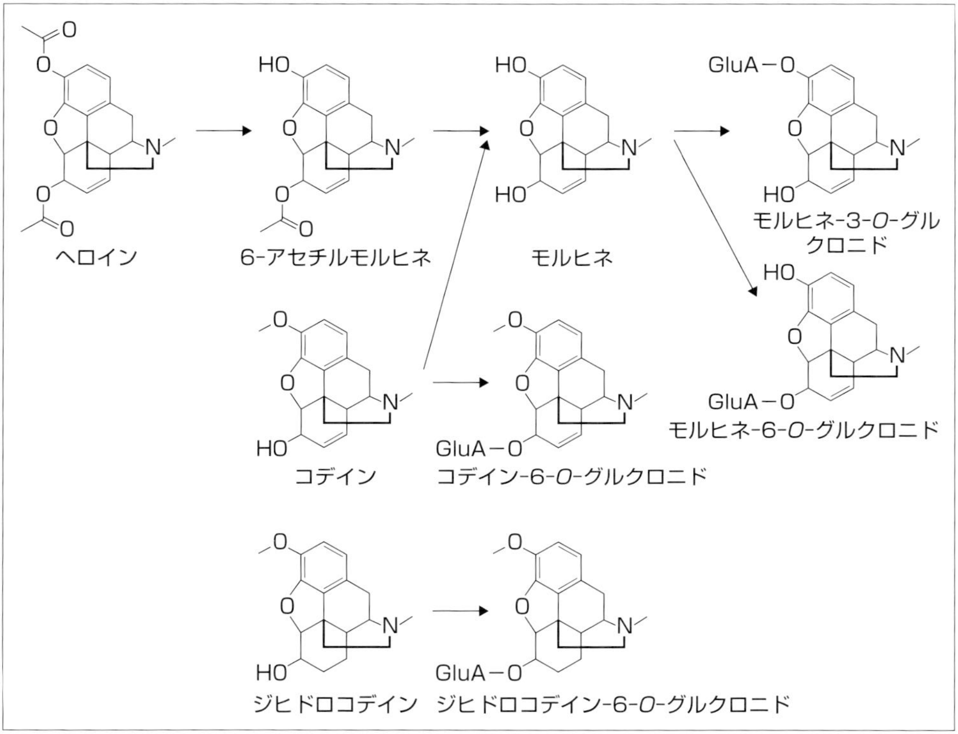

⑥ 代表的な中毒　**299**

図 5-22　ヘロインの代謝経路

受容体には，μ（ミュー），κ（カッパ），δ（デルタ）の３種のサブタイプがある．大脳皮質や視床のμレセプターは下行性の抑制系を活性化し間接的に，脊髄後角に存在するμレセプターは侵害刺激伝達を直接抑制して鎮痛作用を示す．その他，胃腸運動の減少，縮瞳，多幸感，徐脈，神経伝達物質の抑制作用などがあり，呼吸抑制や依存性もμレセプターが関与している．脊髄に多く分布するκレセプターを活性化すると，鎮痛作用や鎮静作用，縮瞳，徐脈が起こる．

B. 測定法

定性法として呈色反応〔マルキス（Marquis）試薬〕が，同定・定量法としてガスクロマトグラフィーや高速液体クロマトグラフィー（あるいは質量分析計との併用法）が用いられている．また，抗原抗体反応を利用した簡易キットの利用によって，十数分でオピエイト摂取の疑いを推定できる．鎮咳薬などに処方されるコデイン，ジヒドロコデインとの確定診断には，機器分析が必要である．

6-アセチルモルヒネは血液や尿から速やかに消失する（モルヒネへと代謝される）ため，尿中から検出されるのは摂取後５時間程度とされており，検査試料の採取時間次第

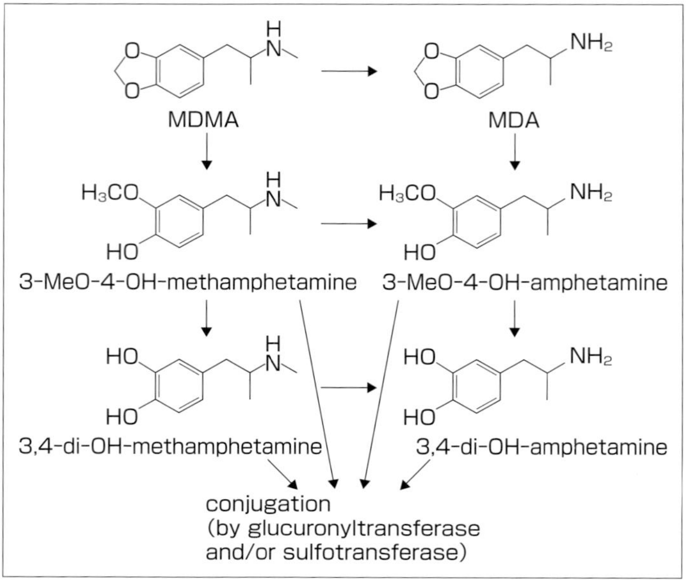

図 5-23 MDMA の代謝経路

では検出できないこともある．ところが，毛髪では 28 日後に採取した試料から確認されており，ヘロイン乱用者の毛髪からは 1 年以上前に相当する毛髪の部位からも 6-アセチルモルヒネを確認したとの報告があり，毛髪検査の有用性が注目されている．

（3）ＭＤＭＡ

3,4-メチレンジオキシメタンフェタミン（3,4-methylenedioxymethamphetamine：MDMA）は，エクスタシー（Ecstasy または XTC）という錠剤型麻薬の通称としても使われる．類似の薬物として 3,4-メチレンジオキシアンフェタミン（MDA），3,4-メチレンジオキシ-N-エチルアンフェタミン（MDEA）なども知られている．分子構造は，メタンフェタミンに類似（メタンフェタミンのフェニル基の一部を置換）しているため覚せい剤に分類されることもあるが，国内では法律上「麻薬」に分類される．

MDMA をヒトに投与すると未変化体が最も多く尿中に排泄され，代謝物と合わせると投与量の 70％程度が投与後 3 日間で排泄される．MDMA の主な代謝経路は，N-脱メチル化，メチレンジオキシ環の開裂，O-脱メチル化とそれに続くグルクロン酸と硫酸抱合である（**図 5-23**）．

A．毒性機構，病態像

覚せい剤とは主だった薬効や作用機序が異なり，神経終末に存在するセロトニントランスポーターを介したセロトニンの再取り込み阻害や放出促進などの間接的作用とともに，MDMA 自体が神経終末に取り込まれて直接的に作用することにより，細胞内およ

⑥ 代表的な中毒 **301**

び細胞質間のセロトニン濃度を高め，多幸感や他者との共有感などの変化をもたらすとされる．それゆえ，MDMA の示す作用にエンタクトゲン（entactogen；内面のつながりをもたらす）という呼称が提唱されている．また，MDMA はセロトニン神経終末の変性を引き起こし，神経毒性を生じることが知られているが，詳細なメカニズムは不明な点が多い．

　一般に錠剤型麻薬は違法に製造されるため，MDMA 以外の薬物である可能性，カフェインや覚せい剤など他の成分が混入，有害な不純物が残留している可能性などが非常に高い．MDMA は経口的に摂取すると 30 分から 1 時間ほどで前述のような精神変容が起こり，それが 4〜6 時間程度持続するとされる．MDMA を摂取すると，体温調整機能の喪失による高体温や不整脈などによって重篤な症状を引き起こす場合がある．特に激しい運動や大量の発汗を伴う場合などに服用すると合併症を生じやすいとされ，低ナトリウム血症や急性腎不全，横紋筋融解症などで死亡することもある．また，摂取後に重度の不安（不安障害），妄想，気分の障害，記憶障害，睡眠障害，衝動性の亢進，注意集中の困難などが長期間続くことがある．

B．測定法

　定性法として呈色反応（シモン反応）や薄層クロマトグラフィーが，同定・定量法としてガスクロマトグラフィーや高速液体クロマトグラフィー（あるいは質量分析計との併用法）が用いられている．また，抗原抗体反応を利用した簡易キットの利用によって，十数分で MDMA 摂取の疑いを推定できる．さらに，使用履歴を調べるため，毛髪中のMDMA の分布も検査されるようになった．

3）催眠薬，向精神薬

（1）バルビツール酸誘導体

　バルビツール酸系薬物はバルビツール酸誘導体（barbiturates）であるが，バルビツール酸自体には中枢抑制作用はなく，臨床的に用いられている鎮静催眠薬は 5 位の炭素の 2 つの水素原子がアルキル基あるいはアリル基に置換されたものである．また，経口投与時のバルビツール酸の効力や作用時間は，その薬物の代謝速度，腎臓からの排泄速度および脂肪組織への移行度によって決定される．

A．毒性機構，病態像

　バルビツール酸類は，$GABA_A$ 受容体（クロルイオンチャネル）に結合してクロルイオンチャネルの開口時間を大幅に延長し，神経興奮性を低下させると考えられている．

　バルビツール酸系薬物はあらゆる細胞機能を抑制する普遍的抑制薬（general depressants）であるが，中枢神経が特に敏感なために睡眠薬として用いられ，その用量では他の末梢作用は出現しない．しかしながら，大量に投与されると呼吸中枢，循環中枢の抑制，心筋の抑制が生じる．急性中毒症状としては，血圧低下，ショック，呼吸抑制，昏睡，体温低下などがある．急性バルビツール酸系薬物中毒の約 5％に背面や下

302　第5章　中　毒（法中毒）

肢に水疱が出現し，かつてはバルビツール水疱とよばれていたが，これは他の催眠薬中毒でも観察される.

　バルビツール系催眠薬を連用すると耐性が生じやすく，また精神的・身体的依存性も形成される. そのため，最近は依存性の形成の少ないベンゾジアゼピン系催眠薬のほうがよく用いられている.

B.　測定法

　定性法として呈色反応（銅–ピリジン試薬, 硝酸コバルト）や薄層クロマトグラフィーが，同定・定量法としてガスクロマトグラフィーや高速液体クロマトグラフィー（あるいは質量分析計との併用法）が用いられている. また, 抗原抗体反応を利用した簡易キットの利用によって，十数分でバルビツール酸類摂取の疑いを推定できる.

（2）　ベンゾジアゼピン誘導体

　ベンゾジアゼピン誘導体（benzodiazepines）は抗不安薬，鎮静薬，催眠薬，抗痙攣薬等に広範囲に利用されている. そのため，誤用による死亡，多量服用による自殺，服用直後の車両運転による事故の発生など法中毒学的に問題となることも多い. また，わが国でも向精神薬の密売・濫用がみられることから，向精神薬に関する規制措置を新設した麻薬取締法等の一部改正が行われており，多くのベンゾジアゼピン誘導体が対象薬物となっている.

　ベンゾジアゼピン類の主な代謝経路は，チトクローム P-450 による N-脱メチル化とジアゼピン環の水酸化に続くグルクロン酸抱合である. 投与量の 60～80％が代謝されて尿中に排泄されるが，未変化体の排泄量はわずかである.

A.　毒性機構，病態像

　ベンゾジアゼピン誘導体の中枢作用部位は視床下部，中脳，大脳辺縁系が考えられており，静穏作用，筋弛緩，抗痙攣作用などを有する. これらの作用は抑制性 GABA 受容体の活性化を介して（GABA と GABA$_A$ 受容体との結合親和性を高め）クロルチャネルの開口頻度を増加させ，作用を出現させると考えられている.

　ベンゾジアゼピン誘導体のなかでは，睡眠導入薬であるニトラゼパムは最も頻度の高い急性中毒原因物質である. 急性中毒症状としては意識障害（傾眠～昏睡），構音障害，運動失調，呼吸抑制，血圧低下などが起こる. 特に幼小児，老人にはこれらの症状が強く出現する.

　また，近年睡眠導入薬として頻用されているトリアゾラム（triazolam；HALCION®）は，服用後中途覚醒時の出来事を記憶していないなどの一過性健忘が出現しやすく，高齢者に投与した場合には運動失調などの問題点が指摘されており，トリアゾラムに対しての再評価が行われている.

B.　測定法

　定性法として呈色反応（Bratton-Marshall 試薬）や薄層クロマトグラフィーが, 同定・定量法としてガスクロマトグラフィーや高速液体クロマトグラフィー（あるいは質量分

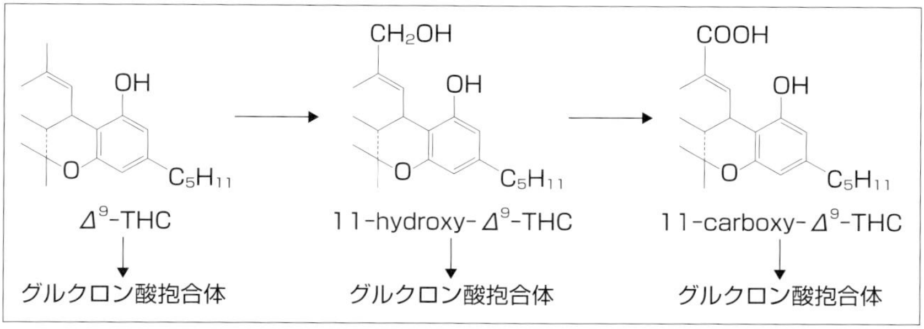

⑥ 代表的な中毒　　**303**

図 5-24　THC の代謝経路

析計との併用法）が用いられている．また，抗原抗体反応を利用した簡易キットの利用によって，十数分でベンゾジアゼピン類摂取の疑いを推定できる．ただし，トリアゾラムなど低用量で効果のあるベンゾジアゼピン類では，治療量を服用しても陰性となることがあるので注意が必要である．

4）大　　麻

　大麻（cannabinoids）は，アサの葉や茎，花穂などを乾燥して切り刻んだ混合物であり，独特の臭いを有する．俗称のマリファナ（marijuana）は，スペイン語で「安い煙草」を意味し，その他，ハッシッシ（大麻樹脂），葉っぱなどと称される．これらは，「大麻取締法」で規制されているが，アサの成熟した茎及びその製品（樹脂を除く）ならびに大麻草の種子及びその製品を除くと規定されている．大麻中には数百種類の成分が含まれているといわれているが，そのなかでも最も強い生理活性を示す成分はテトラヒドロカンナビノール（tetrahydrocannabinol：Δ^9-THC）といわれている．大麻は世界的に乱用されている薬物で，わが国でも次第に若年層を中心に乱用が拡大し大きな社会問題となっている．

　THC は体内に入ると速やかに代謝され，8 位および 11 位が水酸化される．11 位はさらに酸化されて 11-carboxy-Δ^9-THC となり，抱合体として尿に排泄される（**図 5-24**）．Δ^9-THC および 11-hydroxy-Δ^9-THC は血液中で検出することも可能であるが，速やかに減少するために摂取後早期に採取する必要がある．11-carboxy-Δ^9-THC は比較的緩やかに減少するため，検出できる時間が長くなる．Δ^9-THC や 11-hydroxy-Δ^9-THC は尿中で検出されることは少なく，主に 11-carboxy-Δ^9-THC の検出で大麻使用の根拠としている．

A. 毒性機構，病態像

　THC は，カンナビノイド受容体（CB$_1$ 受容体と CB$_2$ 受容体の 2 つある）に作用して効果が現れる．CB$_1$ 受容体は脳などで多量に発現し，神経伝達の抑制的制御に関与するとともに時間感覚・空間感覚の混乱，多幸感，記憶の障害，痛覚の低下，幻覚などの精

神神経反応を起こす．一方，CB_2受容体は脾臓や扁桃腺など免疫系の臓器や細胞に多く発現しており，炎症反応や免疫応答の調節に関与していると考えられている．

実験動物に対して，カタレプシー惹起，運動失調，被刺激性の増大，薬物睡眠延長，鎮吐，鎮痛，鎮静，体温下降，眼圧低下，自発運動抑制，抗痙攣，血管拡張，角膜反射消失など多種多様の薬理作用を示す．ヒトでみられる薬理作用は心拍数の増加，結膜血管のうっ血，口渇，異常な空腹感，甘味の要求などがある．また，精神的には多くの場合，意識が変化して陶酔状態となり，多幸感，空間および時間感覚の歪曲などがみられる．精神依存性や耐性は弱く，身体依存性はないとされている．しかし，米国などでは大麻乱用者の多くがコカイン，リゼルギン酸ジエチルアミド（LSD），ヘロインなどより強力な薬物に移行するなど，踏み石（stepping stone）あるいは入門薬物（gateway drug）になることがより大きな問題とされている．

B．測定法

定性試験として呈色反応（デュケノア試薬）や薄層クロマトグラフィーが，定量試験としてガスクロマトグラフィーや高速液体クロマトグラフィー（あるいは質量分析計との併用法）が用いられている．近年，抗原抗体反応を利用した簡易キットの利用によって，十数分で覚せい剤摂取の疑いを推定できる．尿中の大麻代謝物の濃度は，覚せい剤などと比べて低く，その検出には手間と技術を要する．

5）幻 覚 剤

幻覚剤（hallucinogen）は脳神経系に作用して幻覚をもたらす薬物のことである．ハルシノゲンやサイケデリックスともよばれる．宗教的な儀式や踊りに用いられる．古くはサボテンに含まれているメスカリンなどが使用されていたが，20世紀に入ってから，幻覚剤の化学合成やそれに伴う研究や使用が頻発した．

日本では1990年代後半に既存の規制薬物（覚せい剤や麻薬など）と類似の構造をもつデザイナードラッグ（designer drug；違法ドラッグ）が流通した．その後，法律や条例による規制が強化されていった．その多くは，幻覚性キノコ（マジックマッシュルームなど）に含まれているサイロシビン（psilocybin）やサイロシン（psilocin）を模倣し，トリプタミン骨格に化学的構造変化を加えた 5-MeO-DIPT（5-methoxy-*di*-isopropyl-tryptamine）などの化合物であり（**図 5-25**），インターネットや路上販売で流通し，直接の死因とはならなくとも死亡に関与するとして麻薬に指定された（マジックマッシュルーム：2002年6月，5-MeO-DIPT：2005年4月）．また，サルビア属植物に含まれているサルビノリン A にも幻覚作用を示すことが確認され，規制対象となっている．近年は，覚せい剤や大麻成分を模倣した薬物（**図 5-26**）も多数流通している．

A．毒性機構，病態像

これらの化合物は，神経伝達物質であるセロトニン（5-hydroxytryptamine：5-HT）と同様のトリプタミン骨格をもつため，神経終末におけるセロトニン再吸収抑

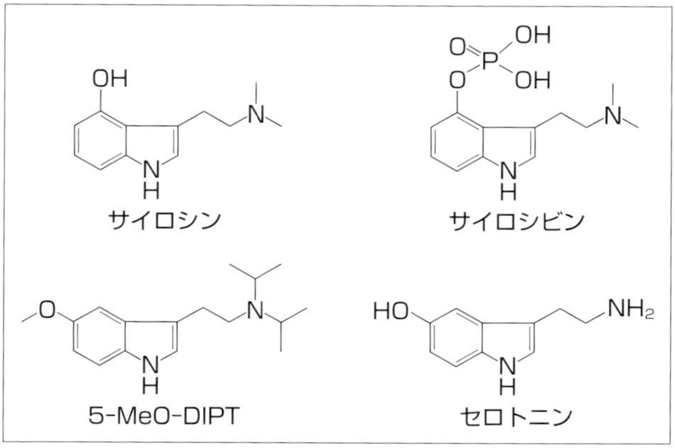

⑥ 代表的な中毒　　**305**

図 5-25　サイロシン，サイロシビン，セロトニンの構造と，
5-MeO-DIPT の構造との比較

制作用を中心とした薬理作用をもつといわれているが，5-MeO-DIPT はセロトニンの放出をブロックしてシナプス間のセロトニン濃度を高めないとの報告もある．また，セロトニン神経への細胞毒性も指摘されているが，詳細なメカニズムは不明な点が多い．

摂取後 1 時間ほどは吐き気を感じることもあるが，五感に幻覚的な歪みを感じ，また精神的な幻覚作用もある．場合により高揚感，多幸感も覚える．特に，聴覚や触覚の感覚が鋭敏になり，性感も高まる．依存症が形成されやすいとの研究報告もなされているが，使用者がそれを感じたという報告はあまりない．MDMA などと同様に神経終末に働き，セロトニンなどに強く作用することから，長期服用によるうつ病発症などの報告も多く存在する．これらの薬物は，未変化体のまま尿中に排泄されるほか，水酸化を受け，さらにグルクロン酸抱合を受けて尿中に排泄される．

B．測定法

トリプタミン系薬物の定性試験として呈色反応（エールリッヒ反応）や薄層クロマトグラフィーが，定量試験としてガスクロマトグラフィーや高速液体クロマトグラフィー（あるいは質量分析計との併用法）が用いられている．

6）抗うつ薬

抗うつ作用を示す薬物のなかで，分子内に三環構造を有するものを三環系抗うつ薬（tricyclic antidepressant），四環構造を有するものを四環系抗うつ薬（tetracyclic antidepressant）とよんでいる．効果の面から，依然として古典的なイミプラミンやアミトリプチリンなどの三環系抗うつ薬が高い頻度で使用されている．過量服用による中毒例では，血漿中濃度と痙攣，不整脈などの症状が相関しているとの報告が多い[20]．これらの報告のなかで，重篤な症状の出現する血中濃度は 1 μg/mL とされていること

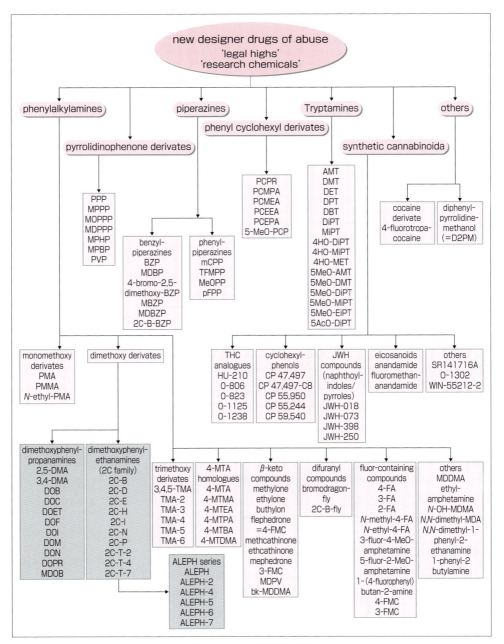

図 5-26　乱用薬物の分類

(Wohlfarth A, Weinmann W. Bioanalysis of new designer drugs. Bioanalysis 2010 ; 2 : 965-979)

から，0.1〜10 μg/mL の定量範囲が必要とされる．搬入時を含む 2 点以上で血中濃度の推移をみれば血中消失動態を評価することも可能である．

代謝は，肝臓で脱メチル化や水酸化され，その後，グルクロン酸抱合されて尿中へ排泄される．血中半減期は 12〜24 時間と長い．デシプラミン（イミプラミンの代謝物）やノルトリプチリン（アミトリプチリンの代謝物）も抗うつ作用を示すことから，血中濃度を測定する場合，代謝物の濃度も含めて考慮する必要がある．

その他，副作用を軽減する目的で，選択的セロトニン再取り込み阻害薬（selective serotonin reuptake inhibitors：SSRI）やセロトニン・ノルエピネフリン（ノルアドレナリン）再取り込み阻害薬（serotonin & norepinephrine reuptake inhibitors：SNRI），ノルアドレナリン作動性・特異的セロトニン作動性抗うつ薬（noradrenergic and specific serotonergic antidepressant：NaSSA）なども使用されている．

A. 毒性機構，病態像

抗うつ薬の多くは，脳内の神経終末においてノルアドレナリンやセロトニンの再取り込みを阻害あるいは放出を促進することによって作用を示す．経口投与の場合，腸管から容易に吸収される．脂溶性であるために速やかに各臓器へ移行し，また血漿蛋白との結合率が高いため，脳や心筋などの組織では血中濃度の 10〜40 倍の高値を示す．初期症状としては，抗コリン作用に由来する動悸，口渇，排尿困難などの症状がみられる．大量服用の場合には，服用 30 分後から中枢神経系や心血管系症状がみられる．

鎮静作用，抗コリン作用，起立性低血圧は，ヒスタミン H_1 受容体に対する親和性やアドレナリン α_1 受容体との親和性に相関しているといわれている．またクエン酸回路（TCA）は内服中断後，1 週間は体内にとどまると考えられている．危険な副作用としては，キニジン様作用といわれる心臓障害がある．

B. 測定法

定性試験として呈色反応（ホレスト反応）や薄層クロマトグラフィーが，定量試験としてガスクロマトグラフィーや高速液体クロマトグラフィー（あるいは質量分析計との併用法）が用いられている．ホレスト反応は，フェノチアジン系薬物などの三環系抗うつ薬以外の薬物でも反応するので注意が必要である．近年，抗原抗体反応を利用した簡易キットの利用によって，十数分で三環系抗うつ薬摂取の疑いを推定できるが，SSRIなど近年開発された抗うつ薬の検出はできない．

6. そ の 他

1）シアン化水素，青酸塩

シアン化水素（hydrogen cyanide）は，燻蒸剤として倉庫，船舶などのネズミ，害虫の駆除に用いられ，しばしば中毒を起こすことがある．また，合成樹脂などの含窒素有機物の不完全燃焼によっても発生する．火災の際に，家具，OA 機器，布団などの素

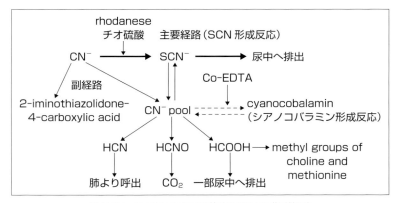

図 5-27 シアンイオンの体内における代謝経路
(斎藤 徹. 青酸化合物. 救急医学 1988；12：1383-1389)

材に用いられているアクリル系の繊維，樹脂，ポリウレタン系の接着剤，繊維，樹脂，塗料が燃焼し，その結果，シアン化水素が発生し，シアン化水素中毒により火災現場で死亡するケースが存在する．

青酸塩（cyanide）のなかで最もよく用いられているものは青酸カリウムであり，電気鍍金，冶金，写真，金属製品加工などに広く用いられている．青酸ナトリウムは柑橘類果樹の殺虫および化学工業上のニトリル合成などに用いられている．

A. 毒性機構

青酸塩を経口摂取した場合には（致死量：青酸カリウムあるいはナトリウムとして200〜300 mg），胃酸により青酸を遊離し吸収される．シアン化水素を吸入した場合には肺から吸収される．シアンイオンは非常に容易に生体の各部に拡散するため，吸収されたシアンイオンはミトコンドリア内のチトクロームオキシダーゼの3価の鉄イオン（Fe^{3+}）と結合して，好気的条件にあるすべての細胞の細胞呼吸の障害を起こし，生体は cytotoxic hypoxia の状態となる．

シアンイオンとチトクロームオキシダーゼの Fe^{3+} との結合は解離性であり，解離したシアンイオンを他の Fe^{3+} と結合させることができれば，チトクロームオキシダーゼの酵素活性を回復させることが可能となる．そのために亜硝酸アミルの吸入，亜硝酸ナトリウムの静注を行いメトヘモグロビン（Fe^{3+}）を生成させ，シアンイオンと結合させ酵素活性の回復を図る．また，シアンイオンは**図 5-27** に示す代謝過程に従って解毒される．これらの経路のなかで主要なものは，ミトコンドリア内での rhodanese によるチオシアン酸イオン（SCN^-）の生成である．したがって，治療目的で rhodanese の基質であるチオ硫酸ナトリウムの投与も臨床的に行われている．

⑥ 代表的な中毒　**309**

B. 病態像

摂取量が比較的少量の場合には，悪心，嘔吐，頭痛，痙攣，視野暗黒化，呼吸促迫，呼吸困難，胸部絞扼感などの症状を呈する．多量の青酸塩を経口摂取した場合には数分以内に，シアン化水素吸入の場合は数秒以内に症状を発現し，しばしば急激に意識消失や痙攣などを呈して死亡する．心血管系には，心筋の hypoxia により惹起される不整脈や心電図上 ST-T の異常が生ずる．

青酸中毒死症例では，死斑および臓器が鮮紅色を呈していることが特徴とされている．しかしながら，死斑が紫赤色を呈していることも少なくない．また，青酸塩を多量に嚥下した場合には，そのアルカリ性のために局所粘膜に出血，壊死，腐蝕がみられ，粘膜は赤色から赤褐色の粘液で覆われる．死体は青酸に特有の苦扁桃臭を発するといわれているが，この臭気の感じ方は個人差が大きい．

C. 測定法

シェーンバイン-パーゲンステッヘル法が予備試験として用いられている．本試験では，まず試料からの青酸の分離・証明を行う．青酸の分離は，コンウェイ（Conway）拡散法や水蒸気蒸留法により行い，アルカリ液に捕集する．この留液について，確認反応としてロダン反応，ベルリンブルー反応，ピリジンピラゾロン反応を試みる．定量は滴定法，比色法により行う．ガスクロマトグラフィーや高速液体クロマトグラフィー（あるいは質量分析計との併用法）においても定量可能であるが，誘導体化が必要である．

2）ヒ　　素

ヒ素（arsenics）（ヒ素化合物）は農薬やガラスの製造過程に使用されていたが，蓄積性や毒性の問題で，これらの用途には使用されなくなった．しかし現在でも，木材防腐剤やシロアリ駆除用，半導体産業には使用されており，全くなくなったわけではない．代表的なヒ素化合物である三酸化二ヒ素（As_2O_3）は亜ヒ酸や無水亜ヒ酸とよばれており，無味無臭で中毒症状が非特異的であるために，殺人などの手段として用いられてきた．

ヒ素化合物が原因となった事件としては，1950 年代の旧西ドイツ・モーゼル地方でぶどう畑にヒ酸鉛を散布する農夫にがんが多発し，慢性ヒ酸鉛中毒患者が発生した．また，1955（昭和 30）年 6 月頃から西日本一帯で，粉ミルク中に混入していたヒ素により生後 2 カ月から 2 歳くらいまでの人工栄養児に奇病が発生し，食欲不振，貧血，皮膚の発疹または色素沈着，下痢，微熱，腹部膨満，白血球激減，肝肥大などの症状が出て診察を受ける患者が続出し，死亡者も発生した．最近では，和歌山県での混入事件や茨城県で有機ヒ素（ジフェニルアルシン酸）が飲料水に混入し，長期間服用していた人に健康被害が出るなど，再び注目を集めている．

A. 毒性機構，病態像

ヒ素化合物は価数にかかわらず，速やかに消化管より吸収される．吸収されたヒ素は，

血液中の蛋白と結合して体内に分布する．吸収されたヒ素は，メチルアルソン酸やジメチルアルシン酸へとメチル化されて尿中に排泄される．また，無機ヒ素はSH基との親和性が高いため，SH基に富むケラチンと結合し，毛髪や爪に蓄積される．

急性中毒時の代表的な所見は，腹痛，嘔吐などの消化器系症状と頻脈などの循環器系症状である．汚染された飲料水を長期間服用した場合の慢性中毒の所見は，色素沈着，角化症などの皮膚症状，末梢神経炎などの神経系症状や呼吸障害などの呼吸器系症状などである．

B. 測定法

分析法としては，水素化合物発生原子吸光光度法（AAS）や蛍光X線分析法，誘導結合プラズマ発光分析法（ICP）などが利用されるが，いずれも総ヒ素量測定法である．ヒ素の毒性を評価するには，無機と有機，3価と5価の化学形態を識別する必要があるため，その識別には，高速液体クロマトグラフィーと誘導結合プラズマ発光分析・質量分析法を組み合わせた方法（HPLC-ICP/MS）が利用される．

正常人の血清中ヒ素濃度は30 ng/mL以下や10〜590 ng/mL，尿中ヒ素濃度は10〜30 ng/mLや0〜110 ng/mLとの報告例もあり，日本人男性210人を調査した結果では，亜ヒ酸（ナトリウム塩として）3.5 ng/mL，ヒ酸（ナトリウム塩として）0.1 ng/mL，モノメチルアルソン酸3.1ng/mL，ジメチルアルシン酸42.6 ng/mL，アルセノベタイン61.3 ng/mLであった．生体中のヒ素濃度は，人種，地域性，食事などの違いにより大きく影響を受けるとされ，日本や韓国など，海産物を多く摂取する国民は有機ヒ素濃度が高値である．

3）液化石油ガス，天然ガス

家庭用燃料として利用されているガスは，大きく分けて3種類に分類される．プロパンガスと通称されている液化石油ガス（liquefied petroleum gas：LPG）は，プロパンとプロピレンを主体とした混合ガスであり，比重は空気より重い．一方，都市ガスには天然ガス（natural gas：NG）と製造ガスとがある．製造ガスはナフサや原油を原料に作られており一酸化炭素を含有し，比重は空気より軽い．これまでは都市ガスの主流は製造ガスであったが，現在，天然ガスへの転換作業が行われている．天然ガスの主成分はメタンであり，比重は空気より軽い．また近年では，ガスライターのガス（ブタンやイソブタンを主成分とする）を吸引して中毒を起こす事例（ガスパン遊び）が増加している．

A. 毒性機構，病態像

前述のとおり，天然ガスは不活性ガスであるメタンが主成分であり一酸化炭素を含有しないため，メタンによる空気置換が起こり，酸素欠乏が惹起されることが毒性発現機構の主体である．これに対し，LPGは主成分である不飽和脂肪族炭化水素ガスや高炭素数飽和脂肪族炭化水素ガス自身が中枢神経抑制作用（麻酔作用）などの薬理作用をも

⑥ 代表的な中毒　**311**

表5-22　硫化水素の人体に対する作用と毒性

濃度（ppm）	作用または毒性
0.025	嗅覚閾値，個人差大
0.3	臭いが確実にわかる
10	眼粘膜が刺激される下限，許容濃度
20～40	強烈な臭いだが耐えうる．肺粘膜が刺激される下限
100	2～15分で嗅覚鈍麻．1時間で眼・気道粘膜の刺激．8～48時間の曝露で死亡
170～300	1時間で重大な健康障害を生じない限界
400～700	30～60分間で曝露で生命の危険
800～900	速やかに嗅覚麻痺，意識消失，呼吸停止
1,000	ただちに意識消失，死亡

（小見山高士ほか．硫化水素．救急医学 1988：12：1255-1259）

ち，LPGの毒性機構の一翼を担っている．このほかの毒性機構として，ガスにより空気が置換されたために惹起される酸素欠乏，不完全燃焼により発生する一酸化炭素による毒性がある．

B．測定法

エタノールと同様に，ガスクロマトグラフィー（あるいは質量分析計との併用法）が利用される．生体試料からの抽出には，ヘッドスペース法が用いられる（詳細は，血中アルコール濃度測定法の項を参照）．

4）硫化水素

硫化水素（hydrogen sulfide）は，腐卵様臭を有する比重1.19の無色透明の窒息性刺激腐蝕性ガスである．毒性はきわめて強く，中毒発生件数に比べ死亡者の割合が高いのが特徴である．硫化水素は石油化学工業をはじめとする各種工業工程の副産物として生じるほか，下水処理場などにおいて細菌の分解産物として，あるいは火山活動などの自然現象からも発生しうる．

A．毒性機構，病態像

人体に対する毒性作用は局所作用と全身作用に分類される．硫化水素は水溶性であるため粘膜上皮からの分泌液に溶解し，比較的低濃度で眼，気管，気管支を刺激し，炎症を惹起させる（**表5-22**）．全身作用は，経気道的に体内に摂取された硫化水素がシアン化合物と同様に細胞内ミトコンドリアのチトクロームオキシダーゼに可逆的に結合して細胞呼吸の障害をきたす．

典型的な硫化水素中毒死体では，死斑，腹腔内臓器，大脳皮質などが緑色調を呈する．この色は，血液に含まれるヘモグロビンと硫化水素が反応し，硫化ヘモグロビンになる

ことによる．しかし，高濃度の硫化水素に曝露され，呼吸麻痺を起こした場合（ノックダウン）などには，緑色を呈しないこともある．また，体表面，気道，肺，筋肉などに硫化水素特有の腐卵様臭を認める．その他，硫化水素中毒に特有な所見はなく，一般急死所見がみられる．

B．測定法

エタノールと同様に，ガスクロマトグラフィー（あるいは質量分析計との併用法）が利用される．生体試料からの抽出には，ヘッドスペース法が用いられる（詳細は，血中アルコール濃度測定法の項を参照）．

5) シンナー

シンナー（thinner）は塗料の希釈に用いられる混合有機溶剤であり，その組成は各メーカーおよび使用目的により相違しており一定していない．一般的には，シンナーの主成分はトルエンであり，他に酢酸エチル，キシレン，メタノールなどを含む．

シンナーは麻酔性，興奮性を有し，この中枢作用を期待して青少年の間でシンナー遊びが流行し憂うべき社会問題となっている．そこで，これらの有機溶剤の濫用防止のため，昭和 47（1972）年 6 月，「劇物及び毒物取締法」の一部改正が行われ，取り扱いの法的規制が強化された．

A．毒性機構，病態像

有機溶剤は脂溶性が高いため神経組織に親和性が高く，全身作用として麻酔作用を有し，局所作用としては皮膚・粘膜の刺激作用を有する．死因はシンナー吸入中の窒息，脳幹部の呼吸中枢麻痺による呼吸停止が多い．また，シンナーは心臓のカテコールアミンに対する感受性を増すため，二酸化炭素の蓄積があると呼吸停止に至る前に心室性不整脈などで死亡する．剖検所見としては急性死の所見のみで，特異的なものはない．

B．測定法

エタノールと同様に，ガスクロマトグラフィー（あるいは質量分析計との併用法）が利用される．シンナー吸入の証明は，剖検試料からの主成分であるトルエンの検出により判定する．

6) テトロドトキシン

テトロドトキシン（tetrodotoxin：TTX）はフグ中毒の原因物質としてよく知られている．TTX の動物界における分布は長い間フグに限ると考えられてきたが，最近，カリフォルニアイモリ，中米産カエル，沖縄産ツムギハゼ，ボウショウボラ，バイなどの貝類にも TTX が含まれていることが判明し，動物界における TTX の分布が意外に広いことが明らかになった．そのため，最近ではこれらの動物が体内で TTX を産生しているのではなく，共生微生物が産生した TTX をこれらの動物が吸収している可能性が強いと考えられている．

⑥ 代表的な中毒　**313**

表 5-23　Na チャネルにおける動物毒の受容体部位

受容体部位	動物毒	薬理作用
1	テトロドトキシン サキシトキシン シェオグラフトキシン	イオン透過性の阻害
2	バトラコトキシン	持続性の活性化，脱分極
3	α-スコルピオントキシン シーアネモネトキシン	不活性化の遅延，持続性活性化の促進
4	β-スコルピオントキシン	活性化の促進，反復発火
5	シガトキシン ブレブトキシン	持続性の活性化の促進，反復発火

（大泉　康．動物毒中毒のメカニズム．中毒研究 1989；2：153-158）

表 5-24　フグ中毒症の重症度分類

Ⅰ度	口唇，舌，指先などの知覚障害
Ⅱ度	知覚障害が四肢および軽度の運動麻痺がある
Ⅲ度	全身の運動障害，反射の消失，発声不能，呼吸困難（チアノーゼ），嘔吐，胸内苦悶
Ⅳ度	第Ⅲ度の諸症状＋自発呼吸停止および意識障害

（村上　稔ほか．フグ，その他の海産生物．救急医学 1988；12：1531-1537）

　フグの調理は，ふぐ条例に基づき都道府県知事が行うふぐ調理師試験において免許を取得した者しか行えない業務独占資格（有資格者以外はその業務を行えない資格）であるが，独自で調理したり，故意に有毒部位を食することで毎年中毒患者が発生している．

A. 毒性機構，病態像

　TTX は，細胞 Na チャネルの受容体部位 1（**表 5-23**）に結合し，Na の細胞内への流入を妨げ興奮伝達をブロックする．Na チャネル特異的な神経毒として，薬理学，生理学，分子生物学の分野で広く研究されている．TTX の消化管からの吸収は速く，症状は食後 30 分から 4 時間半までの間に出現し，多くは食後 3 時間までに発症する．呼吸管理などの積極的な治療行為を行わなければ，半数が発症後 4 時間以内に死亡する．TTX 中毒症状の重症度分類を**表 5-24** に示す．治療は呼吸，循環管理が主体となる．また，多くの患者に臨床的に "意識障害" が観察されるが，TTX による運動障害により刺激に反応できないケースもあるため，脳波検査による裏づけが得られない限り昏睡という判断はできない．解剖所見は窒息死体にみられる所見が主に観察される．

B. 測定法

　TTX の摂取は，血液や尿などの検査試料をアルカリ処理して得られる C9-塩基（2-amino-6-hydroxy-methyl-8-hydroxyquinazoline）をガスクロマトグラフ・質量分

314 第5章 中毒（法中毒）

析計で検出することで証明される．近年は，アルカリ処理などの複雑な工程を経なくても，高速液体クロマトグラフ・質量分析計を用いて直接検出する試みもなされている．

7）アコニチン

アコニチン（aconitine）は，トリカブト（*Aconitum*）属植物に含まれているアルカロイドで，アコニチン，メサコニチン（mesaconitine），ヒパコニチン（hypaconitine），ジェサコニチンなどが有名である．

アコニチンアルカロイドは，葉や茎，花など全草に分布するが，根の部分に多く含まれる．根を乾燥したものをブシ（附子）またはウズ（烏頭）と称し，生薬として用いられている．秋には紫色の花を付け，鑑賞目的に園芸品店で販売されていることがあり，大量に購入したトリカブトからアコニチン類を抽出して殺人に用いられたこともある．また，菜園と隣接した場所に植えていたことで，誤って食するなどの事故が多発している．漢方薬として配合される場合には，アルカリ溶液に浸したり，熱を加えたりする"修治"が施されているため，化学構造が変化して弱毒化されている．したがって，附子の毒性は必ずしも原植物のアコニチン含有量によらず，代謝物あるいは未知の混合物の薬理作用が複合して出現するため，その毒性の評価はきわめて困難である．

A．毒性機構，病態像

アコニチンは，細胞の興奮膜のNaチャネルの受容体結合部位2（**表5-23**）に結合して，膜電位を深くしNaの流入を増大しやすくしてNaチャネルの不活性化を遮断する．そのため，交感神経を介する血圧上昇，不整脈，肺水腫をきたす．また，神経系，骨格筋に対しては局所麻酔作用を示す．心筋に対しては自律神経系の影響も関与し心拍動の亢進，刺激伝導系の障害による不整脈が生じ，後に拡張期心停止が出現する．また，ヒトに対する中毒作用は，初発症状として摂取後の口唇部のしびれ感や舌のピリピリ感，苦味，四肢のしびれ，めまいなどが生じる．

B．測定法

根など，アコニチン類を高濃度に含んでいる場合には，定性試験として紫外線スペクトル，官能試験（微量の試料を舌端におき味覚試験を行えば激しい灼熱感，さらに麻痺感が生じる），薄層クロマトグラフィー，高速液体クロマトグラフィーなどが用いられている．血液や尿中の定量試験としては，ガスクロマトグラフ・質量分析法や高速液体クロマトグラフ・質量分析法が用いられる．イムノアッセイ法も報告されているが[21]，市販品はない．

文献

① 中毒〜⑥ 代表的な中毒〔1．一酸化炭素〕

1）嶋津岳士．一酸化炭素の病態．中毒研究 2006；19：23-33.

2）O'donnell P, et al. The magnetic resonance imaging appearances of the brain in acute carbon monoxide poisoning. Clin Radiology 2000；55：273-280.

文 献 **315**

⑥ 代表的な中毒〔2．アルコール〕

1) パトリック・E・マクガヴァン，藤原多伽夫 訳，酒の起源．白楊社，東京，2018.
2) 厚生労働統計協会，国民衛生の動向・厚生の指標．64（9），2017.
3) 尾崎米厚，PREVENTION 235，2012.4.19.
4) Shepherd, R., Simpson's Forensic Medicine. 12ed, Taylor Francis, London, 2003.
5) Huryley, T.D. , Edenberg, H.J., Alcohol Research:Current Reviews , 34（3）：339-344，2012.
6) Yokoyama, A. et al. ,Alcohol Clin Exp Res, 40（6）: 1241-50，2016.
7) Longenecker, G. L, How Drugs Work. Ziff-Davis Press, 1998
8) ニール・バートン著，朝田 隆監訳，みる よむ わかる 精神医学入門．医学書院，東京，2015.
9) Yoshimoto, K. et al. Pharmacol Biochem Behav, 153 : 1-11, 2017.
10) 安原正博，アルコール関連社会問題の法医学．医学のあゆみ，222（9）：717-723，2007.
11) 影山任佐，アルコールと犯罪．日本臨床，55：559-565，1997.
12) Widmark, E. M. P., Biochem Z, 131 : 473-482, 1922.
13) 日本薬学会，薬毒物検査マニュアル，薬毒物試験法と注解2006—分析，毒性，対処法—，東京化学同人）
14) 日本法医学会，薬毒物検査マニュアル．1999
15) 前野義孝，代表的な中毒．NEW エッセンシャル法医学 第5版，高取健彦監修，長尾正崇，中園一郎，山内春夫 編集，医歯薬出版，東京，2012.

⑥ 代表的な中毒〔3．農薬～4．神経剤〕

6) 内藤裕史．中毒百科—事例・病態・治療—．南江堂，東京，1991，p 184-196.
7) 平井圭一，伊野木清三．パラコート細胞毒性の機構．救急医学 1987；11：927-934.
8) 長尾正崇．除草剤パラコートの腸管内動態の免疫組織化学的解析．中毒研究 1991；4：163-168.
9) Nagao M. Production and toxicological application of anti-paraquat antibodies. Jpn J Legal Med 1989；43：134-147.
10) Himuro K, et al. Distal sensory axonopathy after sarin intoxication. Neurology 1998；51：1195-1197.
11) Nagao M, et al. Definitive evidence for the acute sarin poisoning diagnosis in the Tokyo subway. Toxicol Appl Pharmacol 1997；144：198-203.
12) Klaassen CD, Rozman K. Absorption, distribution, and excretion of toxicans. In : Amdur MO, et al, editors. Casarett and Doull's Toxicology. The Basic Science of Poisons. 4th ed, Pergamon Press, New York, 1991, p 50-87.
13) Nagao M, et al. Definitive evidence for the acute sarin poisoning diagnosis in the Tokyo subway. Toxicol Appl Pharmacol 1997；144：198-203.
14) Himuro K, et al. Distal sensory axonopathy after sarin intoxication. Neurology 1998；51：1195-1197.
15) Yamasue H, et al. Human brain structural change related to acute single exposure to sarin. Ann Neurol 2007；61：37-46.

⑥ 代表的な中毒〔5．薬毒物～6．その他〕

16) 馬場隆彦，吉村英敏．覚せい剤メタンフェタミンの代謝—その酵素化学的基盤．法中毒学ニュース 1988；6：7-17.
17) Tokura S, et al. Induction of methamphetamine-specific antibody using biodegradable carboxymethyl-chitin. Anal Biochem 1987；161：117-122.
18) Ambre J, et al. Urinary excretion of cocaine, benzoylecgonine, and ecgonine methyl ester in humans. J Anal Toxicol 1988；12：301-306.
19) Baselt RC. Stability of cocaine in biological fluids. J Chromatogr 1983；268：502-505.
20) 弘重壽一，有賀 徹．三環系抗うつ薬中毒における臨床薬理学的側面と TDM．中毒研究 2000；

13 : 399-406.
21）大山良治ほか．日本薬学会第108年会講演要旨集．1988，p 211.

第6章 ●●● 性と法医学

1 妊娠・分娩をめぐる法医学

　本領域は，解剖は法医学や病理学で扱われることが多いが，学術的には産婦人科領域や法学の分野であり，詳細は専門書を参照されたい．ここでは代表的項目と関連法規について記述する．

1. 法　　律

1）生命の定義

　生命は，精子と卵子の受精の瞬間からすべての細胞が死滅するまでの連続した現象である．一方で，法律的には，連続した現象の中のある特定の区間について生命と定義しなければならない．死の前後によって権利・義務が異なるため，死の判定は重要な問題となっている．
　生命がいつ始まるかについては以下の4つの説が代表的である．
・分娩（陣痛）開始説
・一部露出説
・全部露出説
・独立呼吸説
わが国の民法では「全部露出説」によって児が権利を有するとし，刑法では「一部露出説」が採られている．したがって，児頭が露出する前に殺害すると堕胎罪が，排臨後に殺害すれば殺人罪が適応される．
　死の定義については，第2章「死の判定と死因」（7頁）を参照されたい．

2）妊娠の徴候と診断

　妊娠の徴候としては，無月経，基礎体温での高体温の持続，悪心・嘔吐などがあげられる．妊娠の診断は，血中もしくは尿中のヒト絨毛性ゴナドトロピンの検出，超音波検

査による胎嚢・胎児の存在の証明などを組み合わせて行われる.

刑事訴訟法第 479 条には,

刑事訴訟法第 479 条
第 2 項　死刑の言渡を受けた女子が懐胎しているときは，法務大臣の命令によつて執行を停止する.

民法第 886 条には,

民法第 886 条
胎児は，相続については，既に生まれたものとみなす.

とあり，妊娠の診断は，法医学的・法学的にも重要となることがある.

3) 妊娠経過と月数の推定[1]

第一次成熟分裂前期の状態で休止していた卵母細胞は，LH サージの 16～24 時間後に分裂を再開し，第一極体を放出し第一成熟分裂が終了し，排卵が行われる．排卵後に，第二成熟分裂が始まり，受精により第二極体を放出し成熟卵子となる．受精後 1 週間で，胞胚となって着床する.

妊娠とは，この受精卵の着床から始まり，胎芽または胎児および付属物の体外への排出をもって終了するまでの状態である．ただし，体外受精や胚移植が行われるようになってきた現状，その解釈は今後時代とともに変化する可能性もある.

非妊娠時の子宮重量は 40～70 g であるものが，妊娠末期には 1,000 g 程度まで増加する．妊娠経過中の子宮の所見を**表 6-1** に示す.

しかし，排卵日や受精日が特定できないことも多い．このため，最終月経開始日起算した分娩予定日と，第 1 三半期に正確に測定された胎児頭殿長（CRL）が 14～41 mm の際に起算した分娩予定日を比較して，総合的に分娩予定日を決定する．なんらかの事

表 6-1　妊娠月数別の子宮の大きさ

妊娠月数	子宮の大きさ	子宮底の高さ	子宮底までの長さ
1	鶏卵大		
2	鵞卵大		
3	手拳大		恥骨結合上
4	小児頭大	12 cm	恥骨結合上 3 横指
5	成人頭大	15 cm	臍下 3 横指
6		20 cm	臍高
7		23 cm	臍上 3 横指
8		27 cm	臍と剣状突起の中間
9		30 cm	剣状突起下 3 横指
10		32 cm	臍と剣状突起の中間

情により，CRL が 41mm を超えた時期に初めて妊娠が判明した場合には，児頭大横径や大腿骨長などを用いて分娩予定日を決定することもある．

4）受胎時期の推定

　このような現在の所見から未来の分娩予定日を計算するのが一般的な産婦人科的な捉え方であるのに対し，法医学的には現在の所見（妊婦・褥婦・胎児・新生児）から過去の最終月経や受精日等を推測する必要がある．

　この知見をもとに，法律的事項として，民法において，

　　民法第 772 条

　　第 1 項　妻が婚姻中に懐胎した子は，夫の子と推定する．

　　第 2 項　婚姻の成立の日から二百日を経過した後又は婚姻の解消若しくは取消しの日から三百日以内に生まれた子は，婚姻中に懐胎したものと推定する．

とされているが，これは夫婦の性的関係に疑義のないことを前提に医学的知見を元に成立するものであり，ここに疑義が生じる場合は嫡出否認の訴えとよばれる裁判手続きに委ねることになる．

5）流産と早産[2]

　日本産科婦人科学会によると，流産とは妊娠 22 週（母体外では生きていけない週数）より前に妊娠が終わることであり，妊娠 12 週未満の流産である早期流産と妊娠 12 週以降 22 週未満の流産である後期流産に分けられ，前者が約 80％を占めるとされている．「死産」とは妊娠 12 週以降の場合の死児娩出と定義される．「後期流産」を含め，「死産」の場合は死産証書（死胎検案書）・死産届が必要となる．

　人工妊娠中絶とは，胎児が母体外において生命を保続することのできない時期に人工的に胎児およびその附属物を母体外に排出することである．人工妊娠中絶を実施できるのは母体保護法により指定された「指定医師」のみである（なお，緊急避難的措置として行われる堕胎は指定医師でなくても実施できる）．

　　母体保護法第 14 条

　　第 1 項　都道府県の区域を単位として設立された公益社団法人たる医師会の指定する医師（以下「指定医師」という．）は，次の各号の一に該当する者に対して，本人及び配偶者の同意を得て，人工妊娠中絶を行うことができる．

　　　一　妊娠の継続または分娩が身体的または経済的理由により母体の健康を著しく害するおそれのあるもの

　　　二　暴行若しくは脅迫によつてまたは抵抗若しくは拒絶することができない間に姦淫されて妊娠したもの

　一方，早産とは，妊娠 22 週以降から 37 週未満の分娩であり，出生後に死亡した場合は，関与する書類としては出生証明書・出産届と死亡診断書（死体検案書）・死亡届の

320 第6章 性と法医学

対象である．法医学的には，生産・死産の別の判断が求められることが多いが，その際に発行する書類の種別にも注意が必要である．

6）堕　　胎

刑法には下記の関連法規が存在する．

第212条（堕胎）

妊娠中の女子が薬物を用い，又はその他の方法により，堕胎したときは，一年以下の懲役に処する．

第213条（同意堕胎及び同致死傷）

女子の嘱託を受け，又はその承諾を得て堕胎させた者は，二年以下の懲役に処する．よって女子を死傷させた者は，三月以上五年以下の懲役に処する．

第214条（業務上堕胎及び同致死傷）

医師，助産師，薬剤師又は医薬品販売業者が女子の嘱託を受け，又はその承諾を得て堕胎させたときは，三月以上五年以下の懲役に処する．よって女子を死傷させたときは，六月以上七年以下の懲役に処する．

第215条（不同意堕胎）

第1項　女子の嘱託を受けないで，又はその承諾を得ないで堕胎させた者は，六月以上七年以下の懲役に処する．

第2項　前項の罪の未遂は，罰する．

2. 妊娠に関連する母体死亡

1）羊水塞栓症 [3]

羊水塞栓症は，羊水が母体血中へ流入することによって「肺毛細管の閉塞を原因とする肺高血圧症と，それによる呼吸循環障害」を病態とする疾患である．わが国では平成元年（1989年）から16年（2004年）までの間に193例の妊産婦死亡が剖検され，そのなかで24.3％の割合を占め，もっとも頻度の高い疾患である．

羊水塞栓症は羊水中の胎児成分（胎便，扁平上皮細胞，毳毛，胎脂，ムチンなど）と液性成分（胎便中のプロテアーゼ，組織トロンボプラスチンなど）が母体循環に流入することにより発症するとされている．流入した羊水成分の胎児成分による肺内の小血管の機械的閉塞と，液性成分の化学伝達物質による肺血管の攣縮，血小板・白血球・補体の活性化によるとされている．

組織検索により，肺動脈に羊水成分を見い出すことによって診断する．アルシャンブルー染色によって羊水由来の酸性ムチンを検出する．また，羊水・胎便中に多量に存在する亜鉛コプロポルフィリン：Zn-CP1 およびムチン：STN の測定が行われている．

2）肺動脈血栓塞栓症 [4]

　妊娠中は，血液凝固能の亢進・線溶能の低下・血小板の活性化や，女性ホルモンの静脈平滑筋弛緩作用，増大した妊娠子宮による静脈系の圧迫などにより，深部静脈血栓症・肺動脈血栓塞栓症が生じやすい．日本産婦人科新生児血液学会の調査によれば，1991年から2000年において，産科領域では76例発症し，うち10例が死亡している．

3）HELLP 症候群

　HELLP 症候群は，妊娠高血圧症候群（PIH）患者で，溶血（hemolysis），肝酵素上昇（elevated liver enzymes），血小板減少（low platelets）をもつ予後不良な疾患として，1982年に Weinstein らにより報告された [5]．妊娠 27〜37 週に頻発し，死亡例も多数報告されている．初発症状として上腹部痛や嘔吐を主訴とする場合が多く，血液検査では血小板減少，貧血，凝固・線溶系の異常，肝・腎機能の悪化が典型的な所見である．血小板減少や溶血は後述する血栓性血小板減少性紫斑病（TTP）と共通する所見であるが，TTP との鑑別を正確に行った報告は多くはない

　J. F. Rehberg らは，嘔気，嘔吐，右上腹部痛，前頭部痛，高血圧，蛋白尿を呈し，検査所見から当初 HELLP 症候群と診断した母体死亡症例で，後日に ADAMTS13 活性測定結果により TTP と診断した症例を報告している [6]．

4）急性妊娠脂肪肝

　急性妊娠脂肪肝（AFLP）は非常にまれではあるが，肝機能の悪化が特徴的であり臨床的には HELLP 症候群との鑑別が重要な疾患である [7,8]．組織検査で肝臓の脂肪変性を認める．先天性脂肪酸代謝異常症の長鎖 3-ヒドロキシアシル CoA 脱水素酵素（LCHAD）欠損症との関連が指摘され，確定診断には血液や胆汁中のアシルカルニチン解析，酵素活性の測定が必要で，死後の解析では死後変化の影響を除外できる培養線維芽細胞の採取が推奨される [9]．

5）血栓性血小板減少性紫斑病

　TTP は，後天的に ADAMTS13 酵素活性が低下し，UL-VWFM が血漿中に蓄積するため，最小動脈や毛細血管に血小板血栓が形成される疾患である．TTP で死亡した妊婦症例はあまり報告されていないが，上述のように HELLP 症候群との鑑別が重要である [10]．

　一方，ADAMTS13 に対する IgG 抗体がインヒビターとして ADAMTS13 活性を阻害するのが TTP であったのに対し，先天性 ADAMTS13 遺伝子の変異によって ADAMTS13 活性が低下するものが Upshaw-Schulman 症候群（USS）である．妊婦死亡の原因に USS が隠れている可能性もあり，鑑別にあげなければならない疾患であ

322　第6章　性と法医学

表6-2　TMAの鑑別診断

	TTP	USS	HUS
血栓	血小板	血小板	血小板
病態	後天性ADAMTS13欠損	先天性ADAMTS13欠損	志賀毒素産生腸管出血性大腸菌/補体系因子遺伝子異常
ADAMTS13活性	著減	著減	正常/低下
ADAMTS13インヒビター	陽性	陰性	陰性
	HELLP	AFLP	DIC
血栓	血小板	血小板	フィブリン
病態	血管内皮障害	長鎖3-hydroxyacyl-CoAdehydrogenase欠損症	ゼプシス
ADAMTS13活性	正常/低下	正常/低下	正常/低下
ADAMTS13インヒビター	陰性	陰性	陰性

る[11].

6）死後検体の測定

　J. D. Studtらは，ADAMTS13インヒビターが陽性であったUSS患者について，検体の溶血によるヘモグロビンのADAMTS13インヒビター作用のためであったと報告した[12].　また，D. M. Dwyreらは解剖検体の場合，sepsisに伴うDIC症例であっても死後変化によって，ADAMTS13活性が低下し，インヒビター陽性となることを報告している（**表6-2**）[13].

3.　胎児の死亡

　母体側の要因と胎児側の要因がある．胎児側の要因には，胎児先天異常・染色体異常・双胎間輸血症候群・母児間輸血症候群・先天感染症・胎盤異常・卵膜異常・臍帯因子などがあげられるが，病理解剖によっても明確に原因が特定できない場合も多い．このため，近年では死産児の遺伝子解析によって死因を究明する研究もなされている[14, 15].

4.　産　　褥[16]

　分娩後，母体が妊娠前の状態まで復する期間のことを産褥という．分娩終了後6〜8週間である．

産褥の徴候としては，子宮復古，腟や外陰部の復古，腹壁の復古，体重変化・体温変化や乳汁分泌があげられる．

5. 出産・死産に関連する届出・法律

1）出生証明書・出生届

　出生届は，戸籍法第49条・第52条に基づき，手続対象者は父・母・同居者・出産に立ち会った医師・助産師等，提出時期は出生の日から14日以内とされている．その際に，医師・助産師・その他の者が出産に立ち会った場合には，医師・助産師・その他の者の順序に従ってそのうちの一人が作成する出生証明書を添付するとされている．自宅出産等で医師・助産師の関わりがない場合はその他の者が作成し，やむを得ない事由があるときはこの限りでないとなっている．

　棄児として発見された場合は，市町村長に申告し市町村長が戸籍に登録する．なお，両親が不明の場合でも日本で生まれた場合は国籍法に基づき日本国民となる．

　関連法規を以下に記載する．

　戸籍法

　第49条

　第1項　出生の届出は，十四日以内（国外で出生があつたときは，三箇月以内）にこれをしなければならない．

　第2項　届書には，次の事項を記載しなければならない．

　一　子の男女の別及び嫡出子又は嫡出でない子の別

　二　出生の年月日時分及び場所

　三　父母の氏名及び本籍，父又は母が外国人であるときは，その氏名及び国籍

　四　その他法務省令で定める事項

　第3項　医師，助産師又はその他の者が出産に立ち会つた場合には，医師，助産師，その他の者の順序に従つてそのうちの一人が法務省令・厚生労働省令の定めるところによつて作成する出生証明書を届書に添付しなければならない．ただし，やむを得ない事由があるときは，この限りでない．

　第52条

　第1項　嫡出子出生の届出は，父又は母がこれをし，子の出生前に父母が離婚をした場合には，母がこれをしなければならない．

　第2項　嫡出でない子の出生の届出は，母がこれをしなければならない．

　第3項　前二項の規定によつて届出をすべき者が届出をすることができない場合には，左の者は，その順序に従つて，届出をしなければならない．

　第一　同居者

　第二　出産に立ち会つた医師，助産師又はその他の者

第4項　第一項又は第二項の規定によつて届出をすべき者が届出をすることができない場合には，その者以外の法定代理人も，届出をすることができる．

第57条

第1項　棄児を発見した者又は棄児発見の申告を受けた警察官は，二十四時間以内にその旨を市町村長に申し出なければならない．

第2項　前項の申出があつたときは，市町村長は，氏名をつけ，本籍を定め，且つ，附属品，発見の場所，年月日時その他の状況並びに氏名，男女の別，出生の推定年月日及び本籍を調書に記載しなければならない．その調書は，これを届書とみなす．

第58条　前条第一項に規定する手続をする前に，棄児が死亡したときは，死亡の届出とともにその手続をしなければならない．

医師法

第19条

第1項　診療に従事する医師は，診察治療の求があつた場合には，正当な事由がなければ，これを拒んではならない．

第2項　診察若しくは検案をし，又は出産に立ち会つた医師は，診断書若しくは検案書又は出生証明書若しくは死産証書の交付の求があつた場合には，正当の事由がなければ，これを拒んではならない．

歯科医師法

第19条

第1項　診療に従事する歯科医師は，診察治療の求があつた場合には，正当な事由がなければ，これを拒んではならない．

第2項　診療をなした歯科医師は，診断書の交付の求があつた場合は，正当な事由がなければ，これを拒んではならない．

保健師助産師看護師法

第39条

第1項　業務に従事する助産師は，助産又は妊婦，じよく婦若しくは新生児の保健指導の求めがあつた場合は，正当な事由がなければ，これを拒んではならない．

第2項　分べんの介助又は死胎の検案をした助産師は，出生証明書，死産証書又は死胎検案書の交付の求めがあつた場合は，正当な事由がなければ，これを拒んではならない．

国籍法

第2条

子は，次の場合には，日本国民とする．

一　出生の時に父又は母が日本国民であるとき．

二　出生前に死亡した父が死亡の時に日本国民であつたとき．

三　日本で生まれた場合において，父母がともに知れないとき，又は国籍を有しな

いとき.

2）死産証書（死胎検案書）・死産届

死産届は，昭和 21 年厚生省令第 42 号（死産の届出に関する規程）に基づき，父・母・同居人・死産に立会った医師・死産に立会った助産師・その他の立会者の順で届出を行い，医師又は助産師の死産証書又は死胎検案書を添えるとされている.

関連法規を以下に記載する.

昭和二十一年厚生省令第四十二号（死産の届出に関する規程）

第 4 条

死産の届出は，医師又は助産師の死産証書又は死胎検案書を添えて，死産後七日以内に届出人の所在地又は死産があつた場所の市町村長（特別区の区長を含むものとし，地方自治法（昭和二十二年法律第六十七号）第二百五十二条の十九第一項の指定都市にあつては，区長又は総合区長とする．以下同じ.）に届け出なければならない.

第 7 条

死産の届出は，父がこれをなさなければならない．やむを得ない事由のため父が届出をすることができないときは，母がこれをなさなければならない．父母共にやむを得ない事由のため届出をすることができないときは，次の順序によつて届出をなさなければならない.

　一　同居人

　二　死産に立会つた医師

　三　死産に立会つた助産師

　四　その他の立会者

3）そ　の　他

死産であれば戸籍に記載はされないが，墓地，埋葬等に関する法律には，

墓地，埋葬等に関する法律

第二条

この法律で「埋葬」とは，死体（妊娠四箇月以上の死胎を含む．以下同じ.）を土中に葬ることをいう.

第三条

埋葬又は火葬は，他の法令に別段の定があるものを除く外，死亡又は死産後二十四時間を経過した後でなければ，これを行つてはならない．但し，妊娠七箇月に満たない死産のときは，この限りでない.

第九条

死体の埋葬又は火葬を行う者がないとき又は判明しないときは，死亡地の市町村長が，これを行わなければならない.

とされており，妊娠 4 か月以上であれば，死産であっても最終的には市町村長の責任で埋葬は行われなければならない．

また，行旅病人及行旅死亡人取扱法は，

第一条

此ノ法律ニ於テ行旅病人ト称スルハ歩行ニ堪ヘサル行旅中ノ病人ニシテ療養ノ途ヲ有セス且救護者ナキ者ヲ謂ヒ行旅死亡人ト称スルハ行旅中死亡シ引取者ナキ者ヲ謂フ

第九条

行旅死亡人ノ住所，居所若ハ氏名知レサルトキハ市町村ハ其ノ状況相貌遺留物件其ノ他本人ノ認識ニ必要ナル事項ヲ公署ノ掲示場ニ告示シ且官報若ハ新聞紙ニ公告スヘシ

とされているが，死産児も身元不明等引き取り手がない場合は官報に掲載される．

2 性に関する法医学

性に関する記述に関しては，「法医診断学」[17] には，「法律上は男女はまったく同権であるが，強姦罪（2017 年 7 月 13 日廃止）のように性別が問題になる場合もある」と記載され，法医学の成書にも戦前戦後を問わず古くからしばしば記載されている項目である[18～22]．

最新法醫學[23] によると，西暦 1630 年のザキアスの著以来性的問題の法医学的議論がなされてきたとのことであり，相続権・徴兵の義務・代議士になり得る権利・姦淫に関わる犯罪といった点から性別決定が法医学でも扱われていたようである．

一方，近年では，2006 年に米国小児内分泌学会とヨーロッパ小児内分泌学会が中心に，性分化疾患（disorders of sex development，difference of sex development）診療合意文書が報告され，わが国，でも日本小児内分泌学会性分化委員会がこの邦訳を 2008 年に発表し，疾患としては後述のように確立されてきた．

1. 性分化疾患[24, 25]

染色体，性腺，または解剖学的性（外性器および内性器）が非典型的である先天的状態をいう．性分化疾患を疑う所見としては，性腺の有無および状態，陰茎・陰核の状態，尿道口・膣口の開口部位，陰囊・陰唇の状態，内性器の状態，皮膚色素沈着の有無等があげられる．

ここに性分化疾患を記載する．詳細は成書を参照されたい．

1）性染色体異常に伴う性分化疾患（Sex chromosomal DSD）

（1）45,X（Turner 症候群など）

（2）47,XXY（Klinefelter 症候群など）

（3）45,X/46,XY（混合性性腺異形成，卵精巣性（ovotesticular）DSD）

（4）46,XX/46,XY（キメラ，卵精巣性（ovotesticular）DSD）

2）46,XY 性分化疾患（46,XY DSD）

（1）性腺（精巣）分化異常

 ① 完全型性腺異形成（Swyer 症候群）

 ② 部分型性腺異形成

 ③ 精巣退縮症候群

 ④ 卵精巣性（ovotesticular）DSD

（2）アンドロゲン合成障害・作用異常

 ① アンドロゲン生合成障害（17β-HSD 欠損症，5α-還元酵素欠損症，リポイド副腎過形成症など）

 ② アンドロゲン不応症（完全型，部分型）

 ③ LH 受容体異常（Leydig 細胞無形成，低形成）

 ④ AMH および AMH 受容体異常（Muller 管遺残症）

 ⑤ コレステロール合成障害（Smith-Lemli-Opitz 症候群）

（3）その他（重症尿道下裂，総排泄腔外反など）

3）46,XX 性分化疾患（46,XX DSD）

（1）性腺（卵巣）分化異常

 ① 卵精巣性（ovotesticular）DSD

 ② 精巣発生異常 TesticularDSD（SRY 転座，SOX9 重複など）

 ③ 性腺異形成症

（2）アンドロゲン過剰

 ① 胎児性（21-水酸化酵素欠損症，11β-水酸化酵素欠損症，POR 異常症など）

 ② 胎児胎盤性アンドロゲン過剰（アロマターゼ欠損症）

 ③ 母体性（Luteoma，外因性など）

（3）その他（総排泄腔外反，腟閉鎖，MURCS など）

4）法律的手続き

わが国では，戸籍法に基づいて性別の登録が義務づけられている．

いったん戸籍に登録されると，性を変更するには家庭裁判所の判断を要するため，初期の性の決定は適切になされなければならない．ただし，性別の未載は可能であり，後日医師の証明書を添付して追完することができる．

2. 生殖機能 [26, 27]

　法医学の成書には，「生殖」の項が設けられ，今日でいう不妊症に相当する記載がみられる．不妊症とは，妊娠を望む健康な男女が避妊をしないで性交をしているにもかかわらず，一定期間妊娠しないもののことで，日本産科婦人科学会では，一定期間とは1年が一般的と定義されている．ここでは，代表的な疾患を記載する．

1）女性の不妊症の原因

排卵因子（排卵障害）
卵管因子（閉塞，狭窄，癒着）
子宮因子（子宮筋腫，子宮内膜ポリープ，先天奇形）
頸管因子（子宮頸管炎，子宮頸管からの粘液分泌異常など）
免疫因子（抗精子抗体など）

2）男性の不妊症の原因

性機能障害
造精機能障害
精路通過障害

3. 性嗜好 [28]

　国際疾病分類第10改正（ICD10）では，F65（性嗜好の障害）が分類されている．詳細は参考文献を参照されたい．
　① フェティシズム
　② フェティシズム的服装倒錯症
　③ 露出症
　④ 窃視症
　⑤ 窃触症，摩擦症
　⑥ 小児性愛
　⑦ 性的サディズム・性的マゾヒズム
　⑧ 他の性嗜好障害
　　a　糞便愛
　　b　浣腸愛
　　c　尿愛

3 犯法的性行為

1. わいせつ（猥褻）行為

1）刑法上の定義

わいせつ（猥褻）とは「徒らに性欲を興奮又は刺激せしめ且つ普通人の正常な性的羞恥心を害し善良な性的道義観念に反するもの」[29]と法的に解釈されている．

2）性的風俗に対するわいせつ行為

おもに，下記などがあげられる．

（1）公然わいせつ（刑法第174条）

ここで，公然とは「不特定又は多数人の認識し得べき状態」[30]をいい，「六月以下の懲役若しくは三十万円以下の罰金又は拘留若しくは科料に処する」と定められる．たとえば，性行為を一定の料金をとって見せる（昭和29年（う）第1813号事件），性器を露出する（平成14年（わ）第287号および平成15年（わ）第555号事件）などがあげられる．

（2）わいせつ物頒布等（刑法第175条）

「わいせつな文書，図画その他の物を頒布し，販売し，又は公然と陳列した者は，二年以下の懲役又は二百五十万円以下の罰金若しくは科料に処する」と定められる．販売目的で所持した者も本罪の対象となる．同条により「性的秩序を守り，最小限度の性道徳を維持すること」あるいは「性生活に関する秩序及び健全な性風俗の維持」がなされると解釈される．対象として，小説（昭和39年（あ）第305号事件），映画（昭和42年（う）第1926号事件），画像データ（平成9年（う）第1052号事件），漫画本（平成14年刑（わ）第3618号事件），DVD-R（平成20年（あ）第1703号事件）などがあげられる．

3）個人の性的自由を侵害するわいせつ行為

（1）強制わいせつ（刑法第176条）

「十三歳以上の者に対し，暴行又は脅迫を用いてわいせつな行為をした者は，六月以上十年以下の懲役に処する．十三歳未満の男女に対し，わいせつな行為をした者も，同様とする．」と定められる．また，刑法第178条で準強制わいせつとして「人の心神喪失若しくは抗拒不能に乗じ，又は心神を喪失させ，若しくは抗拒不能にさせて，わいせつな行為をした者」についても同様に罰せられること，同第180条で未遂罪についても「罰する」ことが定められている．

本罪には従来より被害者に男性も含まれていたが，平成29年7月13日施行の改正刑

法により「十三歳以上の男女」が「十三歳以上の者」とされ，性的少数者への配慮もなされ得る．

暴行や脅迫については「社会通念上被害者の反抗を抑圧するに足りる程度のものであったか否か」[31]が問題となる．しかし，13歳未満の場合には暴行や脅迫がなくても本罪が成立する．

従来，本罪は被害者への配慮などから，未遂を含め「告訴がなければ公訴を提起することができない」親告罪とされてきた．しかし，告訴の決断などにあたり被害者が精神的に負担を感じることも指摘され，改正後は，非親告罪として，告訴に依らないとされた．

（2）強姦から強制性交等へ（刑法第177条）

平成29年7月13日施行の改正刑法により「強姦」から「強制性交等」へ改められた．法医学の鑑定実務において特に重要であるため，次項で詳述する．

（3）監護者わいせつ，監護者性交等の新設

性的虐待の現状等に鑑み，平成29年7月13日施行の改正刑法に新設された．今後，法医学の鑑定実務に期待されるところが大きいと考えられるため，次項で詳述する．

2. 強制性交等

1）刑法上の定義

刑法第177条で「十三歳以上の者に対し，暴行又は脅迫を用いて性交，肛門性交又は口腔性交（以下「性交等」という．）をした者を，強制性交等の罪とし，五年以上の有期懲役に処する．十三歳未満の者に対し，性交等をした者も，同様とする．」と定められる．また，同第178条2の準強制性交等として「人の心神喪失若しくは抗拒不能に乗じ，又は心神を喪失させ，若しくは抗拒不能にさせて，性交等をした者」も同様に罰せられる．さらに，同第180条で未遂罪についても「罰する」と定められる．

2）本罪の特徴

従来の「強姦」は，腟への挿入として被害者は女性のみで，肛門や口腔への挿入は強制わいせつ等とされ，被害の深刻さに比し，法による処罰が十分でないとされてきた．これらをふまえた平成29年7月13日施行の改正刑法では，強制性交等として，被害者に男性や性的少数者なども含まれうることとなった．また，従来の「強姦」の法定刑の下限は3年で，強盗などの5年を下回り，その罪の悪質性や深刻さに照らして適切ではないと指摘されてきたが，このたびの改正で厳罰化された．

なお，手指やその他の物体の挿入については，従来どおり「強制わいせつ」等とされ，被害者の精神的苦痛が十分に反映されないといった指摘が依然残る．

3. 監護者わいせつ，監護者性交等

1）刑法上の定義

まず，監護者わいせつは，刑法第179条で「十八歳未満の者に対し，その者を現に監護する者であることによる影響力があることに乗じてわいせつな行為をした者は，第百七十六条の例による．」と定められる．次に，監護者性交等は，同第179条2で「十八歳未満の者に対し，その者を現に監護する者であることによる影響力があることに乗じて性交等をした者は，第百七十七条の例による．」と定められる．そして，いずれも同第180条で未遂罪についても「罰する」とされる．

2）本罪の特徴

従来，性的虐待が疑われた場合，子どもの安心・安全を確保するには，児童福祉法等のもとに子どもを加害者が居住する自宅等から保護するしかなかった．子どもが慣れない環境でさまざまな不利益や，さらなる心理的負担をこおむる一方，加害者はこれまでどおりの生活を継続するなど，その矛盾が指摘されてきた．本罪により，性的虐待の加害者を自宅等から離し，処罰することが可能となった．

4. 性犯罪等の被害者に対する法医学的諸検査

1）身体検査にあたって配慮すべきこと

被害者は，"rape trauma syndrome"[32]とよばれる，さまざまな反応を示すため，特に急性期には関係諸機関で誤解を招き，不適切な扱いを受けることが多い．そして，数年を経てもうつ状態，自殺企図，薬物およびアルコール依存，対人関係の障害などを残すことが知られている．したがって，法医学者あるいは産婦人科医師等検査にあたる者（検査者とする）は心理面へも十分な配慮をすることが大切である．

（1）検 査 前

被害者やその保護者等に，これから行われる検査の目的，手順，採取した証拠物の保存・保管方法，検査後の流れなどについて，十分に説明したうえでの同意（informed consent）を得る．また，被害者が心理的負荷等により検査の継続を困難と感じた場合には一時中断できることも事前に伝えておくとよい．

なお，理想としては，被害者が検査者の性別を選択できる機会があればなおよい．

（2）検査場所および検査台

医療機関の診察室などプライバシーが保護された場所を準備する．一般診療と同様，男性医師が女性を検査する場合は他の女性医療者を立ち会わせる．男性被害者についてはこれまで触れられてこなかったが，女性医師が男性を検査する場合の立ち会いはどう

するかについても被害者の希望を尊重しつつ，そのつど検討されるべきである．

　検査台としては産婦人科の診察台が用いられることが多いが，検査者の操作により電動式で開脚させる型式ではなく，被害者が自身の意志で足を開いてのることができる型式が望ましい．

2) 問　診

　法医学的検査および証拠採取に必要な事項のみについて聴く．いつ身体のどの部分にどのような行為が行われたかを聴けばよいのであって，事件の概要等について根掘り葉掘り聴く必要はない．被害者に事件当時の状況を必要以上に思い出させ，二次被害を与えないよう留意する．

3) 着衣の検査

　警察が介入している場合には，科学捜査研究所などその関係機関で鑑定されるため，すでに着替えを済ませていることが多い．

　被害者が医療現場へ直接来院し，着替えておらず，警察が介入していない場合などには，海外での医療対応にならい，着衣の付着物（髪の毛，繊維など）を散逸しないよう，シートの上で着替えてもらい，よく乾燥させて，シートごと紙袋に入れ，被害者が警察へ届け出た際に適切な状態で提出できるよう保存・保管する．このとき，紙袋表面に，その内容について，さらに，採取年月日や検査者の署名などを記載しておく．

　検査者は被害者の性別，年齢にかかわらず，必要以上に触れないよう配慮する．もし，被害者の髪の毛などが検査の妨げになると考えられる場合には，被害者自らの手で上げてもらうのがよい．

4) 外表からの異物採取

　警察が介入している場合には，警察官により採取されていることが多い．

　被害者が医療現場へ直接来院した場合，海外ではまず，"Wood's Lamp" という紫外線ランプを全身に照射して精液などを検出する．その他の異物としては，現場の土や植物片，繊維，乾燥した血液などがある．固形物は清潔なピンセットなどでつまみ，紙片に包み封筒に入れて保存・保管する．高度に乾燥した付着物では蒸留水で湿らせた綿棒で擦過後，海外では "Swab dryer" で1時間乾燥させることがガイドラインで決められている．そして，人体図に何をどこから採取したか記録する．

　爪からの異物採取は，被害者に片手を紙の上にかざしてもらい，検査者がピンセットなどで掻き出す．採取後，中身が出ないよう紙をたたんで，その表面に採取部位を記入し，封筒などへ入れて保存・保管する．もう片方も同様に行う．

5）損傷検査

まず，損傷がどの部位に存在しているかを観察する．このとき基準となるのがいわゆる「解剖学的姿勢」で，両手掌を前に向けた立位である．そして，胸骨頸切痕など位置が変化しない部位を基準点とし，そこからの距離を測定する．

次に，各損傷の大きさとして長さと幅（長径と短径）を測定する．哆開創では接着した状態でも測定する．円弧状の損傷では，円弧長，弦長，弦中点から円周上までの垂線長を測る．

そして，各損傷の形を観察し，類円形などと表現する．さらに，表皮剥脱では表皮片の付着部位などその性状を詳細に観察することで，擦過が生じた方向を推定できる．

最後に，各部位の損傷の数を記録する．

ここで，各損傷相互の位置関係も重要である．これにより，成傷器やその作用機序，被害者と加害者の姿勢・位置関係などを推定できる．

また，変色斑（皮下出血）の受傷時期を問われることがあり，一般に，肉眼的に淡青色 → 赤紫色（紫赤色）→ 赤（褐）色 → 黄褐色 →（淡）褐色と変化するが，これはヘモグロビンがヘモジデリンを経てヘマトイジンへ変化していくためである．なお，損傷の部位や性状，感染などの有無，年齢，栄養状態，疾病の有無など治癒過程に影響を及ぼす因子を考慮に入れなければならない．

性犯罪などの場合には，拇指頭面大程度の変色斑（皮下出血）が大腿や上肢の内側などに，表皮剥脱（変色斑を伴う場合も多い）が背面などに認められる．頸部を圧迫されたり口部を押さえられたりした場合には，手指や手掌などに一致すると考えられる変色斑や蒼白部が残されていることもある．さらに，吸引などによる変色斑や歯形などが頸部，乳房部，大腿内側などにみられることがあり，加害者の唾液などを採取できる可能性がある．

6）口腔内の検査

口腔内への挿入があり，事件後6時間以内であれば，おのおの1本の綿棒を用いて口腔内を左右別に擦過する．そして，おのおのにつき1枚塗抹標本を作製する．

7）外陰部の検査

まず，被害者以外の陰毛や異物などを採取するため，被害者の臀部下にペーパータオルなどを敷き，陰毛を下方向へブラシなどですく．その後，タオル中央にブラシを置いて，他の採取物とともに包み込み，封筒へ入れる．また，陰毛に精液の付着があれば，同部の陰毛を切除して，清潔なチューブなどに入れ，保存・保管する．なお，DNA鑑定などに必要な陰毛は抜去にて採取する．

次に，表面の腫脹や裂創の有無などを観察する．後者は，時計の12時を腹側として

4時から8時に生じやすい．そして，処女膜の状態を確認する．事件後短時間であれば，発赤や腫脹，出血を伴うことがある．ただし，それまでの性交経験によっては，ほとんど損傷をみないこともある．性虐待などでは明らかな処女膜の欠損や年齢に比し成熟した所見がみられる．

最後に，腟鏡を用いて，腟内の異物の有無や腟壁の状態などを観察する．なお，海外で使用されている透明プラスチック製の腟鏡は，内部に豆電球を備え，腟壁の状態などを観察しやすい．

同部からの精液等の採取にあたっては，まず，腟口周囲の皮膚を綿棒で擦過する．それから，3本の綿棒を同時に腟内へ入れ，円蓋部を擦過し，1本は湿潤標本作製用（運動能力のある精子の有無を確認），1本は塗抹標本作製用，残りの1本はそのまま提出とする．

肛門への挿入があった場合には，腟からの漏出物との接触を避けるため肛門鏡を使用し，2本の綿棒で直腸内を擦過する．1本は塗抹標本作製用，1本はそのまま提出とする．

8）検　査　後

綿棒を提出する場合には十分に乾燥させる．試料を入れた封筒，ラベル，記録用紙（病院用，キット用，警察用）に記入もれがないことを確認し，"Chain of Custody"（証拠能力がなくならないよう適切に保管・管理すること）を維持することが大切である．封筒などを封印するシールには検査者が署名する．

5.　加害者に対する法医学的諸検査

事件の際に負ったと考えられる損傷がある場合，拘留場所などで損傷検査などを行うことがある．特に，被害者の抵抗により生じたと考えられる，爪などによる表皮剥脱，変色斑（皮下出血），咬傷などに留意する．

6.　そ　の　他

海外では性暴力の被害者への対応として，Forensic nurse-SANE（sexual assault nurse examiner）[33] の存在が高く評価されている．

SANE導入以前の海外でも警察官に付き添われた被害者は，他の患者と同じ場所で平均6時間は待たされ，医療者による無神経な法的証拠採取の過程で傷つくことが多かった．一方，多忙な医療現場ですべての医療者に高い専門性を期待することも困難であった．そこで，女性による医療対応として，SANEが考案された．

SANEはさまざまな病院または医院に勤務する看護師で，オフの時間をon-call体制で契約している．SANEは法廷で証言することもあり，40時間の講習および多数の内

診を経験した後，資格試験に合格しなければならない．この制度はMemphis，Tennessee（1976），Minneapolis，Minnesota（1977），Amarillo，Texas（1979）から始まり，1992年の第1回全米SANE会議後，アメリカやカナダで広く実施されるようになった．なかには，男性や12歳未満の被害者へ対応しているところもある．

　被害者は救急部を受診するか警察へ通報すると，検査開始まで特別に用意された個室で待機できる．そして，SANEからは全身の損傷の検査・記録および法医学的な証拠採取などの医療対応を，advocateからは検査中の付き添いなど希望するさまざまな支援を受けられる．被害者は個々の検査に際し，説明を受けたうえで同意するかどうか決定できる．また，拒否しなければSANEによるインタビューに警察官も同席するため，問診および事情聴取を一度で済ますことができる．さらに，性感染症および妊娠を予防する投薬や心理的なサポート機関等の情報提供まで受けられる．

　2010年4月，大阪府松原市に性暴力救援センター大阪：SACHICO（Sexual Assault Crisis Healing Intervention Center Osaka）が設置され，性暴力（性虐待や配偶者間等含む）の被害者に対して包括的なケアを提供している．なお，国連は，女性20万人あたり1カ所のワンストップセンター設置を勧告しており，内閣府も「性犯罪・性暴力被害者のためのワンストップ支援センター開設・運営の手引」を作成するなど，全国的な取り組みとして広がりつつある．

文献

①妊娠・分娩をめぐる法医学

 1) 塚原優己．14．正常妊娠の管理．日本産科婦人科学会雑誌 2011；63(10)：N-89-N-100.
 2) 宮崎亮一郎．診療の基本 母体保護法．日本産科婦人科学会雑誌 2007；59(3)：N-15-N-23.
 3) 金山尚裕．共同企画-2 妊産婦死亡報告からみた母体安全への提言 3) 分娩時大量出血 ①羊水塞栓症．日本産科婦人科学会雑誌 2012；64(9)：N-407-N-411.
 4) 小林隆夫．学際領域の診療 肺血栓塞栓症・深部静脈血栓症．日本産科婦人科学会雑誌 2004；56(10)：N-382-N-391.
 5) Weinstein L. Syndrome of hemolysis, elevated liver enzymes, and low platelet count : a severe consequence of hypertension in pregnancy. Am J Obstet Gynecol 1982 ; 142 : 159-167.
 6) Rehberg JF, et al. Thrombotic thrombocytopenic purpura masquerading as hemolysis, elevated liver enzymes, low platelets（HELLP）syndrome in late pregnancy. Obstet Gynecol 2006 ; 108 : 817-820.
 7) Schoeman MN, Batey RG, Wilcken B : Recurrent acute fatty liver of pregnancy associated with a fatty-acid oxidation defect in the offspring. Gastroenterology 1991 ; 100 : 544-548.
 8) Wilcken B, Leung KC, Hammond J, Kamath R, Leonard JV : Pregnancy and fetal long-chain 3-hydroxyacyl coenzyme A dehydrogenase deficiency. Lancet 1993 : 341 : 407-408.
 9) Yamamoto T, et al. Metabolic autopsy with postmortem cultured fibroblasts in sudden unexpected death in infancy : Diagnosis of mitochondrial respiratory chain disorders, Mol Genet Metab 2012 ; 106 : 474-477.
10) Yamamoto T, et al. An autopsy case of sudden maternal death from thrombotic thrombocytopenic purpura. J Obstet Gynaecol Res（in press）
11) Tanaka H et al. Case of maternal and fetal deaths due to severe congenital thrombotic throm-

bocytopenic purpura（Upshaw-Schulman syndrome）during pregnancy. J Obstet Gynaecol Res. 2014 Jan；40（1）：247-249.

12) Studt JD, et al. Fatal congenital thrombotic thrombocytopenic purpura with apparent ADAMTS 13 inhibitor: in vitro inhibition of ADAMTS13 activity by hemoglobin. Blood 2005；105：542-544.

13) Dwyre DM, et al. Value of ADAMTS13 activity and inhibitor in the postmortem diagnosis of thrombotic thrombocytopenic purpura. J Clin Apher 2009；24：106-110.

14) Crotti et al. Long QT syndrome-associated mutations in intrauterine fetal death. JAMA. 2013 Apr；10；309（14）：1473-1482.

15) Shehab O et al. Whole genome sequencing identifies etiology of recurrent male intrauterine fetal death. Prenat Diagn. 2017 Oc；37（10）：1040-1045.

16) 岡井崇 綾部琢哉 編. 標準産科婦人科学. 第4版, 医学書院, 東京, 2011.

②性に関する法医学

17) 錫谷 徹. 性の異常 法医診断学. 南江堂, 東京, 1972.

18) 土井十二, 大村得三. 性的関係論. 法醫學提要. 凡進社, 京都, 1934（昭和9年）.

19) 古畑種基, 淺田 一. 性の法醫學. 法醫學全書. 東洋書館, 東京, 1949（昭和24年）.

20) 松倉豊治. 性的犯罪. 法医学. 永井書店, 大阪, 1974（昭和49年）.

21) 石山昱夫. 性に関する法医学. 現代の法医学. 医学書院, 東京, 1975（昭和50年）.

22) 何川 涼. 性に関する法医学. 法医学. 日本醫事新報社, 東京, 1977（昭和52年）.

23) 淺田 一. 性的諸問題の法医学的観察. 最新法醫學. 中央公論社, 東京, 1937（昭和12年）.

24) Webtext. 性分化疾患の診断と治療. 日本小児内分泌学会.

25) 日本小児内分泌学会編. 小児内分泌学. 改訂第2版, 診断と治療社, 東京, 2016.

26) 日本産科婦人科学会ホームページ.
http://www.jsog.or.jp/public/knowledge/funin.html

27) 日本生殖医学会ホームページ.
http://www.jsrm.or.jp/public/funinsho_qa04.html

28) 精神医学症候群 II. 別冊日本臨牀 領域別症候群シリーズ No. 39, 日本臨牀社, 東京, 2003.

③ 犯法的行為

29) 最高裁判所刑事判例集. 第11巻3号, p 997.

30) 高等裁判所判例集. 第8巻5号, p 649.

31) 神戸地方裁判所判例. 平成13年（わ）第367号事件

32) Patel M, Minshall L. Management of sexual assault. Emerg Med Clin North Am 2001；19：817-831.

33) Ledray L. Sexual assault. Clinical issues, Sexual assault nurse examiner（SANE）programs. J Emerg Nurs 1996；22（5）：460-465.

第7章 血液型と個人識別

1 血 液 型

1. 血液型一般

　血液型（blood group）は，特定の遺伝子（血液型遺伝子）に支配され，メンデルの遺伝法則に従って親から子に遺伝する遺伝形質である．血液型は，その遺伝子座に属する対立遺伝子*（allele）の組み合わせ（遺伝子型 genotype）によって決定される幾つかの表現型（phenotype）に分類される．その遺伝学的基盤となるのが遺伝的多型（genetic polymorphism）である．*アレルとよぶことが提案されている．

　遺伝的多型とは，「ある集団のなかに，一つの遺伝子座において2種類以上の対立遺伝子が存在し，少ない対立遺伝子の出現頻度が少なくとも1％以上ある」現象である．1％にも満たないものを変異（mutation）という．血液型などの形質をコードする遺伝子のみならず，ゲノムDNA上の特定の座位に複数の対立遺伝子が存在し，遺伝的多型を示すものをDNA多型（DNA palymorphisw）という．DNA多型のほとんどは表現型の変化を伴わないものであるが，DNA多型を示す遺伝子座の対立遺伝子のうち，コードする遺伝子産物である蛋白質のアミノ酸配列の変化あるいは不活性や欠損を引き起こす対立遺伝子があると，遺伝子型によってその形質の表現型が異なるもの（対立形質）となる場合がある．このように，表現型の違いとして多型性が認知されるものを表現型多型（phenotypic polymorphism）といい，まさに血液型は表現型多型形質である．近年の分子生物学の著しい進歩により，血液型を担っている生体物質の遺伝子レベルの解析が行われ，表現型の分類について分子遺伝学的な裏付けがなされている．

　血液型は単純な遺伝的支配を受け，基本的に生まれてから表現型が変化せず（終生不変），かつ容易に表現型や遺伝子型が判定できることから，従来からさまざまな遺伝解析に利用されてきた．このような遺伝形質を遺伝標識（genetic marker）という．法医学領域において血液型は個人識別や親子鑑定に活用されてきた．すなわち，血液型によってヒト集団を表現型の数だけグループ分けでき，表現型が違えば別人であるとすること

338 第7章 血液型と個人識別

ができる．このため，法医学領域では血液型の研究が精力的に行われてきた（法医遺伝学 forensic genetics）．さらに，臨床医学領域でも血液型は輸血や移植などに際し免疫血清学的検査に欠かすことのできないものであり，また人類学，人類遺伝学，免疫学の発展にも大きく寄与している．

1）血液型の歴史的背景

血液型は輸血療法に大きく関与し，その発見は安全な輸血療法の確立を初めて可能とした．17世紀に，Lowerは動物間での輸血を，Denysは子羊血液のヒトへの輸血を報告している．19世紀，Blundellがヒトの血液を失血者に輸血し成功させており，これが輸血の成功第1例となっている．しかし，輸血療法は安全なものとは程遠い療法であった．ここに大きな転機をもたらしたのがKarl LandsteinerによるABO血液型の発見である（1901年）．

Landsteinerは，多数のヒトの血液を血清と赤血球に分離し，いろいろな組み合わせで混合すると，その赤血球が凝集する場合と凝集しない場合があることを見いだし，ヒトの血液は幾つかの表現型に分類できるとした．これがABO血液型である．また，ABO血液型は，メンデルの遺伝法則に従うものとして初めて認知されたヒトの遺伝形質でもある．すぐに，Ottenbergらによる輸血へのABO血液型の導入によって，安全な輸血療法の基礎が確立した．さらに，Landsteinerは，ABO血液型抗原とは異なる抗原を識別できる異種凝集素（ヒトの赤血球をウサギに免疫して産生された免疫抗体）を用いて，MN血液型とP血液型を発見した（1927年）．ヒトの血液型を発見した功績で，Landsteinerは1930年にノーベル賞が授与された．

Levineらは，現在抗Dとよばれる新たな同種抗体を，子宮内死亡胎児を分娩した婦人から見いだし，これは婦人にとって異物である抗原を父親から受け継いだ胎児の血球によって免疫され産生されたものであることが明らかとなり，Rh血液型確立の端緒となった（1939年）．その後，溶血性疾患の幼児をもつ母親または頻回の輸血を受けた患者に新たな血液型抗原を識別する同種抗体が見いだされ，新たな血液型が次々と発見された．これらは，型特異的な抗体を用いた赤血球凝集反応によって，赤血球膜表面にある同種抗原を識別したものである（赤血球抗原型）．同種抗原（alloantigen）とは，遺伝的に決定される抗原で同一種のすべての個体には存在しないが一部の個体に存在し，同種の動物間（ヒト間など）で免疫学的に非自己と認識され得る構造をもつ抗原である．

血液型研究上の次の画期的な出来事は，蛋白質の分析に利用する電気泳動法の導入である．Smithiesは，デンプンゲル電気泳動によって，血清蛋白質ハプトグロビンが易動度の違いに基づき遺伝的に決まった3種類の表現型に識別できる表現型多型形質であることを明らかにした（1955年）．この発見は，「血液型は赤血球表面の同種抗原に基づく」という概念を打ち破るものであった．さらに，Hopkinsonらは電気泳動法を赤血球中の酵素に応用し，酸性ホスファターゼが易動度の違いによって3種類の表現型に識

別できる表現型多型形質であることを報告した（1963年）．それ以降，多くの血清蛋白質や赤血球中の酵素について電気泳動法による生化学的分析がなされ，血清蛋白質型，赤血球酵素型とよばれる多数の表現型多型形質が見いだされた．

1954年，Daussetが輸血患者血清中に抗白血球抗体を発見したことを端緒として，その後，経産婦血清中にも同様の抗体が見いだされ，これら抗体によって白血球表面の同種抗原系が明らかにされた．これが白血球抗原型であり，主要組織適合性抗原として臨床上重要な役割を担っている．血小板には赤血球や白血球と共通の同種抗原（ABO，P，HLAクラスIなど）が分布するだけではなく，van Loghemは血小板に固有のZw^{a}型を発見した（1959年）．その後，30種類以上の同種抗原が見いだされ，血小板型を構成するに至っている．

1980年代，ゲノムDNA上の遺伝的多型が解析できるようになり，それ以降，DNA多型はヒトの多様性を明らかにする中心的な遺伝標識として活用されている．

血液型の歴史的背景を鳥瞰すると，血液型の発見・解明が輸血や移植を安全な治療法にしたといえる．このため，臨床医は血液型に関する基本的な理論を理解し，臨床上，必要な知識をもつことが求められる．

2）血液型システム

血液型とは，血液成分に含まれる表現型多型形質の総称である．そこで，血液型はその由来に基づき，以下の5種類のグループに大別される（**表7-1**）．

① 赤血球抗原型（red cell antigen type）
② 血清（蛋白質）型（serum protein type）
③ 赤血球酵素型（red cell enzyme type）
④ 白血球抗原型（human leukocyte antigen〈HLA〉type）
⑤ 血小板型（human platelet antigen〈HPA〉type）

これら血液型をコードする遺伝子は特定の染色体上に座位し，表現型を決定する複数の対立遺伝子を有す．これら対立遺伝子のうち，2個の組み合わせ（遺伝子型）によって個人におけるそれぞれの血液型の表現型が決定される．もちろん個人の保有する2個の対立遺伝子は父親と母親から1個ずつ受け継いだものである．一遺伝子座にN個の対立遺伝子が存在する場合，遺伝子型の種類は$N(N+1)/2$個となり，同じ対立遺伝子からなる遺伝子型をホモ接合，異なる対立遺伝子からなるものをヘテロ接合という．対立遺伝子の間には，顕性/潜性関係のあるもの，顕性/潜性関係のない（共顕性）もの，同じ形質を発現するものなどがあるため，必ずしも表現型の数は遺伝子型の数と一致しない．また，複数の遺伝子座が同一の染色体上に隣接して座位する場合，それぞれの対立遺伝子がセットとして1つの対立遺伝子のように遺伝することがある．この対立遺伝子の組み合わせをハプロタイプ（haplotype）という．

340 第7章 血液型と個人識別

表7-1 血液型の種類

グループ	主な検査方法	表現型多型形質			
		種類	主要対立遺伝子	主要表現型	遺伝子と遺伝子座
赤血球抗原型	抗原抗体反応 　赤血球凝集反応 　凝集阻止反応 DNAタイピング	ABO 分泌・非分泌 P MNSs Rh Duffy	*A, B, O* *Se, se* *P₁, P₂* *MS, Ms, NS, Ns* [†] *CDE, CDe, cdE* など [†] *Fyᵃ, Fyᵇ*	A, B, O, AB 分泌，非分泌 P₁, P₂ MNs, Ms, Ns, MNSs など CCDee, CcDEe, ccDEE など Fy(a＋b＋), Fy(a＋b－), Fy(a－b＋)	*ABO* 9q34.1-q34.2 *SE(FUT2)* 19q13 *P1* 22q11-qter *GYPA, GYPB* 　4q28-q31 *RHD, RHCE* 　1p34-p36 *FY* 1q22-q23
		（その他，Kidd, Lutheran, Kell, Lewis, Diego, Xg, Dombrock, Colton, Ii など）			
赤血球酵素型	電気泳動法 DNAタイピング	ACP1 PGM1 ESD GPT	*ACP1* *A, *B* *PGM1* *1A, *1B,* *2A, *2B* *ESD* *1, *2* *GPT* *1, *2A*	B, AB, A 1A, 1A-2A, 1A-1B など 1-2, 1, 2 2A-1, 1, 2A	*ACP1* 2p25-p23 *PGM1* 1p22.1 *ESD* 13q14.1 *GPT* 16pter-p11
		（その他，PGD, ADA, G6PD, GLO1, AK, PEPA, UMPK, PGK1 など）			
血清蛋白質型	電気泳動法 抗原抗体反応 　凝集阻止反応 DNAタイピング	HP GC PI Gm	*HP* *1, *2* *GC* *1F, *1S, *2* *PI* *M1, *M2, *M3* *Gm* *ag, *ab3st,* **axg* など [†]	2, 2-1, 1 1F, 1F-1S, 2-1F, 2-1S など M1, M1M2, M2, M1M3 など agb3st, ag, axg, agfb1b3 な ど	*HP* 16q22.1 *GC* 4q12-q13 *PI* 14q32.3 *GM* 14q32.3
		（その他，Am, Km, TF, CP, C2, C4, C1R, C6, C7, C81, BF, F13B, AHSG, ORM1 など）			
白血球抗原型	血清学的試験 細胞学的試験 DNAタイピング	クラスⅠ	HLA-A, -B, -C などから構成され，それぞれの遺伝子座には多数の対立遺伝子が存在し，多種類の表現型を形成する [†]		6p21.3
		クラスⅡ	HLA-D/DR, -DP, -DQ から構成され，それぞれの遺伝子座には多数の対立遺伝子が存在し，多種類の表現型を形成する [†]		6p21.3
血小板型	抗原抗体反応 DNAタイピング	おもなものとして HPA-1（Zw/PLA），HPA-2（Ko），HPA-2（Bak），HPA-4（Pen/Yuk），HPA-5（Br/Zav）などが知られている．それぞれ，2種類の抗原 a および b から構成される			

[†] ハプロタイプとして遺伝する．

3) 血液型の検査法

血液型の検査（表現型または遺伝子型判定）方法は，血液型のグループによってさまざまである（**表7-1**）．ほとんどの血液型について，それぞれをコードする血液型遺伝子の塩基配列・置換が解明されており，DNA試料から直接塩基配列・置換を解析して遺伝子型を判定するDNAタイピング（DNA typing）が積極的に導入されている．

（1）赤血球抗原型検査：血清学的試験

赤血球抗原型は赤血球表面の同種抗原に基づく表現型多型であり，それぞれの血液型システムに属するどの抗原を有するかによって表現型が決まる．それぞれの血液型抗原と特異的に反応する抗体を用いた抗原抗体反応を行い，特異抗体と反応を示せばその抗原が存在し，反応を示さなければその抗原が存在しないと判定することが基本原理となる．

抗原（antigen）とは，生体に抗体を産生させ，抗体と特異的に反応したり，各種の免疫現象を成立させる物質の総称である．抗原の特異性は抗原分子の一部が関与し，その化学的構造が明確なものを抗原決定部位（エピトープepitope）という．血液型を構成する抗原はそれぞれ独自のエピトープを有す．

一方，抗体（antibody）は，抗原刺激の結果産生され，または自然に動物の血清に存在し，その抗原と特異的に反応する免疫グロブリン（immunoglobulin）である．その由来や性状，反応動態によって，**表7-2**に示すように分類できる．赤血球抗原型の判定には，これら抗体を適宜用いた血清学的試験が利用される．

主に利用される血清学的試験が赤血球凝集反応（agglutination）であり，赤血球などの浮遊細胞上の抗原に特異抗体が作用することによって，これら細胞が集合し凝集塊を形成する．血液型抗原の存在は，対応する特異抗体と赤血球表面で抗原抗体反応が起こるか否かで判定するが，肉眼的に容易に観察できる赤血球凝集が反応の指標となる．その反応は2段階，すなわち感作と凝集で進む．感作とは細胞表面上の抗原とそれに対する抗体が結合することであり，凝集とは結合した抗体が隣接する赤血球をも結合し肉眼的に観察できる塊（凝集塊）を形成することである．

赤血球表面は陰性に荷電しており，赤血球が血漿や生理食塩水に浮遊している場合，赤血球の周囲に反対の電荷をもったNa^+が多く集まり，イオン雲を形成する．このイオン雲によって形成される電位を電気二重層界面電位（ゼータ電位）という（**図7-1**）．ゼータ電位によって赤血球は互いに反発しあい，近づくことができず，生理的条件下で赤血球が凝集することはない．IgGのような小さな抗体分子ではこの間を越えて細胞間を橋渡しすることができない．したがって，このような抗体は対応する抗原と結合する感作を起こすが，赤血球膜上を覆っても凝集は起こらない（不完全抗体）．一方，IgMのような大きく抗原結合部位も多数もつ抗体分子では，この間の橋渡しができ，対応する抗原が存在すると感作と凝集を起こす（完全抗体）．

自然抗体（抗A，抗Bなど）や異種免疫抗体（MN血液型抗体など）は，一般に完

表7-2 赤血球抗原型判定などに利用される抗体の一般的分類

分類方法	種　類	性　状
抗原と結合したときの反応形式	凝集素（agglutin）	対応する抗原（凝集原）を表面にもつ赤血球などを凝集する抗体
	沈降素（precipitin）	可溶性抗原と結合し沈降物を形成する抗体
	溶血素（hemolysin）	補体系を活性化し，赤血球の細胞膜構造を破壊し溶血させる抗体
抗体出現の由来	自然抗体 （normal antibody）	明らかな抗原刺激を受けず，自然発生的に血清中に存在する抗体．主に IgM 抗体
	免疫抗体 （immune antibody）	抗原刺激によって産生される抗体．主に IgG 抗体
抗原*の由来	異種抗体（heteroantibody）	異種抗原で動物を免疫し産生される抗体
	同種抗体（alloantibody）	同種抗原で免疫刺激され産生される抗体．対応する抗原がある非自己赤血球と反応
	自己抗体（autoantibody）	自己免疫疾患のように，自己抗原が抗原刺激となり産生される抗体
反応動態（抗原と反応したときに凝集が確認できるか否か）	完全抗体 （complete antibody）	生理食塩水中で凝集反応,沈降反応を起こす抗体.主に IgM 抗体
	不完全抗体 （imcomplete antibody）	生理食塩水中では抗原と結合するが，凝集や沈降反応を起こせない抗体．主に IgG 抗体
特異性	モノクローナル抗体 （monoclonal antibody）	細胞融合法による抗体産生の形質細胞と骨髄腫瘍細胞の雑種細胞（hybridoma）の単クローンが産生するマウスまたはヒト由来の抗体．単一のエピトープを認識する高い特異性をもつ
	ポリクローナル抗体 （polyclonal antibody）	通常の抗血清に相当し，抗原に対する多数の抗体産生細胞クローンに由来する抗体．多数のエピトープに対して特異的な抗体が混在する

*抗原は非自己の度合いによって3種類に分類される．同種抗原のほか，ある種の生物から得られ，他種の動物に抗体産生や免疫刺激し得る抗原を異種抗原（heteroantigen：ヒト対ウサギの関係など），自己の構成物から作られる抗原を自己抗原（autoantigen）という．

全抗体の反応動態を示す．生理食塩水中に2〜5％の濃度に希釈した赤血球と抗原抗体反応を起こし，凝集塊を形成する（食塩液法，直接凝集法）．一方，多くの血液型判定に利用される抗体には不完全抗体の反応動態を示す同種免疫抗体が多く，対応する抗原が存在しても感作しか起こさないため，生理食塩水浮遊赤血球は凝集できず，抗原抗体反応が起こったか否かを判定できない．そこで，感作している赤血球を凝集させるため，赤血球を蛋白質分解酵素であらかじめ処理して（酵素法），静電的反発を弱める親水性高分子（アルブミンなど）を添加して（アルブミン法），ゼータ電位の反発力を下げる

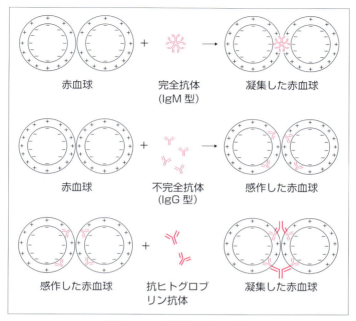

図 7-1　赤血球凝集反応の原理

ことが行われる．また，隣接した細胞上の感作 IgG 分子同士をヒトグロブリンに対する抗体で架橋する抗グロブリン試験（クームス試験）が用いられる．この方法は，新生児溶血性疾患などでの血清中の不完全抗体や感作赤血球の検出にも使われている．

赤血球抗原型の血清学的試験に使用される抗体にはさまざまな由来，性状のものがあり，その使用方法を理解したうえで用いなければならない．赤血球凝集反応は簡便で，同種抗原の存在をきわめて特異性高く検出できることから，赤血球抗原型の日常検査で広く利用されている．なお，使用する抗体とそれによって検出される血液型抗原には同じ記号が用いられる（A 抗原—抗 A 抗体，Le^b 抗原—抗 Le^b 抗体，Fy^a 抗原—抗 Fy^a 抗体など）．

（2）血清蛋白質型・赤血球酵素型検査：電気泳動法

血清型や赤血球酵素型は，おもにそれぞれの蛋白質や酵素におけるアミノ酸配列の違いに基づくものであり，対立遺伝子産物に相当するどのようなアミノ酸配列の血清蛋白質・酵素を有するかによって表現型が決まる．このため，血清あるいは赤血球中に含まれるそれぞれの血清型・酵素型に対応する対立遺伝子産物の検出によって表現型を判定することが基本原理である．

電気泳動法（electophoresis）は，さまざまな担体（ゲル）中におかれた蛋白質に陰極と陽極の間で電場をかけ，その分子の大きさや荷電状態に従って分離する生化学的手

法である．デンプンゲル電気泳動やポリアクリルアミドゲル電気泳動では電場においた蛋白質は一方の電極側に移動するが，その際，ゲルの分子ふるい効果によって分子の大きさの違い（小さいものほど早く移動する）で易動度が変化し，分子量の異なる対立遺伝子産物は分離される．対立遺伝子産物間ではアミノ酸置換がみられ，等電点 pI（蛋白質の正電荷と負電荷が相殺しあい，正味電荷をもたない状態となる pH に相当し，それぞれの蛋白質に固有な値）が変化する場合が多い．等電点電気泳動法（isoelectric focusing electrophoresis：IFE）は，それぞれの蛋白質の pI 値に従って蛋白質を分離することができ，わずかな pI 値の違いによって分離できる高い解析能をもつ．

　多くの血清型・酵素型の表現型判定には，IFE を用いた対立遺伝子産物の分離・識別が利用されている．血清型・酵素型判定では，血清や赤血球抽出液に含まれる多種類の蛋白質を電気泳動で分離した後，共存する蛋白質の中から血清型・酵素型に対応する蛋白質や酵素（対立遺伝子産物）を特異的に検出しなければならない．このため，電気泳動後，蛋白質を検出する蛋白質染色法，酵素活性を検出する活性染色法，それぞれの蛋白質・酵素に対する特異抗体を用いた免疫染色法などによって着目する分子を可視化する．それぞれの蛋白質・酵素はバンドとして観察され，表現型特異的な電気泳動パターンをなす．観察される電気泳動パターンによって表現型を判定する．

（3）DNA タイピング

　血液型となる表現型多型の主な基盤は，アミノ酸置換を起こす非同義置換型一塩基多型（single nucleotide polymorphism：SNP）である．血液型の表現型を判定するには，血液型遺伝子上のそれぞれの対立遺伝子を特徴づける SNP の遺伝子型を判定してもよい．SNP 判定には PCR-RFLP，allele-specific PCR，TaqMan PCR などさまざまな方法が利用でき，DNA 試料を用いた DNA タイピングができる．SNP に関するデータベースとして，NCBI dbSNP（http://www.ncbi.nih.gov/projects/SNP）が活用できる．

2. 代表的な血液型とその検査方法

1）赤血球抗原型

　赤血球膜表面の同種抗原に基づく表現型多型形質を赤血球抗原型という．通常"血液型"といえば赤血球抗原型のことを意味する場合が多い．血液型の基盤となる同種抗原を血液型抗原（blood group antigen）とよび，血液型抗原となるエピトープをもつ物質を血液型物質という．赤血球膜表面の血液型抗原は，自然抗体，輸血や妊娠によって産生された同種免疫抗体やヒトの血液を動物に免疫して得られた異種免疫抗体によって検出・同定されてきた．

　Landsteiner による ABO 血液型の発見以来種々の血液型抗原が発見され，現在では少なくとも 339 種類にのぼっている．これら血液型抗原は抗原の特異性の違いによって区別される遺伝形質であり，その抗原をもつヒトともたないヒトに分かれる同種抗原で

表7-3 おもな赤血球抗原型システムの種類（国際輸血学会で公認されたもの）

システム	抗原数	システム	抗原数	システム	抗原数	システム	抗原数
ABO	4	JK	3	CH/RG	9	RAPH	1
MNS	46	DI	21	H	1	JMH	5
P	1	YT	2	XK	1	I	1
RH	50	XG	2	GE	8	GLOB	1
LU	19	SC	7	CROM	15	GIL	1
KEL	31	DO	6	KN	9	RHAG	3
LE	6	CO	3	IN	4	FORS	1
FY	6	LW	3	OK	1	JR	1

（窪田哲朗ほか編著．免疫検査学．第2版．医歯薬出版，東京，2010，p 273 より一部改変）

ある．それぞれの血液型は関連する血液型抗原群から構成される血液型システムを形成し，それに属するどの抗原を有するかで表現型が決まる．血液型は特定の遺伝子によって支配され，その遺伝子に属する対立遺伝子がそれぞれの血液型抗原を産生する．現在のところ，血液型抗原群は国際輸血学会で公認されている33種類の血液型システムに分類され，個人はそれぞれの血液型について特定の表現型をもつことになる（**表7-3**）．なお，血液型システムの表現型を表記する際，検出された抗原名で表記する場合と＋（抗原あり）／－（抗原なし）を用いて表記する場合とがある〔A型，CcDEe型，Fy（a+b-）型など〕．血液型は国際輸血学会によって分類され，その情報にはBlood Group Antigen Mutation Database（http://www.bioc.arcom.yu.edu/bgmut/index.htm）が利用できる．

それぞれの血液型抗原は特有のエピトープを有す．エピトープが，赤血球膜の糖脂質や糖蛋白質の糖鎖部分に，または膜蛋白質の細胞外領域に存在するものがあり，前者を糖鎖系抗原，後者を蛋白質系抗原という．ABO，Lewis，Pなどは糖鎖系抗原であり，Rh，MNSs，Duffyなどは蛋白質系抗原に属する．糖鎖系抗原はゴルジ体にあるさまざまな糖転移酵素の働きによって前駆体となる糖鎖に次々と単糖が結合して合成される．糖鎖系抗原の血液型遺伝子は糖転移酵素をコードしており，その対立遺伝子によって酵素の特性などが異なり，結果的に異なる糖鎖が形成され，同種抗原として識別される．一方，蛋白質系抗原の血液型遺伝子は膜蛋白質をコードしており，対立遺伝子によって細胞外領域にアミノ酸配列の違いなどが生じ，これが同種抗原として識別される．1980年代以降，血液型システムを支配する遺伝子が次々とクローニングされ，それぞれの血液型抗原は分子レベルで理解できるようになっている．

（1）ABO血液型（ABOシステム）

ABO血液型はLandsteinerによって発見された初めての血液型である．Dungernら

表7-4 ABO血液型の表現型と日本人頻度[†]

おもて試験			うら試験				表現型	遺伝子型	日本人頻度(%)[††]
同種凝集素に対する赤血球の反応		赤血球膜上の抗原	各赤血球に対する血清の反応			血清中の規則抗体			
抗A	抗B		A型血球	B型血球	O型血球				
−	−	なし[†††]	+	+	−	抗A, 抗B, 抗A, B	O	O/O	31.5
+	−	A	−	+	−	抗B	A	A/A, A/O	37.3
−	+	B	+	−	−	抗A	B	B/B, B/O	22.1
+	+	A, B	−	−	−	なし	AB	A/B	9.1

+：凝集あり，−：凝集なし.
[†]日本人頻度などは，岸　紘一郎ほか編．法医血清学的検査法マニュアル．金原出版，東京，1990；玉置嘉広，西向弘明．血清型の知識．金原出版，東京，1986から引用．
[††]遺伝子頻度は A, 0.276；B, 0.171；O, 0.553である．
[†††]AおよびB抗原の前駆体であるH抗原が存在する．

によって，ABO血液型はメンデルの遺伝法則に従って遺伝することが示され，次いでBernsteinは，ABO血液型が1遺伝子座3対立遺伝子によって支配されることを提唱するなど，表現型多型形質としてABO血液型が確立した．その後，変異型や亜型の発見，抗原の化学構造や生合成経路の解明，遺伝子レベルの解析などが進み，現在ABO血液型の基盤は確立している．ABO抗原は赤血球のみならずさまざまな組織の細胞膜上あるいは分泌液中にも広く分布し，このような分布から"Histo-blood ABO"ともよばれる．さらに動物，植物，細菌にも広く認められるなど，抗原物質の広範囲な分布は他の血液型にみられないABO血液型の特徴である．

A. ABO血液型抗原と表現型・遺伝子型

　主要なABO血液型抗原はA抗原とB抗原であり，それらの有無から4種類の主要表現型に分類される（**表7-4**）．すなわち，A抗原またはB抗原のみを持つものがA型，B型，両方とも持たないものがO型，両方とも持つものがAB型である．なお，O型の赤血球膜上にはAとB抗原とも存在しないが，両抗原の前駆体であるH抗原が存在する．ABO血液型の表現型は3個の対立遺伝子 A, B, O によって決定される．A, B はそれぞれA抗原，B抗原を産生する．A と B は O に対して顕性である．A型，B型の場合，遺伝子型は A/A または A/O，B/B または B/O となる．また，A と B は共顕性であり，AB型の遺伝子型は A/B である．A型とB型の両親の場合，それぞれの遺伝子型が A/O，B/O ならば，子どもは4つのいずれの表現型ともなりうる．

　表現型の分布について，表7-4のように，日本人ではA型が最も多く，次いでO，B，

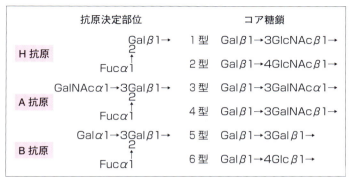

図7-2 ABO血液型抗原の特異性を決定している糖鎖とコア糖鎖構造

人工的に合成された5型以外のコア糖鎖はすべてヒトにみられる．
Gal：ガラクトース
Fuc：フコース
Glc：グルコース
GalNAc：N-アセチルガラクトサミン
GlcNAc：N-アセチルグルコサミン

AB型の順で，およそ4：3：2：1の割合である．他方，白人では日本人に比べB型とAB型が少なく，O型のほうがA型よりも多い民族と少ない民族とがあるなど，ABO血液型の表現型および対立遺伝子の分布には明らかな人種差がみられる．

ABO血液型には他の血液型にはみられない特徴がある．各人の血清中には自身のもたないABO抗原に対する自然抗体を常にもつことである．A型の血清中には抗B，B型には抗A，O型には両方の抗体が常に存在する．なお，AB型にはいずれも存在しない．これをLandsteinerの法則という．個人の血清中にはこの法則に従って自然抗体が常に存在するため，これを規則抗体とよぶ．これら抗体は対応する抗原をもつ赤血球と反応し，補体を活性化し血管内で赤血球を速やかに破壊する．このため，ABO血液型の異なる型の血液を混合すると凝集・溶血が起こる場合がある．なお，輸血や妊娠などでさまざまな血液型の同種抗原に曝されると同種免疫抗体が産生される場合があるが，これらは規則的に存在するものではなく，特定の個人だけに存在することとなる．このような抗体を不規則抗体という．

B．ABO血液型抗原の構造

ABO抗原は細胞膜のスフィンゴ糖脂質や糖蛋白質などに結合した糖鎖構造に存在する糖鎖系抗原である．赤血球膜ではバンド3やバンド4.1の糖蛋白質や糖脂質に，唾液などの分泌液では水溶性の糖蛋白質に含まれる．それぞれの糖鎖の非還元末端に，H抗原は$\alpha 1 \rightarrow 2$結合のフコース（Fuc）が，A抗原はH抗原にさらに$\alpha 1 \rightarrow 3$結合のN-アセチルガラクトサミン（GalNAc）が，B抗原はH抗原にさらに$\alpha 1 \rightarrow 3$結合のガラクトース（Gal）が位置したものがエピトープの特異性を発揮している（図7-2）．このように，A，B抗原の基盤（前駆体）となるものがH抗原である．また，ABO抗原糖鎖の土台となる基本構造が1型から6型までのコア糖鎖であり，その糖鎖にそれぞれの単糖が結合したものがABO抗原となる．主に，1型コア糖鎖は分泌腺や上皮粘膜に，2型コア糖鎖は造血組織，血液細胞，血管内皮細胞などに分布している．

なお，ABO抗原の構造解析には，井関による血液型抗原特異的分解酵素の発見が大

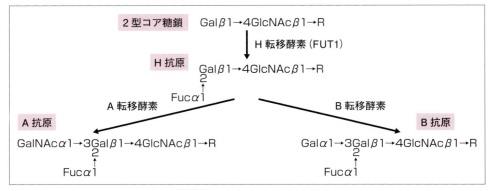

図 7-3 ABO 血液型抗原の生合成

造血組織，血液細胞，血管内皮細胞などにおける ABO 血液型抗原の生合成経路．分泌組織などでは 1 型コア糖鎖から同様に H，A，B 抗原が合成される．H 転移酵素：$\alpha 1,2$-フコース転移酵素，A 転移酵素：$\alpha 1,3$-N-アセチルガラクトサミン転移酵素，B 転移酵素：$\alpha 1,3$-ガラクトース転移酵素

きく貢献した．

C．ABO 血液型の検査

赤血球膜上の ABO 抗原を検査するおもて試験（cell testing）と血清中の規則抗体を検査するうら試験（serum testing）を実施し，併せて血液型判定を行う．おもて試験では，生理食塩水で希釈した被検赤血球を抗 A，抗 B（必要に応じて H 抗原と特異的に反応する抗 H を用いる）とそれぞれホールグラス上で混合し（ホールグラス法），凝集を観察する．なお，おもて試験に用いる抗体はモノクローナル抗体が多く，取り違えを予防するため抗 A は青色（ブリリアント青など），抗 B は黄色（タートラジンなど）に着色されている．うら試験では，非働化した被検血清を A，B，O 型の赤血球とそれぞれ試験管内で混合，遠心し（試験管法），凝集を観察する．両試験の結果が一致して初めて ABO 表現型が確定する．

不一致の場合は輸血などに支障があるため，その原因を明らかにしなければならない．原因として，不規則抗体の存在，変異型や亜型，汎凝集反応などや，検査上の手技や事務上の問題，検査試料の取り違いなどがあげられる．

D．ABO 血液型抗原の生合成

ABO 抗原糖鎖は，前述したコア糖鎖を前駆体としてさまざまな糖転移酵素の作用によって単糖が次々と結合することで合成される（図 7-3）．H 抗原は，造血組織などでは H 遺伝子（*FUT1*）にコードされる H 転移酵素，または分泌組織などでは SE 遺伝子（*FUT2*）にコードされる Se 転移酵素である $\alpha 1,2$-フコース転移酵素によって，Fuc がコア糖鎖の末端 Gal に付加されつくられる．したがって，赤血球の H 抗原を合成するのは H 転移酵素であり，分泌液や上皮粘膜などの H 抗原は Se 転移酵素によって合

成される．A，B 抗原は H 抗原を前駆体として *ABO* 遺伝子の *A* 対立遺伝子にコードされる A 転移酵素（α1,3-*N*-アセチルガラクトサミン転移酵素）によって GalNAc が，*B* 対立遺伝子にコードされる B 転移酵素（α1,3-ガラクトース転移酵素）によって Gal がコア糖鎖末端の Gal に付加され，それぞれ合成される．*O* 対立遺伝子からは転移酵素はつくられず，*O/O* では H 抗原にいずれの単糖も付加されず，H 抗原がそのまま残る．したがって，H 抗原がそのまま O 型の血液型抗原となる．また，H 抗原はすべて A または B 抗原になるのではなく，O 型以外の赤血球でも一部は残存している．

ABO 抗原の出現は単一の *ABO* 遺伝子によって最終的に決まり，ABO 抗原物質は同一個人内では一律に分布し，たとえば血液から判定した血液型が A 型ならば，他の組織や分泌液からも A 型となる．

E．ABO 血液型遺伝子

ABO 血液型は H 抗原をつくる α1,2-フコース転移酵素をコードする *H* または *SE* 遺伝子，A，B 抗原をつくる A または B 転移酵素をコードする *ABO* 遺伝子によって支配される．

1990 年に山本らによって A 転移酵素 cDNA の塩基配列が決定された．その後クローニングされた *ABO* 遺伝子（9q34.1-q34.2 に座位する，以下同様）は，7 個のエキソンから構成されている（**図 7-4**）．*A* と *B* 対立遺伝子由来 cDNA を比較すると，7 カ所に塩基の違いがあり，そのうちエキソン 7 内における塩基置換によってポリペプチド鎖上で 4 カ所のアミノ酸置換が生じる．特に，266 と 268 番アミノ酸残基の置換によって転移酵素の基質特異性が変化したものと考えられている．*O* 対立遺伝子では，*A* 対立遺伝子のエキソン 6 内で 261 番 G が欠失しフレームシフト変異を起こし，117 番コドンが終止コドンとなり不完全な蛋白質しか産生されない．このため *O* 遺伝子産物は転移酵素活性を欠如する．*O* 遺伝子にはフレームシフト変異ではなく 268 番アミノ酸残基が Arg となり酵素活性を消失したものもある（通常の *O* 対立遺伝子 *O¹* に対して *O²* として区別する）．*A*，*B*，*O* 対立遺伝子それぞれの塩基配列にアミノ酸置換を伴わない塩基置換がみられること，亜型や変異型，対立遺伝子間の遺伝子変換によるハイブリッド遺伝子など，*ABO* 遺伝子には 70 種類以上の対立遺伝子が報告されている．血清学的試験による表現型判定に加え，さまざまな手法を用いた DNA タイピングによって容易に遺伝子型が判定できる．

H 抗原を合成する α1,2-フコース転移酵素の遺伝子には 2 種類あり，H 転移酵素をコードする *H* 遺伝子（*FUT1*）と Se 転移酵素をコードする *SE* 遺伝子（*FUT2*）である．2 つの遺伝子は 19q13.3 に座位し，約 35 kb 離れ近接して配置している．*H* 遺伝子からは 365 アミノ酸残基の，*SE* 遺伝子からは 332 アミノ酸残基からなるポリペプチド鎖が産生され，cDNA レベルでは 70 ％の相同性を示す．*SE* 遺伝子は分泌組織など，*H* 遺伝子は造血組織などで主に発現し，それぞれの部位における ABO 抗原の産生を分担する．

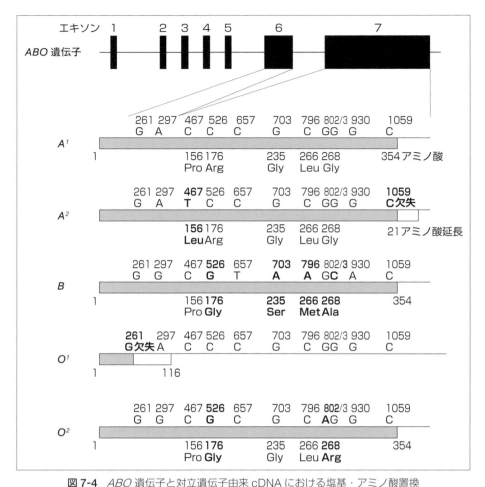

図7-4 *ABO* 遺伝子と対立遺伝子由来 cDNA における塩基・アミノ酸置換
　各対立遺伝子由来 cDNA の上記数字は塩基番号，下記数字はアミノ酸番号を示す．A 型の亜型 A_1，A_2 をコードする対立遺伝子をそれぞれ A^1，A^2 とよぶ．なお，太字は A^1 cDNA と比較して置換した塩基，アミノ酸残基を示す．

F．ABO 血液型の亜型

　A 型や B 型のなかには，遺伝的に赤血球の凝集が弱い個体がわずかにみられ，亜型（subgroup）または変異型（A_2，A_3，A_m，A_x，B_3，B_m，B_x など）とよばれている．おもて・うら試験の不一致の原因となる．主に *ABO* 遺伝子のまれな対立遺伝子による．各種抗体に対する挙動（抗原性の変化），血清中の規則抗体，唾液中の ABO 抗原，血清中の転移酵素活性などから総合的に判定する．

A 型には抗 A による凝集が強い A$_1$ 型と弱い A$_2$ 型の亜型があり，異なる対立遺伝子 A^1 および A^2 によって決定される．A$_1$ 型に比べ A$_2$ 型の A 転移酵素活性は低く，A$_2$ 型では A 抗原量が低下している．A$_2$ 型赤血球は *Dolichos biflorus* 由来抗 A$_1$ レクチンと反応しないことから A$_1$ 型と区別できる．A$_2$ 型は日本人ではまれであるが（A や AB 型の約 0.6 %），白人では A や AB 型の約 20 % を占める．

　cisAB 型は AB 型と O 型の両親から AB または O 型の子どもが生まれた家系より明らかにされた変異型である．*cisAB* 対立遺伝子は A^1 遺伝子 268 番目のアミノ酸残基が B 遺伝子に相当する Ala に置換したものである．遺伝子産物である糖転移酵素は Gal および GalNAc とも H 抗原に付加できる A，B 転移酵素活性両方を有し，*cisAB* 遺伝子産物だけで A と B 抗原がつくられる．日本人では AB 型の約 0.012 % にみられる．

　O 型の変異型としてきわめてまれな Bombay（Oh）型と para-Bombay 型が知られている．Oh 型は H と Se 転移酵素を欠如しており，H 抗原が産生されない．このため *ABO* 遺伝子が正常でも A，B 抗原は合成されず，赤血球のみならず分泌液中にも A，B および H 抗原を欠く．血清中には抗 A，抗 B に加え抗 H 自然抗体が存在する．なお，最初の発端者がインドのボンベイで見いだされたため Bombay 型と名付けられた．para-Bombay 型は H 転移酵素を欠くが活性な Se 転移酵素をもつため，唾液などの分泌液中には ABO 抗原が発現する．さらに，分泌液中の抗原物質が赤血球に吸着するため，赤血球にも ABO 抗原がわずかに存在する．H 遺伝子座の正常な H 対立遺伝子に対して不活性な転移酵素をコードするものを h 対立遺伝子といい，Oh 型と para-Bombay 型は h/h に相当する．

G. 分泌・非分泌型

　唾液や胃液などの分泌液中の ABO 抗原はムチンとよばれる糖蛋白質の糖鎖に存在するが，その抗原量はヒトにより遺伝的差異がある．ABO 抗原物質が多量に存在している群を分泌型（sec または Se），通常の検査法では検出できない群を非分泌型（non-sec または se）に区別できる．これを 2 種類の表現型からなる多型形質である分泌・非分泌型という．通常，唾液試料を用いた凝集阻止試験によって判定される．

　分泌液中の ABO 抗原の生合成には *SE* 遺伝子にコードされる α1,2-フコース転移酵素が関与し，1 型コア糖鎖から H 抗原をつくる．*SE* 遺伝子座には 2 個の顕性/潜性関係のある対立遺伝子 *Se*，*se* が存在し，*Se* 遺伝子は正常なフコース転移酵素を，*se* 遺伝子（*Se* 遺伝子のナンセンス変異に相当）は不活性な酵素を産生する．このため，*se/se* の個人では分泌腺などで H 抗原が合成されず，*ABO* 遺伝子の遺伝子型にかかわらず，ABO 抗原が産生されない．一方，*Se/Se* や *Se/se* では十分な活性をもつ転移酵素があり H 抗原が産生され，*ABO* 遺伝子の遺伝子型によって決まる ABO 抗原物質が分泌液中に十分分泌される．日本人では約 75 % が分泌型である．

　なお，日本人の非分泌型の大半は，*SE* 遺伝子のミスセンス変異である *sej* 対立遺伝子のホモ接合体であり，わずかな酵素活性をもつため，分泌液中にわずかに ABO 抗原

が分泌される弱分泌型に細分類される．日本人の約 20 ％が相当する．

H. ABO 血液型の生理的・後天的変化

A，B 抗原は胎生初期から検出できるが，生後 3 歳程度までに発達し，それ以降になると顕著な変化はない．抗 A，抗 B 自然抗体は出生直後ではきわめて弱いことが多く，生後 3〜6 カ月から自然抗体をつくり始める．その後 5〜10 歳で十分発達し，少しずつ弱くなっていく．

血液疾患，特に急性骨髄性白血病患者で，ABO 抗原の減弱・消失が知られている（たとえば，$A_1 \rightarrow A_2$，$A \rightarrow O$）．なお，寛解するともとの状態に戻る．A 型の結腸癌や直腸癌の患者や細菌感染症の患者の血球が抗 B によって凝集する現象が知られている．これは，細菌由来のデアセチラーゼによって A 抗原の特異性を担う GalNAc からアセチル基が除去されガラクトサミンとなり，抗 B に識別され凝集が生じるものである．これを獲得性 B 抗原とよび，A 型が見かけ上 AB 型に変化する．

I. ABO 血液型の臨床的意義

ABO 抗原の抗原性は非常に高く，各人の血清中には溶血性の規則抗体が含まれていること，ABO 抗原物質は体内で広く分布することなどから，輸血・移植療法などで最も留意すべき血液型である．

(2) Lewis 血液型（LE システム）

Mourant（1946 年），Andersen（1948 年）によってそれぞれ抗 Le^a，抗 Le^b が発見され，それによって識別される Le^a 抗原と Le^b 抗原から構成される Lewis 血液型が確立した．

Lewis 抗原は ABO 抗原と深く関係し，コア糖鎖にさまざまな糖転移酵素の作用によって単糖が次々と結合した糖鎖系抗原である（**図 7-5**）．分泌腺や粘膜上皮に分布する 1 型コア糖鎖（Le^c 抗原）の GlcNAc に，$\alpha1,3/4$-フコース転移酵素（Le 転移酵素）によって Fuc が $\alpha1 \rightarrow 4$ 結合したものが Le^a 抗原である．また，1 型コア糖鎖に Se 転移酵素の作用によって Fuc が Gal に $\alpha1 \rightarrow 2$ 結合したものが 1 型 H 抗原（Le^d 抗原）であり，さらに Le 転移酵素によって Fuc が GlcNAc に $\alpha1 \rightarrow 4$ 結合したものが Le^b 抗原である．造血組織などでも 2 型コア糖鎖を前駆体として，Le 転移酵素と Se 転移酵素に代わり H 転移酵素の作用によって，同じような抗原構造が合成される．それらを Le^x，Le^y 抗原とよぶ．赤血球膜に存在する Lewis 抗原は分泌腺より分泌された Lewis 抗原となる糖蛋白質や糖脂質が吸着したものである．なお，1 型 H 抗原に A または B 転移酵素が作用し A，B 抗原が産生される．新生児や幼児では赤血球上の Lewis 抗原は未発達であり，約 6 歳以前の子どもにおける判定は困難である．しかし，幼児でも唾液中の Lewis 抗原はよく発達している．

Lewis 血液型判定は抗 Le^a，抗 Le^b を用いたホールグラス法によって行われ，3 種類の表現型に分類される（**表 7-5**）．力価の高いモノクローナル抗体を使用すると，日本人ではほとんどの Le（a＋b－）が Le（a＋b＋^{w}）と判定される．Lewis 血液型は異なる 2 つの遺伝子，*SE* 遺伝子と Lewis 遺伝子（*LE，FUT3*）によって支配されている．

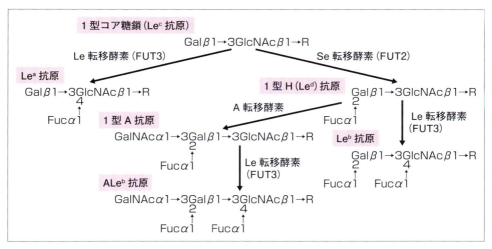

図 7-5 Lewis および ABO 血液型抗原の生合成

分泌腺，粘膜上皮などにおける Lewis および ABO 抗原の生合成経路．B 転移酵素があれば，1 型 B，BLe^b 抗原が合成される．Se 転移酵素：α1,2-フコース転移酵素，Le 転移酵素：α1,3/4-フコース転移酵素

表 7-5 Lewis 血液型の表現型と日本人頻度[†]

| 抗体との反応 || 表現型 | 遺伝子型 || 唾液中の抗原 || 日本人頻度(%) | 分泌・非分泌型 |
抗 Le^a	抗 Le^b		*Le*	*Se*	ABH	Lewis		
−	+	Le(a−b+)[††]	*Le/Le*	*Se/Se*	+	Le^a + Le^b	67.8	分泌型
			Le/le	*Se/Se*				
			Le/Le	*Se/se*				
			Le/le	*Se/se*				
+	−	Le(a+b−)[†††]	*Le/Le*	*se/se*	−	Le^a	21.7	非分泌型
			Le/le	*se/se*				
−	−	Le(a−b−)	*le/le*	*Se/Se*	+	−	} 10.5	分泌型
			le/le	*Se/se*				
−	−	Le(a−b−)	*le/le*	*se/se*	−			非分泌型

＋：凝集あり，−：凝集なし．
[†] 日本人頻度は，岸 紘一郎ほか編．法医血清学的検査法マニュアル．金原出版，東京，1990 から引用．
[††] 唾液中には少量の Le^a 型物質と多量の Le^b 型物質が含まれるが，赤血球膜上には Le^a 型物質はほとんど検出されない．
[†††] 日本人の多くはわずかに Le^b 抗原を有し，抗 Le^b によって若干凝集する Le(a+b+^{w})となる．

LE 遺伝子（19p13.3）は 361 アミノ酸残基からなる Le 転移酵素をコードする．*LE* 遺伝子座には 2 個の対立遺伝子 *Le*, *le* が存在し，*Le* は活性な Le 転移酵素を，*le* はミスセンス変異型で不活性な酵素を産生する．*Le* は *le* に対して顕性で，*le/le* は転移酵素活

354 第7章 血液型と個人識別

表7-6 P血液型の表現型と日本人頻度[†]

抗体との反応				表現型	遺伝子型	日本人頻度(%)	遺伝子頻度	血清中の抗体
抗P_1	抗P	抗P^k	抗PP_1P^k					
+	+	−	+	P_1	P_1/P_1 P_1/P_2	35.3	P_1=0.198	なし
−	+	−	+	P_2	P_2/P_2	64.7	P_2=0.802	時に抗P_1
−	−[††]	−	−	p		きわめてまれ		抗PP_1P^k
+	−	+	+	P_1^k		きわめてまれ		抗P
−	−	+	+	P_2^k		きわめてまれ		抗P

＋：凝集あり，－：凝集なし．
[†] 日本人頻度などは，岸　紘一郎ほか編．法医血清学的検査法マニュアル．金原出版，東京，1990；
玉置嘉広，西向弘明．血清型の知識．金原出版，東京，1986から引用．
[††] 通常は陰性であるが，まれに弱陽性．

性をもたない．前述したように，*SE*遺伝子には2個の顕性/潜性関係のある対立遺伝子*Se, se*が存在する．それぞれの遺伝子型が合わさり，Lewis表現型が決まる（**表7-5**）．Seと Le転移酵素が活性ならば，Le^b抗原をもつ Le（a−b＋）となる．Le転移酵素のみ活性ならば，Le^a抗原をもつ Le（a＋b−）となる．一方，Le転移酵素が不活性ならばLe^aとLe^b抗原ともつくられず Le（a−b−）となる．Lewis血液型は分泌・非分泌型と関連しており，Le（a−b＋）は分泌型，Le（a＋b−）は非分泌型，Le（a−b−）は*SE*遺伝子の遺伝子型によって分泌型と非分泌型に分類される．なお，非分泌型でも*sej/sej*や*se/sej*では若干1型H抗原がつくられるため，Le転移酵素の作用によりLe^b抗原が微量合成される．このため，高力価の抗Le^bによってLe^b抗原が検出できる．このような表現型を Le（a＋b＋[w]）とよび，アジア人に特有なものである．

(3) P血液型（Pシステム）

Landsteiner と Levine は，ヒト赤血球をウサギに免疫して得た抗P_1によって凝集するP_1型と凝集しないP_2型に分類されるP血液型を発見した（1927年）．その後，関連する抗P，抗P^k，抗PP_1P^k（Tj_a）が見いだされ，P_1，P，P^kの3抗原から構成されるP血液型が確立した．

P血液型検査は4種類の抗体，抗P_1，抗P，抗P^k，抗PP_1P^k（Tj_a）を利用し，それぞれの抗原の存在に基づき5種類の表現型に分類される（**表7-6**）．P_1型はP_1とP抗原を，P_2型はP抗原を，P_1^k型はP_1とP^k抗原を，P_2^k型はP^k抗原を有し，p型ではいずれの抗原も検出されない．P_1^k，P_2^k，p型はまれで，通常はP_1とP_2型を考慮すればよく，抗P_1を使用したホールグラス法で検査される．主要表現型であるP_1とP_2型は顕性P_1対立遺伝子と潜性P_2対立遺伝子によって決定される．日本人ではP_1型に比べP_2型の頻度が高いが，白人ではP_1型の頻度のほうが高く，分布に人種差が認められる．さらに，まれなP_1^k，P_2^k，p型の血清中には抗P，抗PP_1P^k（Tj_a）が自然抗体として含

① 血液型

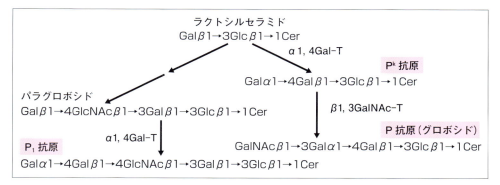

図 7-6 P 血液型抗原の生合成
α1, 4Gal-T：α1, 4-ガラクトース転移酵素, β1, 3GalNAc-T：β1, 3-N-アセチルガラクトサミン転移酵素, Cer：セラミド

まれ，これらの抗体は溶血性副作用の原因抗体となる．

P 抗原は赤血球膜に含まれる 2 種類の糖脂質，グロボシドとパラグロボシドに結合した糖鎖に存在し，その生合成にはさまざまな糖転移酵素が関与する（**図 7-6**）．共通の前駆体であるラクトシルセラミドに Gal が結合し P^k 抗原が，さらに GalNAc が結合し P 抗原がつくられる．別系統で合成されるパラグロボシドに Gal が結合したものが P$_1$ 抗原である．このように，P 血液型抗原物質は 2 系統で合成されたもので，P と P^k 抗原は Globoside 血液型として分類され，P 血液型とは別扱いされている．P$_1$ と P$_2$ 型は P$_1$ 抗原合成に関与する α1,4-ガラクトース転移酵素をコードする遺伝子によって支配される．この遺伝子座における顕性 P$_1$ 対立遺伝子に塩基置換・挿入が起こったものが潜性 P$_2$ 対立遺伝子で，この変異のため転移酵素不活性となり P$_1$ 抗原が産生されないと推察されている．一方，P や P^k 抗原の合成に関与する糖転移酵素遺伝子もクローニングされており，これら酵素の欠損によって P$_1^k$，P$_2^k$ 型（β1,4-N-アセチルガラクトサミン転移酵素欠損）や p 型（α1,4-ガラクトース転移酵素欠損）が生じる．

(4) MNSs 血液型（MNS システム）

Landsteiner と Levine は，ヒト血球をウサギに免疫して得た抗 M と抗 N によって 3 種類の表現型に分類される MN 血液型を発見した（1927 年）．さらに，Walsh と Montogomery（1947 年），Levine ら（1951 年）によって見いだされた抗 S，抗 s によって，3 種類の表現型に分類される Ss 血液型が確立された．その後，MN と Ss は密に連鎖していることが明らかとなり，MNSs 血液型とよばれる．

MNSs 血液型抗原 M，N，S，s 検査には，抗 M，抗 N を用いたホールグラス法，抗 S，抗 s を用いた抗グロブリン試験をそれぞれ行う．抗体がヘテロ接合体の赤血球よりもホモ接合体の赤血球で強く反応することを量効果とよぶが，MN 血液型はこの性質が強い．

表7-7 MNSs 血液型の表現型と日本人頻度[†]

抗体との反応				表現型	遺伝子型	日本人頻度(%)	ハプロタイプ頻度
抗M	抗N	抗S	抗s				
+	−	+	−	MS	*MS/MS*	0.3	*MS*=0.041
+	−	+	+	MSs	*MS/Ms*	4.1	*Ms*=0.487
+	−	−	+	Ms	*Ms/Ms*	24.0	*NS*=0.015
+	+	+	−	MNS	*MS/NS*	0.1	*Ns*=0.457
+	+	+	+	MNSs	*MS/Ns, Ms/NS*	5.4	
+	+	−	+	MNs	*Ms/Ns*	43.2	
−	+	+	−	NS	*NS/NS*	0.0	
−	+	+	+	NSs	*NS/Ns*	1.5	
−	+	−	+	Ns	*Ns/Ns*	21.5	

＋：凝集あり，－：凝集なし.

[†]日本人頻度などは，岸　紘一郎ほか編．法医血清学的検査法マニュアル．金原出版，
東京，1990；玉置嘉広，西向弘明．血清型の知識．金原出版，東京，1986 から引用.

MN 血液型は M 抗原，N抗原をコードする 2 個の共顕性な主要対立遺伝子 *M*, *N* によって決定される 3 種類の表現型 M 型（日本人での出現頻度 28.3 %，以下同様），MN 型（48.7 %），N 型（23.0 %）に分類される．Ss 血液型は S 抗原，s 抗原をコードする 2 個の共顕性な主要対立遺伝子 *S*, *s* によって決定される 3 種類の表現型 S 型，Ss 型，s 型に分類される．MN 血液型と Ss 血液型の遺伝子は同一染色体上に座位し，強く連鎖している．このため，MNSs 血液型は 4 個のハプロタイプ *MS*, *Ms*, *NS*, *Ns* によって 9 種類の表現型が生じる（**表7-7**）．

　MN 抗原は赤血球膜の主要な 1 回膜貫通型糖蛋白質グリコフォリン A（GPA）に，Ss 抗原はグリコフォリン B（GPB）に存在する蛋白質系抗原である．GPA は 131 アミノ酸残基から構成され，M と N 抗原の違いは N 末端から 1 番と 5 番アミノ酸残基の置換によって生じる．M 抗原はそれぞれ Ser，Gly であり，N 抗原はそれぞれ Leu，Glu である．GPB は 72 アミノ酸残基からなり，S と s 抗原の違いは 29 番アミノ酸残基の置換によって生じる．S 抗原は Met であるが，s 抗原は Thr となっている．MN，Ss 抗原をコードする遺伝子はグリコフォリン A 遺伝子（*GYPA*）とグリコフォリン B 遺伝子（*GYPB*）である．さらに，GPA や GPB に関連したグリコフォリン E 遺伝子（*GYPE*）が同定された．これらグリコフォリン遺伝子群は 4q28.1-q31.1 の約 330 kb にわたり 5′-*GYPA*-*GYPB*-*GPYE*-3′ の順にほぼ等間隔で座位し，密に連鎖した遺伝子クラスターを構成している．抗原決定部位のアミノ酸置換は MN 抗原では *GYPA* の第 2 エキソンに，Ss 抗原は *GYPB* の第 3 エキソンに担われている．MNSs 血液型は，Rh 血液型に次いで多様性に富み，46 種類の血液型抗原が属している．GPA または GPB の欠損型が知られており，MN 抗原を欠くものを En（a−）型，Ss 抗原を欠くものを S−s

－U－型，MN と Ss 抗原を欠くものを M^k 型という．

（5）Rh 血液型（RH システム）

　Levine と Stetson は，流産直後，夫の血液の輸血で強い副作用を起こした婦人から，夫の血球に対する不規則性凝集素を見いだした（1939 年）．この凝集素によって ABO を一致させた約 80 ％のヒトの赤血球が凝集し，新規な血液型抗原であることが示された．Landsteiner と Wiener は，アカゲザル（*Macacus rhesus*）の赤血球をウサギに免疫して得た異種免疫抗体が約 85 ％の白人の赤血球を凝集させることを発見し，対応する抗原を Rh（rhesus の頭文字から命名された）因子とよんだ．Rh 因子は，当初 Levine らが見いだした血液型抗原と同じものと考えられたが，その後異なる抗原であることが明らかとされ，両名の頭文字をとり LW 抗原と名付けられた．それ以降，多くの Rh 関連抗原が見いだされ Rh 血液型が確立した．Rh 血液型の発見により，原因不明の習慣性流産や新生児黄疸の病因のひとつが解明された．

A．Rh 血液型抗原

　Rh 血液型には 54 種類の抗原が属し，多様性に富む複雑な抗原系である．このうち，主要 Rh 抗原は D，C，c，E，e の 5 抗原である．これら抗原は対応する抗体，抗 D，抗 C，抗 c，抗 E，抗 e によって検出され，どの抗原を有すかによって表現型が決まる．主要抗原間の関係について，C 抗原と c 抗原，E 抗原と e 抗原にはそれぞれ対立関係がみられる．各個人は，C 抗原または c 抗原のみを，あるいは両抗原とも有すかどうかに分類される．E 抗原と e 抗原も同様である．一方，D 抗原の対立抗原として d 抗原が想定されたが，d 抗原はなく，D 抗原については D 抗原を有すか否かに分類される．したがって，抗 D によって凝集すれば D 抗原が存在し，凝集しなければ D 抗原が存在しないこととなり，前者の表現型を D 陽性（D＋）または Rh 陽性（Rh＋）と，後者を D 陰性（D－）または Rh 陰性（Rh－）とよぶ．D 抗原がないものを d 抗原とすると，D は d に対して顕性の関係となる．また，Rh 血液型には D 抗原の発現が弱い weak D（D^u）型，C/c と E/e 抗原を欠く －D－，Rh 抗原を全く欠如した Rhnull，Rh 抗原上のいくつかのエピトープを欠いた partial D など，さまざまな変異型が知られている．

　Rh 血液型の命名法には，Fisher-Race による CDE 表記法（C，c，D，E，e），Wiener による Rh-Hr 表記法（Rh_1，Rh_2，rh，rh″，Rh_0，rh′など），Rosenfield による各抗原に数字を付した表記法がある．Rh-Hr 表記法は現在使用されていないが，ハプロタイプについて簡略化した表記として今でも使われている．

B．Rh 血液型の表現型と遺伝子型

　Rh 血液型は，5 種類の抗体，抗 D，抗 C，抗 c，抗 E，抗 e によって判定される 5 個の抗原の組み合わせから 18 種類の表現型に分類される（**表 7-8**）．対立抗原である C/c 抗原は CC，Cc，cc に，E/e 抗原は EE，Ee，ee に分類され，抗体に対して陽性である抗原を連ね，C＋c－D＋E＋e＋であれば，CCDEe 型とする．抗 D に対して陰性の場合，d で表記する．D 抗原陽性の 9 表現型を合わせ D または Rh 陽性，D 抗原陰性の 9 表現

表 7-8 Rh 血液型の表現型と日本人頻度

	抗D	抗C	抗E	抗c	抗e	Fisher-Race	Wiener	遺伝子型（最もあり得る型）	日本人頻度(%)
	抗体との反応					**表現型**		**遺伝子型（最もあり得る型）**	**日本人頻度(%)**
R h 陽性	+	+	+	−	−	CCDEE	Rh_zRh_z	*CDE/CDE*	0.00
	+	+	+	−	+	CCDEe	Rh_zRh_1	*CDE/CDe*	0.25
	+	+	−	−	+	CCDee	Rh_1Rh_1	*CDe/CDe*	43.94
	+	+	+	+	−	CcDEE	Rh_zRh_2	*CDE/cDE*	0.07
	+	+	+	+	+	CcDEe	Rh_zRh_0	*CDe/cDE*	37.51
	+	+	−	+	+	CcDee	Rh_1rh	*CDe/cde*	6.65
	+	−	+	+	−	ccDEE	Rh_2Rh_2	*cDE/cDE*	8.45
	+	−	+	+	+	ccDEe	Rh_2rh	*cDE/cde*	2.42
	+	−	−	+	+	ccDee	Rh_0	*cDe/cde*	0.12
R h 陰性	−	+	+	−	−	CCdEE	rh_yrh_y	*CdE/CdE*	0.00
	−	+	+	−	+	CCdEe	rh_yrh'	*CdE/Cde*	0.00
	−	+	−	−	+	CCdee	$rh'rh'$	*Cde/Cde*	0.01
	−	+	+	+	−	CcdEE	rh_yrh''	*CdE/cdE*	0.00
	−	+	+	+	+	CcdEe	rh_yrh	*Cde/cdE*	0.03
	−	+	−	+	+	Ccdee	$rh'rh$	*Cde/cde*	0.05
	−	−	+	+	−	ccdEE	$rh''rh''$	*cdE/cdE*	0.11
	−	−	+	+	+	ccdEe	$rh''rh$	*cdE/cde*	0.22
	−	−	−	+	+	ccdee	rh	*cde/cde*	0.16

＋：凝集あり，－：凝集なし．
（岸　紘一郎ほか編．法医血清学的検査法マニュアル．金原出版，東京，1990，p 93 より一部改変）

型を合わせ D または Rh 陰性と一括する．日本人では Rh 陰性は約 0.6 % であるが，白人では約 15 % を占める．Rh 血液型の遺伝には C/c 抗原，D/d 抗原，E/e 抗原をそれぞれ 1 つずつセットにしたハプロタイプ（CDe，cDE，cde など）を想定する．表現型から遺伝子型を推定するとき，特定の表現型に対して幾つかのハプロタイプの組み合わせが可能となり，そこで「最もあり得る遺伝子型」を選んで当てる．

C．Rh 血液型検査法

5 種類の抗 Rh 不完全抗体を用いた検査ではアルブミン法が行われる．通常は，免疫原性が最も高く臨床的に重要な D 抗原のみが検査される．アルブミン法で抗 D による凝集を観察し，凝集したら Rh 陽性，陰性ならばさらに抗グロブリン試験を行い凝集したら D^u 型，しなかったら Rh 陰性と判定する．なお，輸血のための検査では，優れたモノクローナル抗 D を用いた凝集反応で陰性ならば，Rh 陰性（必ずしも真の D 陰性ではない）として差し支えない．

D．Rh 抗原構造と遺伝子

Rh 抗原は 2 種類の糖鎖を含まない 12 回膜貫通型蛋白質 Rh ポリペプチドに存在す

① 血液型   **359**

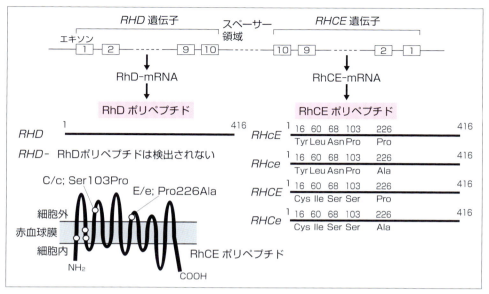

図7-7 Rh血液型の遺伝子およびポリペプチド構造
　RhCEポリペプチドのアミノ酸置換は，RhC/c間はエキソン1と2に，RhE/e間はエキソン5における塩基置換に起因する．RhCEポリペプチド鎖上の○印はアミノ酸置換部位を示し，103番残基がC/c抗原を，226番残基がE/e抗原を決定する．

る．RhポリペプチドはRh関連糖蛋白質や他の赤血球膜蛋白質とともにRh複合体を形成し，赤血球形態の維持に寄与している．D抗原とC/c抗原およびE/e抗原は別々のRhポリペプチドに担われ，それぞれをRhDポリペプチド，RhCEポリペプチドという．両者のホモロジーは高く，31〜35個のアミノ酸残基に違いがみられるだけである．D陰性の赤血球にはRhDポリペプチドは検出されない．それぞれのRhポリペプチドは異なる遺伝子 *RHD* と *RHCE* にコードされ，Rh血液型遺伝子はこれら2個の遺伝子から構成される（**図7-7**）．*RHD* と *RHCE* 遺伝子は1p34.2-36.4に座位し，約30kb隔て3′側が向かい合うように配置されている．両遺伝子のホモロジーは93.8％と高く，416アミノ酸残基のRhD，RhCEポリペプチドをそれぞれ産生する．C/c抗原とE/e抗原エピトープは同一のRhCEポリペプチド上に存在する．RhCとRhc間には4アミノ酸置換を伴う6塩基置換が，RhEとRhe間には1アミノ酸置換を伴う1塩基置換がみられる．それぞれの抗原の違いは103番（第2細胞外ループ領域）と226番（第4細胞外ループ領域）アミノ酸残基の置換に起因し，C/c抗原はSer103Proに，E/e抗原はPro226Alaによる．したがって，4種類の抗原のセットCE，Ce，cE，ceに対応する4個の共顕性な対立遺伝子が *RHCE* 座に属する．一方，D陰性ではRhD-mRNAが検出されず，*RHD* 遺伝子の完全欠損がその主な原因である．*RHD* 座にはD抗原とd抗原（実際は

表7-9 Duffy血液型の表現型と日本人頻度[†]

抗体との反応		表現型	遺伝子型	日本人頻度(%)	遺伝子頻度
抗Fy^a	抗Fy^b				
+	−	Fy(a＋b−)	Fy^a/Fy^a, Fy^a/Fy	80.5	Fy^a=0.897
+	+	Fy(a＋b＋)	Fy^a/Fy^b	18.5	Fy^a=0.103
−	+	Fy(a−b＋)	Fy^b/Fy^b, Fy^b/Fy	1.0	
−	−	Fy(a−b−)	Fy/Fy	0.0	

＋：凝集あり. −：凝集なし.

[†] 日本人頻度などは,岸 紘一郎ほか編. 法医血清学的検査法マニュアル. 金原出版, 東京, 1990;玉置嘉広, 西向弘明. 血清型の知識. 金原出版, 東京, 1986 から引用.

D抗原がないこと)に対応する*RHD＋*と*RHD−*(主に*RHD*遺伝子の欠損による)の顕性/潜性関係のある対立遺伝子を考慮すればよい. *RHD＋*は*RHD−*に対して顕性であり,*RHD−*のホモ接合ではRhD-mRNAは転写されず,D抗原は発現しない. このように,遺伝子レベルでは,*RHD*座は2個の対立遺伝子,*RHCE*座は4個の対立遺伝子から構成されるので,それぞれを組み合わせた8種類のハプロタイプが形成される.

E. Rh血液型の臨床的意義

Rh抗原のなかでD抗原が最も抗原性が高く,また抗体の産生能力もD＞E＞e〜C〜cであり,臨床上D抗原が重要である. 同種免疫抗体である抗Dは抗体産生の回避策が十分とられるようになり,検出率は低下しているとはいえ輸血副作用や新生児溶血性疾患の重要な原因抗体である.

(6) Duffy血液型(FYシステム)

Cutbushらは頻回輸血を受けた血友病患者から新しい抗Fy^{a}を(1950年),次いでIkinらは抗Fy^{b}を見いだし,これら抗体によってDuffy血液型が発見された. その後,アメリカ黒人の多くはそれぞれの抗体で識別される抗原をもたない表現型であることなどが報告され,Duffy血液型が確立した.

主要抗原Fy^a,Fy^{b}の検査には抗Fy^a,抗Fy^{b}を用いた抗グロブリン試験を行う. Duffy血液型はFy^{a}抗原,Fy^{b}抗原をコードする2個の共顕性な対立遺伝子*Fy^a*,*Fy^b*によって決定される3種類の表現型に分類される(**表7-9**). なお,*Fy^a*や*Fy^b*に対して潜性で両抗原とも発現しない対立遺伝子*Fy*を考慮する. 日本人はFy^{a}抗原が高頻度であるが,黒人では両抗原とも発現していないFy(a−b−)が高頻度に分布するなど,Duffy血液型の分布には人種差がみられる.

Duffy抗原は分子量約4万の7回膜貫通型蛋白質Duffy糖蛋白質に存在する. Duffy糖蛋白質は,IL-8などのCXCケモカインやMCP-1などのCCケモカインを血中から素早く取り除くスカベンジャーとしての役割が想定されている. さらに,Fy(a−b−)赤血球には三日熱マラリア原虫(*Plasmodium vivax*)が感染しないことが明らかにされ,Duffy糖蛋白質がマラリア原虫の感染レセプターとして機能しているらしい. アフリカ

大陸におけるマラリア流行地の集団ではマラリアに対する抵抗性をもつ Fy（a−b−）の頻度がきわめて高く,*Fy* の出現頻度が黒人で高くなった（約 0.3）と考えられている.

Duffy 糖蛋白質をコードしている *DY* 遺伝子(1q22-q23) は 336 アミノ酸残基からなるポリペプチド鎖を産生する.Fy^a 抗原と Fy^b 抗原の違いは *FY* 遺伝子における塩基置換によって生じた N 末端側細胞外領域の 42 番アミノ酸残基の置換に起因し,Fy^a 抗原は Gly,Fy^b 抗原は Asp である.また,*Fy^b* のプロモーター領域に塩基置換が起こった *Fy* 対立遺伝子では,転写活性の低下によって Duffy 抗原は発現しないと考えられている.

(7) Kidd 血液型 （JK システム）

Allen らによって新生児溶血性疾患の母親血清中に抗 Jk^a が同定され（1951 年）,次いで Plaut が抗 Jk^b 抗体を発見し,Kidd 血液型が確立した.抗 Kidd は溶血性輸血副作用の原因抗体として遅延型溶血反応に関与し,本邦でも抗 Rh と並んで報告が多い.

主要抗原 Jk^a,Jk^b の検査には抗 Jk^a,抗 Jk^b を用いた抗グロブリン試験を行う.Kidd 血液型は Jk^a 抗原,Jk^b 抗原をコードする 2 個の共顕性な主要対立遺伝子 *Jk^a*（日本人の頻度 0.472,以下同様）,*Jk^b*（0.528）によって決定される 3 種類の表現型 Jk（a+b−）（22.3 %）,Jk（a+b+）（49.8 %）,Jk（a−b+）（27.8 %）に分類される.Kidd 抗原は分子量約 4 万の 10 回膜貫通型赤血球尿素輸送体に存在し,これをコードする *JK*（*SLC14A1*）遺伝子（18q11-q12）は 389 アミノ酸残基からなるポリペプチド鎖を産生する.Jk^a 抗原と Jk^b 抗原の違いは,*JK* 遺伝子における塩基置換によって生じた細胞外ループ領域上の Asp280Asn に起因する.

(8) Xg 血液型 （XG システム）

Mann らは頻回輸血を受けた男性患者に抗 Xg^a を見い出した（1962 年）.この抗体と反応する Xg^a 抗原は男女で異なる出現頻度を示し,家系調査から Xg^a 抗原は X 染色体に連鎖することが明らかにされた.Xg^a 抗原の対立抗原は見いだされず,Xg 血液型は Xg^a 抗原を有すか否かに分類される.

Xg^a 抗原の検査には抗 Xg^a を用いた抗グロブリン試験を行う.Xg 血液型は顕性 *Xg^a* 対立遺伝子と潜性 *Xg* 対立遺伝子によって決定される 2 種類の表現型 Xg（a+）,Xg（a−）に分類される.*Xg* 遺伝子は Xg^a 抗原を産生しない.男性（XY）はヘミ接合で *Xg^a/Y* または *Xg/Y* となる.一方,女性（XX）は常染色体性に相当する遺伝子型となり,Xg 血液型の分布が男女で異なったものとなる（**表7-10**）.Xg 抗原は 180 アミノ酸残基からなる 1 回膜貫通型蛋白質であり,それをコードする遺伝子（*PBDX*）は X 染色体短腕テロメア近傍に座位する.*PBDX* 遺伝子は擬似常染色体領域の境界に位置し,X 染色体不活性化をまぬがれており 2 個の X 染色体上の *Xg* 遺伝子は両方とも発現する.このため,ヘテロ接合の女性には Xg（a+）と Xg（a−）の赤血球が混合するキメラ状態は存在しない.

(9) その他の主な赤血球抗原型

Diego 血液型（DI システム）は Di^a と Di^b 抗原から主に構成され,それらをコードす

表7-10 Xg血液型の表現型と日本人頻度[†]

抗体との反応 抗 Xg[a]	表現型	遺伝子型	日本人頻度（％）	遺伝子頻度
＋	男　Xg（a＋）	Xg^a/Y	69.4	Xg^a=0.681
－	Xg（a－）	Xg/Y	30.6	Xg=0.319
＋	女　Xg（a＋）	Xg^a/Xg^a,　Xg^a/Xg	89.1	
－	Xg（a－）	Xg/Xg	10.9	

＋：凝集あり，－：凝集なし.
[†]日本人頻度などは，岸　紘一郎ほか編. 法医血清学的検査法マニュアル. 金原出版, 東京, 1990；玉置嘉広，西向弘明. 血清型の知識. 金原出版, 東京, 1986 から引用.

る2個の共顕性な対立遺伝子 Di^a, Di^b によって決定される3種類の表現型 Di(a＋b－)，Di（a＋b＋），Di（a－b＋）に分類される. Di^a 抗原はアジア人種に多く白人では非常にまれであり，mongoloid factor とよばれる. 日本人において Di^a（＋）は約8％である. Kell 血液型（KEL システム）は K や k 抗原など35種類の抗原から構成され，ABO やRh 抗原に次いで同種抗原性が強い. そのうち，K/k 系は2個の共顕性な対立遺伝子 K，k によって決定される3種類の表現型 K＋k－，K＋k＋，K－k＋に分類されるが，日本人ではほとんどが K－k＋である.

2）血清蛋白質型

血漿中の蛋白質成分からフィブリノーゲンなどの血液凝固系因子を除いたものが血清蛋白質（serum protein）であり，性状や機能が異なる約100種類以上の蛋白質から構成される.

Smithies は，自ら開発したデンプンゲル電気泳動法を利用して，血清中のハプトグロビンに表現型多型がみられることを初めて明らかにした（1955年）. その後，多くの血清蛋白質に表現型多型が報告され，等電点電気泳動法（IFE）や特異抗体を用いた免疫染色法の導入によって既存の多型蛋白質の細分類や亜型分類がなされた. 現在までに，20種類以上の血清蛋白質に表現型多型が見いだされ，血清蛋白質型（血清型）を構成している. 血清蛋白質の欠損や変異には直接疾患と関連するものがある. 輸血療法上，血清型や酵素型の違いが同種抗原として重篤な輸血副作用の原因となることはほとんどないが，IgA やハプトグロビンなどの血清蛋白質が欠損している場合には注意しなければならない.

（1）ハプトグロビン（haptoglobin：HP）型

HP は α_2 グロブリン領域に電気泳動される糖蛋白質であり，主に肝臓で合成される. HP はヘモグロビン（Hb）と1：1に結合し，安定な Hb・HP 複合体を形成する. Hb・HP 複合体は腎臓の糸球体で濾過されず，HP は Hb による尿細管の障害や生体からの

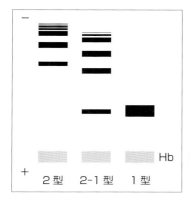

図 7-8 ハプトグロビン（HP）型の電気泳動像
電気泳動に先立ち，血清試料と Hb を混合し，HP・Hb 複合体として分離する．このため，Hb も同時に検出される．

鉄や Hb の喪失を防ぐ役割を担っている．肝細胞障害性疾患や溶血亢進状態では血清中の HP は減少する．また，4 カ月までの乳児では生理的無 HP 血症がみられる．

HP 型判定には，血清試料へのヘモグロビン溶液添加によって形成された Hb・HP 複合体をポリアクリルアミドゲル電気泳動で分離した後，Hb の有するペルオキシダーゼ様活性を検出する活性染色法を行う（図 7-8）．HP 型は 2 個の共顕性な対立遺伝子 HP^*1，HP^*2 によって決定される 3 種類の表現型 1 型（7.6 %），2-1 型（39.7 %），2 型（52.5 %）に分類される．

HP は α 鎖と β 鎖（Hb 結合部位を含む）から構成される多量体蛋白質である．β 鎖は各型に共通で，α 鎖には HP^*1 と HP^*2 に由来する α^1 鎖（分子量約 9,000）と α^2 鎖（分子量約 17,000）があり，α^2 鎖をコードする HP^*2 は HP^*1 遺伝子内の不等交差による遺伝子重複によって生じたと考えられている．これらの組み合わせによって 1 型は $(\alpha^1\beta)_2$，2-1 型は $\alpha^1\alpha^2\beta_2$，2 型は $(\alpha^2\beta)_n$ から構成される．α^2 鎖では分子間会合することで多数の多量体が形成され，相当する複数のバンドが観察される．HP^*1 遺伝子（16q22.1）は 83 アミノ酸残基からなるポリペプチド鎖をコードしているが，54 番アミノ酸残基が Lys と Glu のものに分類される．前者を HP^*1F，後者を HP^*1S といい，HP^*1 は HP^*1F と HP^*1S に細分類される．しかし，HP^*1 のほとんどが HP^*1S であり，法医学実務上は 2 個の対立遺伝子 HP^*1，HP^*2 を考慮すればよい．アジア人種には 1.5～3 % の頻度で HP 欠損型対立遺伝子が分布する．このホモ接合体は HP 欠損症となり，輸血時に抗 HP が産生されると，アナフィラキシーショックを引き起こす場合がある．

(2) ビタミン D 結合蛋白質（vitamin D-binding protein：DBP；group-specific component：GC）型

Hirscheld は，免疫電気泳動法を利用し，α_2 グロブリン領域に出現する 3 種類の表現型に分類できる蛋白質を見いだし，group-specific component（GC）と命名した（1959

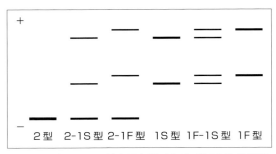

図 7-9 ビタミン D 結合蛋白質（GC）型の電気泳動像
2，IF，1S 型は GC^*2，GC^*1F，GC^*1S のホモ接合であり，その他はそれらのヘテロ接合．

年）．GC は肝臓で合成される分子量約 5 万の糖蛋白質であり，その後，ビタミン D 結合蛋白質であることが明らかとなった．また，GC はアクチン結合能を有し，死細胞から血液中に遊離したアクチンを除去する actin-scavenger 系にも関与している．

GC 型判定には，血清試料を IFE で分離した後，ゲル上にオーバーレイした転写膜に分離された蛋白質を移し，膜上で一次抗体である抗 GC，次いでペルオキシダーゼなどで標識した二次抗体を作用させる免疫ブロット法を行う（**図 7-9**）．GC 型は 3 個の共顕性な主要対立遺伝子 GC^*1F，GC^*1S，GC^*2 によって決定される 6 種類の表現型 1F 型（22.8 %），1F-1S 型（22.8 %），2-1F 型（21.7 %），1S 型（4.7 %），2-1S 型（14.2 %），2 型（7.1 %）に分類される．その他，120 種類以上の変異型が同定されている．GC 遺伝子（4q12）は 474 アミノ酸残基からなるポリペプチド鎖をコードする．3 個の対立遺伝子産物の違いはエキソン 11 内における 2 カ所の非同義置換型 SNP（416 と 420 番アミノ酸残基に対応）による．それぞれ，GC^*1F は Asp と Thr，GC^*1S は Glu と Thr，GC^*2 は Asp と Lys である．

(3) トランスフェリン（transferrin：TF）型

TF は肝臓や網内系で合成される，シアル酸を含む分子量約 8 万の糖蛋白質である．TF1 分子に 2 分子の鉄原子が結合でき，鉄結合性グロブリンともよばれる．細胞への鉄の取り込みは TF 受容体を介して行われ，血清中の鉄が Hb 合成に利用されるには TF との結合が必要である．TF 欠損症は鉄欠乏性貧血を呈する．

TF 型判定にはシアリダーゼ処理した血清試料を IFE で分離した後，抗 TF を用いた免疫ブロット法を行う．TF 型は 2 個の共顕性な主要対立遺伝子 TF^*C1，TF^*C2 によって決定される 3 種類の表現型，C1 型（56.4 %），C2-1 型（37.4 %），C2 型（6.2 %）に分類される．TF 型には B，D 型などの変異型も知られているが，頻度は低い．TF 遺伝子（3q21）は 678 アミノ酸残基からなるポリペプチド鎖をコードする．TF^*C1 と TF^*C2 由来の TF の違いは Pro589Ser 置換に起因する．

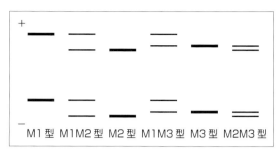

図 7-10 α_1-アンチトリプシン（PI）型の電気泳動像
　蛋白質染色で検出される PI は共存する他の蛋白質から離れて検出される．M1，M2，M3 型は *PI*M1*，*PI*M2*，*PI*M3* のホモ接合であり，その他はそれらのヘテロ接合．

(4) α_1-アンチトリプシン（α_1-antitrypsin：PI）型

　PI は肝臓で合成される分子量約 5 万の糖蛋白質であり，血清中に最も多量（1.5～3.5 mg/mL）に存在する蛋白質分解酵素阻害物質である．トリプシン，プラスミンなどの幅広いセリンプロテアーゼに結合し，その作用を阻害する．この阻害作用によって，細菌や顆粒球から放出されるプロテアーゼによる細胞障害を防止し，特に肺胞壁のエラスチンを分解する白血球エラスターゼを阻害することが重要な生理的作用である．PI 欠損は肺胞の破壊を促進し閉塞性肺気腫を惹起する．

　PI 型判定には，ジチオトレイトールおよびヨードアセトアミド処理血清試料を IFE で分離後，蛋白質染色法を行う（**図 7-10**）．PI 型は 3 個の共顕性な主要対立遺伝子 *PI*M1*，*PI*M2*，*PI*M3* によって決定される 6 種類の表現型 M1 型（50.2 %），M1M2 型（34.7 %），M2 型（5.5 %），M1M3 型（6.2 %），M2M3 型（2.1 %），M3 型（0.2 %）に分類される．その他，PI には 40 種類以上の変異型（1.1 %）が同定されている．なかでも，*PI*S* と *PI*Z* が PI 欠損疾患の主な原因となる．*PI*S* では Glu264Val 置換が，*PI*Z* では Glu324Lys 置換が起こり，立体構造が変化し小胞体で凝集体を形成するなどのため，分泌される PI 量が激減する．*PI*Z* のホモ接合体，*PI*Z/PI*S* のヘテロ接合体では，正常値に比べそれぞれ PI 活性は約 10 %，約 30 % に低下し，慢性閉塞性肺疾患である肺気腫を起こす．後者は異なる種類の変異対立遺伝子が組み合わさったものであり，このような状態を複合ヘテロ接合とよぶ．PI 欠損症は白人では高い頻度でみられる常染色体潜性遺伝疾患であり，DNA タイピングによる出生前遺伝子診断法が開発されている．*PI* 遺伝子（14q32.1）は 414 アミノ酸残基からなるポリペプチド鎖をコードする．*PI*M1* が祖先型であり，Glu376Asp 置換によって *PI*M3* が生じ，さらに *PI*M3* の Arg101His 置換によって *PI*M2* が生じたと考えられている．

(5) 免疫グロブリン（immunoglobulin：Ig）型

　Ig は B 細胞から分泌され抗体として機能する糖蛋白質であり，基本的に 2 本の light

表7-11 免疫グロブリン型（Gm型）の表現型と日本人頻度

表現型	遺伝子型	日本人頻度（%）	ハプロタイプ頻度
ag	Gm^*ag/Gm^*ag	21.0	Gm^*ag=0.437
agb3st	Gm^*ag/Gm^*ab3st	23.9	Gm^*axg=0.173
axg	$Gm^*axg/Gm^*a(x)g$	15.7	$Gm^*afb1b3$=0.130
agfb1b3	$Gm^*ag/Gm^*afb1b3$	10.8	Gm^*ab3st=0.261
axgb3st	Gm^*axg/Gm^*ab3st	10.0	
afb1b3st	$Gm^*afb1b3/Gm^*ab3st$	7.3	
ab3st	Gm^*ab3st/Gm^*ab3st	5.5	
axgfb1b3	$Gm^*axg/Gm^*afb1b3$	3.8	
afb1b3	$Gm^*afb1b3/Gm^*afb1b3$	2.0	

（遠山　博ほか編．輸血学．改訂第3版．中外医学社，東京，2004．p 501より一部改変）

chain（L鎖）と2本のheavy chain（H鎖）から構成される．IgはIgG，IgA，IgD，IgM，IgEの5つのclassに分類され，さらにIgGにはH鎖構造の違いによって4つのsubclass，IgG1，IgG2，IgG3，IgG4が存在する．Igには「遺伝的に決定される血清蛋白質のエピトープで同一種のすべての個体には存在しないが，一部の個体に存在する」，いわゆるアロタイプが存在する．GrubbによるGm（a）因子の発見（1956年）が端緒となり，Ig分子に多数のアロタイプが見いだされた．これらは，H鎖やL鎖における不変部領域（C領域）における1～2個のアミノ酸置換が生じた結果，抗原性の異なるアロタイプとして識別される．IgGのH鎖γにおけるアロタイプ群をGm型，IgAのH鎖αにおけるアロタイプ群をAm型，すべてのIgに共通なL鎖κにおけるアロタイプ群をKm型とよぶ．

　Ig型判定には，それぞれのアロタイプに対する特異抗体を利用した赤血球凝集阻止試験を行う．この試験では，抗Igアロタイプによる抗RhD感作赤血球の凝集を被検血清試料が阻止するか否かによってアロタイプの存在を判定する．凝集阻止陰性では，被検血清中に抗体に対するアロタイプが含まれることとなり，アロタイプ陽性となる．

　Gm型はIgGのC領域におけるアミノ置換に基づき18種類のアロタイプから構成される．G1m（a），G1m（x），G1m（f），G1m（z）はIgG1に，G3m（b1），G3m（b3），G3m（s），G3m（t），G3m（g）などはIgG3に存在する．これらGmアロタイプは個々に遺伝するのではなく，複数のアロタイプからなるハプロタイプで遺伝する．それぞれの人種集団は特徴的なGmハプロタイプをもっているが，日本人では4個のハプロタイプag，axg，$ab3st$，$afb1b3$を考慮すればよい．Gm型はこれら4個の共顕性のハプロタイプによって決定される9種類の表現型に分類される（**表7-11**）．松本らは，モンゴロイドを特徴づける標識遺伝子$G3m^*st$を発見し，人類学的な調査から，日本民族のルーツはバイカル湖畔のブリヤート民族であることを報告している．

　Km型には3個の対立遺伝子Km^*1，Km^*2，Km^*3によって産生されるアロタイプ

があるが，Km（1）と Km（2）は常に共出現するため，Km 型は 2 個の共顕性の対立遺伝子 Km^*1, Km^*3 によって決定される 3 種類の表現型，Km（1）（9.2 ％），Km（3）（42.2 ％），Km（1,3）（48.2 ％）を考慮すればよい．IgA のアロタイプは IgA2 の C 領域にあり，3 種類の表現型，A2m（1），A2m（2），A2m（1,2）に分類される．IgA 完全欠損者（日本人では少ない）に繰り返し輸血を行った場合，抗 IgA 抗体が産生され，蕁麻疹やアナフィラキシーなどを起こすことがある．

(6) その他の血清蛋白質型

20 種類ほどの補体系蛋白質には，欠損とともに，C1r，C3，C4，C6，C7，C8，factor I，factor H などで表現型多型がみられる．また，C4 型の対立遺伝子 $C4^*A$ と $C4^*B$ 由来の C4 蛋白質の分解物が赤血球に吸着し，それぞれ赤血球抗原型である Rogers 型，Chido 型を構成する．凝固・線溶系蛋白質のうち，血液凝固因子 XIII 因子（F13）とプラスミノゲンは表現型多型を示す．F13 を構成する A 鎖と B 鎖に多型がみられ，そのうち B 鎖は 2 個の共顕性な主要対立遺伝子 $F13B^*1$, $F13B^*3$ によって決定される 3 種類の表現型，1 型（11.3 ％），3-1 型（44.6 ％），3 型（44.1 ％）に分類される．急性期蛋白質の 1 つである α-2-HS-糖蛋白質（AHSG）は 2 個の共顕性な対立遺伝子 $AHSG^*1$, $AHSG^*2$ によって決定される 3 種類の表現型，1 型（52.6 ％），2-1 型（39.8 ％），2 型（7.6 ％）に分類される．その他，オロソムコイド，アルブミン，セルロプラスミン，アポリポプロテイン E などに表現型多型がみられる．

3）赤血球酵素型

生体内に分布する酵素には同じ化学反応を触媒するが，蛋白質化学的に異なった酵素群からなるものがある．これらは異なる一次構造のペプチド鎖を主成分とするアイソザイム（isozyme）とよばれる．アイソザイムには，異なる遺伝子座にコードされるものや，単一の遺伝子座に属する対立遺伝子にコードされ異なるアミノ酸配列をもった遺伝子産物の酵素群が含まれる．後者のアイソザイムには，電気泳動上異なる挙動を示し，幾つかの表現型に分類できる遺伝的多型のあるものが見いだされている．Hopkinson らは，赤血球中の酸性ホスファターゼが，デンプンゲル電気泳動によって 3 種類の表現型に相当する異なる電気泳動パターンを示す表現型多型形質であることを初めて報告した（1963 年）．その後，多種類の赤血球酵素が表現型多型を示すことが明らかにされ，赤血球酵素型とよばれる血液型グループが構成されている．

(1) 酸性ホスファターゼ 1（acid phosphatase 1：ACP1）型

ACP1（EC 3.1.3.2）はリン酸エステル化合物を加水分解するモノエステラーゼの一種である．特に前立腺に多量に含まれ，赤血球，肝臓，脾臓など広く分布する．ACP1 は flavin mononucleotide phosphatase としてフラビン補酵素の細胞内濃度調節に関与している．

ACP1 型判定には，希釈した赤血球溶血液を IFE で分離した後，基質として

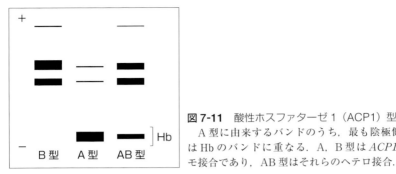

図 7-11 酸性ホスファターゼ1（ACP1）型の電気泳動像
A 型に由来するバンドのうち，最も陰極側に泳動されるものは Hb のバンドに重なる．A，B 型は $ACP1^*A$，$ACP1^*B$ のホモ接合であり，AB 型はそれらのヘテロ接合．

4-methyl-umbellifery phosphate を含ませたセルロースアセテート膜をゲル上にオーバーレイする活性染色法を行う（**図 7-11**）．ACP1 型は共顕性の対立遺伝子 $ACP1^*A$，$ACP1^*B$，$ACP1^*C$ によって決定されるが，日本人では $ACP1^*C$ の頻度が低いため，2 個の主要対立遺伝子 $ACP1^*A$，$ACP1^*B$ によって決定される3種類の表現型，A 型（4.5 %），AB 型（33.4 %），B 型（62.1 %）を考慮すればよい．$ACP1$ 遺伝子（2p25）は 157 アミノ酸残基からなるポリペプチド鎖をコードする．$ACP1^*A$ と $ACP1^*B$ に由来するアイソザイムの違いは Gln106Arg 置換に起因する．また，それぞれの対立遺伝子からは alternative splicing によって f 型と s 型が対立遺伝子特異的な比率で産生される．

(2) エステラーゼ D（esterase D：ESD）型

エステラーゼはさまざまなエステル結合の加水分解を触媒する酵素の総称である．エステラーゼ活性は赤血球，心臓，肝臓，腎臓などに広く分布する．赤血球中にはエステラーゼ A，B，C が含まれるが，それとは遺伝学的に異なり，特異的に umbelliferyl acetate などを加水分解するエステラーゼ D（ESD）が存在する．ESD はグルタチオンのチオールエステル結合を加水分解する S-formylglutathione hydrolase（FGH：EC 3.1.2.12）と同一である．

ESD 型判定には，希釈した赤血球溶血液を IFE で分離した後，活性染色法を行う．ESD 型は2個の共顕性な主要対立遺伝子 ESD^*1，ESD^*2 によって決定される3種類の表現型，1 型（42.3 %），2-1 型（45.4 %），2 型（12.3 %）に分類される．その他，まれな対立遺伝子や不活性な変異型も見いだされている．ESD（FGH）遺伝子（13q14.1-q14.2）は 282 アミノ酸残基からなるポリペプチド鎖をコードする．ESD^*1 と ESD^*2 に由来するアイソザイムの違いは Gly190Glu 置換に起因する．

(3) ホスホグルコムターゼ 1（phosphoglucomutase 1：PGM1）型

PGM はグリコーゲン代謝系においてグルコース-1,6-二リン酸の存在下でグルコース-1-リン酸とグルコース-6-リン酸の相互変換を触媒する酵素であり，赤血球のほか，肝臓，腎臓，皮膚などほとんどすべての組織に分布している．PGM には異なる遺伝子によってコードされるアイソザイム PGM1，PGM2，PGM3 などが存在し，赤血球では

① 血液型

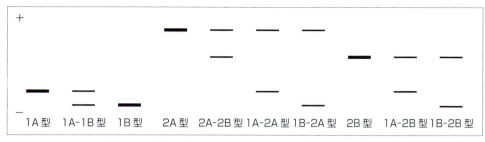

図 7-12 ホスホグルコムターゼ1（PGM1）型の電気泳動像
他のアイソザイム PGM2 や PGM3 は PGM1 が観察される領域より陽極側に検出される．

表 7-12 ホスホグルコムターゼ1（PGM1）型の表現型と日本人頻度[†]

表現型	遺伝子型	日本人頻度(%)	遺伝子頻度
1B	PGM1*1B/PGM1*1B	0.8	PGM1*1A=0.681
1B-1A	PGM1*1B/PGM1*1A	12.4	PGM1*1B=0.091
1B-2B	PGM1*1B/PGM1*2B	1.0	PGM1*2A=0.168
1B-2A	PGM1*1B/PGM1*2A	3.1	PGM1*2B=0.055
1A	PGM1*1A/PGM1*1A	46.4	変異型=0.005
1A-2B	PGM1*1A/PGM1*2B	7.5	
1A-2A	PGM1*1A/PGM1*2A	22.8	
2B	PGM1*2B/PGM1*2B	0.3	
2B-2A	PGM1*2B/PGM1*2A	1.8	
2A	PGM1*2A/PGM1*2A	2.8	
その他		1.1	

[†] 日本人頻度などは，岸　紘一郎ほか編．法医血清学的検査法マニュアル．金原出版，東京，1990；玉置嘉広，西向弘明．血清型の知識．金原出版，東京，1986 より一部改変．
PGM1 の対立遺伝子の名称は研究者によって異なる：たとえば，*1A*，*1B*，*2A*，*2B* はそれぞれ *1+*，*1−*，*2+*，*2−*，または *1S*，*1F*，*2S*，*2F* に対応する．

PGM2 が主要なアイソザイムとなっている．PGM2，PGM3 は表現型分布に偏りがあり，法医学で利用されているのは PGM1（EC 2.7.5.1）である．

PGM1 型判定には，希釈した赤血球溶血液を IFE で分離した後，酵素反応産物として青紫の不溶性ホルマザンが生じるように工夫した，一連の反応試薬を含む寒天をゲル上にオーバーレイする活性染色法を行う（**図 7-12**）．PGM1 型は4個の共顕性な主要対立遺伝子 *PGM1*1A*，*PGM1*1B*，*PGM1*2A*，*PGM1*2B* によって決定される10種類の表現型に分類される（**表 7-12**）．PGM1 型にはまれな対立遺伝子として *PGM1*3* ～ *7* などが分布し，日本人では *PGM1*7* の頻度が比較的高い．glycogen storage disease の患者で，Thr115Ala アミノ酸置換とスプライス部位変異に起因する PGM1 欠

損が見いだされている．*PGM1* 遺伝子（1p31）は 562 アミノ酸残基からなるポリペプチド鎖をコードする．PGM1 型の祖先型は *PGM*1A* と考えられており，Tyr419His 置換によって *PGM1*1B* が，それとは独立して Arg220Cys 置換によって *PGM1*2A* が生じ，その後 *PGM1*1B* と *PGM1*2A* の間で遺伝子内組換えが起こり *PGM1*2B* が生じたと考えられている．

(4) グルタミン-ピルビン酸トランスアミナーゼ（glutamine-pyruvate transaminase：GPT）型

GPT（EC 2.6.1.2）はグルタミンとピルビン酸間のアミノ基転移反応を触媒する酵素であり，肝臓や心臓に多く存在する．GPT には異なる遺伝子によってコードされる 2 種類のアイソザイム，すなわち細胞質内に局在する soluble GPT（GPT）と mitochondorial GPT（GPT2）がある．ATP 産生を嫌気的に行う赤血球内には GPT のみが存在し，表現型多型を示す．

GPT 型判定には，希釈した赤血球溶血液を IFE で分離した後，活性染色法を行う．GPT 型は 2 個の共顕性な主要対立遺伝子 *GPT*1*，*GPT*2A* によって決定される 3 種類の表現型，1 型（38.6 %），2A-1 型（46.3 %），2A 型（15.1 %）に分類される．なお，2 型は主要な 2A 型と亜型 2B，2C に分類されるが，亜型の頻度は低く，*GPT*2A* のみを考慮すればよい．その他，まれな対立遺伝子や不活性型が知られている．1 型 GPT の活性は 2 型酵素に比べ約 3 倍高く，型によって GPT 活性が異なる．*GPT* 遺伝子（8q24.3）は 496 アミノ酸残基からなるポリペプチド鎖をコードする．*GPT*1* と *GPT*2A* に由来するアイソザイムの違いは His14Asn 置換に起因する．

GPT と同様に，アミノ基転移反応を触媒するグルタミン-オキザロ酢酸トランスアミナーゼ（GOT：EC 2.6.1.1）には soluble GOT（GOT1）と mitochondorial GOT（GOT2）の 2 種類のアイソザイムが存在する．赤血球に含まれる GOT1 に表現型多型がみられる．GOT1 型は 3 個の共顕性な対立遺伝子 *GOT1*1*（0.987），*GOT1*2*（0.009），*GOT1*3*（0.004）によって決定される 6 種類の表現型に分類されるが，日本人のほとんどが 1 型であり，まれに 1-2 型や 1-3 型が観察される．

(5) その他の主な赤血球酵素型

グルコース-6-リン酸脱水素酵素（G6PD：EC 1.1.1.49）型は，Xq28 に座位する遺伝子における 2 個の対立遺伝子 *G6PD*A*，*G6PD*B* によって支配されている．日本人ではほとんど B 型であるが，黒人種には多型性がみられる．300 種類以上の変異型が知られており，G6PD 欠乏症は遺伝性溶血疾患の一因として知られているほか，マラリアに対する抵抗性を示す．プリン代謝におけるサルベージ回路に関与するアデノシンデアミナーゼ（ADA：EC 3.5.4.4）は 2 個の共顕性な主要対立遺伝子 *ADA*1*，*ADA*2* によって決定される 3 種類の表現型，1 型，1-2 型，2 型に分類される．日本人の大部分は 1 型（94 %）であり，分布に偏りがある．重症複合免疫不全症は ADA を欠損するもの，欠損しないものに分類されるが，患者の約 20 % は ADA 欠損に基づく常染色体潜性遺

表7-13 アルデヒド脱水素酵素2（ALDH2）型の表現型と日本人頻度

表現型	遺伝子型	日本人頻度（%）	遺伝子頻度
1	*ALDH2*1/ALDH2*1*	57.8	*ALDH2*1*=0.76
1-2	*ALDH2*1/ALDH2*2*	36.4	*ALDH2*2*=0.24
2	*ALDH2*2/ALDH2*2*	5.8	

伝性疾患と考えられている．ADA欠損を引き起こす変異型が明らかにされている.

（6）その他の主な酵素型

赤血球以外のさまざまな部位に存在する酵素も表現型多型形質となるものは多い．表現型多型を示す酵素を一括して酵素型という.

A．α-L-フコシダーゼ1（α-L-fucosidase 1：FUCA1）型

フコース含有糖鎖の分解に関与するFUCA（EC 3.2.1.51）は白血球や組織に含まれるFUCA1と血清中のFUCA2に分類され，表現型多型が認められる．FUCA1欠損は糖代謝異常症であるフコシドーシスを生じる．FUCA1型判定には通常，白血球抽出液が用いられるが，尿や組織片からも可能である．FUCA1型は2個の共顕性な主要対立遺伝子 *FUCA1*1*，*FUCA1*2* によって決定される3種類の表現型，1型（61.3%），2-1型（33.9%），2型（4.8%）に分類される．*FUCA1*1* と *FUCA1*2* に由来するアイソザイムの違いはGln286Arg置換に起因する．FUCA1欠損を引き起こす変異型が明らかにされている.

B．アルデヒド脱水素酵素2（aldehyde dehydrogenase 2：ALDH2）型

エチルアルコールの代謝物アセトアルデヒドの酢酸への酸化反応を触媒するのがアルデヒド脱水素酵素（EC 1.2.1.3）である．ALDHには異なる遺伝子座にコードされる幾つかのアイソザイムが知られているが，アルコール代謝に関与するのが mitochondrial ALDH（ALDH2）である.

原田らは日本人肝臓試料にALDH2欠損を見いだし，これが端緒となりALDH2の表現型多型性が明らかにされた．ALDH2型は2個の共顕性な主要対立遺伝子 *ALDH2*1*，*ALDH2*2* によって決定される3種類の表現型に分類される（**表7-13**）．*ALDH2* 遺伝子は517アミノ酸残基からなるポリペプチド鎖をコードする．*ALDH2*1* から一塩基置換によって生じた *ALDH2*2* ではGlu487Lys置換が起こり不活性型酵素が生じる．1-2型と2型では飲酒後の血中アセトアルデヒド濃度が高く，flushing syndrome を呈する（いわゆる酒に弱いタイプ）．1型はアルコール摂取に伴う不快症状が乏しいため，アルコール依存症感受性遺伝子となっている．白人には *ALDH2*2* は分布しておらず，ALDH2型は人種によってその分布が大きく異なる．ALDH2型判定には当初，肝臓や毛根試料が用いられたが，DNA試料からDNAタイピングによって遺伝子型が判定される.

4）HLA 型

Dausset は頻回輸血患者血清中に抗白血球凝集素を見いだし（1954 年），それと反応する白血球膜上の同種抗原 Mac（現在の HLA-A2）を同定したのが，白血球抗原研究の端緒である．その後，さまざまな白血球抗原が報告され，1967 年，第 3 回国際組織適合性ワークショップにおいて，これら抗原はヒト白血球抗原（human leucocyte antigen：HLA）と命名され，公認された抗原に統一した名称が与えられている．白血球をはじめ多くの体細胞に分布する HLA は異なる遺伝子によって支配される幾つかの抗原群から構成され，*HLA* 遺伝子座ごとに著しい多型を示す．臓器移植に際し，拒絶反応の起こりやすさ（組織適合性）を規定する分子として主要組織適合性複合体（major histocompatibility complex：MHC）遺伝子によってコードされる一連の主要組織適合性抗原が見いだされた．ヒトの場合，HLA が *MHC* 遺伝子産物であり，臓器移植の拒絶反応における引き金抗原であり，標的抗原となっている．HLA は T 細胞に抗原ペプチドを提示し，その活性化によって B 細胞の抗体産生あるいは細胞障害性 T 細胞の分化・成熟を助けるなど，免疫応答の主要な役割を果たしている．

（1）HLA の構造と遺伝子

HLA 分子は，抗原ペプチドを主に CD8 陽性 T 細胞に提示するクラス I 分子と主に CD4 陽性 T 細胞に提示するクラス II 分子とに分けられる．それぞれをコードする *HLA* 遺伝子群は遺伝子重複を繰り返して複数の遺伝子座からなる多重遺伝子族を構成し，β_2 ミクログロブリン遺伝子を除いて，すべて 6p21.3 領域上約 4,000 kb に分布する（**図 7-13**）．*HLA* 遺伝子はクラス I 分子をコードするクラス I（*HLA-A*，*-B*，*-C* など）遺伝子とクラス II 分子をコードするクラス II（*HLA-DR*，*-DP*，*-DQ* など）遺伝子の 2 群に分類される．クラス I とクラス II 遺伝子領域の間にある領域はクラス III 領域とよばれ，C2，C4，B 因子などの補体系蛋白質，ステロイドホルモン合成に関与する 21-ヒドロキシラーゼ，腫瘍壊死因子などをコードする遺伝子群が座位する．クラス III 遺伝子群は MHC 本来の機能には関与しない．

クラス I 領域には，従来から知られていた HLA-A，-B，-C 抗原をそれぞれコードする遺伝子 *HLA-A*，*-B*，*-C* に加え，*HLA-E*，*-F*，*-G* 遺伝子が含まれている（前者をクラス Ia，後者をクラス Ib と分類する）．これら遺伝子以外にも，機能をもたない蛋白質を発現するものや蛋白質を発現しない偽遺伝子がクラス I 領域には含まれている．一方，クラス II 領域の *HLA-DR*，*-DP*，*-DQ* 遺伝子はクラス I に比べ複雑で，クラス II 抗原分子を構成する 2 種類のペプチド鎖，α 鎖と β 鎖をコードする遺伝子（それぞれ A，B 遺伝子）から構成され，さらにこれらをコードする遺伝子座が偽遺伝子を含め複数存在する．たとえば，*HLA-DP* 群は 4 個の遺伝子 *HLA-DPA1*，*-DPB1*，*-DPA2*，*-DPB2* から構成されるが，そのうち後 2 者は偽遺伝子であり，*HLA-DPA1* と *-DPB1* が HLA-DP 分子の α 鎖と β 鎖をそれぞれコードする．

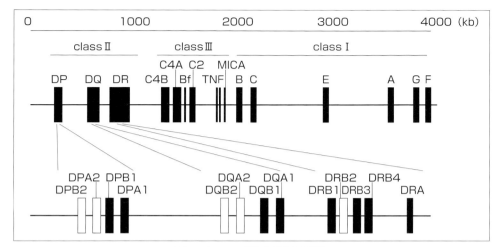

図7-13 *HLA* 遺伝子領域の構造
HLA 遺伝子領域には多数の遺伝子が座位するが，そのうち同種抗原を産生する *HLA* 遺伝子など主要なものを示した．また，HLA 領域の偽遺伝子を一部白抜きで表示した．

A．HLA クラス I 抗原

HLA-A，-B，-C 抗原は赤血球や精子を除くほとんどの有核細胞に分布する．クラス I 抗原は，分子量約 4.3 万の 1 回膜貫通型糖蛋白質 α 鎖と分子量 1.2 万の β_2 ミクログロブリンが非共有結合で会合したヘテロ二量体である．α 鎖はそれぞれのクラス I 遺伝子によってコードされるポリペプチド鎖で，細胞外の領域には 3 個の立体的にまとまった部分（ドメイン）$\alpha_1, \alpha_2, \alpha_3$ がみられる．このうち，エキソン 2 と 3 にコードされる α_1, α_2 ドメインで形成される溝の部分で抗原提示が起こる．これらエキソンは塩基置換が著しく，アミノ酸配列の変化を引き起こす対立遺伝子が多く，それによって同種抗原である多数の HLA クラス I 抗原が生じる．

なお，*HLA-E*，*-F*，*-G* には多型があまり認められていない．クラス I 抗原遺伝子の対立遺伝子として，*HLA-A* で 853 個，*HLA-B* で 1,249 個，*HLA-C* で 463 個が報告されている（2009 年）．

B．HLA クラス II 抗原

HLA-DR，-DQ，-DP 抗原は，クラス I 抗原と異なり，B 細胞，活性化 T 細胞，マクロファージ，単球，樹状細胞など限られた細胞に分布する．クラス II 抗原は，分子量約 3.3 万の 1 回膜貫通型糖蛋白質 α 鎖（細胞外領域に α_1，α_2 ドメインを含む）と分子量約 2.8 万の 1 回膜貫通型糖蛋白質 β 鎖（細胞外領域に β_1，β_2 ドメインを含む）が非共有結合で会合したヘテロ二量体である．それぞれの鎖をコードする A 遺伝子と B 遺伝子から構成される *HLA-DR*，*-DP*，*-DQ* 遺伝子では，それぞれの B 遺伝子産物

β鎖，特に$β_1$ドメインにアミノ酸置換に基づく著しい多型がみられ，それに加え HLA-DR，-DQ では α 鎖（$α_1$ドメイン）にもアミノ酸置換を伴う多型が認められ，多型性をより高度なものとしている．クラスⅡ抗原遺伝子の対立遺伝子として，*HLA-DRA* で 3 個，*HLA-DRB1* で 659 個，*HLA-DRB3* で 50 個，*HLA-DQA1* で 34 個，*HLA-DQB1* で 99 個，*HLA-DPA1* で 27 個，*HLA-DPB1* で 135 個が報告されている（2009 年）．

　HLA クラスⅠとⅡ遺伝子に由来する HLA 分子の同種抗原としての相違には 5〜20 ％のアミノ酸置換に起因するものがあり（たとえば，A2 と A24 はともに HLA-A 座の抗原であるが，約 30 個のアミノ酸残基が異なる），点突然変異とともに遺伝子間における遺伝子の部分交換，遺伝子変換や組換えが関与していると考えられている．これらの遺伝的メカニズムによって，HLA は著しい多型性を獲得している．

（2）HLA 抗原の分類

　それぞれの *HLA* 遺伝子座には多数の対立遺伝子が属し，それに対応するように HLA-A，-B，-C，-DR，-DQ，-DP 抗原には多数の抗原が所属する（**表 7-14**）．HLA 抗原は血清学的，細胞学的な方法によって識別される同種抗原として分類され，その同種抗原性は HLA 特異性とよばれる．*HLA* 遺伝子群について各抗原に対応する対立遺伝子の塩基配列が解析され，1 つの抗原をコードする複数の対立遺伝子や血清学的に検出できない遺伝子レベルの多型の存在などが明らかとなった．遺伝子レベルで確認された各 *HLA* 遺伝子座に属する対立遺伝子の数は膨大なものとなっている．

（3）HLA タイピング（HLA 抗原検査法）

　HLA-A，-B，-C，-DR，-DQ，-DP 抗原の判定には従来から血清学的，細胞学的方法が用いられてきたが，近年 DNA タイピングも活用されている．

A．血清学的検査法

　HLA-A，-B，-C，-DR，-DQ 抗原検査には，HLA 抗原に対する妊産婦血清やモノクローナル抗体を用いたリンパ球細胞傷害試験(lymphocyte cytotoxicity test)を行う．この試験では，末梢血から分離したリンパ球（必要に応じて分離した T 細胞または B 細胞）を用い，補体存在下でこれら細胞上の HLA 抗原と抗 HLA 抗体を反応させたときリンパ球が死滅するか否かで判定する．リンパ球が死滅した場合，陽性と判定される．

B．細胞学的検査法

　HLA-D 抗原（主に HLA-DR，-DQ 抗原を総合的に反映した抗原群と考えられている）検査はリンパ球混合培養試験（mixed lymphocyte culture test：MLC）によって，HLA-DP 抗原検査は二次刺激 MLC 反応による感作リンパ球タイピング（primed lymphocyte typing）によって行われる．分離した B 細胞（被検細胞）と異なる HLA-D 抗原をもつ個体のリンパ球刺激細胞（特定の D 抗原のホモ接合体である基準リンパ球）を混合培養すると，互いに他の抗原を認識し幼若化反応（リンパ球増殖反応）を起こすことを利用する．幼若化反応が起こらなければ，被検細胞は刺激細胞と同じ D

① 血 液 型　**375**

表 7-14 HLA 特異性（抗原）（第 12 回国際組織適合性ワークショップ，1996）

クラス I 抗原				クラス II 抗原			
A	B		C	D	DR	DQ	DP
A1	B5	B51（5）	Cw1	Dw1	DR1	DQ1	DPw1
A2	B7	B5102	Cw2	Dw2	DR103	DQ2	DPw2
A203	B703	B5103	Cw3	Dw3	DR2	DQ3	DPw3
A210	B8	B52（5）	Cw4	Dw4	DR3	DQ4	DPw4
A3	B12	B53	Cw5	Dw5	DR4	DQ5（1）	DPw5
A9	B13	B54（22）	Cw6	Dw6	DR5	DQ6（1）	DPw6
A10	B14	B55（22）	Cw7	Dw7	DR6	DQ7（3）	
A11	B15	B56（22）	Cw8	Dw8	DR7	DQ8（3）	
A19	B16	B57（17）	Cw9（w3）	Dw9	DR8	DQ9（3）	
A23（9）	B17	B58（17）	Cw10（w3）	Dw10	DR9		
A24（9）	B18	B59		Dw11（w7）	DR10		
A2403	B21	B60（40）		Dw12	DR11（5）		
A25（10）	B22	B61（40）		Dw13	DR12（5）		
A26（10）	B27	B62（15）		Dw14	DR13（6）		
A28	B2708	B63（15）		Dw15	DR14（6）		
A29（19）	B35	B64（14）		Dw16	DR1403		
A30（19）	B37	B65（14）		Dw17（w7）	DR1404		
A31（19）	B38（16）	B67		Dw18（w6）	DR15（2）		
A32（19）	B39（16）	B70		Dw19（w6）	DR16（2）		
A33（19）	B3901	B71（70）		Dw20	DR17（3）		
A34（10）	B3902	B72（70）		Dw21	DR18（3）		
A36	B40	B73		Dw22			
A43	B4005	B75（15）		Dw23	DR51		
A66（10）	B41	B76（15）					
A68（28）	B42	B77（15）		Dw24	DR52		
A69（28）	B44（12）	B78		Dw25			
A74（19）	B45（12）	B81		Dw26	DR53		
A80	B46						
	B47	Bw4					
	B48	Bw6					
	B49（21）						
	B50（21）						

w は暫定的な抗原を示す記号であり，カッコ内の数字はかつてその中に含まれていた抗原であり，細分類された.

（遠山　博ほか編．輸血学．改訂第 3 版．中外医学社，東京，2004，p 436 より一部改変）

抗原をもつと判定する.

　本検査法はリンパ球クロスマッチとして，移植片の提供者と患者間でリンパ球に対する同種抗原の有無（組織適合性）を検査する際に利用されている.

C. DNA タイピング

HLA 抗原の表現型多型はそれをコードする遺伝子の多型を反映したものであり，DNA 試料から対立遺伝子を遺伝子レベルで判定するのが DNA タイピングである．クラス I 抗原遺伝子群では多型性を有する α_1，α_2 ドメインに対応するエキソン2,3を，クラス II 抗原遺伝子群では多型性を有する α_1，β_1 ドメインに対応するエキソン2を標的として PCR を用いた検査が行われる．検査には，sequence specific oligonucleotide probe リバースブロット法，restriction fragment length polymorphism 法，sequence-based typing 法，DNA chip microarray 法などが利用される．

DNA タイピングされる対立遺伝子名には4桁の番号が付される表記法が用いられる．血清学的検査による HLA 特異性（抗原）は B52，DR15 などと表記されるが，DNA タイピングの場合，相当する対立遺伝子は B^*5201，$DRB1^*1501$ などとなる．HLA 対立遺伝子の情報には IPD-IMGT/HLA Database（http://www.ebi.ac.uk/jpd/imgt/hla）が活用できる．

(4) HLA 抗原の遺伝様式

$HLA-A$，$-B$，$-C$，$-DP$，$-DQ$，$-DR$ 遺伝子は同一染色体上に近接して座位しており，1つ1つが独立して遺伝するのではなく，各遺伝子座の1対立遺伝子（抗原）が組み合わさりセットとなったハプロタイプで遺伝する．各個人は母親と父親のそれぞれが有する2個のハプロタイプのうち1個が伝わり，2個のハプロタイプを保有する．対立遺伝子の間は共顕性の関係であり，2個のハプロタイプにコードされる抗原が両方発現することとなる．ハプロタイプの頻度やハプロタイプを構成する各 HLA 抗原の組み合わせには人種差があり，日本人では A24-Cw12-B52-DR15-DQ6 が，白人では A1-Cw7-B8-DR3-DQ2 が比較的多く分布している．

(5) HLA の臨床的意義

HLA は，輸血分野では輸血後移植片対宿主病，抗 HLA 抗体による輸血副作用や血小板輸血不応，移植分野では臓器移植や造血幹細胞輸血における組織適合性抗原，疾患との高い相関性による疾患感受性抗原，免疫分野では免疫応答制御など臨床医学に大きく関わっている．

特定の HLA 抗原はある種の疾患と強い相関性を示すものがある（**表7-15**）．この原因として，疾患を引き起こす遺伝子と HLA 遺伝子座の強い連鎖，HLA の多型による免疫応答の個人差，HLA 抗原と外来性抗原の類似性などが考えられている．臓器移植や骨髄移植など同種移植の主な免疫反応（拒絶反応）は，移植片の MHC である HLA 抗原の違いを宿主の免疫担当細胞である T 細胞が識別して起こる．移植成績の良否には，移植片に対する拒絶反応の強さを左右する HLA 抗原の適合性が重要である．移植に際して，提供者と受容者のクラス I およびクラス II 抗原が一致することが望ましい．一般的に，HLA 抗原の不一致が多いほど，拒絶反応は強く生着率は低下する．

表7-15 日本人において HLA と相関する主な疾患

疾患	HLA	相対危険率	疾患	HLA	相対危険率
ナルコレプシー	DR2，DQ6	753	強直性脊椎炎	B27	208
インスリン自己免疫症候群	DR4	72	ベーチェット病	B51	5.4
			小児重症筋無力症	DR13/DR9	37
び漫性汎細気管支炎	B54	13	小児重症筋無力症	DR9	16
原田病	DR4	13	小児重症筋無力症	DR13	7.1
大動脈炎症候群	B52	5.5	尋常性乾癬	Cw6/Cw7	11
大動脈炎症候群	DR2	10	関節リウマチ	DR4	2.8
IgA 腎炎	DR4	4.0	1型糖尿病	DR4	3.8
			膜性腎症	DR2	6.5

相対危険率は患者群と正常対照群における HLA 頻度の比較より算出した．

（遠山　博ほか編．輸血学．改訂第3版．中外医学社，東京，2004，p 456 より一部改変）

3. レクチン

1）種類と性状

　レクチン（lectin）とは，特定の糖構造を識別し，結合する蛋白質である．レクチンの研究は Stillmark によるヒマ（*Ricinus communis*）の実抽出物が種々の動物赤血球を凝集させることの発見（1888年）に端を発し，多種類の植物種子，特にマメ科植物種子中に赤血球凝集素が見いだされた．Nowell は，インゲンマメ（*Phaseolus vulgaris*）レクチンがリンパ球を活性化し細胞分裂を引き起こすことを明らかにした（1960年）．当初，赤血球の凝集を起こす植物由来レクチンは植物性（血球）凝集素とよばれていたが，キノコや海藻などの下等植物，ヒトを含めたさまざまな動物，さらに微生物にまで同様な活性をもつ物質が見いだされた．赤血球凝集のみならず，リンパ球分裂促進，癌細胞の凝集，細胞毒性などさまざまな活性を有することから，Boyd によって提唱されたレクチン（ラテン語の選び出す legere が語源）がその名として定着している．

　レクチンは次のような特徴を有する．

① 生物界に広く分布する糖結合性蛋白質である．

② 2価以上で動・植物細胞を凝集し，多糖や複合糖質を沈降させる．

③ 結合特異性は単糖やオリゴ糖による凝集・沈降反応の阻止試験で規定される．

④ 免疫学的産物でない．

　これまでに多種類のレクチンが見いだされており，由来する生物種，糖に対する特異性，生物活性などによって分類できる．レクチンは幾つかのサブユニットから構成される多量体で，そのうち1つのサブユニットに糖結合部位が含まれる．現在では数百に及ぶレクチンのアミノ酸配列が決定され，その立体構造が解明されたものも160種類に及

表 7-16 血液型特異性を示す主なレクチン

血液型特異性	レクチンの由来	糖結合特性
抗 A	*Dolichos biflorus*（ヒマラヤフジマメ） *Phaseolus lunatus*（リナマメ） *Vicia cracca*（クサフジ） *Falcata japonica*（ヤブマメ） *Helix pomatia*（カタツムリ）	α-D-GalNAc α-D-GalNAc, α-D-Gal GalNAc GalNAc α-D-GalNAc, α-D-GlcNAc
抗 B	*Griffonia simplicifolia* I （バンデュラマメ）	α-D-Gal α-D-GalNAc
抗 B+A	*Sophora japonica*（エンジュ）	α-D-GalNAc, α-D-Gal
抗 H	*Ulex europaeus* I（ハリエニシダ） *Anguilla japonica*（ウナギ） *Lotus tetragonolobus*（ミヤコグサ）	α-L-Fuc α-L-Fuc α-L-Fuc
抗 Le[b]	*Griffonia simplicifolia* IV	Le[b] 型抗原物質
抗 T	*Arachis hypogaea*（ピーナッツ）	D-Galβ1 → 3GalNAc

んでいる．レクチンの構造は多様で，その種類によって立体構造や糖結合部位の構造，大きさ，アミノ酸配列，サブユニット数などに相違がみられる．

　自然界に普遍的に分布するレクチンの機能はきわめて多様であるが，その機能はすべて細胞表面上あるいは溶液中に存在する複合糖質の糖鎖部分を認識・結合することによる．植物レクチンでは生体防御や窒素固定菌との共生など，微生物レクチンでは感染や菌寄生などへの関与が知られている．タチナタマメ（*Canavalia ensiformis*）レクチン，コンカナバリン A やインゲンマメレクチンはリンパ球を幼若化させるが，それがどのような生理的役割を果たしているか不明である．動物レクチンのなかには，リンパ球ホーミングに関与するセレクチン，小胞体内における新生蛋白質の質管理に関与するカルネキシンやカルレティキュリン，細胞の分化・成長に関わる細胞と細胞外マトリックス相互作用のモジュレーターとして機能するガレクチンなど，細胞生物学的に重要な役割を果たしているものが知られている．

2）血液型への応用

　レクチンは，入手が容易である，多様な糖結合特性を有す，きわめて安定である，などのことから，医学・生物学の研究ツールとして活用されている．そのなかで血液型関連糖構造に特異的に結合するレクチンが血液型判定に利用される（**表 7-16**）．

　一般に，レクチンが血液型特異的であるというためには，ある型の赤血球だけを凝集するかあるいはある型の赤血球を特に強く凝集すること，ABO 血液型特異の場合は，そのレクチンによる赤血球凝集が分泌型ヒト唾液により阻止されるが，非分泌型ヒト唾

液では阻止されない，などの条件が満たされなければならない．

抗 H レクチンとして実用化されているのが，ハリエニシダ（*Ulex europaeus*）Ⅰ レクチンである．ウナギ（*Anguilla japonica*）血清中にも O 型赤血球を凝集する抗 H 凝集素となるレクチンが含有される．なお，O 型以外の赤血球にも H 抗原が含まれているため，抗 H レクチンは O 型赤血球のみならず，他の型の赤血球の凝集を起こす（*Ulex* レクチンでは O ＞ A$_2$ ＞ B ＞ A$_1$ ＞ A$_1$B の順に強い凝集を示す）．抗 A レクチンではヒマラヤフジマメ（*Dolichos biflorus*）レクチンが代表的なものである．A$_2$ 型赤血球に比べ A$_1$ 型赤血球を強く凝集させることから，実用上抗 A$_1$ レクチンとして使用され，A$_1$ 型と A$_2$ 型の識別に利用されている．通常の検査では，A$_1$，A$_1$B 型赤血球を凝集するが，A$_2$，A$_2$B，O 型赤血球は凝集しない．抗 B レクチンとして，バンデュラマメ（*Griffonia simplicifolia*）由来レクチンが知られている．

後述する汎赤血球凝集反応はある種の細菌感染で起こる現象で，その診断にレクチンが用いられる．クリプト抗原である T 抗原が細菌感染によって赤血球表面に出現すると，健常成人の血清中に常在している抗 T によって赤血球が凝集するようになる．T 抗原陽性赤血球をもつ患者に新鮮血や血清成分を輸血すると症状が悪化することがあり，汎赤血球凝集反応を初期の段階で検出することが重要である．T 抗原特異的なピーナッツ（*Arachis hypogaea*）レクチンなど，汎赤血球凝集反応に関わる抗原群を識別できるレクチンを利用することで，汎赤血球凝集反応の検出が簡便に行える．

4. 臨床医に必要な血液型の知識

1）汎凝集反応

陳旧な赤血球や菌血症患者赤血球は，細菌が産生した加水分解酵素の作用により赤血球表面の糖鎖構造が変化し，健常人の血清によって血液型とは無関係に凝集する場合がある．これは新たに生じた糖鎖系抗原に対する凝集素をほとんどの健常人が保有していることにより，この現象を汎凝集反応（polyagglutination）という．汎凝集反応は ABO 血液型判定における，おもて・うら試験の不一致の一因である．

汎凝集反応を起こす主な抗原には T，Tn，Tk 抗原がある（**表 7-17**）．これらの抗原は赤血球表面にあるシアル酸を含む糖脂質・糖蛋白質やシアロ糖蛋白質の糖鎖から派出する．T 抗原は細菌の産生するシアリダーゼによってシアル酸（NANA）が除去され β-Gal が末端となる構造を，Tn 抗原はシアロ糖蛋白質の NANA 次いで Gal が除去され末端に GalNAc が現れた構造を，Tk 抗原は細菌の産生するエンド-β-ガラクトシダーゼによって末端に β-GlcNAc が現れた構造をそれぞれエピトープとする．これらの抗原はクリプト（潜在する）抗原であり，通常は NANA などによってマスクされ赤血球表面には発現していない．しかし，細菌由来の加水分解酵素によってこれらの抗原が表面に出現することとなる．なお，Tn 抗原は細菌感染とは無関係で，その産生機構は明

表7-17 汎凝集反応を呈する主な抗原の性状

性状等＼抗原[1]	T	Tn	Tk
汎凝集反応	+	+	+
レクチンによる凝集性			
Arachis hypogaea	+	−	+
Dolichos biflorus[2]	−	+	−
BS Ⅱ[3]	−	−	+
エピトープ	β-Gal	GalNAc	β-GlcNAc
主要感染菌名[4]	*Clostridium perfringens*	不詳	*Bacteroides fragilis*

＋：凝集あり，－：凝集なし．

[1] 糖脂質や糖蛋白質の糖鎖構造 NANAα2 → 3Galβ1 → 4GlcNAcβ1 → 3Gal…やシアロ糖蛋白質の糖鎖構造 NANAα2 → 3Galβ1 → 3GalNAc…からさまざまな分解酵素の作用によって形成される．NANA：*N*-アセチルノイラミン酸（シアル酸）．
[2] O，B 型の反応．
[3] *Banderiraea simplicifolia* 由来．
[4] 患者の血清から最もよく検出される細菌名．

らかでない．その他，汎凝集反応を起こす抗原として Th，Tx，獲得性 B，Cad などが知られている．

これらの抗原を有す赤血球はほとんどの健常成人血清（自然抗体として抗 T，抗 Tk などを含む）によって凝集するが，臍帯血清では凝集しない．この理由は，生後数カ月以内に産生されるこれらの抗体が新生児血清中にはないためである．汎凝集反応を呈している患者の自己血清とも反応しない．汎凝集反応の同定にはさまざまなレクチンに対する挙動が重要であり，これらを総合的に考慮すれば，類似の反応動態を示す寒冷（低温）性自己抗体や連銭形成と区別できる．

2）血液型不適合輸血

輸血はきわめて有効な治療手段として広く活用され，安全性の高いものとなっている．しかし，同種輸血には種々の副作用・合併症が起こりうることを常に留意し，副作用・合併症の原因や性質を十分理解し，その発生を最小限にすることが重要である．現在でも，血液型不適合輸血（incompatible blood transfusion）による死亡例が報告されている．

不適合な輸血とは，血液型抗体陽性患者に対応する同種抗原を有す血液を輸血したか，患者血液型抗原に対応する同種抗体陽性の血液を輸血したか，いずれかである．ABO血液型には規則抗体が存在し，また Rh 血液型抗原は免疫原性（抗原が宿主に抗体産生を促す能力）が高く，輸血に際して最も留意されるべき血液型である．その他の血液型

に関しても，血液型が異なる血液を輸血し同種免疫抗体が産生される，あるいは対応する不規則抗体があると溶血性副作用を起こす可能性がある．このため，患者と全く同型の血液を輸血することが望ましいが，実際の輸血用血液の選択は，患者と ABO 血液型が同型の血液（同型血）で，さらに患者が Rh 陰性の場合には，ABO 血液型が同型で，かつ Rh 陰性の血液である．なお，患者が 37℃ で反応する臨床的に意義のある不規則抗体をもっていることが明らかな場合には，対応する抗原をもたない血液を用いる（厚生労働省，輸血療法の実施に関する指針，平成 17 年度）．

　古くは，O 型は万能供血者として誰に供血してもよいとされていたが，今日ではこれが大きな誤りであることが認められ，ABO 同型血の入手が困難な特殊な状況を除き，同型血以外の輸血はありえない．これは，O 型供血者血清中にしばしば IgG 型抗 A・抗 B が存在し少量の輸血でも溶血性副反応を起こす，あるいは大量輸血の際には供血者血清中の規則抗体の量も多くなり無視できないことなどによる．

　また，D 抗原は免疫原性が高く，Rh 陰性患者に Rh 陽性血液を輸血すると，抗 D 抗体が産生されやすい（500 mL の輸血で約 80 % に産生される）．このため，Rh 陰性には Rh 陰性血液が輸血されなければならない．Rh 陽性患者ではこの限りでない．

　ABO，Rh 血液型以外の血液型は免疫原性が弱く免疫抗体産生の頻度は少ないが，他人の赤血球を注入する同種輸血は患者に免疫抗体を産生させる好機になることを忘れてはならない．また，IgA 欠損症，無ハプトグロビン血症などのまれな血清蛋白質欠損症の受血者では，アナフィラキシー反応を起こす危険がある．

　現在，「輸血療法の実地に関する指針」の準拠や適合試験（ABO 血液型，D 抗原，不規則抗体スクリーニングの各検査と輸血前に行われる交差適合試験）の実施によって，血液型不適合輸血の防止が図られている．交差適合試験は免疫学的な溶血性副作用を防止するために実施され，受血者血清と供血者赤血球との反応（主試験）と，供血者血清と受血者赤血球との反応（副試験）を試験管内で検査し，溶血や凝集の有無を確認する．致死的な輸血後免疫学的副作用の多くはヒューマンエラー（human error）によるものであり，記載の誤り，連絡の誤り，患者の取り違いなどである．日本輸血学会の調査では「輸血バッグの取り違え」が約半数を占めている．

　ABO 血液型不適合輸血は致死的になる可能性を常にもっている．死亡例は A 型血液を O 型の人に輸血した場合が最も多く，また死に至らずとも重篤なものが多い．不適合血液型輸血によって起こる輸血後溶血反応では，関係する抗体の種類によって血管内溶血と血管外溶血が起こる．ABO 不適合輸血でみられる IgM 型抗 A・抗 B 抗体は強い血管内溶血を起こす．このため，輸血開始直後から数時間以内に症状が出現する急性溶血反応を引き起こす．

3）母児間血液型不適合による新生児溶血性疾患

　胎児・新生児赤血球の寿命が短縮し破壊される新生児溶血性疾患（hemolytic disease

of the newborn：HDN）の主な原因は母児間血液型不適合である．母親に欠如した血液型抗原を胎児が有していると，その血液型抗原に対する IgG 抗体が母親に産生される場合がある．その抗体が胎盤を通過して胎児に移行すると，胎児赤血球との抗原抗体反応により胎児赤血球の溶血を起こす．血液型不適合妊娠とは，母親が保有しない父親由来の血液型抗原が胎児赤血球に存在し（対応する血液型遺伝子が父親から遺伝する），それによって母体が同種免疫反応を起こす場合をいう．HDN の主病態は同種免疫学的な胎児赤血球溶血であるが，溶血によって生じた貧血による症状と溶血の結果生じたヘモグロビンから派出するビリルビンの増加による異常が問題となる．その結果，胎児赤芽球症，胎児水腫や高ビリルビン血症，新生児重症黄疸，核黄疸などをきたす．

　ABO，Rh 血液型抗原は免疫原性も高く，98％の血液型不適合妊娠は ABO，Rh 血液型によるものである．臨床的に最も重要なのは Rh 血液型不適合であり，D 抗原の免疫原性が高いことから D 不適合が多い．Rh 陰性の母体が Rh 陽性の胎児を妊娠した場合，出産時などで胎児血液が胎盤を通過して母体流血中に流入する経胎盤出血によって D 抗原が母体に移行し，免疫感作し抗 D が産生されるようになる．初回妊娠分娩後 RhD 陰性母体の約8％に抗 D が検出されている．また，抗体産生者の半数は2回目までの妊娠で抗体を獲得している．一般には，妊娠前の輸血や流産などの既往がない場合，第一子には異常がなく，第二子以降の妊娠の際に HDN が認められる．なお，母体への抗 D IgG の分娩直後の投与によって胎児赤血球による免疫感作を予防する処置がとられており，D 不適合による頻度は低下し，RhE 不適合による HDN の頻度が相対的に上昇している．

　Rh 血液型に次いで重要なのが ABO 血液型不適合であり，日本人の HDN の約65％を占めている．しかし，そのほとんどは軽症例であり，血液型の組み合わせとして母児間で不適合の妊娠は多いが溶血疾患を起こす例は少ない．これは，A，B 抗原物質は赤血球以外にも広く分布しており児に移行した抗体が中和される，あるいは新生児赤血球上の A，B 抗原数は成人に比べ大変少ないためなどによると考えられている．なお，臨床的に問題となるものの多くは，母親が O 型で，児が A または B 型の場合である．

　ABO，Rh 以外の血液型不適合妊娠による HDN はまれであるが，重症化するものもあり留意しなければならない．

4）腫瘍マーカーと血液型

　腫瘍マーカー（tumor marker）とは，腫瘍細胞に特有な成分あるいは正常細胞に比べ腫瘍細胞がより多く産生する成分であり，血清中に検出され，腫瘍の診断や治療後の再発・経過観察に有用であるものをいう．腫瘍細胞を動物に免疫して，腫瘍細胞に強く発現している抗原物質を認識するモノクローナル抗体が作製され，それを利用して腫瘍抗原として多くの腫瘍マーカーが見いだされてきた．

　糖鎖構造が細胞の異分化に伴い大きく変化することは古くから知られている．箱守ら

① 血 液 型　　**383**

表 7-18　腫瘍マーカーとして利用されている主な血液型関連糖鎖抗原

腫瘍マーカー	エピトープ	対応する主な腫瘍
1型コア糖鎖		
CA19-9	シアリル Le^a	膵癌，胆管系癌，肝癌，胃癌
CA50	シアリル Le^a	膵癌，胆管系癌，肝癌
DU-PAN-2	シアリル Le^c	膵癌，胆管系癌，肝癌
Span-1	シアリル Le^c 類似	膵癌，胆管系癌，肝癌
KMO1†	長鎖シアル化 Le^a	膵癌，胆管系癌，肝癌
2型コア糖鎖		
SLK	シアリル Le^x-i	肺癌，卵巣癌，膵癌
NCC-ST-439	シアリル Le^x	乳癌，胃癌，大腸癌，膵癌
ムチン型糖鎖		
STN††	シアリル Tn	卵巣癌，胃癌，大腸癌，膵癌

†シアリル Le^{a}糖鎖にさらに糖が付加したもの.
††抗原構造として NANAα2 → 6GalNAcα1 →をもつ.

は，細胞の癌化に伴う細胞表面糖鎖構造の大きな変化を説明するものとして"糖鎖不全現象"を提唱している．これは，正常細胞には多種多様で複雑な構造の糖鎖が合成発現するが，癌化するとその正常な合成発現が妨げられ，より単純な構造をもつ糖鎖が蓄積・発現されるに至るというパターンの変化である．

　腫瘍マーカーとなる血液型関連糖鎖抗原の多くは Lewis 血液型関連糖鎖である（**表7-18**）．Lewis 血液型抗原の生合成（**図 7-5**）では，Le 転移酵素によって 1 型，2 型コア糖鎖に Fuc が付加すると，それぞれ Le^a 抗原，Le^x 抗原となる．1 型コア糖鎖由来抗原はおもに消化器系の癌に強く発現し，一方 2 型コア糖鎖由来抗原は消化器系の癌にも発現するが，肺癌，乳癌，卵巣癌にも高率に検出される特徴がある．

　CA19-9 のエピトープは α2,3-シアル酸転移酵素により Le^a 抗原糖鎖の Gal にシアル酸が α2 → 3 結合したシアリル Le^a 抗原である．CA19-9 は消化器癌，特に膵癌の 80～90 ％，胆管・胆嚢癌の 60～70 ％で陽性になることから，糖鎖系抗原の腫瘍マーカーとして初めて臨床応用された．Span-1 や DU-PAN-2 は Le^a 抗原の前駆体である Le^c 抗原の Gal にシアル酸が結合したシアリル Le^c 抗原である．日本人の約 10 ％は Le 転移酵素を欠如しているため Le^a 抗原が合成できず，癌が発生しても CA19-9 は陰性となる．しかし，Span-1 や DU-PAN-2 のエピトープであるシアリル Le^c 抗原は産生できるため，Lewis 血液型の発現様式に左右されない利点がある．

　NCC-ST-439 のエピトープは 2 型コア糖鎖に由来する Le^x 抗原の Gal にシアル酸が 2 → 3 結合したシアリル Le^x 抗原である．SLK はシアリル Le^x 抗原に加え i 糖鎖抗原も含むものであり，シアリル Le^x-i またはシアリル SSEA-1 ともよばれる．これら 2 型コア糖鎖由来腫瘍マーカーは消化器癌，肺癌，乳癌，卵巣癌など，腺癌を主とした広範な

癌で増加しており，非癌疾患での偽陽性率も低く，癌特異性が比較的高い腫瘍マーカーである．

5）造血幹細胞移植と血液型

造血幹細胞移植（stem cell transplantation）とは，健常人（ドナー）から採取した，すべての血球に分化・増殖し，さらに自己を複製する能力をもつ造血幹細胞を移植し，患者（レシピエント）の造血・免疫系を再構築する治療法である．造血幹細胞移植の90％以上が適応される悪性疾患は急性骨髄性白血病などの白血病，悪性リンパ腫，多発性骨髄腫など，化学療法や放射線療法に感受性が高く，致命的なほど強力な抗腫瘍療法を行った後，造血機能を回復することで治癒が期待できるものである．また，重症再生不良性貧血，先天性造血障害，重症先天性免疫不全症など，通常の治療法では効果が乏しい非悪性疾患にも適応される．造血幹細胞移植は，どこにある幹細胞を使うかで骨髄移植（bone marrow transplantation：BMT），末梢血幹細胞移植，臍帯血移植に分けられるが，最も歴史が長く標準的な造血幹細胞移植がBMTである．

BMTを含め同種移植におけるドナーの選択にあたって最も重要な条件は，HLAの適合である．移植免疫反応によって起こる合併症の発症を抑えるため，通常はHLA型が適合したドナーからの移植が行われる．HLA-A，HLA-B，HLA-DRの3種6座が完全に一致することが原則である．HLA型が完全に一致あるいはほぼ完全に一致するドナーは同胞（兄弟姉妹）に約30％の確率で見いだされるが，骨髄バンクに登録された非血縁者からもHLA適合ドナーが選ばれる．

臓器移植とは異なり，BMTではABO血液型が一致していなくとも移植が可能である．ABO血液型不一致の場合には，移植時に血管内溶血をきたさないように，骨髄液から，赤血球（O型レシピエントにA型ドナーから移植する場合など），抗Aや抗B抗体を含む血漿（A型レシピエントにO型ドナーから移植する場合など）を除去する措置が必要となる．

移植後，造血幹細胞は骨髄間質細胞に結合し，レシピエントの移植前処置によって破壊された造血・免疫組織を再構築していく．通常の造血能の回復には約2～3週，免疫組織の回復に半年～1年を要する．移植した造血幹細胞が生着したかどうかは造血能の回復のほかに，同種移植では血液型のドナー型への移行も判断材料となる．これは，同種移植では，幹細胞がドナーのものに置換されるため，ドナーの幹細胞が生着すれば産生される赤血球はドナー由来となることに起因する．ABO不一致移植の場合，生着していれば，レシピエントのABO型はドナー型に転換する（たとえば，ドナーがA型でレシピエントがO型の場合，幹細胞移植の成功によってレシピエントの血液型はA型に転換する）．ABO血液型以外にもMN，P，Rh，Duffy，Kidd，Xgなどの赤血球抗原型で，レシピエントとドナー間で表現型が異なる場合，レシピエントの表現型がドナー型に転換することが知られている．このような骨髄由来血液型のドナー型への転換

①　血　液　型　　　**385**

は同種造血幹細胞の生着を示す指標となる.

6）血液型による親子鑑定と卵性診断

　親子鑑定（parentage test）とは，生物学的な親子関係の存否を科学的に検査することである．母子関係は出産の事実に基づき父子関係を検査する場合（父子鑑定）が多いが，母子関係を明らかにするための検査（母子鑑定）や同胞を含めた血縁関係の検査が求められるときもある．親子鑑定は，民事事件では原則として裁判所の鑑定嘱託によって，刑事事件では検察もしくは被告側弁護士の嘱託によって行われるが，臨床医学においても，遺伝性疾患または遺伝的要因の関与が考えられる疾患の疫学調査，家系調査に必要となる場合がある．親子鑑定が必要とされるのは，おもに以下のとおりである．

　① **認知請求**：法的な婚姻関係がない男女間に生まれた子（非嫡出子）が，男に対し，その子であることを認めさせるための訴え（民法第779条）．親子鑑定の多くを占める．

　② **嫡出否認請求**：妻の生んだ子が自分の子ではないとする夫の訴え（民法第772条，774条）．夫が子の出生を知ったときから1年以内に提起することが原則（民法第777条）．

　③ **親子関係不存在確認請求**：養子や実子でない子を実子として届けた後，親がその子との親子関係を解消したいための訴え．夫もしくは夫以外の親族が，生後1年以降に親子関係を否認するための訴え．夫もしくは夫以外の親族など親子関係不存在確認の利益が認められる者は，民法第777条の提訴期間に服することなく提訴できる．

　④ **父を定める訴え**：再婚禁止期間を定めた民法第733条に違反して再婚した女性が，前婚解消後300日以内かつ再婚後200日以降に子を出産した場合，法的に父が定められず，訴えにより裁判所がこれを決定する（民法第773条）．

　⑤ **母子・同胞関係存在確認**：産院などにおける子の取り違え．親の一方または両方が死亡している場合，父子，母子または同胞などの相互間における血縁関係を確認する．

　⑥ **刑事事件**：新生児略取に際し当該子の真の母または父を，身元不明の嬰児殺に際し被害者の父または母を特定するなど．

　親子鑑定は，①産科学的方法，②人類学的方法，③単純な遺伝標識（血液型やDNA型）を用いた遺伝学的方法からなされる．①では生殖能力の有無を含めた初歩的な産科学的な情報から，子の出生年月日や成熟度が受胎の時期と適合するか否かを判断する．②では指紋などの皮膚紋理，頭部や顔面の形態的特徴を検査する．これら形質は複雑な遺伝様式をとるため，補助的な手段となっている．現在では，遺伝学的基盤が確立している多数の遺伝標識が見いだされており，③遺伝標識を用いた遺伝学的方法が検査の主体である．

　遺伝標識を用いた遺伝学的方法の原理は単純メンデル遺伝を基本とする．血液型は複数の対立遺伝子によって決定される表現型多型形質であり，常染色体上に遺伝子座をもつ血液型の場合，子の表現型は相同染色体上の対応する遺伝子座に母由来，父由来の対立遺伝子がそれぞれ位置することによって決定される．血液型検査による親子関係の存

表7-19 ABO および HP 血液型による親子鑑定

ABO 血液型[†]				HP 型[††]			
母	子	父であり得る男の表現型	父であり得ない男の表現型	母	子	父であり得る男の表現型	父であり得ない男の表現型
O	O	O, A, B,	AB	1	1	1, 2-1	2
	A	A, AB	O, B		2-1	2-1, 2	1
	B	B, AB	O, A	2-1	1	1, 2-1	2
A[†††]	O	O, A, B	AB		2-1	1, 2-1, 2	なし
	A	O, A, B, AB	なし		2	2-1, 2	1
	B	B, AB	O, A	2	2-1	1, 2-1	2
	AB	B, AB	O, A		2	2-1, 2	1
AB	A	O, A, B, AB	なし				
	B	O, A, B, AB	なし				
	AB	A, B, AB	O				

[†]優劣のある3対立遺伝子によって決定される4種類の表現型の血液型.
[††]共顕性の2対立遺伝子によって決定される3種類の表現型の血液型.
[†††]母がB型の場合も同様に考える.

否の推定は，親のもたない対立遺伝子を子がもつことはなく，子のもつ対立遺伝子は両親のどちらかに由来するという遺伝的事実による.

　血液型を用いた一般的な親子鑑定では，各種の血液型について母子と問題となる男（擬父）の表現型を判定し，その男の表現型が母子の組み合わせから父であり得る男の表現型と父であり得ない表現型のいずれに該当するか検討する（**表7-19**）．ある血液型について母子の父としてあり得ない表現型ならば，擬父は「父ではない」と判定される（否定）．検査した血液型について，すべて，母子の父としてあり得る表現型ならば，擬父は「父である可能性がある」と判定される（肯定）．血液型による親子鑑定では，赤血球抗原型，血清型，酵素型など20〜30種類を用いて検査を進める．多数の血液型を検査したが，ただ1つの血液型のみが遺伝法則に合わず，親子関係が否定される場合がある．これを孤立否定という．まれな対立遺伝子や欠損型の存在，突然変異などによる可能性もあり，当該血液型の再検査，検査する遺伝標識の追加などを実施して慎重に判定しなければならない.

　親子鑑定事例を**表7-20**に示す．本例では，検査した26種類の血液型のうち擬父1は5種類の血液型で父子関係が否定されたが，限られた種類の血液型の検査では真の親子関係がないにもかかわらず親子関係が否定されない可能性がある．このような可能性を検討するための指標として，父権否定（排除）確率（probability of paternity exclusion）が利用される．これは「実際には親子関係がない男が父であると訴えられたとき，ある血液型を調べた場合その男が真の父ではないと否定しうる確率」のことである．父権否定確率はそれぞれの血液型について算定でき，母子の表現型の組み合わせから考え，

表 7-20 血液型を利用した，肯定例と否定例を含む親子鑑定の実例

血液型	子	母	擬父 1[†]	擬父 2	父権肯定確率[††]	
					単独	総合
赤血球抗原型						
ABO	B	B	A	A	0.3364	0.3369
MNSs	MNs	Ms	<u>Ms</u>	Ns	0.6670	0.5152
Rh	ccDEE	CcDEe	<u>CCDee</u>	CcDEe	0.6539	0.6675
P	P_2	P_2	P_1	P_2	0.5475	0.7084
Duffy	Fy(a + b −)	Fy(a + b −)	Fy(a + b −)	Fy(a + b −)	0.5354	0.7368
Kidd	Jk(a + b +)	Jk(a + b −)	Jk(a + b +)	Jk(a−b +)	0.6196	0.8202
Diego	Di(a−b +)	Di(a−b +)	Di(a−b +)	Di(a−b +)	0.5110	0.8286
Xg	Xg (a−)	Xg (a−)	Xg (a−)	Xg (a−)	0.5949	0.8766
分泌・非分泌型	non-sec	non-sec	non-sec	sec	0.4017	0.8266
血清型						
HP	2	2	2	2	0.5797	0.8680
GC	1F-1S	1S	1F	2-1F	0.5144	0.8745
PI	M1	M1	<u>M2</u>	M1	0.5862	0.9080
TF	C2-1	C1	C2-1	C2-1	0.6677	0.9520
C6	A	AB	<u>B</u>	AB	0.5206	0.9556
C8A	A	A	A	A	0.6162	0.9719
C1R	2-1	2-1	2-1	1	0.6868	0.9870
F13B	3-1	3	<u>3</u>	3-1	0.4296	0.9828
AHSG	1	1	1	1	0.5797	0.9874
酵素型						
PGM1	2A-1A	2A-1A	1A	2A-1A	0.5402	0.9893
ESD	2-1	2	1	1	0.6061	0.9930
ACP1	B	B	B	AB	0.3849	0.9889
PGD	A	A	A	A	0.5227	0.9899
GPT	1	1	1	1	0.6297	0.9940
GOT1	1	1	1	1	0.5033	0.9941
DNASE1	1	1-2	1-2	1	0.6445	0.9967
PGA V	S	S	S	S	0.5181	0.9970

[†] 下線は擬父 1 が子の父親として否定できる血液型.

[††] 擬父 2 の母子に対する肯定確率. Hummel の解釈では，0.998 以上：父と判定してよい，0.990〜0.998：きわめて父らしい，0.950〜0.990：非常に父らしい，0.900〜0.950：父らしい，0.100〜0.900：父かどうかわからない，など. 本例の場合，総合の父権肯定確率は 0.9970 であり，擬父 2 は「きわめて父らしい」と判断できる.

父ではあり得ない男の出現頻度に相当する. たとえば，ABO 血液型では，母が B 型，子が A 型の場合，O 型と B 型の男は父となり得ない. O 型，B 型の頻度から，この母子の組み合わせの場合，父権否定確率は 0.536 となる. そこで，特定の母子について，

検査したそれぞれの血液型について父権否定確率 P_i を求めると，以下の式で父権否定の総合確率を算定できる．

$$P = 1 - \prod_{i=1}^{n}(1 - P_i)$$

この数値が高いほど，検査した血液型の種類と数が親子鑑定に有効となる．さらに，特定の母子の組み合わせを前提としない，それぞれの血液型において排除の有効性を示す指標として，平均父権否定確率が求められる．これは母子の組み合わせの集団内での頻度に，その組み合わせで否定される男の集団内での出現頻度を乗じたものである．ABO 血液型は 0.192，Rh 血液型は 0.237 であり，血液型については 0.03～0.25 のものがほとんどである．

多種類の血液型によって親子関係が否定されなかった場合でも，真の父ではないが偶然否定を免れた可能性がある．また，父として疑わしい男が複数人おり，いずれも検査で否定できない場合，どの男が最も父親らしいか判断しなければならない．そこで，どの程度父親らしいかを示す指標である父権肯定確率（probability of fatherhood）が利用される．父権肯定確率 W には Essen-Möller や小松の算出式が使われ，これらは確率論における事後確率の定理（Bayes の定理）に基づく．Essen-Möller の算出式は以下のように表せる．

$$W = \frac{X}{X + Y} \quad \text{または} \quad \frac{1}{1 + Y/X}$$

X は問題となる母子の表現型からみて父であり得る表現型を有する集団の中で問題となる男と同じ表現型を有す男の出現頻度，Y は対象となる集団で同じ表現型を有する男の出現頻度であり，遺伝子頻度からそれぞれの血液型について計算できる（単独の父権肯定確率）．検査したすべての血液型に基く「父らしさ」を示す指標が総合の父権肯定確率 W であり，それぞれの血液型の Y_i/X_i を用いて以下のように表せる．

$$W = \frac{1}{1 + \prod_{i=1}^{n}\left(\dfrac{Y_i}{X_i}\right)}$$

求められた W は「父らしさ」の目安として，その判断には Hummel の解釈（**表7-20**）が利用される．

遺伝性疾患などの調査に際し，多胎児の場合，その多胎児が遺伝的に同一であるか否か，すなわち，1 個の受精卵から発生した多胎児（一卵性）あるいは複数の受精卵からの多胎児（二卵性など）かを診断するのが卵性診断（zygosity test）である．一卵性ならばすべての血液型で同じ表現型を示し，一方，同胞と同様に，異なる表現型の血液型が観察された場合，二卵性などと判定する．検査したすべての血液型で同じ表現型が観察された場合，その多胎児は一卵性である可能性が高いが，ある両親から生まれた同胞が偶然に検査したすべての血液型で同じ表現型を示す可能性が残される．そこで，それ

①　血　液　型　　**389**

それの血液型について同じ表現型になる確率をもとに算定される．双生児が一卵性であることを示す一卵性双生児確率が利用され，卵性の判断がなされる．

5.　体液の血液型

1）体液の血液型とその法医学的意義

体液（body fluid）とは生体を構成する液体成分であるが，法医学では唾液，精液，汗，涙，尿，鼻汁などの分泌液を一般に体液という．体液やそれがさまざまなものに付着して乾燥した体液斑は，個人識別において重要な検査試料となる．体液中には血液型などの遺伝標識が含有されるだけではなく，体液特有な遺伝標識も存在する．関係者の体液や犯罪現場などに遺留された体液斑から遺伝標識を検査することによって，それが誰のものか特定することができる．基本的には，体液・体液斑から検査した遺伝標識と該当者と思われる個人の遺伝標識とを比較することによって個人の識別・特定がなされる．このように，体液の遺伝標識は法医学上重要なツールである．

現在では，これら体液・体液斑からDNAが採取できる場合が多く，DNA型検査によって精度高く個人識別ができる．体液・体液斑からの個人識別において，血痕検査と同様に，体液が由来すると思われる関係者の血液型検査が必須であり，関係者から容易に採取できる人体試料にも分布している血液型が検査には望ましい．

ここでは，体液の血液型の例として，尿中に含有される血液型について述べる．

2）尿中の血液型

尿の臨床検査は，腎・尿路系の疾患のみならず，内分泌・代謝系など多くの臓器の機能異常や病態を知るために実施される．一方，尿を用いた個人識別の法医学的意義は，①尿斑の検査：被害者が失禁していた場合には犯罪現場の特定など，②尿試料の検査：ドーピングや薬物事犯について，薬物検査に供した尿が由来する個人の特定，③血液の代替：強制採血ができない場合，血液型検査に供する血液試料の代替，などがあげられる．

尿中には血液試料などからも判定できる遺伝標識や尿特有なものが分布する（**表7-21**）．糸球体濾過によって血液成分が濾過される際，分子量約5万以下の蛋白質も濾過される．血液中の比較的小さい蛋白質は尿中に排泄されており，その中に表現型多型を示す蛋白質が含まれる．

（1）ABOおよびLewis血液型

尿中にはABOやLewis血液型抗原を含む糖脂質や糖蛋白質に加え，低分子性の血液型活性オリゴ糖が分布する．凝集阻止試験や解離試験によって表現型を判定できる．

（2）ウロペプシノーゲン（pepsinogen A：PGA）型

ペプシンの前駆体であるペプシノーゲンは異なる遺伝子によってコードされるPGA（EC 3.4.23.1）とペプシノーゲンCに分類される．PGAは主に胃粘膜で産生され，尿中

表 7-21 尿中に分布する主な遺伝標識

遺伝標識	体液中の分布 / 検査試料	主要対立遺伝子
ABO 血液型	尿, 血液, 精液, 唾液, 汗, 鼻汁など	A, B, O
Lewis 血液型	尿, 血液, 精液, 唾液	Le, le
ウロペプシノーゲン A（PGA）型	尿	PGA V*F, *S
デオキシリボヌクレアーゼ I（DNASE1）型	尿, 血液, 精液, 唾液, 汗, 涙など	DNASE1*1, *2
デオキシリボヌクレアーゼ II（DNASE2）型	尿, 血液, 精液	DNASE2*L, *H
43-kDa 糖蛋白質（GP43）型	尿, 精液	GP43*1, *2
α-L-フコシダーゼ I（FUCA1）型	尿, 血液	FUCA1*1, *2
グルタミンピルビン酸トランスアミナーゼ（GPT）型	尿, 血液	GPT1*1, *2A
α-2-HS-糖蛋白質（AHSG）型	尿, 精液, 唾液	AHSG*1, *2
トランスフェリン（TF）型	尿, 血液, 精液	TF*C1, *C2
ビタミン D 結合蛋白質（GC）型	尿, 血液	GC*1F, *1S, *2
DNA 型（STR, SNP など）	尿, 血液, 精液, 唾液, 汗, 鼻汁など	

の PGA 活性は血清中の 10 倍以上であり尿特有な酵素型である．PGA 型は 2 個の共顕性な対立遺伝子 *PGA V*S, PGA V*F* によって決定される 3 種の表現型，F 型（4.9 %），FS 型（8.6 %），S 型（86.5 %）に分類される．

（3）デオキシリボヌクレアーゼ I（deoxyribonuclease I：DNASE1）型

DNase I（EC 3.1.21.1）は代表的なエンドヌクレアーゼである．岸と安田は，尿中の DNase I が IFE パターンの違いに基づき幾つかの表現型に分類できる酵素型であることを明らかにした（1989 年）．これは本邦研究者によって初めて見い出された血液型でもある．当初 DNASE I は尿特有な酵素型と考えられたが，精液，唾液，汗などにも分布しており広範囲な体液からの個人識別に利用できる血液型として，DNASE1 型は ABO 血液型に次ぐものであり，法医学上有用な遺伝標識となっている．

DNASE1 型は 2 個の共顕性な主要対立遺伝子 *DNASE1*1, DNASE1*2* によって決定される 3 種類の表現型，1 型（31.4 %），1-2 型（46.7 %），2 型（19.5 %）に分類される．*DNASE1* 遺伝子（16p13.3）は 282 アミノ酸残基からなるポリペプチド鎖をコードする．*DNASE1*1, *2* に由来するアイソザイムの違いは Gln244Arg 置換に起因する．日本人を含めアジア人種では対立遺伝子の分布にあまり偏りはなく，一方，黒人では *DNASE1*1* に，白人では *DNASE1*2* に大きく偏っており，分布に著しい人種差がみられる．

全身性エリテマトーデス患者から DNase I 欠損型や低活性型が見いだされ，さらに自己抗体を産生する全身性エリテマトーデス，胃癌などの消化器癌や心筋梗塞罹患者群では健常人群に比較して *DNASE1*2* の頻度が高いことが報告されている．自己免疫疾

患や癌などの多因子遺伝性疾患に関わる遺伝子群には，個々の遺伝子の変異などだけでは特定の疾患を引き起こすほどの影響はないが，その疾患に罹患する可能性を高めるものがある．このような遺伝子群を疾患感受性遺伝子（susceptibility gene；疾患の危険因子）という．DNASE1*2は胃癌などの疾患感受性遺伝子となっている．血液型のなかには特定の疾患と相関を示すものがあり（**表7-15**），たとえばO型はその他の表現型に比べ膵臓癌の罹患率が低いことが報告されている．

（4）その他の遺伝標識

本来，血液試料から判定するFUCA1型，TF型などの酵素型や血清型が尿試料から容易に判定できる．尿中には脱落した扁平上皮細胞が含まれ，尿試料からDNAが抽出される．得られたDNA試料を用い，short tandem repeat（STR，後述）やsingle nucleotide polymorphism（SNP，後述）などのDNA型判定ができる．

2 DNA検査

1. DNA分析の変遷

法医学におけるDNA分析の黎明は，英国の人類遺伝学者であるJeffreysが『Nature』に発表したDNA fingerprintである．ヒトDNAの特定部分には指紋と同程度の多様性が検出できる塩基配列があり，それを検出すれば万人不同の指紋同様100人で100通りの"DNA型"となり「DNA fingerprint」と紹介された．日本では，東京大学法医学教室でヒトミオグロビン遺伝子のイントロンに存在する繰り返し配列を人工的に合成し，大腸菌に組み込み増やしたマルチローカスプローブを用いた分析が最初である．

当時，DNAの検出は，DNAを制限酵素で分解，電気泳動で検出するサザンブロッティング法を用いたが，後日，法医鑑定に用いるにはさまざまな問題が明らかになり，現在では，DNAの特定領域を選択的に増幅するPCR法が主流となった．超微量なDNA，混合したDNA試料の分析など，いまだに解決していない問題点について，さまざまな角度から研究が進められている一方，試料の取り違えなど，ヒューマンエラーが新たな問題として取り上げられている．

技術的には，分析の基本である電気泳動法が，プレートのアガロースゲルやポリアクリルアミドゲルを用いた方法から，キャピラリーを用い，充填から泳動まですべてコンピュータ制御の電気泳動法になり，泳動条件の管理が容易となり再現性が向上した．型判定は，アレリックラダーなどを指標に目視で行う判定から，コンピュータソフトによる自動判定になり，客観性が向上した．

検出するローカスは，常染色体の繰り返し配列の場合，より短い断片で検出可能なシステムが開発され，微量なDNAでも分析が可能となった．さらに常染色体から性染色

体，ミトコンドリア DNA と増幅対象の DNA も多様化している．

2. サザンブロッティング法（DNA 指紋法）

　高分子 DNA を制限酵素で切断し分析可能な DNA 断片にし，電気泳動で分画，検出する方法である．個人識別のためには DNA の個人を特定できる塩基配列あるいは DNA 領域を検出する必要があり，法医学ではヒト遺伝子に存在する繰り返し配列を検出した．繰り返し配列はヒト遺伝子のイントロンなどに広く分布し，その繰り返し数はヒトによってさまざまであることが報告されていた．

　繰り返し配列を検出する探り針（プローブ）の１つに，ヒトミオグロビン遺伝子のイントロンに存在する繰り返し配列を人工的に合成し，大腸菌に組み込み増やしたマルチローカスプローブがあり，これは"Myo"とよばれた．放射線同位元素（^{32}P）で標識した Myo を，熱変性で一本鎖にし，アルカリで一本鎖に変性したナイロン膜上の DNA と反応させると，Myo とナイロン膜上のヒト DNA 中の個人に特徴的な断片とがハイブリダイズ（結合）し二重鎖となる．そのナイロン膜を X 線フィルムと重ね合わせると，放射線でフィルム上にバンドとして検出される．多くのバンドが検出され，一卵性双生児以外は完全に一致しないことから，DNA フィンガープリント（指紋）とよばれた．

　図 7-14 に示すのが，非血縁関係の日本人 17 名の歯由来 DNA を用いた DNA 指紋である．用いた歯は，抜歯直後のものから抜歯後 2 年 6 カ月室温に乾燥状態で保管されていたものであるが，いずれも多くのバンドが検出され，同一のバンドパターンを示すものはない．

　DNA 指紋は，多くのバンドが検出できること，親子間でメンデル遺伝に従い出現するため，親子鑑定や犯罪現場の資料と被疑者の異同識別や，いわゆるバラバラ死体の部分死体が同一人に由来するか否かの鑑別に有効であった．

　特に親子鑑定においては，子どものバンドは両親いずれからか受け継いでいるため，親子関係の有無をバンドパターンとして非常に明瞭でわかりやすく判定できるため，血液型による親子鑑定の補助的な検査として有効であった．図 7-15 は，歯からの親子鑑定で，抜歯後室温で保管していた第三大臼歯と両親の血液から検出した DNA 指紋である．中央が歯，左が父親，右が母親である．歯にみられるバンドが，父あるいは母から矛盾なく由来していることから，親子関係は肯定である．

　複数の部分死体は，死因の究明の他に，同一人に由来するか否かの鑑定も重要な鑑定事項となる．部分死体それぞれから検出された DNA のバンドパターンが一致すれば，高い確率で同一人由来を証明できる．部分死体の各部分が同一人に由来することを DNA 指紋法で見事に証明した事例も報告されている．図 7-16 も同様にバラバラ死体の部分をそれぞれ分析し，得られた DNA 指紋である．

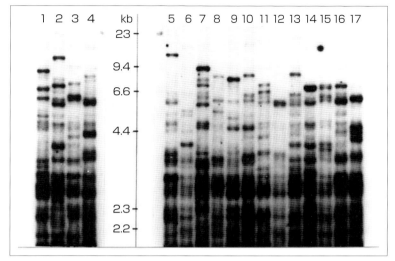

図7-14 歯由来DNAを用いたDNA指紋（非血縁関係日本人17名）

　各部分死体は，水中にあったもので比較的腐敗の少ない部分死体と死体現象が進行した部分死体が混在しており，それらから抽出したDNAを同時に電気泳動・検出すると，状態の悪い試料から検出された不明瞭なバンドを無理に検出しようとすると普通のバンドがつぶれて判読できなくなること，電気泳動時に断片化したDNAが断片化されていないDNAに悪影響を与え，全体として歪んだバンドパターンとなることが経験され，状態の違う試料から抽出したDNAから同時にバンドを検出する難しさが明らかになった．

1）DNA指紋法の原理と法医学における限界

　DNA指紋法は，DNA分解酵素を用いて規則正しく切断したDNA断片を分析している．長いDNAを"切って"分析するのである．新鮮な血液・体液由来のDNAや新鮮な筋組織由来のDNAであれば，ほぼ完璧なDNAが抽出でき分析可能であるが，組織が腐敗している状態では自然界に存在しているDNA分解酵素によりDNAが断片化し，制限酵素で分解する前に"不規則に"断片化されているため分析不可能である．

　またDNA量では，DNA指紋の検出は毛髪であればDNAに富む毛根が付着した毛髪が20本以上，血痕（血液として）や精液も1mL程度必要であった．犯罪現場では1本の毛髪・1滴の血痕のみであることがほとんどで，DNA指紋法の条件を満たす試料が存在することはきわめてまれである．

　以上のことから，DNAの質と量において，法医学でDNA指紋法に適する試料はきわめて限られている．

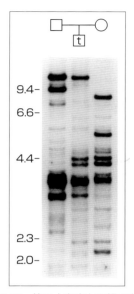

図 7-15 第三大臼歯と両親の血液から検出した DNA 指紋
歯からの親子鑑定で，第三大臼歯は抜歯後室温で保管されていた．

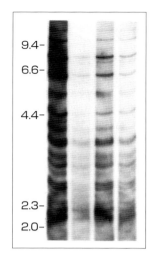

図 7-16 バラバラ死体の各部分のDNA 指紋

2）その他の DNA 指紋法の欠点

　DNA 指紋法では，バンドの検出に関わる条件が，泳動時間の長さや室温，DNA プローブとのハイブリダイズさせる温度など無数にあるため，同じ研究機関でも同じバンドパターンを再度検出する再現性の困難さがあった．さらに，広くヒト遺伝子内に分布する繰り返し配列をターゲットとしているため，検出したバンドの由来を特定できず，出現頻度を求めることが困難であったため，親子鑑定の確率計算で遺伝子頻度が求められない欠点もあった．

　対策として，DNA 指紋法と同じナイロン膜を用い，マルチローカスプローブの代わりに確率計算が可能な DNA プローブを使ったシングルローカス法を補助的に用いた．しかし，労力やコストから現実的な分析方法ではなかった．

　図 7-17a に示すのは，**図 7-15** で DNA 指紋法で検出されたナイロン膜を再度，22番染色体に存在するシングルローカス DNA プローブで検出したものである．両親由来のバンドを検出するため，最大 2 本最小 1 本のバンドが検出され，両親のバンドを子どもがもつことがわかる．一方，**図 7-17b** は否定例である．子に父親由来のバンドが存在しない．

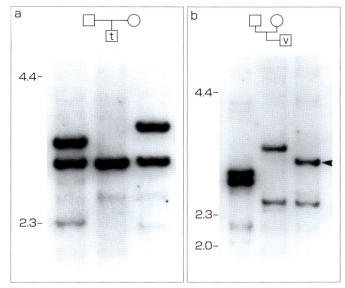

図 7-17 シングルローカス法
a：DNA 指紋法で検出されたナイロン膜を再度, 22 番染色体に存在するシングルローカス DNA プローブで検出したもの.
b：否定例（左から, 父親・母親・子）. 子に父親由来のバンドが存在しない.

3. PCR法

　ほとんどが微量, 断片化している法医学的試料に対して, 微量の DNA 断片を選択的に増幅する PCR 法は, きわめて適した分析法であった. 当初, ABO 式血液型の遺伝子型判定などに用いられていたが, 個人に特徴的な繰り返し配列が解明されるに伴い, PCR 法で繰り返し配列領域を増幅し, 電気泳動後バンドとして確認・判定する方法が主流になってきた.

1) MCT118型

　PCR 法が法医学に応用され, 最初に注目されたローカスの1つが, 1番染色体の D1S80 領域に存在する 16 塩基を1単位とした繰り返し配列をもつ MCT118 であった. 増幅すると個人で最大2本最小1本のバンドが検出でき, 多くの型が確認され, かつ特定の型に偏っていなかったので個人識別に有効であった. MCT118 型は, 科学警察研究所（科警研）を中心に日本人集団における遺伝子調査が進められ, 都道府県の警察に

付属する科学捜査研究所（科捜研）でも MCT118 型を用いた DNA 鑑定が行われはじめた.

DNA 指紋法と異なり MCT118 型が普及した理由は，日本中どこの科捜研で分析しても同じ試料から同じ型判定ができ，再現性が可能になったことによる．つまり，試料からの抽出法が統一され，抽出した DNA を決まった量でテンプレート DNA として使い，同じプライマー・酵素など試薬を決められた組成で調整し，同一機種のサーマルサイクラーで増幅し，型判定はアレリックラダーといわれる確実な指標を用いて行う．この一連の作業による再現性のある鑑定は，研修を受けた同じ技術レベルの研究員なら誰でも可能である.

2）足利事件

1990 年に栃木県で発生した幼女に対する殺人死体遺棄事件で，DNA 鑑定が本格的に証拠として採用された事件である.

当時はさまざまな DNA 鑑定が試行錯誤されており，分析するローカスが核 DNA の常染色体のみから，性染色体の Y 染色体，さらに細胞の小器官であるミトコンドリアに存在するミトコンドリア DNA（mtDNA）に広がっていた．しかし，鑑定の主流は科警研で 1990 年から使用開始されていた核 DNA の繰り返し配列の分析である MCT118 であり，少し遅れて採用された HLADQα，そして PM（ポリマーカー）であった．Y 染色体や mtDNA 分析は，その有効性を認めながらも研究段階であることから採用されていなかった.

足利事件では，現場の遺留品から抽出した犯人のものと思われる DNA を分析し被疑者の DNA も同様に分析したところ，その MCT 型が一致したとされている．その後再審事件となったが，一貫して争われたのが，当時の DNA 鑑定の証拠能力としての鑑定精度である．最初の鑑定時，バンドの型判定は同時に泳動するサイズマーカーを目安に目視で判定した．DNA の型を判定するためにはきわめて不確実な判定方法であった．その後，アレリックラダーを指標として用いるようになり，若干ではあるが型判定の精度は向上した（**図 7-18**）.

足利事件では，最初の型判定をサイズマーカーを指標に行ったにもかかわらず，公判の途中でアレリックラダーを指標にした型判定に変えたため，MCT の型が公判途中で変わってしまうという型判定が行われた．しかし，型判定において指標やコントロールがあったとしても，結局はヒトの主観で判定されるものであり，判定に苦慮することを研究者誰もが経験していた時代であった.

鑑定の信頼性を高めるためには，1 つのローカスの結果だけではなく，他のローカスも並行して行い，結果を積み上げていくことが必要であったが，足利事件では結局 MCT 分析で試料を使い切ってしまい，他の分析法は不可能であった．現在では，可能な限り多くのローカスを検出し，対象とする DNA も常染色体のみから，性染色体・ミ

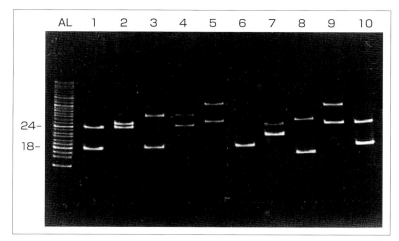

図 7-18 アレリックラダーを指標とした DNA 判定

トコンドリア DNA と広がり，将来の DNA 分析の発展を予想し，現時点で判定不可能でも将来分析できる可能性があるとして，試料 DNA はすべて使い切らず，残す指針もつくられた．

近年，足利事件は冤罪となったが，当時の DNA 鑑定技術に対し，証拠能力として過大評価を与えてしまった結果だということができる．

3）自動解析装置と STR

2003 年に都道府県の科捜研に同一の機種（PC 制御のキャピラリー電気泳動装置・解析用の PC・同ソフト）・同一の試薬〔short tandem repeat（STR）分析キット〕を用いる「自動解析装置」が配備された．このシステムは，検出技術の簡略化と，特にヒトの主観が入らない，きわめて客観的な型判定を可能にしたことで，従来の DNA 鑑定の問題点を克服し，DNA 鑑定は一応の完成を迎えることになる．さらに，2006 年に 1 回の検査で常染色体 STR16 ローカスが判定可能なキット（商品名：アイデンティファイラー）が導入され（**図 7-19**），2007 年に Y 染色体 STR16 ローカスが判定可能なキット（Y ファイラー）が導入され，鑑別力がより向上した．

検出するローカスは，STR は 2～6 塩基を単位とした繰り返し配列を検出する方法で，MCT118 法以上に断片化した試料の分析を可能にする方法である．さらに，そのローカスを複数同時に検出可能にデザインされたキットは，確率的に異同識別において，一致した場合にはほぼ地球上で同一のものが存在しないといえるほどの数字を出すことが可能である．一卵性双生児以外で 2 人のヒトのアイデンティファイラー 16 ローカスが一致する確率は，4 兆 7000 億人に 1 人とされている．

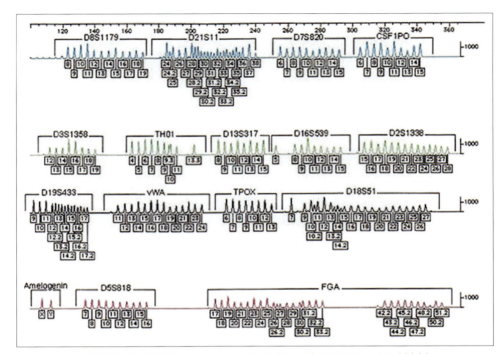

図 7-19 アイデンティファイラーによる常染色体 STR16 ローカス判定例
検出されたピークをコンピュータソフトが型判定する．

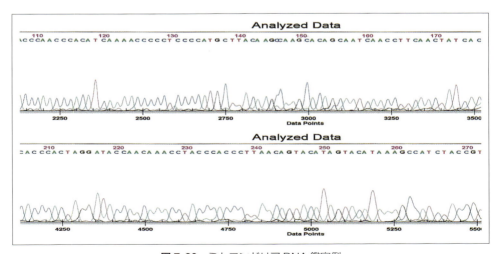

図 7-20 ミトコンドリア DNA 鑑定例
塩基配列を決定し，基準配列と比較する．

② DNA 検査　**399**

4) 常染色体以外の DNA

（1）Y 染色体 DNA

Y 染色体は男性のみがもつ DNA であり，性犯罪において，男女の DNA が混合している試料からの男性の特定，父子鑑定，同じ父親をもつ兄弟鑑定に有効である．

（2）ミトコンドリア DNA（mtDNA）

ミトコンドリアはほとんどすべての真核生物の細胞に含まれる，細胞内小器官の1つであり，細胞内ではエネルギー合成が行われている．1968 年にミトコンドリアの内部に，核遺伝子とは異なる遺伝子が発見された．これにより，ミトコンドリア DNA（mtDNA）とよばれるようになった．

ヒトの mtDNA は，環状の2重鎖構造をもち，全塩基配列が明らかにされている．すなわち，16,569 塩基対からなり，その 90％はコード領域といわれ，蛋白質，リボソーム RNA や tRNA など数十種類の遺伝子をコードしている．なお，核 DNA のコード領域は 5％である．

mtDNA の特徴

① **1 個の細胞中の mtDNA の数**：1 個のミトコンドリアには mtDNA が 5～6 個含まれている．また，1 個の細胞にはミトコンドリアが数百個含まれている．つまり，1 個の細胞に数千個の mtDNA が含まれていることになる．一方，核 DNA は 1 個の細胞に 1 個しかないため，PCR 法を利用して核 DNA の分析ができない場合でも，mtDNA の分析は可能な場合がある．

② **塩基置換の速度**：mtDNA は，核 DNA に比べ，塩基置換の速度が 5～10 倍速いといわれている．これは，塩基置換の蓄積が非常に多く，塩基置換の個人差が大きいということを意味する．その塩基置換が高度に蓄積されている部位はノンコード領域，あるいは D-loop 領域とよばれ，法医学の分野では個人識別に広く応用されている．

③ **母系遺伝**：mtDNA の遺伝様式は母系遺伝であり，母親のものだけが受け継がれる．受精時に，父親由来のミトコンドリアが 100 個程度受精卵に持ち込まれる．しかし，その精子由来のミトコンドリアには"ユビキチン（ubiquitin）"とよばれる蛋白質が付加されており，発生の過程で消滅してしまうため，mtDNA の遺伝情報は母親からしか伝わらない．母親の mtDNA の塩基配列はその子に受け継がれ，女児からはさらに次の世代へと受け継がれていく．女系をたどることにより，最終的に 1 人の女性に行き着くことが可能である．

④ **ミトコンドリア DNA 鑑定**：mtDNA 鑑定は塩基配列多型を利用して行われる．mtDNA の HV1（hyper variable1）領域を増幅し，DNA シークエンス塩基配列を決定する．決定された塩基配列は，基準とされている塩基配列と比較することにより，異なる部位を塩基置換型として決定（**図 7-20**）し，対照試料との塩基置換型を比較する．しかし，mtDNA は，常染色体 DNA と異なり，単独の DNA であるため，複数の座位

をかけ合わせる確率計算ができないことが大きな欠点である．精度を上げるためには，mtDNA 内の検出するローカスを増やす方法（HV1 領域のみの分析に，HV2 領域さらに HV3 領域を加える）が用いられている．

法医 DNA 分析では，母性遺伝を利用した母子鑑定や同一の母親をもつ兄弟姉妹鑑定への応用のほか，微量の現場サンプルに対して有効で，たとえば毛髪の場合，核 DNA 分析では細胞成分の多い毛根鞘を含む毛髪のみが分析対象となるが，mtDNA では毛幹部のみでも分析可能である．しかし，増幅効率の高さはいわば"両刃の剣"で微量試料由来の DNA も増幅する一方，混在した他の DNA も容易に増幅してしまうため，鑑識署員やわれわれ研究者の mtDNA をも増幅する危険性を含んでいる．そのため，試料の取り扱いに注意が必要であることはもちろん，実験室・機材なども専用のものを用意する必要がある．

警察組織で使う DNA システムは全国で同一の精度で行われることを前提とするため，mtDNA 分析は，行うために使用する環境が整わない等の理由で，現在，科警研と一部の科捜研（研究段階）以外の科捜研では行われておらず，全国的な採用までにはまだ時間を要するようである．

5) SNPs

ゲノムの塩基配列のなかには，個体によって 1 塩基のみの配列の違いが認められる部分が存在する．その配列の違いの出現頻度が，集団のなかにおいて 1% を超える場合を 1 塩基多型とよんでいる〔single nucleotide polymorphism(s)：SNP(s)〕．SNPs を用いた DNA は動植物の分類，農林水産業における品種，産地の識別に活用されている．最近では，ヒトの DNA 上に数百万カ所存在するとされている SNPs をターゲットにした個人識別法も研究段階ではあるが開発されている．

利点としては，個々の SNP の識別力は弱いものの，検出技術の進歩により常染色体，性染色体の区別なく非常に多く（数十〜数百カ所以上）の SNPs を 1 度に対象として検査が可能なため，STR 以上に精度を高めることができる．犯罪捜査において SNPs を用いた鑑定は実用化されていないが，身元確認については，対象の SNPs 座位を増やすことによって，理論上はアレル頻度分布に依存しない血縁関係の推定が可能であるとされている．SNPs は DNA 上の対象となる部分が非常に短いため，STR が検出できないような悪条件下でも検出が期待でき，突然変異率も STR と比較して低いとされている．電気泳動を必要としないシステムでの運用が可能であるため，STR と比較して装置の小型化，高速，大量処理が容易である．たとえば，大規模災害時における多数死体の身元確認には有効であると考えられる．

課題として，技術面では混合 DNA への対応はきわめて困難であり，運用面では STR のように国際的に標準化されたローカスや検査キットが存在しないため，異なる検査機関の間でのデータ共有はできない．また，世界中で蓄積されている大量の STR データ

ベースを SNPs に置き換えることも現実的ではないため，犯罪捜査への導入は現状では難しいと考えられる．非常に優れた検査手法であるため，今後，技術的な検証と運用面での標準化が進めば普及が期待される．

4. 親子鑑定

1) DNA 多型による親子鑑定

親子鑑定とは，生物学的な親子関係の存否を医学・生物学的な方法によって検査して決定することをいう．

検査項目は大きく 3 つに大別されている．

① 産科学的検査として，受精時期，妊娠期間，擬父の生殖能力など．

② 人類学的検査として，顔貌相似度，皮膚紋理，耳垢や味覚など．

③ 血液型（遺伝標識）の検査．

現在では遺伝標識の検査のうち，特に DNA を用いた検査では非常に高い確度で否定または肯定の判定ができるため，産科学的検査や人類学的検査の必要性はほとんどなくなってきている．

2) 卵性診断

DNA 指紋法は，一卵性双生児では完全にバンドパターンが一致するため，一卵性か二卵性かを決定する卵性診断には有効であるが，現在では常染色体 STR 法を用いる方法が一般的である．

3 物体検査

犯罪に関連するすべての物体，すなわち，血痕，精液斑，毛髪，指紋，足痕跡などの証拠資料はもちろんのこと，土砂，植物，微生物，爆発物，ビデオ画像など，あらゆる物がその検査対象となる．現在，この学問領域は法科学（forensic science）とよばれ，これを支える学問分野も，法生物学（forensic biology），法化学（forensic chemistry），法中毒学（forensic toxicology），法工学（forensic engineering），現場鑑識（crime scene identification）など，きわめて多彩である．このなかで，医学的事項に関わる物体検査は，古くは大学の法医学教室が中心となって実施し，それ以外の事項に関わる検査は警察の検査機関が主として行うことが多かったが，近年，大学では一部の医学的物体検査を実施するのみとなり，物体検査の多くは各都道府県警察の科学捜査研究所が中心となって実施している．

1. 一般的注意事項

犯罪に関連した物体検査は，次のような法的規定で実施される．すなわち，

① 刑事訴訟法第 165 条以下，民事訴訟法第 301 条以下による裁判所命令

② 刑事訴訟法第 233 条以下による捜査機関からの嘱託

③ 憲法第 37 条，弁護士法第 23 条による弁護士依頼

などである（第 1 章の「法医学概論」を参照）．

そこで，一般的な注意点として，次のような事項に配慮する必要がある．

① 犯罪と関連する物体は，すべて証拠資料となる可能性があり，資料およびその取扱い方は多様であることから，それぞれの採取法および処理法を熟知しなければならない．

② 証拠資料については，検査前の状態から，検査を経て，検査後の状態に至るまで，写真撮影を含めた十分な記録が残されなければならない．

③ 資料が複数である場合には，混同，脱落あるいは紛失しないよう確実に標示がなされ，整理されていなければならない．

④ 毛髪あるいは微量な血痕・体液斑等からの検査では，検査者自身の生体成分が誤って資料に混入しないよう，手袋，マスクあるいは帽子等を確実に着用して実施する．

⑤ 生体資料である場合には，その腐敗を避けるために，採取後速やかに滅菌チューブ等に密閉し，冷凍保存する．また，資料によっては，陰干しで十分乾燥させた後に，遮光で室温に保存する場合もある．

⑥ 資料は再鑑定も考慮し，可能な限り残すことを心がける．

医学的事項に関わる物体検査のなかで，その中心となるものは血痕・体液斑の検査である．殺人事件，死体遺棄事件，強姦事件などの凶悪事件や，窃盗あるいはいやがらせなどの事件のなかで，

「血液や体液が被疑者・被害者・現場に付着していないか？」

「付着しているとすればその体液は何か？　ヒトのものか？」

「その斑痕の血液型・DNA 型は何か？」

「その DNA 型は被疑者・被害者・関係者のものと同じか？」

といったことを明らかにするために，次のような流れで検査は一般に行われる．すなわち，

「外観検査」→「予備検査」→「本検査」→「人獣検査」→「血液型検査」→「DNA 型検査」

である．

これら各検査に用いる手法は，専門学会で認められ，あるいは専門雑誌に掲載されるなど，一般に認められた方法でなければならない．ただし，鑑定によっては，より応用的な検査方法が必要となることもあり，その際には十分な実験を行ったうえで検査が実

③ 物体検査 **403**

施されるべきであり，鑑定書にもその詳細が記載されることが望ましい.

2. 血痕検査

血痕（bloodstains）は，赤血球のもつ赤色のヘモグロビンにより，体液斑のなかでは最も観察しやすい斑痕であるが，同時にその確認のしやすさから，洗浄あるいは拭き取りなど，隠蔽工作される場合も多い. そのため，衣服の縫い目，黒い布地，畳の縦糸あるいは包丁の柄の部分など，被疑者が見落としている可能性のある部位から血痕を見つけだすことも大切である.

1) 外観検査

血痕の色調は，新鮮な血痕であれば暗赤色を呈するが，主に光の作用でヘモグロビン→メトヘモグロビン→ヘマチンへと変化し，それにともない色は，暗赤色→赤褐色→褐色→灰色へと退色していく. したがって，光の影響によって早ければ数時間で変化し，また十分乾燥して暗所に保存（遮光）されている場合には，数十年経過しても褐色調を呈している場合がある.

血痕の形状は，出血部位，滴下量，付着担体との距離や角度，付着担体の材質などによって決まる. 一般に，静止時に傷口から落下した血液によってできた滴下痕は，傷口から滴下した物体の表面までの距離によるがほぼ円形を呈し，その円周には「金平糖」状の突起が認められるが，滴下するものが速い速度で動いているときには，動く方向にその突起が認められる. また，傷口あるいは血液の付着した物から血圧あるいは遠心力などにより飛び散ってできた飛沫痕では，飛んだ方向に感嘆符（！）状となる場合が多い. このように，血痕の形状を観察することにより，出血時の被害者や被疑者の位置や状況を推定することが可能となる場合がある.

2) 血痕予備検査

血痕様の斑痕が認められたとき，あるいは血痕が見えない黒色の布地など，血痕の付着部位を明らかにするために行う検査を血痕予備検査という. この検査は，感度は高いが特異性はそれほど高くないことから，あくまでスクリーニングのために行うものである. したがって，陽性を示したからといって血痕と断定することはできない.

現在，国内外で用いられている検査方法として，ロイコマラカイトグリーン法，ルミノール法，フルオレセイン法，テトラメチルベンチジン法あるいはBLUESTAR®法などが知られている. これらの検査法は，いずれもヘモグロビンのヘムがもつペルオキシダーゼ様活性を応用した検査である.

(1) ロイコマラカイトグリーン法（leucomarachite green test）

原理：ヘモグロビンの存在下で過酸化水素から遊離した酸素が無色のロイコマラカイ

トグリーンを緑色のマラカイトグリーンに変える.

試薬：

ロイコマラカイトグリーン溶液（A液）

　・ロイコマラカイトグリーン：0.1 g

　・酢酸　　　　　　　　　　：10 mL

　・蒸留水　　　　　　　　　：15 mL

3％過酸化水素水（B液）

方法：

1）斑痕部位が明らかである場合（滴下法）

　① 試料の一部を直接濾紙上に載せる.

　② A液を1滴滴下し，続いてB液を1滴滴下する.

2）斑痕部位が不明である場合（転写法）

　① ポリエチレン濾紙を蒸留水で湿らせ，これに試料を挟み，拳などでたたいて転写する.

　② A液とB液を4：1に混合した試薬を濾紙上に噴霧する.

判定・感度：緑色～青緑色に発色すれば陽性である．感度は血液の1～2万倍希釈で，予備検査のなかでは比較的特異性が高い.

（2）ルミノール法（luminol test）

原理：ルミノール（3-アミノフタル酸ヒドラジド）のアルカリ性溶液と過酸化水素水との混合溶液にヘモグロビンを作用させると，生成されたアミノフタル酸イオンが青白色の強い発光を呈する.

試薬：Specht（1937年）による処方

　・ルミノール　　　　　：0.1 g

　・無水炭酸ナトリウム　：5 g

　・3％過酸化水素水　　 ：15 mL

　・蒸留水　　　　　　　：100 mL

他にも

　・ルミノール　　　　　　　：0.03 g

　・10％水酸化ナトリウム溶液：5 mL

　・3％過酸化水素水　　　　　：5 mL

　・蒸留水　　　　　　　　　：90 mL

など，複数の調整方法がある.

方法：広範囲な現場から血痕を捜す場合に便利な検査法で，暗室内や暗幕で覆った場所で試薬を試料に直接噴霧する．また，過酸化水素水だけは検査の直前に試薬に加えることが望ましい.

判定・感度：青白い化学発光が観察されれば陽性である．感度は血液の1～2万倍希

釈で，陳旧血痕ほど発光が強いとされている．ただし，多くの化学薬品，鉱物類，油類などでも発光を示すことがあるので，特異性はそれほど高くない．また，試薬を複数回繰り返して噴霧することにより，その後の血液型検査やDNA型検査に影響を及ぼす場合があるので注意する．

3）血痕実性検査

血痕予備検査で陽性となったら，本検査として，ヘモグロビンの存在を積極的に証明するための血痕実性検査が行われる．

検査法として，結晶学的証明法と分光学的証明法が古くから知られているが，ヒト以外のヘモグロビンにも反応し，検査に血痕量がある程度必要であることから，実際にはほとんど行われていない．結晶学的証明法は，ヘモグロビンの種々の誘導体の結晶形成に基づく方法で，ヘモクロモーゲン結晶検査法（高山法），ヘミン結晶検査法（Teichman法）あるいはアセトン・クロルヘミン結晶検査法がある．一方，分光学的証明法は，ヘモグロビン誘導体の示す特徴的な分光学的性質を利用した方法で，ヘモクロモーゲンの生成に基づく検査法，オキシヘモグロビンの転換スペクトルを得る検査法あるいはヘモクロモーゲン吸収線検査法がある．

また，これらの証明法以外に，血痕が新鮮であれば，赤血球の存在を形態学的に証明することが可能であり，塗抹標本による血球の形態学的検査も古くから知られている（血球の形態学的検査）．よく観察すると赤血球の形状や核の有無により種族の鑑別が可能なこともある．

（1）ヘモクロモーゲン結晶検査法（高山法）

原理：血痕をアルカリ性条件でグルコースとピリジンとに溶解すると，ヘモグロビンがグルコースで還元され，フェロプロトポルフィリンになり，この分子に対し2分子のピリジンの窒素原子が配位し，桜実赤色のピリジン・ヘモクロモーゲン結晶が生成する．

試薬：以下の試薬をよく混和，溶解する．
- ・グルコース　　　　　　　　：3.0 g
- ・ピリジン　　　　　　　　　：3.0 mL
- ・10％水酸化ナトリウム溶液：3.0 mL
- ・蒸留水　　　　　　　　　　：7.0 mL

方法：
① 約3 mmの長さの血痕繊維2〜3本をスライドガラスに載せる．
② 針でよくほぐす．
③ 試薬を1滴滴下する．
④ 遠火で加熱する．
⑤ 冷却後，顕微鏡観察する．

判定・感度：血痕であれば，桜実赤色の針状，菊花状あるいは束状の結晶が析出する．

200 倍以上の希釈血痕では検出困難とされており，また陽性を示しても，それが人血に由来するとは断定できない．

(2) 分光学的検査法 （ヘモクロモーゲンの生成スペクトル）

原理：ヘモグロビンおよびその誘導体は，紫外部および可視部に固有の吸収極大をもっている．血痕のヘモグロビンは，これらのものが混合しているので，試薬により1種類のヘモグロビン誘導体にする．

- ・酸化ヘモグロビン　　　　　：578 nm，541 nm
- ・還元ヘモグロビン　　　　　：554 nm
- ・ヘモクロモーゲン　　　　　：556 nm，530 nm
- ・一酸化炭素ヘモグロビン：537 nm，571 nm

試薬：0.2 ％ラウリル硫酸ナトリウム溶液 （A 液）

　　　アルカリ性メルカプトエタノール溶液 （B 液）

- ・1 ％アンモニア水にメルカプトエタノールを 0.2 ％になるように加える．

方法：
① 約1 cm の長さの血痕繊維に A 液を 0.5 mL 加える．
② 37 ℃で 15〜60 分保温する．
③ B 液を 0.5 mL 加えて混和，遠心する．
④ 上清を分光セルに入れる．
⑤ 対照側の分光セルには，試薬 A および B の等量混合液を入れる．
⑥ 560 nm の吸光度の増加が終わるまで数分間 560 nm を計測する．
⑦ 600〜500 nm の吸収スペクトルをとる．

判定・感度：血痕であれば，556 nm と 530 nm の吸収極大が得られる．結晶学的証明法で確認できなかった血痕や陳旧血痕からも証明できる場合がある．

4）人血検査

　血痕予備検査で陽性となったら，本検査と人獣検査を一緒にした人血検査が実際には行われることになる．すなわち，ヒトの血液であることを証明するための血清学的検査として，ヒトのヘモグロビンと反応する抗ヒトヘモグロビン沈降素とヒト血清中の蛋白と反応する抗ヒト血清蛋白沈降素を用いた検査が古くから行われている．

　検査法として，沈降反応重層法，ゲル内二重拡散法，顕微沈降反応法および沈降電気泳動法が古くから用いられており，鑑定資料に応じてそれぞれの検査法の特徴を生かした使用がなされている．さらに，近年ではより迅速，簡便で高感度なモノクローナル抗体を用いたイムノクロマト法が主流となってきている．国内では，ヒトヘモグロビンに特異的な OC-ヘモキャッチ® S ‘栄研’（栄研化学）を用いることが多く，国外でも，ヒトヘモグロビンに特異的な HEXAGON OBTI （ROC IMPORT GROUP）やヒトグリコホリン A に特異的な RSID™-Blood （Independent Forensics）などが使われている．

（1）沈降反応重層法

原理：細い沈降管の下層に抗血清（抗ヒトヘモグロビン沈降素，抗ヒト血清蛋白沈降素）を入れ，上層に試料を静かに重層させて，数分から30分程度静置して，界面上に生じる白色の沈降物を観察する．

判定・注意点：抗血清と試料の間に白色の沈降輪が形成されれば陽性で，約1万倍希釈血液からも検出が可能である．試料は，必ず遠心して不純物を除いた上清を使う．

（2）ゲル内二重拡散法（オクタロニー法）

原理：ガラス板上の1%アガロースゲルに2穴以上の穴をあけ，1つに抗血清，他方に試料を入れ，湿箱中で経時的に，穴と穴との間に白い沈降線が生じるか観察する．一般には，中心に抗血清，同心円状の6〜8の穴には検査すべき抽出試料，ヒト血液あるいは他の動物血液などを入れて検査する．

判定・注意点：対照ヒト血液の沈降線と融合した沈降線が形成されれば陽性である．湿箱中で数日間観察しなければいけない場合もあり，検出感度はそれほど高くない．

（3）顕微沈降反応法

原理：2%低融点アガロースゲルと抗血清を等量混ぜて，スライドガラス上でゲル板を作製する．この上に1mm程度の血痕試料を直接載せ，生成する沈降輪を観察する．

判定・注意点：試料の周囲に白色の沈降輪が形成されれば陽性である．微量な試料について多数検査するときに適しているが，希釈された血痕には不向きである．また，多量の抗血清が必要である．

（4）沈降電気泳動法

原理：1%アガロースゲルに2組の穴を開け，試料を陰極側の穴に，抗血清を陽極側の穴に入れて通電すると，アルブミンやヘモグロビンなどの蛋白質は陽極側に，抗血清は陰極側に泳動され，出会ったところに沈降線が観察される．向流電気泳動法ともよばれる．

判定・注意点：2つの穴の間に白い沈降線が生じたら陽性である．約20分の泳動で反応が確認でき，検出感度も高い．生じた沈降線がきわめて薄く，真の沈降線か否か疑われる場合には，泳動後のゲル板をそのまま一晩生食に浸けて観察すると明らかになることがある．

（5）イムノクロマト法

原理：OC-ヘモキャッチ®Sでは，試料50μLを試料孔に滴下すると，金コロイドで標識された抗ヒトHbマウス抗体とヒトHbとの複合体が，膜上に固定された抗ヒトHbマウス抗体に捕捉され，赤いラインを生じる（**図7-21**）．本来，消化管の出血性病変を見つけるために開発された便潜血検査キットであるが，法医学的有用性が確認され，現在では人血検査法の主流になっている．

判定・注意点：コントロールライン（C）に赤いラインが認められればこのキットは機能していることになる．その上で，テストライン（T）に赤いラインが認められれば

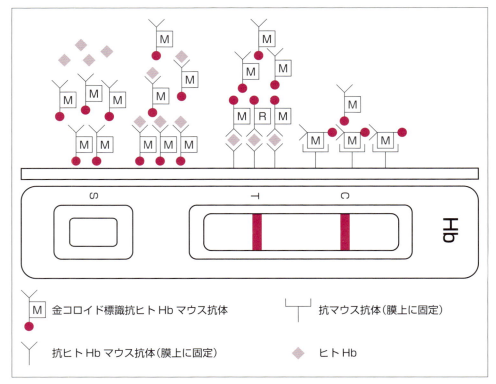

図 7-21 イムノクロマト法の模式図例

陽性と判定される．50万倍PBS希釈血液にも反応し，感度および特異性ともにきわめて高い．ただし，希釈あるいは抽出に蒸留水は不適であり，PBSあるいはキット付属のバッファーを用いること．また，覚せい剤を含んだ注射筒内の凝固した血液である場合に，抗原抗体反応の阻害によると思われる偽陰性の観察が指摘されており，そのようなケースでは，検査結果を評価する上で十分な注意が必要である．

これら各種検査法についての比較を，**表 7-22** に示す．

5）血液型検査

人血であることが証明されたら血液型検査を行うことになるが，これを省略し，直接DNA型検査に移行する場合も多い．血液型検査には，ABO式，MN式，Lewis式，P式，Rh式あるいはSs式など，種々の血液型抗原を調べる検査が古くから行われてきたが，現在では，ABO式血液型検査のみ行われる場合がほとんどである．

検査法には，凝集試験法，吸収試験法，凝集阻止試験法，解離試験法，MCAR法，

表 7-22　人血の各種検査法

検査法	反応時間	感度	特徴
沈降反応重層法	10〜60分	比較的高い	簡便である．混濁試料は不適
ゲル内二重拡散法	1〜3日	低い	各試料間の異同を同一ゲル上で行える．感度が最も低い
顕微沈降反応	1〜2日	高い	抽出操作がいらない．血清によって温度感受性が異なる
沈降電気泳動法	20〜40分	非常に高い	特異染色が可能．特異性の高い血清が必要
イムノクロマト法	5分	きわめて高い	最も簡便で，50万倍希釈血液からも検出

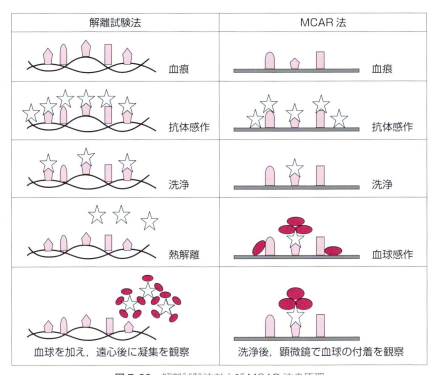

図 7-22　解離試験法および MCAR 法の原理

微粒子凝集反応法，ELISA（enzyme linked immunosorbent assay）法あるいは酵素抗体法などが知られているが，血痕からの検査には解離試験法あるいは MCAR 法を使うのが一般的である（図 7-22）．

血痕が十分乾燥している場合にはそのまま検査に用いるが，不十分な場合には，熱固

定あるいはメタノールやアセトンによる固定後に検査することになる．また，用いる抗体がヒト由来抗 A 血清および抗 B 血清（ポリクローナル抗体）からマウスモノクローナル抗体に切り替わり，検査法によっては従来の手順のままでは微量な試料からの判定に問題が生じたことから，現在では種々工夫がなされており，それに基づいて検査することで正確な判定が可能となっている．

（1）解離試験法

原理：固体試料に抗体を添加し，試料上の抗原と反応させる．試料を洗浄し，過剰な抗体を除去した後，試料を加熱して試料上の抗原と結合した抗体を解離させる．指示血球を加えて，解離した抗体と反応させて，凝集の有無を確認する．

試薬・方法：

① 繊維片 5 mm 長を 3 本の試験管（あるいはアクリルプレート）に入れ，指定された抗 A 抗体，抗 B 抗体および抗 H レクチン（ハリエニシダ種子由来）をそれぞれ 1 滴加え，4 ℃で一晩感作させる．

② 糸片を洗浄液（0.05 ％ Tween 20 入り冷生食水）で満たした試験管に移す．

③ 数回転倒混和後，多孔管を付けたアスピレーターで洗浄液を吸引除去する．

④ 次に，洗浄液として冷生食水を用い，同様の操作を 2〜3 回繰り返す．

⑤ 試験管の洗浄液を吸引後，0.2 ％ゼラチン入り冷生食水を 1 滴加える．

⑥ 53 ℃で 10 分，温浴に浸ける（ワコー社製のモノクロ使用時の条件）．

⑦ 0.2 ％の各指示血球を 1 滴添加する．

⑧ 約 15 分間振とう後，1,000 rpm で 1 分遠心し，判定する．

判定・注意点：凝集がみられたら陽性である．A 型血痕では，結合した抗 A 抗体および抗 H レクチン（H 抗原は Bombay 型の人以外，すべての人がもっている）がそれぞれ熱解離によって解離し，対応する A 型および O 型の指示血球を加えるとそれぞれ凝集するが，B 型血球とは凝集しない．一方，O 型血痕では，結合した抗 H レクチンのみ解離し，O 型血球と凝集するが，A 型および B 型血球とは凝集しない．非特異凝集のみられるときには洗浄不足が考えられので，よく転倒混和して洗うようにする．

（2）MCAR 法（mixed cell agglulutination reaction；微量混合凝集反応法）

原理：反応板に試料を固定し，抗体を感作させる．洗浄して余分な抗体を除去した後，指示血球を感作させる．洗浄して結合していない血球を除去後，顕微鏡で繊維上への血球の付着を観察する．

試薬・方法：

① スライドガラス上に作製した各ホールの粘着面に，血痕繊維をほぐして載せる．

② 調整済みの抗 A および抗 B 抗体溶液（使用するメーカーによってブロッキング剤等の事前調整が必要）ならびに抗 H レクチンを各ホールに滴下する．

③ 湿箱中で，4 ℃一晩（あるいは室温 4 時間）感作させる．

④ 生食水にて未反応の抗体を除去する．

⑤ 各抗体溶液に対応する指示血球（3～10％）を滴下し，湿箱中で室温3～5分.

⑥ スライドガラスの試料面を下にして生食中に静置，室温10～15分.

⑦ 繊維上への血球の付着の有無を顕微鏡で観察し，判定する.

判定・注意点：繊維上に血球が観察されれば陽性である．A型血痕では，抗A抗体および抗Hレクチンが繊維にそれぞれ結合することから，対応するA型およびO型の指示血球を加えると繊維への付着がそれぞれ認められるが，B型血球の付着は認められない．一方，O型血痕では，抗Hレクチンのみ繊維に結合することから，O型血球の繊維への付着が認められ，A型およびB型血球の付着は認められない．できるだけ単繊維の部分での血球の付着の有無を確認する．バック（粘着面）に血球が付着して残ることがあるので注意する．OHPシートに接着剤を載せたプレートを反応板として用いる方法もあり，多くの試料を検査するときに便利である.

6）DNA型検査

証拠資料と関係者の血液型が一致すると，DNA型検査を行うことになる．現在では，きわめて微量な陳旧斑痕からも検出可能なSTR（short tandem repeat）型検査（アメロゲニン型検査を含む）が主流となっている（詳細は，本章の「DNA検査」の項を参照）.

7）その他の検査

血痕が妊婦血，月経血，胎児血あるいは死体血であるかなど，出血部位やその由来を明らかにする検査が求められる場合もある.

3. 精液検査

精液（semen）の検査は，血液や唾液の検査と同様にしばしば行われる検査で，そのほとんどは強姦や強制わいせつなどの事件による，腟内から採取された試料あるいは着衣などに付着した斑痕からの精液証明である場合が多い.

1）外観検査

下着類に付着した精液斑（semen stain）を肉眼で観察すると，一般に淡黄色～灰色調を呈し，ごわごわした硬さがある．また，体表やプラスチックの表面などに付着した精液は，燐片状に光沢を示すことが多い．さらに暗室内で精液斑に紫外線を照射して観察すると，蛍光を発する（紫外線検査）．ただし，他の体液斑でも弱い蛍光を発することがあり，また衣類自体が蛍光物質を含むことがあることから，その判定には注意を要する.

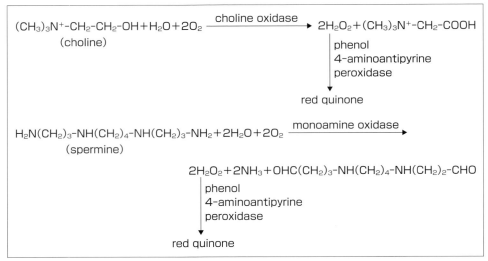

図 7-23 コリンおよびスペルミンの比色法による検出の原理

コリンおよびスペルミンからそれぞれ産生された red quinone を 500 nm の吸光度で測定し,精液中の濃度を決定することができる.

2) 精液予備検査

　精液中には前立腺由来の酸性ホスファターゼ (acid phosphatase) が高濃度含まれていることから,この酵素活性を利用し,試薬を発色させて検査する酸性ホスファターゼ検査を用いることがほとんどである.これには須山の考案した SM テストあるいはフェノールフタレインホスフェート法が知られている.一方,精液中にはコリン (choline) およびスペルミン (spermine) が多量に含まれていることから,それらを結晶化させて観察する結晶形成試験が古くから知られている.また,コリンおよびスペルミンをそれぞれ比色法によって検出することも可能である (**図 7-23**).

(1) SM テスト

　原理:α-naphthylphosphoric acid に酸性条件下で酸性ホスファターゼが作用すると,ナフトールが産生し,これに diazonium-o-dianisidine がカップリング反応し,紫色の不溶性色素を生じる.

　試薬・方法:SM 試薬 (WAKO) の No.1 0.2 g と No.2 0.4 g を 0.2 M 酢酸緩衝液 (または 0.2 M クエン酸緩衝液,pH 5.0) 100 mL に溶解し,沈殿を濾過する.

　滴下法では,試料の一部を直接濾紙上に載せ,試薬を 1 滴滴下する.また,精液の付着部位が明らかでない試料では,蒸留水で湿らせたポリエチレン濾紙に試料を転写して試薬を噴霧する.

判定・感度：紫色に発色すれば陽性である．感度は精液の数千倍希釈斑痕からも検出される．

（2）フェノールフタレインホスフェート法

原理：フェノールフタレインホスフェートに酸性条件下で酸性ホスファターゼが作用すると，フェノールフタレインが産生し，これにアンモニア水を作用させると，桃色の呈色を示す．

試薬・方法：

① phenolphthalein diphosphate 0.1 g を 0.2 M 酢酸緩衝液 100 mL に溶解する．

② この試薬を試料の一部に直接滴下，あるいは転写したポリエチレン濾紙に噴霧する．

③ 5 ％アンモニア水を滴下あるいは噴霧する．

判定・感度：赤桃色を呈すれば陽性である．感度は SM テストに比べ若干低く，自然に退色する．

（3）コリン結晶試験法

フローレンス（Florence）法が知られている．

試薬・方法：

① 試料の一部をスライドガラスに載せ，蒸留水で浸軟する．

② ヨウ素 2.54 g，ヨウ化カリウム 1.65 g，蒸留水 30 mL の混合液を 1 滴滴下し，カバーガラスをかけて鏡検する．

判定・感度：はじめに褐色の顆粒ができ，次に針状の結晶がみられ，やがて菱形，板状の結晶を生じる．比較的鋭敏度は高いが，他の体液からも検出されることがあるので注意する．

（4）スペルミン結晶試験法

バルベリオ（Barberio）法などが知られている．

試薬・方法：

① 試料の一部をスライドガラスに載せ，蒸留水で浸軟する．

② ピクリン酸飽和溶液 25.0 mL，ヨウ化カドミウム 3.0 g，アラビアゴム 2.0 g の混合液を 1 滴滴下して，カバーガラスをかけて鏡検する．

判定・感度：黄色または白色の柱状，十字状あるいは星状の結晶を生じる．特異性は高いとされている．

3）精子検査（顕微鏡検査）

精液の証明として，精液斑から精子を見つけだすことが最も望ましい．精子（sperm）の大きさは 50〜60 μm で，精液 1 mL 中に 60〜100 × 10^6 個含まれるとされている．新鮮な試料である場合には，頭部と尾部が認められるオタマジャクシ様の精子を見つけることができるが，腐敗が進行した試料や陳旧試料である場合には，尾部が破壊され，頭部のみ認められることも多い．一般には，バエッキー（Baecchi）染色，コラン・ストッ

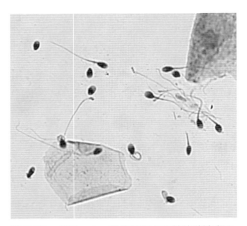

図 7-24　バエッキー染色法による精液腟液斑の染色像

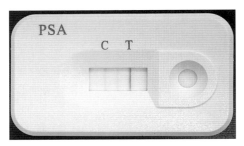

図 7-25　イムノクロマト法による PSA の検出
　コントロールライン（C）に赤紫色のラインが認められれば，このキットは機能していることになる．そのうえで，テストライン（T）に赤紫色のラインが認められれば陽性と判定される．C と T の間に認められるラインは，内部標準物質の濃度を示すものである．

キー（Corin-Stockis）染色あるいはオピッツ（Oppitz）染色などの染色法で精子を染めて観察することが多い（図 7-24）．

4）血清学的検査

　ヒト精液であることを証明するために，抗ヒト精液沈降素および抗ヒト血清蛋白沈降素を用いた沈降電気泳動法などがこれまで行われてきた．また，精漿（seminal plasma）中に含まれる前立腺由来の糖蛋白質として，1966 年に原三郎が初めて報告したγ-セミノプロテイン（γ-Sm）は，射出精液の液化に関与する生理活性をもち，前立腺癌の診断マーカーとして知られているが，精液証明の有効な指標でもあることから，その抗体である抗γ-Sm 血清を用いた検査も古くから行われてきた．近年では，イムノクロマト法を用いた検査法として，このγ-Sm と同一の物質であることが明らかにされている前立腺特異抗原（PSA）を検出する SERATEC® PSA-SEMIQUANT（SERATEC）あるいは精巣由来のセミノジェリンを検出する RSID™-Semen（Independent Forensics）などが国内外で有用とされており，簡便で迅速なうえ，検出感度もきわめて高い（図 7-25）．ただし，PSA は女性の尿道周囲腺にも発現しており，特に避妊薬を飲んでいる場合には，性行為がなくとも腟内から PSA が検出される可能性の高くなることが指摘されていることから，ケースによってはその評価に十分注意する必要がある．

5）血液型検査および DNA 型検査

　血痕と同様，解離試験法あるいは MCAR 法で ABO 式血液型を決定することが多い．

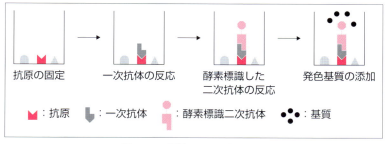

図7-26 間接ELISA法の原理

固定が必要である場合に，体液中の血液型物質（糖）は糖蛋白質の形で存在することから（赤血球では主に糖脂質の形で存在），10％グルタールアルデヒドなどを用いて固定する．その他のABO式血液型検査法として，吸収試験法あるいはELISA（enzyme linked immunosorbent assay）法が用いられることもある．一方，DNA型検査では，精液中の精子DNAから検査することになるが，精子DNAはプロタミンとよばれる強い蛋白が結合していることから，ジチオトレイトール（DTT）とよばれる還元剤を使って精製された後，検査される（詳細は，本章の「DNA検査」の項を参照）．

(1) 吸収試験法

原理：凝集素価8倍の抗体溶液に固体または液体の試料を入れる．抗体が試料中の抗原と反応すると，抗体が吸収されて溶液中の力価は低下する．この溶液を2倍連続希釈し，そこに指示血球を加えると，力価が低下した分凝集が観察されなくなる．

判定・注意点：試料がA型の分泌型（ASe型）であれば，抗A血清（動物血清）と抗Hレクチンの凝集素が吸収され，対応するA型とO型の指示血球を加えても凝集は起こらない．一方，抗B血清（動物血清）の凝集素は吸収されないことから，対応するB型の指示血球を加えると凝集する．これによりA型と判定される．しかし，A型の非分泌型（Ase型）であれば，いずれの凝集素も吸収されず，対応する指示血球を加えるとそれぞれすべて凝集してしまうことから，非分泌型である場合には判定できない欠点がある．吸収試験および凝集阻止試験では，動物免疫血清由来の抗Aおよび抗Bの反応性がよいことからこれを用いることが多い．

(2) 間接ELISA法

原理：段階希釈した液体試料（斑痕である場合には抽出液）をELISAプレートに載せ，抗原を固相化する．未反応の表面をブロッキングし，一次抗体を反応させる．次に酵素標識した二次抗体を反応させる．最後に，発色基質を添加し，硫酸で酵素反応を停止させた後，490 nmの吸光度を測定する（**図7-26**）．

判定・注意点：試料がASe型であれば，抗A抗体および抗Hレクチンにおいていずれも大きい希釈倍数のウェルまで発色を示し，抗B抗体のウェルはいずれも発色しな

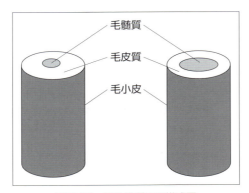

図7-27 毛の横断面の模式図
左：ヒトの頭毛の例，右：動物毛の例

いことから，A型と判定される．また，Ase型である場合には，分泌型・非分泌型のいずれにも反応性のよい抗体と分泌型のみに反応性のよい抗体が知られており，これらを用いることで，A型の非分泌型と判定することが可能である．

4. 毛髪検査

　毛髪（hair）は，本人の気付かない間に脱落し，あるいは容易に抜去されやすいことから，犯罪現場に残されている可能性があり，また，成傷器あるいは関係者の着衣などに付着していることもあることから，重要な証拠資料の1つとなる．一般に，犯罪現場から毛髪様の資料が採取された場合，「その資料は毛髪か否か」→「毛髪であれば人毛か動物毛か」→「人毛であればその発生部位は」→「その血液型およびDNA型は」といった流れで検査が行われることになる．

1）毛の構造

　毛は，毛幹部と毛根部に大別され，毛幹とは皮膚面から外に出ている部分をいい，毛根とは皮膚内に埋没している部分をいう．また，皮膚内で包んでいる毛根の部分を毛包といい，その下端は肥大して毛球を形成している．毛球の下部はくぼみをもち，神経を伴う結合組織の毛乳頭を包んでいて，この毛乳頭は毛の発生，成長の源になっているものである．毛を引き抜くと毛根部に白い付着物を認めるが，これは毛包の一部が付着したものであり，抜去毛か自然脱落毛かの識別に重要となる．毛幹を横断してみると，毛小皮（外側），毛皮質（その内側）および毛髄質（中心）の3つの基本構造をもち，あたかも海苔巻の断面のように見える（**図7-27**）．

　① 毛小皮：毛の表面をおおっているもので，角化した無核扁平上皮細胞が鱗片状あ

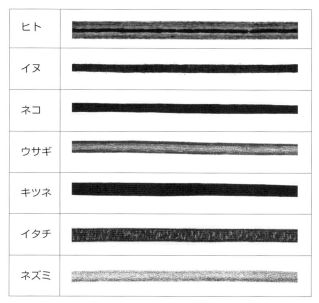

図 7-28 人毛および動物毛の光学顕微鏡像（科警研 松田秀明先生提供）

るいは屋根瓦状に重なり，特徴的な紋理を形成している．

② 毛皮質：毛小皮と毛髄質の間にある層で，毛軸に沿って平行に配列する線維状の皮質細胞からなる．有色の毛では，この細胞内に多数のメラニン色素を含む．

③ 毛髄質：毛の中心部に存在し，光学顕微鏡では黒色の柱状構造として観察される．著しく変性した髄質細胞の連続で，細胞内には不規則な走行を示す線維状の構造と，大小のさまざまな空胞があり，空気を含んでいる．

2）人毛と動物毛の形態的相違

人毛と動物毛を比較すると，特徴的な違いが認められる．

① 毛幹部の太さ：人毛の太さは毛幹全長にわたりほぼ均一だが，動物毛は毛先側約1/3の部位が最大幅を示し，毛先は針状を示すことが多い．

② 毛根部の形状：人毛はコルベン状だが，動物毛では細長い．

③ 小皮紋理の形状：人毛は著しく薄い隣片状で，互いに重なりあう割合が多いが（約4/5），動物毛は特有の厚い隣片状を呈する．

④ 髄質の形態：人毛は不規則な網状構造だが，動物毛は太くて特有の規則的な網状構造を呈する．髄指数は人毛では 30 以下であるのに対し，動物毛では 50 以上であることが多い．

人毛および動物毛の光学顕微鏡像を**図 7-28** に示す．

3）人毛の発生部位による形態的特徴

　人毛には，その発生部位に基づいて，頭毛のほかに，陰毛，腋毛，眉毛，鼻毛あるいは髭などが存在する．これらの人毛はそれぞれ形態に特徴があるとされている．

　① 頭毛：多くは直毛で，太さの変動は少ないが，長さは短いものから長いものまで，個人内あるいは個人間でさまざまである．髄質の出現形態についてもその変動は大きく，毛幹全長にわたって無髄の場合もある．毛根部は，自然脱落毛の棍棒状のものから，抜去毛の複雑な形態を示すものまで変化に富む．毛先は美容処理のために切断された形状を呈するものが多い．

　② 陰毛：やや長い縮毛（1～6 cm 程度）で，不規則な屈曲や捻転が多い．太さは100 μm 以上の場合が多く，その太さの変動も大きい．太い髄質の出現が認められ，毛包部の付着物が多い．

　③ 腋毛：長さや太さは陰毛に似ているが，毛先がやや丸く，陰毛に比べて毛幹の太さの変動はやや少ないとされている．太い髄質の出現が認められ，毛包部の付着物は陰毛よりも多い．

　④ 眉毛・まつ毛：長さ 1 cm 前後の太い直毛で，横断面は三角形を呈し，軽く湾曲した弧状を示す．

　⑤ 鼻毛：短くて太く，横断面は三角形を呈し，表面には粘液状の付着物が多く認められる．

　⑥ 髭：長さは数 mm から数十 cm で，非常に太く，大きな毛根をもつ．横断面は三角形で，毛先は摩耗あるいは切断されていることが多い．

4）毛髪鑑定の実際

　毛髪鑑定においては，はじめに証拠資料毛髪と対照資料毛髪の形態検査を行い，両者の形態に類似性が認められるか否かの比較を行う．両者が形態学的に同一人に由来する可能性が高いと判断されたら，血液型検査に移る．血液型検査で両者の ABO 式血液型が一致した場合には，証拠資料毛髪と対照者から採取された血液あるいは口腔内細胞を用いた DNA 型検査が行われることになる．

（1）形態検査

　毛髪の形態検査には，肉眼検査，光学顕微鏡検査および電子顕微鏡検査が一般に用いられる．

　① 肉眼検査：毛の長さ，湾曲などの外観形状，染毛の有無を含めた色調所見などを肉眼で観察する．

　② 光学顕微鏡検査：毛の太さ，毛先および毛根の形状，付着物の有無などの外観的形態を顕微鏡で詳細に観察する．特に，自然脱落毛の毛根は，毛が自然に抜け落ちたときの形態であり，棍棒状で丸みのある形状を呈する．色調は，毛先から毛根にかけてよ

り詳細に調べられ，染毛状態についても十分な観察が行われる．髄質については，毛幹全長にわたってその出現形態が詳細に調べられるが，毛の色調がきわめて濃い場合には，髄質の観察が困難なことがある．

③　電子顕微鏡検査：主に走査電子顕微鏡が用いられ，毛小皮の損傷状態や小皮紋理の辺縁形態，あるいは毛先や毛根の微細な形態を観察する．

④　その他：毛全体および髄質の径を計測して，毛径指数や髄指数を算出すると，その特徴をある程度数量的に示すことができるとされている．

　　毛径指数＝（横断面の短径／長径）× 100

　　髄指数＝（髄質の幅／毛全体の幅）× 100

また，小皮紋理の形状観察として，合成樹脂製の薄板を溶剤で軟化させ，毛髪表面の凹凸を写し取って観察するスンプ（SUMP）法（Suzuki's universal micro printing method）は，動物毛の検査には必須であるとされている．

（2）血液型検査および DNA 型検査

血液型検査は，解離試験法あるいは酵素抗体法を用いた ABO 式血液型検査が行われる．解離試験法には約 4 cm の毛幹が検査に必要であり，一方，酵素抗体法では約 1cm あれば検査できることから，その後の DNA 型検査のための試料消費量を考慮し，後者で検査されることが多い．また，毛髪からの DNA 型検査は血痕・体液斑とは異なった DNA 精製法が実施される．特に，自然脱落毛である場合には，核 DNA がほとんど存在しないことから，STR 型検査による判定は困難であり，ミトコンドリア DNA 検査による判定が期待されることになる（詳細は，本章の「DNA 検査」の項を参照）．

酵素抗体法

原理：反応板に試料を固定し，ブロッキング後，一次抗体を反応させる．次に，ビオチン標識の二次抗体を反応させ，ペルオキシダーゼ標識ストレプトアビジンを反応させた後，発色基質を加え，顕微鏡で発色の有無を観察する．

試薬・方法：

①　スライドガラス上に作製した各ホールの粘着面に，洗浄，脱脂および脱メラニン処理後の毛髪約 1〜2 mm を載せ，実体顕微鏡下で真中から縦断切片（露出した髄面は上を向くよう）を作製する．

②　10 ％ウサギ正常血清でブロッキング，室温 10 分．

③　調整済みの一次抗体をそれぞれ滴下し，4 ℃で一晩感作（抗体は使用メーカーによってその希釈倍数を調整する．また，抗 H レクチンは指定されたビオチン標識のものを使用）．

④　0.01 M PBS で洗浄後，ビオチン標識ウサギ抗マウス Ig 抗体を滴下し，室温 10 分．

⑤　0.01 M PBS で洗浄後，ペルオキシダーゼ標識ストレプトアビジンを滴下し，室温 5 分．

⑥　0.01M PBS で洗浄後，アミノエチルカルバゾール（AEC）発色基質を滴下し，室

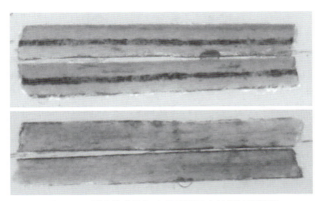

図 7-29 酵素抗体法による毛髪の血液型検査結果
上：陽性像，下：陰性像

温 10 分．
　⑦ 蒸留水で洗浄後，実態顕微鏡下で発色を確認する．
　判定・注意点：髄面が赤茶色に発色すれば陽性である（**図 7-29**）．きわめて特異性の高い検査法である．また，無髄毛髪にも変法が応用されており，その際には皮質部分の発色を観察することになる．

5. そ の 他

　上記以外にも，唾液斑検査，尿斑検査，汗斑検査あるいは糞便検査などの検査が行われている．また，身元不明死体の個人識別において，それが白骨死体である場合には，しばしば骨検査あるいは歯牙検査が行われる．ここでは，その概略のみ示す（詳細は，本章の「法歯科医学」および「個人識別」の項を参照）．一方，指紋は，個人識別法として絶対的な確実性を有する指標であり，犯罪捜査上，きわめて重要な役割を担っている．

1）骨 検 査

　発見された骨あるいは骨片について，解剖学的所見あるいは顕微 X 線検査等の顕微鏡所見を用いて，はじめに人獣の別を判断する（人獣鑑別）．人骨であれば，その部位および名称を明らかにする必要がある．次に，解剖学的所見および人類学的計測所見を基に性別の推定を行う（性別判定）．特に，骨盤や頭蓋の形態所見には顕著な性差が認められる．年齢は，それが成人骨である場合には，頭蓋の縫合の閉塞度，上腕骨近位端部の骨梁形態あるいは恥骨結合面の形態所見等が調べられ，一方，発育過程の骨である場合には，化骨核の出現状態，骨の癒合状態あるいは歯牙の萌出状況などを基に推定さ

③ 物体検査　**421**

れる（年齢推定）．それ以外に，身長推定，死後経過年数の推定，損傷の有無あるいは身体的特徴所見などが精査される．

　さらに，前述の検査結果を基に該当者と思われる人物が浮上した場合には，その人物の顔写真を用いた頭蓋／顔写真スーパーインポーズ法（スーパーインポーズ法）あるいは生前に病院あるいは歯科医院で撮影されたX線フィルムの所見と白骨死体のX線撮影後のフィルム所見とを比較することにより同定される場合がある（X線所見による異同比較）．また，骨資料と該当者の親族のDNA型検査結果から，両者の血縁関係を評価し，矛盾しないことから同定される場合もある（DNA型検査）．一方，該当者が浮かび上がらない場合に，白骨死体の頭蓋からの解剖学的データに基づいて，生前の顔貌を復元する方法も古くから知られている（復顔法）．

2）歯牙検査

　白骨死体の顎骨に歯牙が残存する場合には，個人識別の有力な情報となる．すなわち，デンタルチャートとよばれる口腔内の治療所見，歯牙の咬耗度や特徴的な所見を詳細に記録する．同時にパノラマなどのX線写真や口腔内のカラー写真を撮影しておく．可能であれば歯型の石膏模型を作製しておくことも，立体的な評価のためには有効となる場合がある．これらの資料から年齢が推定され，個人同定のための有力情報が得られる．後日，該当者が浮上し，生前通院していた歯科医院が判明すれば，そこから入手した歯科カルテやX線写真等の資料との照合がなされ，その整合性から個人同定される．

3）指　　紋

　指紋（finger prints）とは，指の末節部の掌部側において，表皮が隆起して形づくる線（隆線）により形成された紋様のことで，その紋様が物体に印象されたものを指紋と定義している．この隆線は，指の末節部だけにあるのではなく，手指の基節部，中節部および掌部にも存在し，それぞれの紋様を基節紋，中節紋および掌紋という．これらを指紋と合わせて指掌紋とよんでいる．この指掌紋は，「万人不同」「終生不変」であることから，最も確実な個人識別法であるとされている．また，指掌紋と同様の隆線は足の裏（足紋という）にも存在し，その特性や価値は指掌紋と変わらない．これらの紋様を総称して皮膚紋理という．

（1）指紋の種類（図 7-30）

　指紋は，7種類に大別される．

　① 弓状紋：弓状線で形成されるもの．

　② 蹄状紋：蹄状線を含み，その流れの方向の反対側に三角州を有するもので，蹄状線が母指側に流れるものを甲種蹄状紋，小指側に流れるものを乙種蹄状紋という．

　③ 渦状紋：環状や渦巻き状などの隆線の左右に三角州を有するもの．

　④ 変体紋：弓状紋，蹄状紋および渦状紋のいずれにも属さないもの．

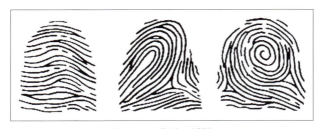

図 7-30　指紋の種類
左：弓状紋，中央：蹄状紋，右：渦状紋

⑤ 損傷紋：指紋の永久的な損傷により，1〜9 までの指紋番号を付すことができないもの．
⑥ 不完全紋：一時的な損傷や摩耗により，1〜9 までの指紋番号を付すことができないもの．
⑦ 欠如紋：指頭の大部分が欠如し，上記のいずれの種類にも属さないもの．

(2) 指紋の鑑定

指紋の鑑定では，2 つの指紋を比較対照して，同一であるか否かを判定することになる．日本の警察では隆線の端点や分岐点等の隆線特徴を調べ，「皮膚紋理鑑定基準」にある「二つの皮膚紋理を同一であると鑑定するためには 12 個の一致する特徴点を指摘しなければならない」とした基準に合致したときに，同一の指紋であるとしている．

(3) 指紋記録の登録および照合

犯罪現場等に遺留された指紋は，指ごとに十指指紋の分類を基礎とした紋様別表示記号で分類された後，警察の指掌紋自動識別システムに速やかに登録され，データベース化されている．これにより，指紋照合が迅速・正確に行われている．

4 法歯科医学

1. 歯の法医学

1) 定　　義

歯に関連した法医学の日本における最初の講義は，1900 年に東京歯科医学院（東京歯科大学）で行われた，野口英世による "年齢と歯科法医学"，"咬傷の法医学的関係" とされている．この学問の定義は，「法医歯科学」のなかで山本によれば，「歯学，医学または自然科学の知識をもって，歯学に関連した民法上，刑法上の問題となる個人間の争い，すなわち，歯科医師と患者との間に生じた医事紛争や各種の裁判上の争いを解決

④ 法歯科医学　　**423**

したり，また，身元不明の死体から，その死体が誰であるかという個人識別をしたりするための学問である．」としている．

2）歯科所見の意義

歯は，人体組織で最も硬く，高度焼損・腐敗・白骨化した死体でも残っている可能性が高い．日本における成人のう蝕罹患率は90％を超えているため歯科医院に受診している可能性が高く，その処置方法も多様性に富み，さらに歯科診療録の5年の保存義務期間があるため，死体に歯科治療痕があり，5年以内に通院していた歯科医院が見つかった場合，死体の口腔内所見と歯科診療録の比較照合で迅速に身元の特定ができる．

また乳歯から永久歯に交換する時期や歯胚の成長時期，歯根の完成時期がほぼすべての人で同一であるためX線所見を併用して年齢推定が可能である．

さらに歯の本来の役割ではないが，攻撃または防御の際の武器となる可能性があり，被害者・被疑者の人体や現場資料に歯痕として残ることがあり，事件捜査の参考になることがある．

2.　歯の基礎的知識

1）乳歯列と永久歯列

口腔内を上下左右の4ブロックに分けると，乳歯は1ブロックに各5本，合計20本である．永久歯は同様に，1ブロックに各8本，合計32本である．

乳歯は乳幼児期から学童期までの間に存在する歯のことで，生後6カ月頃から萌出を開始し，2歳6カ月には20本の全乳歯が萌出を完了する（乳歯列の完成）．6歳頃から徐々に永久歯への交換が始まり，12歳頃に永久歯列になる（**図7-31**，**表7-23**）．

（1）乳歯の種類

乳歯はそれぞれの呼称のほか，便宜的にアルファベットの大文字でよぶことが多い．正中から奥に，乳中切歯（A），乳側切歯（B），乳犬歯（C），第一乳臼歯（D），第二乳臼歯（E）とよばれている．

（2）乳歯の萌出順序

萌出順序は必ずしも一定ではないが，日本人に多くみられる萌出順序は $\overline{A}$（下顎）→ A（上顎）→ $\underline{B}$ → $\overline{B}$ → $\underline{D}$ → $\overline{D}$ → $\overline{C}$ → $\underline{C}$ → $\overline{E}$ → $\underline{E}$ である．乳歯列弓においては，上下顎乳前歯および乳臼歯の歯間に生理的空隙（霊長空隙，発育空隙）が存在することが多い．この空隙は，歯の交換に際して有効であると考えられている．

（3）乳歯の特徴

歯冠形態は，色は白色ないし青色を呈し，歯冠長は短い．歯冠の外形は，上下顎第二乳臼歯，下顎第一乳臼歯を除いては後継永久歯と似ている．

歯根形態は，乳前歯は単根，上顎乳臼歯は3根，下顎乳臼歯は2根を有する．乳臼歯

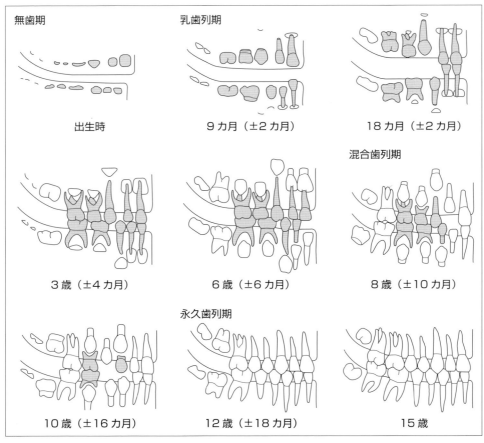

図 7-31 乳歯・永久歯萌出の年齢推移
（赤坂守人ほか編．小児歯科学．第 3 版．医歯薬出版，東京，2007，p 74）

歯根は著明に離開している．永久歯にない特徴は，根完成後加齢に伴い吸収が起こることである．

（4）永久歯の種類

永久歯はそれぞれの呼称のほか，便宜的に数字でよぶことが多い．中切歯（1），側切歯（2），犬歯（3），第一小臼歯（4），第二小臼歯（5），第一大臼歯（6），第二大臼歯（7），第三大臼歯（8）（智歯あるいは親知らずともよばれる）である．

（5）永久歯の萌出順序

6 歳頃に第一大臼歯が萌出し，12 〜 13 歳頃までに 28 歯が萌出する．第三大臼歯まで萌出すると 32 本になる．日本人の永久歯の萌出順序は

④ 法歯科医学　　**425**

表 7-23　乳歯・永久歯列の形成から完成時期

	歯種	歯胚形成	石灰化開始	歯冠完成	萌　出	歯根完成	根吸収開始	脱　落
乳歯	A	胎生 7 週	胎生 4〜4½ カ月	1½〜2½ カ月	7½ カ月 / 6 カ月	1½ 年	4 年	6〜7 年
	B	胎生 7 週	胎生 4½ カ月	2½〜3 カ月	9 カ月 / 7 カ月	1½〜2 年	5 年	7〜8 年
	C	胎生 7½ 週	胎生 5 カ月	9 カ月	18 カ月 / 16½ カ月	3¼ 年	7 年	9〜12 年
	D	胎生 8 週	胎生 5 カ月	5½〜6 カ月	14 カ月 / 12 カ月	2½ 年	8 年	9〜11 年
	E	胎生 10 週	胎生 6 カ月	10〜11 カ月	24 カ月 / 20 カ月	3 年	8 年	10〜12 年
永久歯	6	胎生 3½〜4 カ月	出生時	2½〜3 年	6〜7 年 / 6〜7 年	9〜10 年		
	1	胎生 5〜5¼ カ月	3〜4 カ月	4〜5 年	7〜8 年 / 6〜7 年	9〜10 年		
	2	胎生 5〜5½ カ月	10〜12 カ月 / 3〜4 カ月	4〜5 年	8〜9 年 / 7〜8 年	10〜11 年		
	3	胎生 5½〜6 カ月	4〜5 カ月	6〜7 年	11〜12 年 / 9〜10 年	12〜15 年		
	4	出生時	1½〜2 年	5〜6 年	10〜11 年 / 10〜12 年	12〜13 年		
	5	7½〜8 カ月	2〜2½ 年	6〜7 年	10〜12 年 / 11〜12 年	12〜14 年		
	7	8½〜9 カ月	2½〜3 年	7〜8 年	12〜13 年 / 11〜13 年	14〜16 年		
	8	3½〜4 年	7〜10 年	12〜16 年	17〜21 年	18〜25 年		

(Schour I, Massler M. Studies in the tooth development. The growth pattern of human teeth. Part II. JADA 1940 ; 27 : 1918-1931)

　　上顎　6 → 1 → 2 → 4 → 3 → 5 → 7 → 8
　　下顎　6 → 1 → 2 → 3 → 4 → 5 → 7 → 8

である．永久歯萌出の性差に関しては，一般に女児のほうが早い傾向にある．

（6）永久歯の特徴

　歯冠の色は，乳歯に比べ黄色調を呈する．

（7）乳歯と永久歯の交換

　乳歯で最初に萌出するのは，下顎の A で生後 6 カ月前後，乳歯列の完成は 2 歳 6 カ月から 3 歳である．永久歯で最初に萌出するのは，乳歯の脱落が必要のない下顎 E の後方に 6 が萌出する．以降，A・B…が脱落し 1・2…に交換する．最後に交換するのが C と 3 であるが，乳歯の管理が悪く，交換時期より前にう蝕の進行などで脱落した乳歯がある場合，3 の萌出するスペースがなくなり，3 が歯列の頬側に萌出することがあるが，これがいわゆる八重歯である．永久歯列の完成は，第三大臼歯の萌出時期に個人差があるが，おおよそ 23 歳前後である．

2）歯　列　弓

　乳歯・永久歯がつくるアーチ型の配列を歯列弓といい，日本人は U 字型，欧米人は V 字型と特徴があり，人種鑑別の参考に，また発育の程度が年齢推定の参考になる場合がある．

3）う蝕の進行と処置方法

　う蝕の程度は，進行状態によって，C_1（エナメル質に限局），C_2（象牙質に限局），C_3（歯髄に及ぶ），C_4（歯冠部が崩壊，残根）に区別される．

　治療法はう蝕の進行につれ，おおむね，部分充填（レジン〈CR〉），アマルガム〈AF〉），部分金属（インレー〈In〉），部分冠（4/5 冠〈4/5Cr〉），全部被覆冠（クラウン〈Cr，FMC〉）である．材料は，前歯から小臼歯までで外観にふれる部分は歯冠色の充填物が用いられ，咬合圧のかかる臼歯部では銀色の金属を用いるのが一般的である．また，ゴールド色金属や陶材の冠は健康保険の適応でないため高価であり，装着者が経済的に余裕のある人物と考える根拠となる．

3．口腔内所見の記録

1）略語について

　健康保険の請求に用いる略語が一般的であるが，統一されていない．広く使われている略語を図 7-32 に示す．独自の略語を使わず，広く使われている略語を使うように心がけることが必要である．

2）デンタルチャート

　口腔内の状態を，略語を用いて紙面に再現するもの．デンタルチャートには，死体の口腔内を視診と X 線所見を参考に記載する死後デンタルチャートと，生前通院していた歯科医院保管の歯科診療録や X 線フィルムを参考に歯科医院診療終了時の口腔内状態を再現する生前デンタルチャートがある．

④ 法歯科医学　　427

種目	記録例	記載用語（略語）例など
健全歯 または **残存歯** 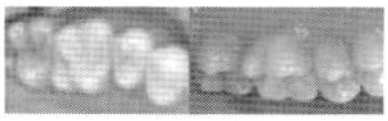 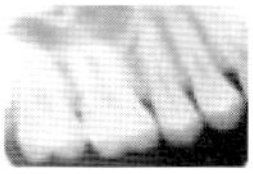 	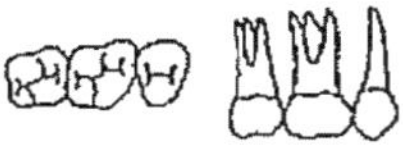 **歯冠・歯根を実線**で記入する（X線写真により歯根外形が判明した場合は実線で図示）	健全歯（N） または 残存歯
う蝕（＝虫歯） 口の中にいる細菌（ミュータンス菌）がつくりだす酸によって，歯が溶けていく病気 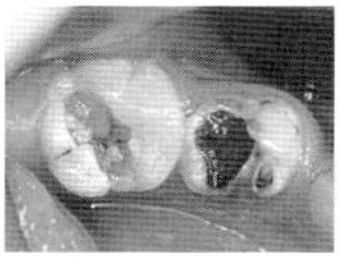 	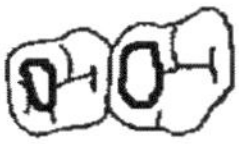 う蝕部位を**太く実線で囲む**（塗りつぶさない）．X線写真では，矢印で示すように透過像を示す	C_1：虫歯がエナメル質内にどまっているもの 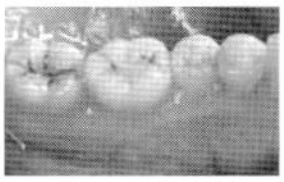 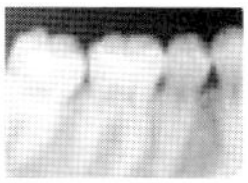 C_2：虫歯が象牙質に達し，まだ歯髄には達していないもの 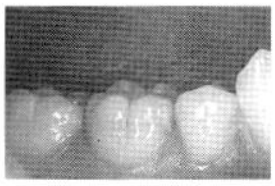 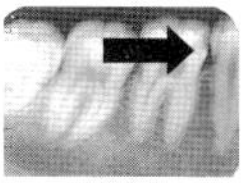 C_3：虫歯が歯髄に達してしまい，根の治療が必要な状態 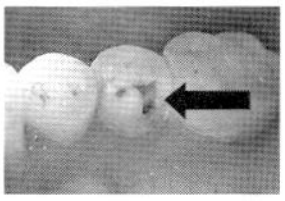 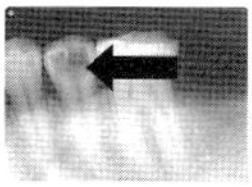 C_4：虫歯で歯冠が崩壊して残根の状態になったもの 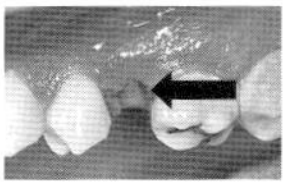 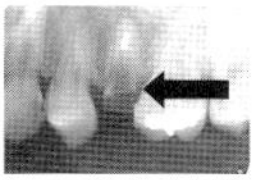

図 7-32　口腔内所見の記載—用語・略語の記載法

428　第 7 章　血液型と個人識別

種目	記録例	記載用語（略語）例など
充填物 レジン充填 アマルガム充填	レジン充填は点で記入する．X 線写真では，レジンの種類により異なるが，不透過像を示す **アマルガム充填**は黒く塗りつぶす．X 線写真では金属部分は不透過像を示す 種類の判別ができない場合，「金属修復物」と記載する X 線写真のみの場合，形態は記載しない	**レジン充填（RF または CR）** 虫歯の詰め物などに使われる白い樹脂の歯科材料 **アマルガム充填（AF）** 歯の詰め物に使われる材料の 1 つで水銀化合物．水銀と銀とスズを混ぜて作られる．最近はあまり使用されない
＜一部被覆冠＞ （1）インレー 　金属（金・銀）インレー 　レジンインレー 　ポーセレンインレー 　（陶材） （2）アンレー （3）3/4 冠（前歯）： 　　4/5 冠（臼歯）：	インレー　　　レジンインレー 　　　　　　　ポーセレンインレー 【金属の場合】金属部分は黒く塗りつぶす．修復歯面や色（金・銀）も記入する．X 線写真では，金属部分は不透過像を示す 【レジンの場合】外形は**実線で囲み**，その**中は点々**で記入する 隣接面を含み，咬頭を被覆しているもの 唇面，舌面，近心面，遠心面の 4 面のうち唇面以外の 3 面を被覆しているもの 頬側面，舌側面，近心面，遠心面，咬合面の 5 面のうち頬側または舌側以外の 4 面を被覆しているもの	**インレー〔In（MO・色）〕** 奥歯の虫歯治療などで削った部分の型をとって作る詰め物 レジンインレー / ポーセレンインレー アンレー 3/4 冠　　　4/5 冠
全部金属冠 （クラウン）	**金属部分**を黒く塗りつぶす．色（金・銀）も記入する．X 線写真では，金属部分，支台築造（コア），根管充填，ピンは不透過像を示す	**全部金属冠〔FMC（色）〕** 歯全体を覆うかぶせ物のこと．歯の神経治療などで削った部分が大きい場合に用いる

図 7-32　口腔内所見の記載―用語・略語の記載法（続き）

④ 法歯科医学　　**429**

種目	記録例	記載用語（略語）例など
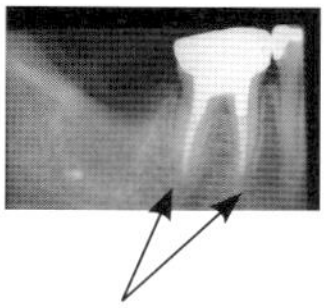 根管充填材	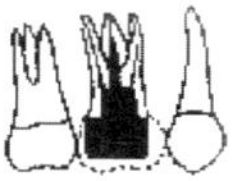 根管充填材（ガッタパーチャポイント）は黒で記入する	**根管充填（根充）** 根管治療後，神経の代わりとなる詰め物 ＜根の治療手順＞ 根管治療⇒根管充填⇒ 支台築造⇒全部金属冠
支台築造 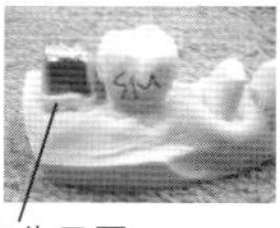 メタルコア	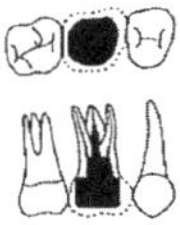 金属部分は黒く塗りつぶし，レジンは点で記入する．ピンや根管充填材は黒で記入する	**支台築造〔コア（core）〕** 歯の神経治療などで削った部分が大きく，かぶせ物（クラウン）で修復する際，歯の強度を保つために作られる土台のこと
ブリッジ 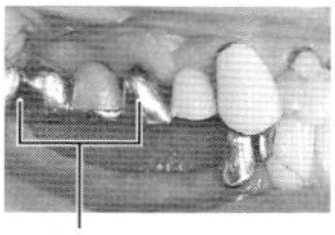 ブリッジ 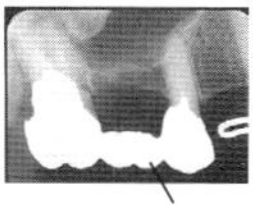 ポンティック	ポンティック 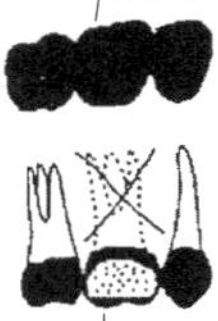 ポンティック **歯冠色**部分は**点**で記入し，**金属部分は黒く塗りつぶす．欠損**部位は「**ポンティック**」とし色も記入する．X線写真では，金属部分，支台築造（コア），根充材，ピンは不透過像を示し，黒で記入する	**ブリッジ（Br）** 歯のない部分の両隣の歯を削りかぶせ物でつなげる方法
＜前歯部用補綴物＞ 陶材焼付金属冠 レジン前装金属冠 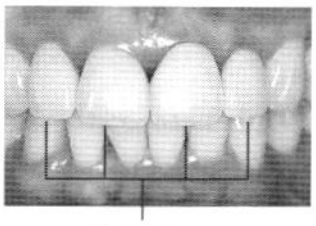 前装冠 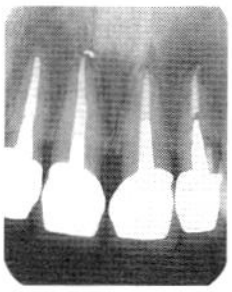	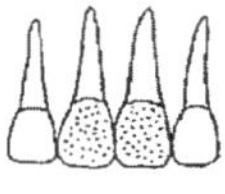 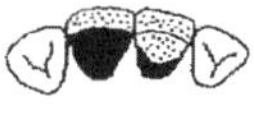 **歯冠色**部分は**点**で記入し，**金属部分は黒く**塗りつぶす．色も記入する 前装部はレジンや陶材を使用しているため，**唇面は歯冠色**である X線写真では，金属部分と根充材が不透過像を示す	**陶材焼付金属冠** **（メタルボンド冠・MB）** 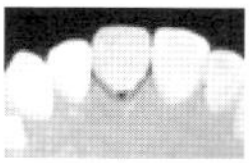 舌側面 ＜保険適応外＞ 金属にセラミックを焼き付けたクラウン．天然の歯に近い色調 **レジン前装鋳造冠** **（レジンMC）** 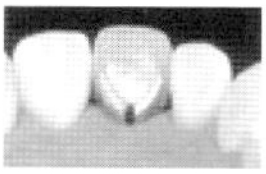 舌側面 ＜保険適応＞ 目に見える部分を歯と同じ白色の材質（アクリル樹脂）で作るかぶせ物

図 7-32　口腔内所見の記載—用語・略語の記載法（続き）

種目	記録例	記載用語（略語）例など
ジャケット冠 ＊レジンジャケット冠 （RJC，HJC） ＊ポーセレンジャケット冠 （ポーセレンJC）	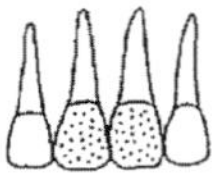 歯冠色部分は点で記入 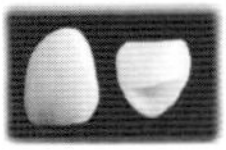	**ジャケット冠（JC）** 金属の裏打ちのないクラウン（冠）で全体が白いもの 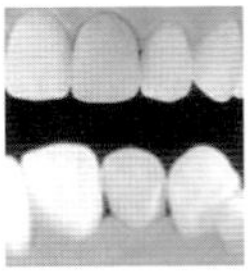
インプラント 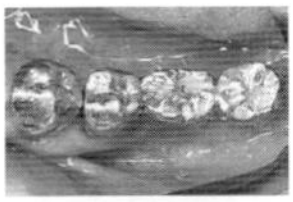 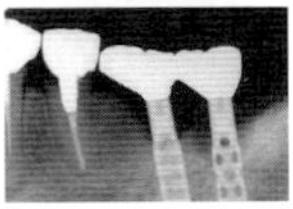	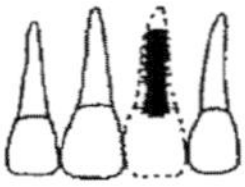 金属部分は黒く塗りつぶす．種類が判明すれば記入し，上部構造も記入するX線写真では，インプラント部分とFMCは，不透過像を示す	**インプラント（Im）** 顎の骨に人工の材料（チタン製など）を埋め込む治療方法 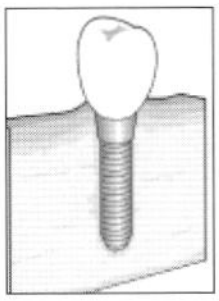
有床義歯 （全部・部分） パーシャルデンチャー（PD） ⇒部分的な入れ歯のこと フルデンチャー（FD） ⇒総入れ歯のこと	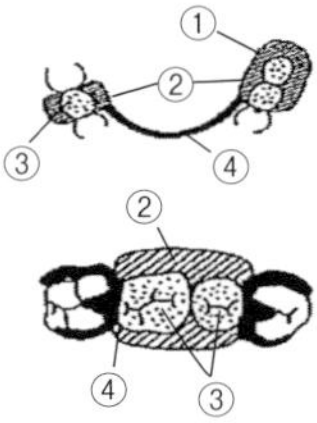 ①床外形線を実線 ②レジン床は斜線 ③歯冠色人工歯は点，金属人工歯は黒く塗りつぶす ④クラスプ・バー・アッタチメントなどの金属部分は黒く塗りつぶす クラスプのかかっている歯は「鉤歯」，欠損部位は「欠損」，人工歯は「レジン歯」「陶歯」「金属歯」と記入する	**欠損（義歯・レジン歯）（MT）** 抜けたり欠けたりした歯の機能を補うために着脱可能な人工の歯を入れること 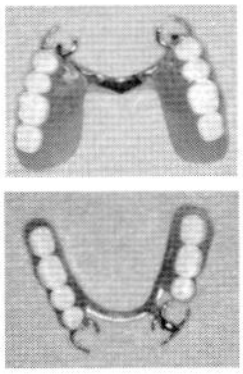 部分床義歯 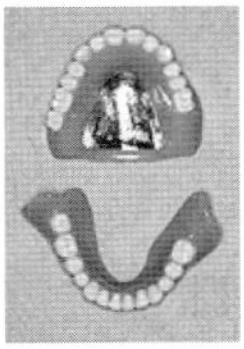　　　　全部床義歯
欠損	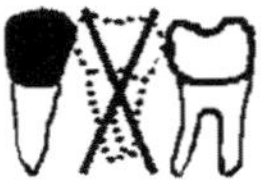 欠損歯は×とする（残根の場合，根は実線で書き歯冠の部分のみ×を記入し，ブリッジの場合，歯冠に修復物が入っているため，根のみ×を記入する）	**欠損** 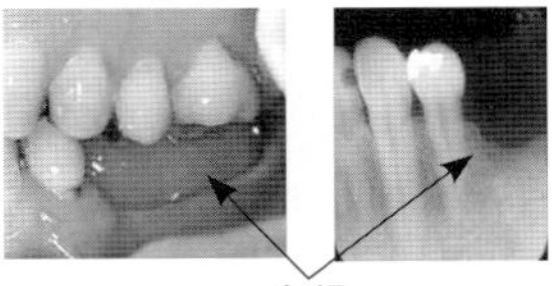 欠損
仮封材	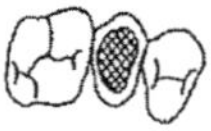 網目で記入する	**仮封材** 治療途中の歯に一時的，仮に詰めておくもの
暫間被覆冠	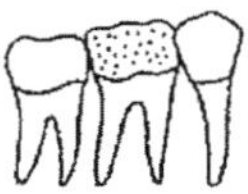 歯冠色部分は点で記入する	**暫間被覆冠（Tec）** 前歯などを削った後，詰め物やかぶせ物が入るまでの間，使用する仮の歯のこと

図7-32　口腔内所見の記載—用語・略語の記載法（続き）

④ 法歯科医学

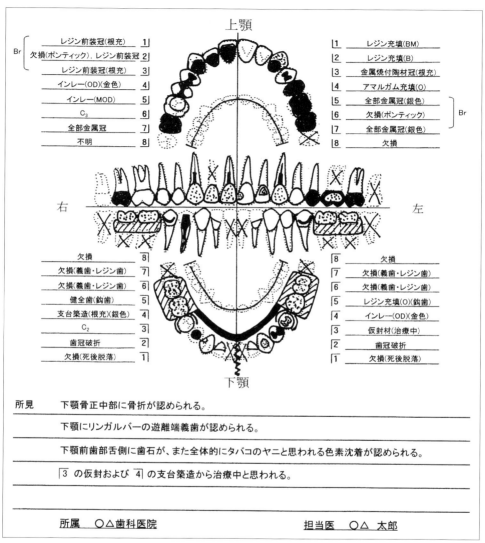

図 7-33 死後のデンタルチャートの記載例

(1) 死後のデンタルチャート

歯科医師2人が1組となり，死体からの所見採取と記録を行う．採取後，役割を交代し再度所見をとる"ダブルチェック"が基本である（**図 7-33**）．

手順としては，口腔内写真の撮影（上下咬合面観・正面観・左右側方面観の5枚が標準），X線撮影（パントモ型1枚あるいは標準型で10〜14枚），口腔内所見採取（ダブ

432　第7章　血液型と個人識別

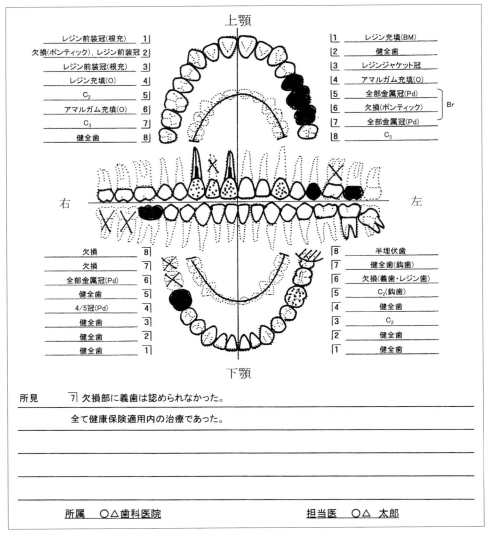

図7-34　生前のデンタルチャートの記載例
上顎右側前歯部および下顎右側大臼歯部のX線フィルムのみ存在する

ルチェック），必要があれば模型製作のための印象採得，DNA分析のための口腔粘膜細胞の採取あるいは抜歯を行う．所見採取時，鑑定処分許可状がある場合以外は，口角の切開はしない．

　採取した所見は，正確に，第三者が見ても理解できるようにデンタルチャート（死後）

に記載する．統一した用語はなく，広く使われた用語・略語を用いる．記入時の注意点は，確認できたもののみ記載する（X線撮影を併用していれば歯根の状態は確認できるが，併用しない場合は歯根は確認できないため記入しない.）．空欄はつくらない（わからない場合は不明と記載）．欠損の場合，歯槽窩の状態から，生前の欠損あるいは死後脱落によるものかを記載する．充填物・補綴物の形態と色を正確に記載する．

（2）生前のデンタルチャート

生前のデンタルチャートは，捜査員が収集した歯科医院保管の歯科診療録とX線フィルムなどの生前歯科資料を参考に，治療の進行を確認しながら治療終了時の状態を記載する（**図7-34**）．注意点は死後と同じである．

（3）生前死後のデンタルチャートの比較と判定

生前死後の比較対照は，生前死後のチャートを用いて行うのが基本である．1歯ずつ対照して，一致・不一致（矛盾なし）・不一致（矛盾あり）を判定する．一致は生前死後で状態が完全に一致する場合である．不一致の場合，たとえば生前，健全歯であったものが死後 C_2 となっていた場合は，う蝕が自然に進行したと考えれば矛盾はない．同様に，生前，埋伏歯であった第三大臼歯が死後欠損となっていた場合は，他の歯科医院で抜歯した可能性が考えられるため矛盾はないとする．一方，生前欠損していた歯が死後，健全歯であったり，生前 C_3 であった歯が死後，健全歯になっていたりした場合などは，明らかに矛盾した所見である．

判定は，所見が一致した場合は同一人と判定する．生前死後の所見が違っていても矛盾がない場合は肯定あるいは判断保留とし，否定はしない．収集した歯科資料と死後所見がまったく一致しない場合は生前資料の作成時期が問題となる．保管義務期間の5年を経過するような古い歯科診療録では，治療終了後，他の歯科医院での治療が考えられるため，所見に矛盾がないことを証明することが重要となる．そのようなケースでは口腔内所見のみでの最終判断はせず，DNA鑑定を行うなどの対処が必要となる．また，生前死後の修復物や補綴物の形態が違っている場合は，歯科医師の形態に関する解釈の違いがあるため，歯科医師の経験からの判断が必要となることがある．

所見が一致せず，さらに，矛盾があるとした場合のみ，対照者は別人と判定する．否定は明らかな矛盾がある場合にのみ行うべきであり，慎重に行う必要がある．

4. 歯からの性別判定

1）形態学的性別判定

（1）歯の大きさによる性差

歯の解剖学的計測値についての報告は多くの研究者によってなされているが，どの報告でも性差が最も著明なのは上下顎の犬歯で，犬歯の歯冠の長さ，歯冠の幅，歯冠の厚さ，ともに男性の歯のほうが女性より大きいとされている（**表7-24**）．

434 第 7 章　血液型と個人識別

表 7-24　歯の解剖学的計測値（男女別；単位 mm）

顎	歯種別	性別	歯冠の長さ	歯冠の幅	歯冠の厚さ	歯根の長さ	歯の全長
上顎	中切歯	♂	10.77	8.38	7.01	12.1	22.84
		♀	10.84	8.05	6.83	11.6	22.37
	側切歯	♂	9.39	6.97	6.42	12.5	21.91
		♀	9.15	6.57	6.27	11.7	20.87
	犬歯	♂	10.09	7.85	8.24	15.9	26.02
		♀	9.57	7.61	7.98	15.3	24.91
	第一小臼歯	♂	7.99	7.30	9.34	12.8	20.78
		♀	7.74	7.06	9.05	11.9	19.70
	第二小臼歯	♂	7.22	6.86	9.08	13.2	20.49
		♀	6.87	6.71	8.94	12.2	18.98
	第一大臼歯	♂	6.6	10.6	11.3	11.9(13.4)	18.4(19.2)
		♀	6.4	10.1	10.9	11.1(11.9)	17.6(18.9)
	第二大臼歯	♂	6.8	10.0	11.4	11.9(12.7)	18.7(19.5)
		♀	6.8	9.4	11.0	11.2(11.8)	17.9(19.6)
下顎	中切歯	♂	8.38	5.33	5.64	11.29	19.85
		♀	8.35	5.20	5.41	11.10	19.42
	側切歯	♂	8.64	5.93	6.09	12.21	21.04
		♀	8.76	5.70	6.07	10.79	20.47
	犬歯	♂	10.29	6.92	7.84	14.31	24.66
		♀	9.74	6.47	7.81	13.69	23.18
	第一小臼歯	♂	8.15	7.00	7.77	13.50	21.66
		♀	7.77	6.88	7.61	13.10	20.72
	第二小臼歯	♂	7.26	7.17	8.35	13.16	20.92
		♀	7.00	7.05	7.99	13.11	20.36
	第一大臼歯	♂	6.9	11.6	10.7	12.3(12.9)	19.3(19.8)
		♀	6.6	10.9	10.2	12.0(12.7)	18.6(19.2)
	第二大臼歯	♂	6.6	11.1	10.5	12.2(12.4)	19.0(19.5)
		♀	6.5	10.9	10.1	11.6(11.9)	18.2(18.4)

（上條雍彦．日本人永久歯解剖学．アナトーム社，東京，1962）

（2）歯列弓の性差

歯列弓は，一般的に男性のほうが女性よりも大きい．

2）分析学的性別判定

DNA による性別判定

歯（歯髄）から抽出した DNA を，性別判定用のプライマーを用いて増幅，分析して

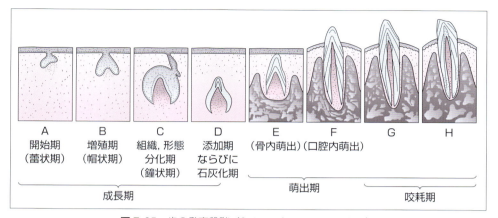

図 7-35 歯の発育段階（Schour と Massler による）
（赤坂守人ほか編．小児歯科学．第3版．医歯薬出版，東京，2007）

判定する．

5. 歯からの年齢推定

1）形態学的年齢推定

（1）発生学的年齢推定

Schour と Massler は歯の発生から咬耗，あるいは乳歯では歯根吸収までを発育段階によって，「成長期」「石灰化期」「萌出期」「咬耗期」に区分した（**図 7-35**）．

- 成長期
    開始期：口腔上皮から歯胚の形成が始まる時期
    増殖期：細胞の増殖とエナメル器が発生する時期
    組織分化期：細胞が分化する時期，エナメル芽細胞・象牙芽細胞ができる時期
    形態分化期：将来の歯冠と歯根の大きさと形態を決める時期
    添加期：エナメル基質と象牙基質が添加される時期
- 石灰化期：基質にカルシウム塩が沈着し歯質が徐々に硬化する時期
- 萌出期：歯が口腔に現れ，咬合位に達するまでの時期
- 咬耗期：機能を営むことによって歯が擦り減る時期
- 吸収期：破骨細胞の作用により乳歯根が吸収される時期

（2）歯の咬耗からの年齢推定

咬耗とは，咀嚼や咬合によって起こる歯の消耗であり，前歯の切縁，犬歯の尖頭，臼歯の咬頭などにみられる．

歯の咬耗度を応用した年齢推定は，多くの報告者によって試みられている．一般的に

表 7-25 Martin，Broca による歯の咬耗度の分類

Martin	Broca	咬耗の程度	推定年齢
0 度		咬耗のないもの	20 歳以下
1 度	1 度	エナメル質のみにとどまるもの	20〜30 歳
2 度	2 度	象牙質の一部が露出するもの	30〜40 歳
3 度		エナメル質がなく，全面的に象牙質の現れているもの	50 歳前後
4 度	3 度	咬耗が歯頸部の近くに及んでいるもの	70 歳前後

（大國　勉. 身元確認―歯や骨からのアプローチ. 星雲社，東京，2001，p 306）

表 7-26 下顎切歯咬耗度の分類

標示度	咬耗度分類程度	推定年齢
0	エナメル質に咬耗がみられないもの	15〜20 歳
1	エナメル質に平坦な咬耗箇所がみられるもの	21〜30 歳
2	点状または糸状に象牙質がみられるもの	31〜40 歳
3	象牙質が幅，面積を有するもの	41〜50 歳
4	咬頭，切端が極度に消滅したもの	51 歳以上

（大國　勉. 身元確認―歯や骨からのアプローチ. 星雲社，東京，2001，p 306）

よく知られているのは，Martin，Broca の分類，下顎切歯の咬耗度を応用した天野の分類，栃原の分類法などが実際に利用されている（**表 7-25**，**7-26**）．

（3）歯肉の退縮程度の年齢推定

歯肉は 1 年に 0.1 mm 退縮していくといわれており，この退縮の度合いは歯周病の進行とともに大きくなっていく．歯周病の進み具合によってもある程度の年齢は推定できる．

（4）X 線写真からの年齢推定

歯を支える骨の量や質，下顎角の角度，歯髄腔の大きさからも年齢の推定が可能となる．

2）分析学的年齢推定

アミノ酸ラセミ化反応を利用した年齢推定法

アミノ酸は鏡像の関係にある 2 種の異性体をもち，立体的な配置状態によって L 型と D 型に分けられている．一般に生体組織中の各種アミノ酸は，L 型を示している．

しかし，アミノ酸は代謝の緩慢な組織である歯，眼の水晶体，脳の一部などでは L 型から D 型あるいは D 型から L 型に変換され，実際には D 型が次第に増加してくる．この現象をラセミ化反応という．ラセミ化反応は化学反応であるため，環境，特に温度の影響を強く受け，長い年月の間では水分（湿度），pH およびイオン強度などにも左

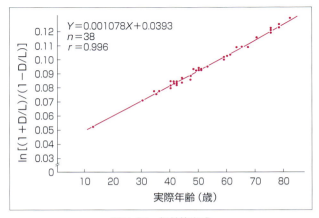

図7-36 年齢算出式
(石山昱男監修. 法医学の新しい展開. サイエンス社, 東京, 1989, p. 211)

右される(温度＞湿度＞pH). 象牙質アミノ酸の検出には, まず試料の前処理(縦断切片作製→象牙質のみ分離→洗浄→粉末化→加水分解)を行い, 次にガスクロマトグラフィーによりアミノ酸のD型とL型を分離する. チャート上の面積比からD/L比を算出する.

抜歯時の年齢が既知の歯を用い, 分析後, 縦軸にD/L比, 横軸に抜歯時の年齢のグラフをつくり分析値をプロットし得られた直線を年齢算出式とする(**図7-36**).

年齢推定を行う死体から歯(経験から下顎中切歯あるいは同側切歯が誤差が少ない)を抜き同様に処理してD/L比を求め, 年齢推定式に代入し推定年齢を算出する.

正確な年齢を求めるには, ラセミ化反応速度が速く, D/L比と年齢との相関係数(r)の高いアスパラギン酸が最も有効である. また, エナメル質, 象牙質, セメント質のD/L比と年齢の相関を比較すると, 象牙質＞セメント質＞エナメル質の順である.

6. 歯　　痕

加害者の歯の排列状態, 欠損および幅径は比較的よくわかるが, 長径はわかりにくい. また, 歯列不正などの特徴的所見があれば, 個人識別には有効である.

歯痕の周囲には加害者の唾液が付着している可能性が高いため, 周囲を滅菌蒸留水で湿らせた滅菌綿棒などを用いて拭き取っておくことで, 加害者のDNA鑑定が可能な場合がある.

7. 歯からわかるその他のこと

① 職業：特異なう蝕・磨耗などの状態から，ある種の職業の推定が可能な場合がある．
　例）菓子あるいは製糖工場従業員：上顎前歯の歯頸部にみられる連続したう蝕，酸
　　を使用する職種の従業員：歯牙酸蝕症など．
② 教養・生活程度：歯科治療には，健康保険で可能な治療と保険外の治療がある．
保険外の治療費はかなり高額になるため，この処置が多い場合，生前の生活状況は豊か
であったと推測できる．

5 個人識別

　生体および死体またはその一部について誰であるか，誰に由来するか，いわゆる個人
を特定することを個人識別という．特に，死体に関して身元の確認されない死体，バラ
バラ死体，腐乱死体，大規模災害死体（航空機事故など）などの個人の特定（身元の確
認）が法医学には要請される．

　犯罪や災害などに関連した証拠物件，特に人体由来試料の医学的検査（法医学的物体
検査）は，きわめて重要な法医業務である．死体，組織片，血液，血痕，体液とその斑
痕，毛髪などは法医学関係者が取り扱う重要な検査試料である．特に，これら試料が誰
に由来するのか，個人識別が最も要請される．

　一方，個人識別ができるのは法医学だけである．したがって，個人識別は法医学上重
要な案件である．実際的には，候補者を探すことと，それが本人であるか否かを識別す
ることを行っていく．着衣，所持品および装飾品などが該当者を絞り込む際の有力な情
報となるが，偽装や替え玉など身代わりの可能性もあることに気をつけなければいけな
い．異同識別の過程では，身体的特徴について出生時からのいろいろな記録を対照の資
料とし，戸籍上の人物像とが合致するかを判断する．DNA型の対照資料として親子兄
弟などから血液や口腔粘膜などの試料を提供してもらうこともあるが，試料の採取時に
は法律的な手続きが必要なことが多々であり，昨今は個人情報の漏洩に十分注意し，プ
ライバシーにも配慮しなくてはならない．

1. 生体の個人識別

　社会生活において，生体の個人識別が必要な状況としては，事件時の犯罪者や被害者
がまず該当とされる．捜査聴取において，偽名を使用している場合や，黙秘権を行使し
ている場合，さらには性別や年齢の虚偽についても嘘の申告をしている場合などにも個

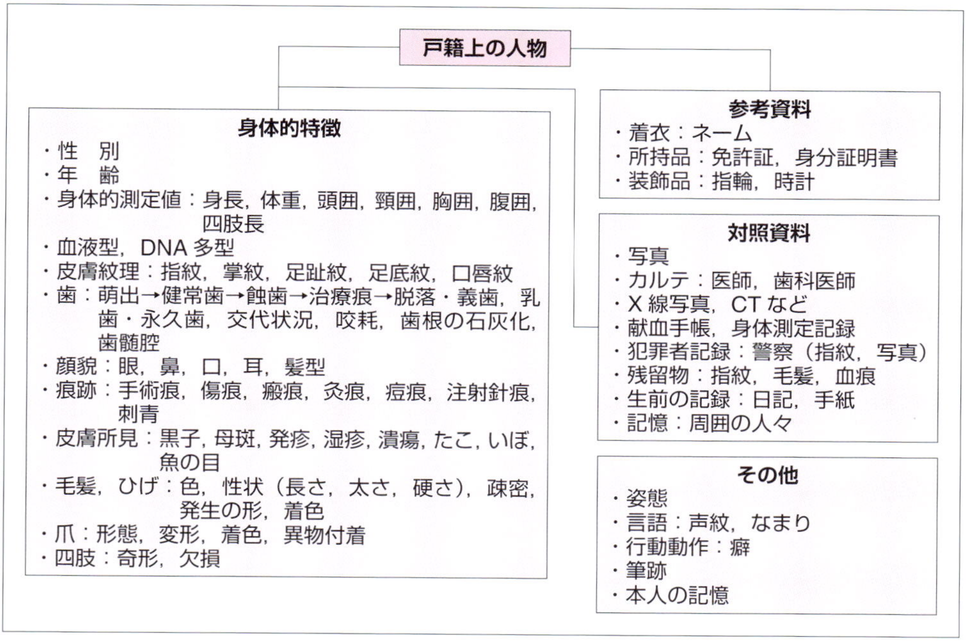

⑤ 個人識別　　**439**

戸籍上の人物

身体的特徴
- 性　別
- 年　齢
- 身体的測定値：身長，体重，頭囲，頸囲，胸囲，腹囲，四肢長
- 血液型，DNA 多型
- 皮膚紋理：指紋，掌紋，足趾紋，足底紋，口唇紋
- 歯：萌出→健常歯→蝕歯→治療痕→脱落・義歯，乳歯・永久歯，交代状況，咬耗，歯根の石灰化，歯髄腔
- 顔貌：眼，鼻，口，耳，髪型
- 痕跡：手術痕，傷痕，瘢痕，灸痕，痘痕，注射針痕，刺青
- 皮膚所見：黒子，母斑，発疹，湿疹，潰瘍，たこ，いぼ，魚の目
- 毛髪，ひげ：色，性状（長さ，太さ，硬さ），疎密，発生の形，着色
- 爪：形態，変形，着色，異物付着
- 四肢：奇形，欠損

参考資料
- 着衣：ネーム
- 所持品：免許証，身分証明書
- 装飾品：指輪，時計

対照資料
- 写真
- カルテ：医師，歯科医師
- X 線写真，CT など
- 献血手帳，身体測定記録
- 犯罪者記録：警察（指紋，写真）
- 残留物：指紋，毛髪，血痕
- 生前の記録：日記，手紙
- 記憶：周囲の人々

その他
- 姿態
- 言語：声紋，なまり
- 行動動作：癖
- 筆跡
- 本人の記憶

図 7-37　生体・死体の身元確認
　生体・死体の身体的特徴や参考資料をもとにいわゆる該当者を絞り込み，相当する対照資料との異同を識別する．本人ならば当然これらの特徴等は一致する

人識別の対象となる．たとえば，生体において戸籍の訂正や性異常が考慮されるときがあるが，アメロゲニン遺伝子等により生体の性別を判定する．生体における個人識別は**図 7-37** のような身体特徴をできるだけ多く集め，それらの情報に基づいて該当者絞り込みや個人識別を行う．

　生体では，本人の言語（声紋，訛り），行動動作（特徴，癖），本人の記憶なども参考となる．死体の場合とは違い，経過観察や検査の繰り返しも可能であることは利点である．さらに生体の個人識別に該当する状況や最近のトピックを下記に記載する．

1）意識不明の人，記憶喪失，密入国者，国籍不明者，在留日本人孤児など

　事故や災害等，さまざまな状況下により意識不明で搬入された場合や，記憶喪失状態で保護されることがある．近親関係者への連絡，治療費の請求や本人の引き取りが問題となることがある．密入国者による不法入国者，パスポート紛失者に対しては，人類学的検査などにより対応する．対照資料の入手が困難なことが多く，また検査技術が完備していない諸外国では個人識別そのものが困難なことも多々ある．

　さらに，中国などの在留日本人孤児の身元確認の際に，血液型などから，親子，兄弟

などの血縁関係を証明する．DNA 型による兄弟や従兄弟などの証明可能なケースが増加している．

2）親子鑑定および卵生診断

　認知請求や親子関係不存在事件などで親子鑑定が行われ，産院等での赤ちゃん取り違えの確認でも行われる．従来は，人類学的検査や多種類の血液型検査による鑑定が行われていたが，最近はほとんど DNA 型検査のみで鑑定が行われている．

　また，遺伝性疾患の診断や精神疾患の遺伝性調査などの際に，双生児の卵生診断が行われる．

3）生体認証（バイオメトリクス）

　生体認証とは，ヒトのバイオメトリクス認証ともよばれ，人間の身体的特徴や行動的特徴の情報を用いて行う個人認証の技術やプロセスであり，現在さまざまな分野に導入されている．これには指紋や顔などの形状に基づく身体的特徴，音声や署名など行動特性に基づく行動的特徴が利用され，個人を識別する認証方法である．予め登録した登録特徴データと認証時に入力する入力特徴データを照合し，一致・不一致を判定するものである．生体認証への利用に適した身体的特徴の条件は，すべての人が持つ特徴であること，同じ特徴をもつ他人がいないこと，時間によって特徴が変化しないことなどである．

　指紋認証（指の指紋を使用した認証方法），静脈認証（手などの中に流れている静脈の血管を使用した認証方法である．静脈の走行パターンには個人差があり，手のひら静脈認証や指静脈認証の導入が進んでいる），顔認証（顔を使用した認証方法であり，あらかじめ設定された目，鼻，口端などの顔特徴点について，位置や点間の間隔などを照合する），および虹彩認証（目の中の虹彩を使用した認証方法であり，虹彩に分布する細かい紋様のパターンによって認証する）などがある．これら，指紋・掌紋・顔・虹彩といった複数の生体情報を活用して個人を識別する，犯罪捜査向けマルチモーダル生体認証システムが開発中である．

2．死体の個人識別

　身元の確認が事件捜査のスタートであり，遺族へ遺体を引き渡す前に顔貌で容易に確認できる場合から，白骨死体など歯や骨のみから判断しなければならないケースまである．

　わが国では，年間 10 万人以上の人が失踪している．そのうち，事件に関連して失踪したと認められる特異家出人は 2 万人以上に達している．しかしながら，身元不明死体の正確な統計はなされていない．警察における身元確認票の統計では，平成 18（2006）

年で約 18,000 人の身元不明死体があり，そのうち身元が判明するのは 5 ％程度である．

　身元不明死体の身元確認方法としては，捜索願の照会による顔貌確認（いわゆる面確）や，性別，年齢，指紋などが知られている．近年のわが国では，身元不明死体の 25 ％が顔貌によって身元を確認されている．指紋は 33 ％，着衣所持品が 1 ％，歯科所見が 11 ％，その他が 24 ％である．しかしながら，面確の間違えも数件報道されている．DNA 型鑑定は個人対個人の識別能力には優れているが，社会の国際化のなかで，識別対照者を絞り出すことが困難な場合も多い．

　そこで，以下の性別，年齢，身体的特徴，微生物，ウイルスによる出身地域の推定が，個人識別に役立つと報告されている．

1）性　　　別

　遺体の性別は，外表から外性器の性状を観察して判断されることが最も多く，軟組織が腐敗等で残存していない場合などでは，硬組織である骨の人類学的所見（後述）で推定されることが多い．硬組織の崩壊が著しいときは，DNA により決定されることが多い．現在，性別の判定に用いられているアメロゲニン遺伝子は，性染色体上に存在し（Xp22.1-Xp22.3 と Yp11.2），X 染色体由来のものと Y 染色体由来のものでは塩基配列が異なるため，性別が判定可能である．

2）年　　　齢

　死体の年齢推定方法には，外表所見として，顔貌や毛髪や陰毛などの白色毛の生育状況などがある．また，BCG やワクチン接種の年齢がだいたい決まっていること，これらの接種痕が年齢の推定に役立つことが報告されている．

　硬組織を用いる方法では，歯の残存状況や磨耗度，骨の縫合の程度や関節面の形状，骨端線の高さなどの人類学的所見によって推定されることが多い（別項参照）．

　軟組織を用いる方法としては，含まれるアミノ酸のラセミ化の度合いによって年齢を推定する方法が知られている．また，DNA 末端のテロメアの長さによって年齢を推定する方法が報告されているほか，ミトコンドリア蛋白であるチトクロームオキシダーゼ活性などの酵素活性により年齢を推定する方法が報告されている（**図 7-38**）．

3）身体的特徴

　身体的特徴も個人を推定する重要な方法の 1 つであり，指紋が代表的なものである．手術痕や，入れ墨，ほくろなどが個人の推定に重要な参考になることがあるほか，BCGや種痘などのワクチン接種痕の場所や方式が国によって異なるために，これらの接種痕が個人識別に役立つことが報告されている．

　さらに，わが国では灸が古くから普及しており，灸痕の配置によって，その人物が生前患っていた疾患や症状が判明したり，灸の流派が判明することにより個人の識別に役

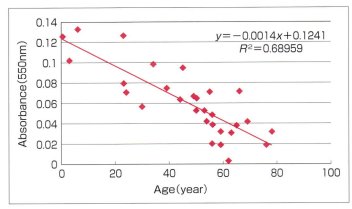

図7-38 ヒト心筋チトクロームオキシダーゼ活性と年齢との相関
(Ishikawa N, et al. Age estimation using cytochrome c oxidase activity analysis. Forensic Sci Int 2011 ; 209 : 48-52)

立つことが報告されている.

4) 微生物,ウイルスによる個人識別

　現在の人は,DNA解析や人類学的・考古学的研究から,大まかにニグロイド,コーカソイド,モンゴロイドの3人種に分けられることについては,問題はない.しかしながら,それ以上の細かい人種の分類に関しては,従来の人類学的手法やヒトDNA型では容易ではない状況にある.そもそも現在のいわゆる人種は,自然科学的に定義されたものではなく,ときとして政治的,言語学的など,さまざまなものにより変化するため,その存在に関して意義を唱える者もいる.

　近年,個人識別に関して,定義の不明確な人種ではなく,その個体の出身地域集団をヒトウイルスや細菌などによって判定する方法が報告されるようになった.

　JCウイルス:ヒトポリオーマウイルスに分類されているJCウイルスは,現在知られている指標のなかで,最も詳細に出身地域を判定できるものとして知られている.JCウイルスはほぼすべてのヒトに感染しているといわれ,検出率も高い.感染するにはある程度の接触期間が必要とされているが,幼少期にいったん感染すると,後の移動にかかわらずそのウイルス株を一生もち続けるということが確認されており,重複感染はない.感染後は腎臓に潜伏感染し,尿中に子ウイルスが排出される.

　このJCウイルスは20以上の大きなゲノム型に分類され,さらに細かいゲノム型に分類される.これらの各ゲノム型のウイルスが世界各地の各ヒト集団に特異的に分布していることを利用している.日本国内であっても南日本でCY型,北日本でMY型とゲノム型が異なるため,日本国内での出身地域をもある程度推定することができる(**図

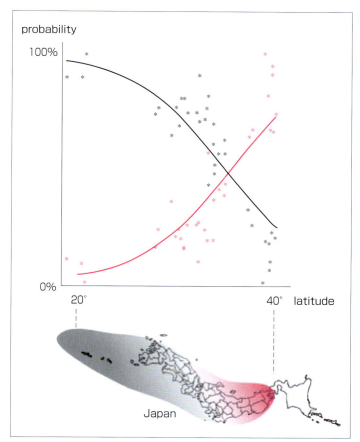

図 7-39 日本における2つの主なJCウイルスゲノム型の分布
黒：CY，赤：MY
(Ikegaya H, Iwase H. Trial for the geographical identification using JC viral genotyping in Japan. Forensic Sci Int 2004 ; 28 ; 139 (2-3) : 169-172)

7-39)．さらに，秋田を中心とする東北日本海側や，アイヌなどの間で特異的なゲノム型（ヨーロッパ系）が分布していることが知られている．

JCウイルスがヒト出身地域を詳細に示すことができるのは，JCウイルスの起源に理由があるといわれている．JCウイルスは，最後に人類がアフリカを出た時期とされている約10万年前に誕生したといわれており，アフリカを出て各地へ分布する人類とともに進化し，宿主を乗り換えなかったことなどが理由の1つとしてあげられている．

他にも，BKウイルス，カンジダ菌，ヘルペスウイルス属，B，C型肝炎ウイルス，ピロリ菌などが同様の目的で利用されている．

3. 人骨の個人識別（人類学的検査）

　白骨遺体について個人識別検査をするとき，最も基本的な事項は，性別判定と死亡年齢の推定，そして身長や体形や顔立ちや歯形などに関する生前の身体特徴を推測することである．身体特徴を明らかにすることは，いわゆる "人種" グループを推測することにもつながるので，司法人類学（あるいは法人類学 forensic anthropology）が盛んなアメリカ合衆国などでは，これら3つは，最も枢要な事項ということで，"スリービッグ（three big）" ともよばれる．

　そのほか，骨折痕，骨や歯の疾病痕，各種の生活痕（専業活動，利き手，妊娠経験などに関する痕跡）など生前の個人履歴を物語る情報，さらには mtDNA 型や ABO 式血液型など遺伝的情報を鋭意読み取る必要がある．実際に人骨は，それを遺した死者の声なき声なのであり，真摯に耳目をよせれば，さまざまな個人情報を提供してくれるだろう．まさに「人骨は語る」のである．

　もちろん，野外や土中などで見つかる人骨が完全無瑕疵の骨格であることは，むしろ珍しい．ただの遊離骨でしかない場合や，ひどく破損する場合，複数者の骨が混じる場合，動物骨が混在する場合などが少なくないだろう．だから現実には，残存骨や破損状態の記載（タフォノミー），人獣骨鑑定，骨種と骨数の同定，個体数推定，陳旧度の推測，さらには骨損傷の記載など，一般骨学検査が欠かせない．本項では，これらについては割愛する．

　ことに骨損傷のことは，個人識別とは別の意味で重要な問題となる．その概要だけでも，一般骨学検査で調べておくとよい．どの骨のどの部位に損傷があるか，どのような態様であるか．生前のものか（antemortem），死亡前後にできたものか（perimortem），白骨化して生じたものか（postmortem）．どんな原因で生起したと考えられるか，などにつき，あらかじめ記載しておく．

1）性別判定

　1人分の骨格をなす多くの骨が良好な保存状態でそろっているとき，実のところ性別判定は，さほど難しい問題ではない．その要点は，第二次性徴が発現する頃に現れる性差について精査することである．どの骨にも性差は現れるが，実際には，より強く現れる骨とそうでない骨とがある．だから前者につき，より客観的に判定できる特徴を優先し，男性度もしくは女性度を評価すればよいわけである．もちろん，一通りの骨を観察し，矛盾のないことをチェックする必要はある．女性的であるか男性的であるかは全身的な現象なのであり，ある骨は女性的だが別の骨は男性的だ，という骨格は皆無に近い．

　性差が強く現れるのは，一に骨盤骨，二に下肢骨，三に頭骨である．ともかく骨盤をなす左右の寛骨と仙骨が，最も優先度が高い．女性の骨盤は男性のものに比べ，他の骨

とは違い相対的に大きめである．かつ骨盤腔が丸みを帯びて大きい構造と関係して，多くの部位で性差が著しい．ことに恥骨の下肢部と腸骨の大坐骨切痕周辺部に勝る部位はないであろう．左右の恥骨がなす恥骨下角が直角より大きめで丸みを帯び，恥骨下肢が細く華奢な傾向を示すのが女性骨，直角よりも小さめで鋭角的なのが男性骨である．また大坐骨切痕の周辺も観察が容易である．女性骨では，この切痕の角度が大きめで，耳状面（仙腸関節面）への盛り上がりが強く，弓状線が弱いなどの特徴が目立つ．さらに耳状面の前下部や恥骨結合の後面に出産痕（あるいは妊娠痕）が認められれば，すなわち女性骨である．寛骨臼は男性骨のほうが有意に大きい．いずれにせよ，これらの判別着眼点は，どの成書にも詳述されるので，参照されたい．

大腿骨や脛骨や足根骨などの下肢骨，頭骨などでも，明瞭な性差が認められる特徴は少なくない．たとえば，大腿骨の骨頭の大きさ，脛骨の骨間稜の強さ，頭骨の乳様突起の大きさや眼窩上縁の丸みなどである．

しかし，どの特徴についても性差は定量的な違いでしかなく，定性的なものではないから，必ず性判別ができるわけでもない．たとえ寛骨などが完璧に残存していても，100体に2体ほどは悩ましい骨格がある．おそらくは，染色体異常やホルモン分泌の乱れなどに起因するのだろう．寛骨がないときは，性判別できない骨格の割合は少し増す．性判別の的中率は，どれだけよく寛骨や下肢骨や頭骨が残るかと，ひとえに関係する．いうまでもないが，第二次性徴が十分に発現される前の子どもの骨は性判別できない．

2）死亡年齢の推定

人骨で死亡年齢を推定するということは，骨年齢を読み取ることにほかならない．どの骨も暦年齢を経るとともに，生理的年齢を刻んでいくが，それが骨年齢である．実際問題としては，その骨年齢だけでなく，歯の発育と咬耗現象も年齢の指標となる．要するに，骨や歯の年齢変化を査定することなのである．

死亡年齢を推定するにあたり，最初になすべきは，どの年齢段階にある骨格なのか目星をつけることである．それにより，どの骨のどの部位を調べるか，どんな現象を検索するかが異なる．乳幼児や未成年の段階にある骨格ならば，骨や歯の成長発達程度が役に立つ．個人差が小さいため，年齢単位での推定が可能となる．ところが，成長を遂げた成人段階にある骨格については，加齢変化（aging）に頼らざるをえない．もちろん，多くの骨で加齢現象は加速し，どの歯でも咬耗現象が進むが，それらは齢を重ねるとともに個人的なばらつきが強くなるから，高齢者の骨格ほど年齢推定の精度は落ちることになる．

満年齢が5歳くらいまでの乳幼児，さらには胎児の骨格ならば，乳歯の歯種ごとに形成状態や萌出状態，さらには永久歯の歯冠の形成状態を査定し測定して，各歯の形成・萌出モデル（たとえば，White，2000[24]）と対照すれば，1歳以下の誤差で死亡年齢を推定することもできよう．もしも歯が見つからない場合，鎖骨や第2中手骨の骨幹長の

長さ，上腕骨や大腿骨の化骨核の大きさ，頭蓋泉門の閉鎖状態，寛骨や頭骨の化骨状態などを成書の報告例（たとえば，瀬田と吉野，1990[25]）と参照するほかないが，推定精度が落ちるのは否めない．

少年期（6〜12歳）にある骨格では，ともかく永久歯の萌出状態と歯根の完成度が最良の指標となる．つまり大臼歯の萌出状態と，その他の永久歯の生え替わりを緻密に観察するわけである．満6歳を過ぎた頃に萌出する第一大臼歯と13歳前に萌出する第二大臼歯の間に，おおむね切歯，犬歯，小臼歯の順で生え替わる（最近の日本人では，下顎中切歯のほうが下顎第一大臼歯より早く萌出するらしい）から，それらの萌出状態から年齢を推定できる．ちなみに歯根の完成は，1〜2年ほど萌出に遅れるから，それも参考になる．

青年期（12〜18歳）にある骨格で年齢推定をするには，四肢骨などの長骨，寛骨，頭骨，椎骨，肩甲骨，足骨，手骨，鎖骨などの化骨（骨端癒合）の状態を記載し，成書のデータ（たとえば，瀬田と吉野，1990[25]）と参照するのが一番よいだろう．しかしながら骨の化骨は個人差があり，同じ骨格でも骨や部位により前後するから，少年期の頃までに比べて推定の精度が落ちるのはいたしかたない．できるだけ多くの骨の骨端から総合的に判断するのが好ましい．

骨の発達を終えた成人骨格については難しい．20〜25歳頃に骨端線が消えていく椎骨輪状骨端，寛骨腸骨稜，鎖骨胸骨端などが完成すると，あとは加齢性変化に頼るほかない．どの骨も加齢とともに，骨密度が減じ，多孔性が増し，関節面の棘突起（lippings）が大きくなるなどの変化が生じる．頭蓋骨や口蓋の縫合も徐々に癒着する．これらの変化は個人差が大きく，査定も難しいので，よほどの高齢者の骨格を除き補助的な手段とするのがよい．ちなみに頭蓋縫合は，内板のほうが外板より癒合の進行が速いから，より参考になる．

成人骨格の死亡年齢を決めるのに最も実用的なのが，寛骨の恥骨結合面と耳状面（仙腸関節面）の加齢性変化である．どちらも凹凸に富み密度が高く辺縁が曖昧な状態から逆方向へと変化していく．年齢とともに変化する様子を写真で示す一覧が成書（たとえば，White，2000[24]）で示されているので，容易に参照できる．ちなみに最近では，耳状面のほうが推奨される．なぜなら，より高齢まで変化が客観視できることと保存がよい場合が多いからである．こうした生理的な変化ではないが，各歯が加齢とともに咬耗度を増す現象も有用である．おおむね一定の速度で年齢とともに変化するからである．むしろ骨よりも高い年齢推定の的中率が得られるとの報告もあるが，熟練を要するのがネックとなる．また食べ物の内容により変動するのも難である．

3）身長推定

四肢の長骨，つまりは下肢の大腿骨や脛骨など，上肢の上腕骨や橈骨など，さらには中足骨や中手骨などの長さを測定することが，生前の身長を推定する手段となる．これ

⑤ 個人識別　**447**

表 7-27　日本人用に考案された身体推定式—藤井式

男性骨		
大腿骨	右：$x = 2.47\,y + 549.01$	左：$x = 2.50\,y + 535.60$
脛骨	右：$x = 2.47\,y + 739.99$	左：$x = 2.36\,y + 775.42$
腓骨	右：$x = 2.60\,y + 709.25$	左：$x = 2.55\,y + 729.70$
上腕骨	右：$x = 2.79\,y + 732.42$	左：$x = 2.83\,y + 729.08$
橈骨	右：$x = 3.23\,y + 842.96$	左：$x = 3.30\,y + 834.01$
尺骨	右：$x = 3.09\,y + 825.87$	左：$x = 3.25\,y + 792.01$
女性骨		
大腿骨	右：$x = 2.24\,y + 610.43$	左：$x = 2.33\,y + 578.41$
脛骨	右：$x = 2.20\,y + 778.71$	左：$x = 2.34\,y + 737.54$
腓骨	右：$x = 2.63\,y + 660.59$	左：$x = 2.24\,y + 779.49$
上腕骨	右：$x = 2.38\,y + 813.02$	左：$x = 2.49\,y + 787.42$
橈骨	右：$x = 3.13\,y + 829.34$	左：$x = 3.21\,y + 819.31$
尺骨	右：$x = 2.91\,y + 826.57$	左：$x = 2.75\,y + 864.70$

注）x は身長推定値，y は各骨の最大長の実測値．いずれも mm 単位．
（藤井　明．四肢骨の長さと身長との関係に就いて．順天堂大学体育学部紀要 1960；3：49-61）

らの長径は身長と相関が強いからである．背が高い者は脚が長い，腕が長い，靴が大きい，手が大きい．つまり，その部分の骨が長い．

　身長との相関が強い骨ほど，身長推定の信頼性が高い．下肢骨，上肢骨，中足骨，中手骨の順となる．だから大腿骨や脛骨や腓骨があり，それらの最大長（上端から下端までの長さ）が計測できれば，それらの計測値を利用する（大腿骨が最適とされる）．それができないときは次善の策として，上腕骨や橈骨や尺骨などを利用する．それもできないときは，中足骨や中手骨に頼らざるをえない．ちなみに，下肢骨長と身長の相関係数は 0.8 近くあると報告されている．

　身長推定法は，いたってシンプルである．まず男性骨か女性骨かを判別する．たとえば，左右（あるいは片方）の大腿骨を骨計測板に載せ，その最大長を mm 単位で測る．その値を，長骨最大長と身長との関係を表す直線回帰式，いわゆる身長推定式（たとえば，藤井式）に代入して算出する．その際，男性骨は男性用，女性骨は女性用の推定式を用いる．大腿骨が利用できないときは脛骨あるいは腓骨，それも利用できないときは上腕骨や橈骨や尺骨を用いる．もちろん，四肢長骨が完成しない未成人骨には適用できない．成長途中の人骨については，残念ながら，定量的に身長を推定する方法はない．

　あらかじめ日本人の骨格と判明していれば，日本人用に考案された身長推定式を用いる．最も汎用されるのが藤井式（**表 7-27**）[26] である．大腿骨と脛骨を優先し，あとは次善と考えて，左右別に算出するだけでよいだろう．2 種の長骨を組み合わせる推定式もあるが，実際には必要ない．

　こうした身長推定式で特に留意しなければならないのは，検査対象となる人骨の帰属

グループ（いわゆる "人種"）である．生前の身長が明らかな骨格資料を基につくった経験式だから，当然，どのグループの資料で作成したかにより，推定式は微妙に異なる．たとえば，ヨーロッパ人，アフリカ人，アジア人などの間で，あるいは戦後の高度成長期以前と以後の日本人の間では，四肢骨間のプロポーションや各長骨の身長に対する比率が異なるからである．実際に，これまでに幾種類もの推定式が考案されている．

ヨーロッパ系やアフリカ系の骨格には，たとえばTrotter（1970）[27] の推定式などが適用できる．難しいのは時代変化である．周知のように，1960年頃以降に生まれた日本人は，それ以前の日本人に比べて，成人男性で平均身長が7～8 cmほど高い．下肢骨の伸長，とりわけ下腿骨の伸長が要因であるが，もちろん上肢骨も相応に伸長している．表7-27 の藤井式が依拠する解剖体と比べると，現代日本人の脛骨や大腿骨などの身長に対する比率は著しく大きい．そのために，これらの骨の長さから藤井式で算出すれば，理論的には，実際よりも大きな身長が推定される．おそらくは2～4 cm分減じた値を身長推定値とするのがよいだろう．

4) 人種の推定

大規模災害の被災者や戦没者の遺骨を鑑定するとき，いわゆる "人種"，人類学でいう民族グループを識別することも重要な項目となる．アメリカ大陸や西欧の諸国ほどではないが，ボーダレス化が進行した今日，日本でも避けて通れない問題となりつつある．

しかし，実際には骨だけで人種を判別するのは，困難である．筆者自身の経験では，せいぜいのところ，ヨーロッパ系，アフリカ系，アジア系（東アジア），オーストラリア・アボリジニ系，ポリネシア系などのレベルで，ある程度の蓋然性で識別できるにすぎない．混血化が進むほど困難さは増す．ましてや人骨だけで，たとえば日本人，中国人，韓国人，モンゴル人などに割りふることができる，と考えるなら，それはそれで別の問題をはらむ．そんな区別などできないからである．

ヨーロッパ系やアフリカ系，さらにはアジア系などの人骨を判別しようとするなら，いずれにしろ，顔立ちなどの特徴を総合することである．一般にヨーロッパ人の頭骨は，鼻骨が大きくて前突する，鼻根部が陥凹し眉隆起が強いから眼窩が深い，頤が強く突出するから直顎ぎみである，などの特徴が強い．アフリカ人の頭骨は，突顎性が強く，鼻骨が扁平ぎみ，頭蓋が低く長いなどの傾向がある．さらにアジア人の頭骨は，鼻骨が小さくて前突が弱い，頬骨が大きくて張りだす，全体の横顔が平坦である，上顎にシャベル切歯が多い，などの特徴が目立つ．

いずれにせよ，顔立ちや体形などの特徴，各種の疾病痕，さらには生活痕などをプロファイリングすることで，生前の人物像を描くのは難しいことではないが，どの人種に属するか弁別するのは，まさに至難の技である．たとえ，mDNA型などが判定できたとしても，たいして状況は変わらない．

5）死後経過時間の推定

白骨の陳旧度，あるいは死後経過時間については，人骨だけを調べても埒があかない
ことが多い．ただ状況的に推測するほかない．ひとえに人骨が放置されていた場所とか
状況，焼けているかいないか，あるいは季節などの条件により骨の状態が異なるから，
客観的な判定が難しいのである．

まだ軟部組織の一部が付着したまま残るとか，骨内に脂質が多く残る人骨については，
せいぜい死後2〜3年程度か，などと漠然と推測できるにすぎない．土中にあれば，し
だいに骨から有機成分が減り，カルシウム成分の比重が増すなどの変化を生じるが，そ
れでも土壌の性質により一様ではない．百年とか，それ以上経過した人骨については，
放射性炭素年代分析やフッ素分析により推定もできようが，もはや法医学の範疇にとど
まる問題ではない．

4. 大量死体発生時の個人識別

1）個人識別からみた大規模災害とは

過去に異常気象を含めた風水害や地震，それらに伴う大規模な火災などによって，ま
た飛行機，列車などの大量輸送機関の事故によって，一度に多数の犠牲者が発生する災
害が起こってきた．このような大災害が発災した際には大量の死傷者が出ることから，
死因の究明に加え，個人識別が重要となる．

個人識別の観点から，災害は，閉鎖型災害と開放型災害に分けられる．閉鎖型災害と
は乗客名簿や宿泊者名簿などがあり，被災（死亡）者の氏名や数があらかじめ知られて
いるものをいい，個人識別のための生前情報は収集しやすい．一方，地震や風水害など
は，地形に沿って広範囲に被害がもたらされることが多く，被災者の身元はもとより，
その数自体が不明であることが多い．このような災害を開放型災害といい，身元を特定
することは困難である．開放型災害では，地域ごとに被災者の安否情報を把握し，行方

表7-28 東日本大震災における人的被害

都道府県名	死者（人）	行方不明者（人）	負傷者（人）
岩手県	4,532	2,809	167
宮城県	9,214	4,913	3,459
福島県	1,594	369	236
他	65	4	1,503
合　計	15,405	8,095	5,365

警察庁（平成23年6月10日発表）による．

表 7-29 東日本大震災において身元確認のために派遣された歯科医師数

派遣先/派遣元	自県歯科医師会	他県歯科医師会	計	検査遺体数[*2]
岩手県	324	300	624	2,300
宮城県	734	618	1,352	4,500
福島県	204	199[*1]	403	1,000
計	1,262	1,117	2,379	7,800

日本歯科医師会　平成 23 年 6 月 7 日発表.
[*1]：自衛隊派遣の歯科医師を含む.
[*2]：検査遺体数は日本歯科医師会（平成 23 年 5 月 30 日発表）による.

不明者名簿を作成し，死亡者を特定していく作業が必要となる．これにより可及的に閉鎖型災害に近づけることを目指す．

平成 23 年 3 月 11 日に発災した東日本大震災においては，15,800 人余の尊い生命が失われた．発災から 3 カ月が経過した時点で，岩手，宮城，福島の 3 県で 15,000 人余の死亡者に対し検案が行われた（**表 7-28**）．さらに死亡者の半数を超える 7,800 人の身元不明死体に対し，延べ 2,300 人余の歯科医師により，個人識別のための歯科的検査が行われた（**表 7-29**）．初動期に多くの人的資源を投入することに加えて，今なお，確認されていない行方不明者のために，態勢を整えておく必要がある．

2）個人識別のための情報収集と照合・判定

（1）死後情報の収集

災害時の個人識別の方法は，通常の身元不明死体における方法と変わるものではないが，大量の死体が一度に発生した際には，遺体の捜索や収容に長期間を要することも多いため，死後変化や死体の損壊を考慮しておく必要がある．また，大量の死体の検査を行うには，複数の地域から多くの人の支援を必要とするため，一定の検査手順で個人識別に有用な情報を収集する必要がある．

初期には，顔貌，身長・体格，年齢，服装・所持品，身体表面にみられる固有の特徴，また，指紋の採取，血液や爪などからの DNA 資料の採取が可能である．遺体の収容が遅くなるほど，顔貌からの確認，指紋による照合は困難になり，DNA 資料採取や歯科的検査が重要になる．特に四肢が離断している場合は，発見された部位と欠損している部位を確認し，切断面を確認する，または離断遺体ごとの DNA 検査による同定が必要となる．

大量の死体が発生した際は，遺体処理の関係から，死後情報の採取が優先され，生前情報の収集や照合判定は，後日に行われることが多い．歯科的個人識別に際しては，顔面・口腔内写真撮影，口腔内所見採取，歯科用 X 線写真撮影を行い，異同判定に耐えうる所見の採取を行っておくことが重要である[29)].

（2）生前情報の収集

　搭乗者名簿，行方不明者名簿などをもとに，該当者の生前の顔貌写真，人類学的情報，遺伝情報，医療情報など，入手可能な情報を可及的に収集しておく．平時には診療録やX線写真など，医療機関に保管されている医療情報が有用となるが，大規模災害時には医療機関自体が倒壊，焼失，流失し，生前情報が紛失してしまうことも考慮される．この場合には，社会保険における診療報酬支払情報や学校・企業健診情報の活用，また行方不明者が過去に献血をしていた場合，保存血液のDNA源としての活用[30]も考慮する．

（3）照合・判定

　平成21年度警察庁における身元不明死体の確認状況は，DNA型：約35％，指紋：約25％，歯科情報：約13％（約40体），身体特徴・所持品，その他：約27％とされる[31]．指紋やDNAは，犯罪歴がない人のデータは保管されていないため，在宅指紋や遺留DNA，親子，兄弟，姉妹のDNA型を対照とするしかない．また，歯科情報については生前の歯科資料収集に難渋する場合がある．

　しかしながら，これらの情報による異同判定は，親族の対面，身体特徴による確認，所持品・着衣などによる方法が複数の根拠を得る必要があるのに対して，科学的根拠に基づく方法として，どれかが合致すれば，特段の理由がない限り複数の根拠を求める必要はないとされる[31]．特に，遺族感情を考慮し，ご遺体を早期に遺族に返却するには，歯科情報による個人識別は，平時，大規模災害時を問わず有用である．

3）個人識別のための情報管理

　いずれの方法を用いるにしても，大量の身元不明死体発生時には，死後情報と生前情報はコンピュータを用いて，一元的に管理を行う必要がある．大規模災害時においては，複数の検査者による多数の死後情報，生前情報を照合することになるため，採取された情報が一定の手順，記載方法で記録されていないことを考慮しなければならない．

　したがって，大規模災害時における照合・判定は，コンピュータによる完全一致を求めるものではなく，コンピュータによるスクリーニングと画像所見等の目視による総合的な異同判定を併用して行う必要がある．

4）大量死体発生時の個人識別を円滑に行うには

　上述の情報収集，照合・判定を円滑に行うには，関係各機関の連携が重要であることは論ずるまでもない．関係各機関において，日頃から発災時の行動体制についてのシミュレーションと，訓練による問題点の抽出を行っておくことが重要である[29]．

文献
① 血液型
　1）遠山　博ほか編．輸血学．改訂第3版．中外医学社，東京，2004．

2) 梶井英治編. 最新 血液型学. 南山堂, 東京, 1998.
3) 大久保康人. 血液型と輸血検査. 医歯薬出版, 東京, 1991.
4) 澤口彰子ほか編. 臨床と血液型. 朝倉書店, 東京, 1993.
5) Daniels G. Human Blood Groups. 2nd ed. Blackwell Science, Oxford, 2002.
6) Reid ME, Lomas-Francies C. The Blood Group Antigen FactsBook. 2nd ed. Elsevier, New York, 2004.
7) 三輪史朗ほか編. 血液病学. 第2版. 文光堂, 東京, 1995.
8) 岸紘一郎ほか編. 法医血清学的検査法マニュアル. 金原出版, 東京, 1990.
9) 日本臨床 2005；63 増刊号：広範囲血液・尿化学検査, 免疫学的検査（第6版）.
10) 窪田哲郎ほか編. 免疫検査学. 第2版. 医歯薬出版, 東京, 2010.
11) 玉置嘉広, 西向弘明. 血清型の知識. 金原出版, 東京, 1986.
12) Sharon N, Lis H 著. 山本一夫, 小浪悠紀子訳. レクチン　歴史, 構造・機能から応用まで. 第2版. シュプリンガー・フェアラーク東京, 2006.

⑤ 個人識別〔2. 死体の個人識別〕

13) Ishikawa N, et al. Age estimation using cytochrome c oxidase activity analysis. Forensic Sci Int 2011 ; in press.
14) Tsuji A, et al. Telomere shortening and age estimation in forensic medicine. Gerontology 2005 ; 51(6) : 416.
15) 櫻田宏一. 身元不明死体の国籍識別における BCG 痕の有用性. 警察時報 2004；59(1)：28-35.
16) Ohtani S, Yamamoto T. Strategy for the estimation of chronological age using the aspartic acid racemization method with special reference to coefficient of correlation between D/L ratios and ages. J Forensic Sci 2005 ; 50(5) : 1020-1027.
17) 坂部昌明ほか. 法医学的個人識別における灸痕の重要性. 日本法医学雑誌 2009；63(2)：187-188.
18) Ikegaya H, et al. BK virus genotype distribution offers information of tracing the geographical origins of unidentified cadaver. Forensic Sci Int 2007 ; 173(1) : 41-46.
19) Ikegaya H, et al. Forensic application of Epstein-Barr virus genotype : correlation between viral genotype and geographical area. J Virol Methods 2008 ; 147(1) : 78-85.
20) Ikegaya H, Iwase H. Trial for the geographical identification using JC viral genotyping in Japan. Forensic Sci Int 2004 ; 139(2-3) : 169-172.
21) Ikegaya H, et al. JC virus genotyping offers a new means of tracing the origins of unidentified cadavers. Int J Legal Med 2002 ; 116(4) : 242-245.
22) Nakanishi H, et al. A novel method for the identification of saliva by detecting oral streptococci using PCR. Forensic Sci Int 2009 ; 183(1-3) : 20-23.
23) Inoue H, et al. Determination of the geographical origin of unidentified cadavers based on geographical differences in genotype of varicella-zoster virus. J Med Virol 2010 ; 82(5) : 903-908.

⑤ 個人識別〔3. 人骨の個人識別（人類学的検査）〕

24) White TD, Folkens PA. Human Osteology. 2nd ed. Academic Press, San Diego, 2000.
25) 瀬田季茂, 吉野峰生. 白骨死体の鑑定. 令文社, 東京, 1990.
26) 藤井　明. 四肢骨の長さと身長との関係に就いて. 順天堂大学体育学部紀要 1960；3：49-61.
27) Trotter M. Estimation of stature from intact long bones. In : Stewart TD, ed. Personal Identification in Mass Disorders. Smithonian Institution Press, 1970, p 71-83.
28) 片山一道. 古人骨は語る. 角川書店, 東京, 1999.

⑤ 個人識別〔4. 大量死体発生時の個人識別〕

29) 岩原香織. 災害時の身元確認. 中久木康一編著. 歯科における災害対策―防災と支援. 砂書房, 東京, 2011, p 137-138.
30) 日本赤十字社. 2011 年 5 月 11 日発表.
31) 光眞　章. 犯罪捜査と歯科. BAN 2010；130（March 3）：11-15.

第8章　現代社会と法医学の接点

1 賠償科学

1.　賠償科学とは

　法医学は衛生学，公衆衛生学とともに社会医学の分野に入っているが，従来の法医学の社会性から考えると衛生学，公衆衛生学のそれらとはいささか趣を異にしているように思われる．つまり，法医学は死体を取り扱う範疇のなかで，人の基本的人権を擁護していくという考え方が主流であった．しかし，第1章で述べたように，従来の法医学に対する強い危機感と警鐘が原動力の1つになって，1982年に日本賠償医学研究会（のちに学会，1997年に賠償科学会）が創設された．

　賠償科学（compensation science）の目的・理念は本学会の会則の第3条に，「損害賠償に関する諸問題を医学と法学の両側面から学際的に研究し，人身傷害の認定ならびに民事責任の適正化に資することを目的とする」としている．また，賠償医学とその倫理性について渡辺[1]は「賠償医学は，人身賠償を中心に人間の生き方，死の問題，遺伝子操作など技術の進歩に対する倫理についても，医と法の両サイドから考究していく実践的科学である」としている．このように，賠償科学は賠償法の分野において，医学と法学の協同によって賠償法関係に寄与する学問であるといえる．

　賠償問題において医学上の知識が要求されるテーマとして考えられるものに次のような問題がある[2]．

① 交通事故傷害
② 医療過誤紛争
③ 労働災害，職業病，過労死など
④ 公害
⑤ 薬害を含む製造物責任（product liability：PL）など

このように賠償科学のテーマは数多くあるが，これらのなかで具体的な問題としては，

・因果関係論

454 第8章 現代社会と法医学の接点

・後遺障害
・むち打ち症（むち打ち損傷），PTSD（posttraumatic stress disorder，心的外傷後ストレス障害）や低髄液圧症候群
・賠償性神経症とその心因性の問題
・詐病
・カルテ，診断書等の作成方法論
・治療基準の準則化

などが考えられる．

2. 交通事故とむち打ち損傷

　自動車の保有台数が年々増加していくなかで，自動車による交通事故の発生件数も増加の一途をたどり，2004年にピークをむかえた後，2005年から減少に転じている．負傷者数は2004年に118万人を超えたが，2017年は58万人であった．死亡者数は警察庁統計(事故発生後24時間以内に死亡した者の数)によれば，3,700人を下回り，また同年の厚生労働省統計（事故発生後1年以内に死亡した者の数）によれば，5,000人となっている．しかし，そのほか自動車損害賠償責任保険（自賠責保険）から死亡により支払われる数もあることから実際に交通事故で死亡した数は，これらよりも多い数になる．なお，これらの交通事故死亡者のうちで，全国82医学部（医科大学）で司法解剖がなされるのは，ほんの一部にすぎないのが実状である．

1）むち打ち損傷

　「むち打ち損傷」は文献上，米国のCroweが"whiplash injury of the neck"という名称で紹介したのが最初である．これは，戦艦から飛行機が発進する際に，急激な加速が飛行士に加わると体幹は機体とともに前方に進み，頭部は慣性によって静止状態に残るため，頸部は突然過伸展され，次に過屈曲が起こり，頸部がちょうど「むち」を打ったときのようになることから"whiplash injury"と称した．その後，自動車の普及とともに1944年Davisが正面衝突に際して頸部に過伸展・過屈曲が発生することを発表，さらに1953年GayとAbbott[3]が車の追突事故により，これが特に多発することを発表した．

　わが国では，1958年飯野らによりwhiplash injuryが"鞭はたき損傷"として紹介されたのが最初である（**図8-1**）．その後，日本のモータリゼーション化に伴い，昭和40年代の初期からwhiplash injuryが「むち打ち損傷」あるいは「むち打ち症」として社会的に大きく取り上げられるようになった．

（1）むち打ち損傷の発生機転

　従来の整形外科学あるいは法医学の教科書には，車両の衝突によって発生する頸部の

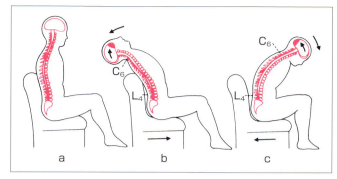

図 8-1　whiplash injury 発生機転シェーマ
（飯野三郎ほか．頸椎部のいわゆる whiplash injury について．整形外科 1958；9：153-161）

「むち打ち損傷」は，次のように説明されてきた．すなわち，追突事故を例にとると，「追突されて首から下がシートとともに加速前進し，その結果として頭がとり残され，そのために頭頸部が強く後傾し，頸椎が過伸展され，生理的可動範囲を越えて過伸展された場合にむち打ち損傷が発生しうる」と説明されてきた．逆に，正面衝突の場合には，初めに頸椎の過屈曲が起こるとされてきた．頸部の生理的可動範囲は一般に前屈60度，後屈と側屈が50度，それに回旋が70度とされているので，むち打ち損傷が発生するためには，この生理的可動範囲を越えなければならないことになる．

ところで，頸部にむち打ち損傷が発生するためには，頸部に「むち打ち運動」が発生しなければならない．逆に，頸部にむち打ち運動が発生しなければ，むち打ち損傷は発生しないことになる．

1989年，われわれが行った低速度車両衝突実験[4]の際に撮影した人体の頭頸部の挙動を高速度写真のフィルム解析とコンピュータシミュレーション解析を行い，次のような結果が得られている．すなわち，頭頸部がヘッドレストから離れている状態で追突された場合は，頭頸部・胸部・腰部で構成される上体が後傾し，シートバックで支えられる体部はこれにぶつかり，ヘッドレストが装着されていれば頭頸部もこれにぶつかり，頸部の伸展（後屈）は発生しない．ヘッドレストが装着されていない場合（あるいは，これの高さの不適な場合）は，一直線状の上体はシートバックで支えられるまで後傾し，しかもこの間頸部の後屈はなく，シートバックに体部がぶつかった瞬間に頸部を支えるものがないため，初めて頸部が後屈する運動をとる．次に一直線状の上体は前傾していくが，このとき決してあるいはほとんど頸部は前屈しないのが特徴的である．この追突時の運動は速度が 5 km/h，10 km/h，15 km/h と変化しても基本的に全く変わらなかった．したがって，ヘッドレストが適正な高さに装着されていれば，頸部の過伸展は発生しないのみならず過屈曲も発生しないことから，車の衝突によっていわゆるむち打ち運

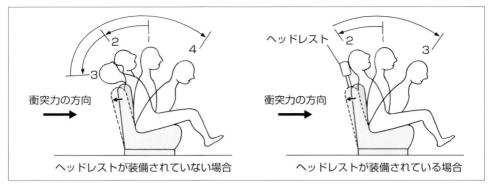

図 8-2　追突時の頭頸部の挙動

動は基本的には発生しないことになる．従来の教科書には，たとえば追突時の頭頸部の運動形態は Gay ら（前述）の発表したもの，あるいはこれをモディファイした図が取り入れられてきた．しかし，実際の頭頸部の挙動をヘッドレストの有無により模式的に表現するとすれば，図 8-2 に示したような運動形態に改めなければならないであろう．

(2) むち打ち損傷とむち打ち症

前述したように "whiplash injury" が日本に紹介されたときは「鞭はたき損傷」と訳されて発表されたが，その後「むち打ち損傷」という用語が使用されてきた．しかし，昭和 40 年代の前半から「むち打ち症」という用語が使われだし，竹光ら[5] は "whiplash injury" を「鞭打ち症」と訳して使用している．このようなことから考えると，「むち打ち損傷」と「むち打ち症」は，ほとんど同意義に使用されている場合と「むち打ち症」は損傷を含めてもっと広義に，すなわち症候群として使用される場合と損傷を除いた症候群として使用されている場合などまちまちであり，正確な定義がないのが現状である．

(3) 分　　類

従来のほとんどの整形外科学の教科書によれば，むち打ち損傷といえば，
・頸椎捻挫型
・後部頸交感神経症候群型〔バレー-リエウ（Barré-Liéou）型〕
・根症状型
・脊髄症状型

の 4 種類に分類しているが，ある教科書には上記の型のほかに "心因型" と "混合型" を併記しているものもある．この 4 型分類によれば，むち打ち損傷のうちで頸椎捻挫型が最も軽症にあたることになる．

ここでいう捻挫の発生機転とは，関節に外力が加わり，非生理的運動を強制された場合，関節包，靱帯など関節支持組織に断裂などの損傷が発生するが，関節相互間の乱れのないものを一般に捻挫といっていることから，頸椎捻挫は頸椎の生理的運動を超えた

過伸展，過屈曲あるいは過回旋により発生しうるものといえる．したがって，頸椎捻挫は上述の発生機転が惹起されなければ発生しないことになる．

　前述のように，低速度による衝突でしかもヘッドレストが装着されている車に乗車している乗員には「むち打ち運動」が起きないので，頸椎捻挫は発生しないことになる．しかし，低速衝突でも頸部の軟部組織に損傷が発生することはありうる．これは，衝突の過程で頸部の筋肉の局部内に，たとえば"引っ張り"や"ずれ"が生じ，この結果微細な血管が破綻して局所に出血（裂傷）が惹起される可能性があるからである．ただ，この損傷形態は決して頸椎捻挫ではないので，これは"頸部裂傷型"に相当する．そこで，頸部裂傷型を考慮に入れ，また交通事故のみならず転落事故などを含めて頸部に損傷が発生した場合を「むち打ち損傷」とすれば，これは以下の5型に分類できる．

① 頸部裂傷型
② 頸椎捻挫型
③ Barré-Liéou 型
④ 根症状型
⑤ 脊髄症状型

　一方，これらの損傷の経過において，心因性要因の強い場合や詐病的要因の強いケースなどを含めたものを「むち打ち症」と考えれば，むち打ち症は上記の5型に，次の3つの型を加えて8型に分類することができる．

⑥ 心因性型
⑦ 詐病型
⑧ 混合型

3. PTSD

1）背　　景

　心的外傷後ストレス障害（posttraumatic stress disorder：PTSD）とは，北見[6]によれば精神医学的には「個の安全性が脅かされる事態に直面した人間が，反応としての身体精神症状を長期間呈している状態とされる」とある．そもそもこの概念は，米国の社会的背景から生まれたものであり，ベトナム戦争後の復員兵にみられる精神身体症状に対し，主としてベトナム戦争帰還兵の団体が米国精神医学会（American Psychiatric Association：APA）に圧力をかけて PTSD の診断名を DSM（後述）に入れることを要望したとされている．その後，この概念がレイプや災害，テロあるいは交通事故にも拡大応用されるに至り，賠償科学的にも問題を提起することになった．

2）診断基準

　APA の DSM（Diagnosis and Statistical Manuals of Mental Disorders），すなわち

458 第8章 現代社会と法医学の接点

米国の精神疾患の診断基準は複雑な変遷をたどっている．1952年にDSM-I（第1版）が出版され，その後1968年にDSM-II，1980年にDSM-III，1987年にDSM-III-R（revision），1999年にDSM-IV，2000年にDSM-IV-TR（text revision），2013年にDSM-5と改訂されてきている．このなかでDSM-IIIの基本的思想は，精神疾患を生物心理社会的モデルから医学生物学モデルで理解する立場への転換と，当時米国精神医学界の主流であった精神力動論からの脱却であった．この基本的な思想はその後のDSM改訂にも引き継がれている．このようなAPAの歴史的変遷と上述のような背景のなかで，DSM-IIIのなかに心的トラウマとして再定義されたのがPTSDの誕生とされている．

現在応用されているPTSDの診断基準には，DSM-5およびICD-10があるが，ここではDSM-5基準（詳細省略）に基づいて記載する．

A基準：強烈な外傷体験
B基準：再体験症状
C基準：回避症状
D基準：否定的感情と認知
E基準：覚醒亢進症状（無謀なまたは自己破壊的行動）

の主な5項目がある．このなかでA基準の強烈な外傷体験があって，しかもB〜E基準の症状が1カ月以上継続している場合にPTSDと診断される．なお，症状の持続期間が3カ月未満の場合を急性，3カ月以上の場合は慢性としている．

3）問 題 点

わが国では1995年に起こった阪神淡路大震災や同年発生した東京地下鉄サリン事件を契機としてPTSDという診断名が多くなり社会的に注目されるようになった．しかし，PTSDの診断が交通事故にまでに拡大応用されると，軽微な交通事故の重積が心的外傷後のストレス反応状態になるとしてPTSDとしたケース[7]があるが，医師によるこの診断基準の判断が問題である．日本の場合，PTSDの診断は精神科医あるいは心療内科医に限定されているわけではなく，医師であれば誰でも診断は可能である．ただ，実際には多くは精神科医や心療内科医によってなされている．しかし，PTSDと診断する医師の判断に大きな齟齬があってはならないし，患者側からすれば損害賠償請求のためにPTSDの診断書を医師に要求することもあってはならない．

4. 低髄液圧症候群

1）概念の歴史的変遷と診断基準

腰椎穿刺後，髄液の漏出によって低髄液圧を呈し起立性頭痛が発現することは以前から知られており，これは髄液が漏出して低髄液圧になったためとされている．

1938年にSchaltenbrandが起立性頭痛に伴い項部硬直，嘔気，嘔吐，耳鳴り，めま

い等を訴え，低髄液圧にもかかわらず腰椎穿刺の針穴から髄液漏出が認められない症例を報告し，これを原因不明の低髄液圧症候群と命名したのが，これが本症候群の報告の最初といわれている．1990年代に至り，MokriによりMRIの硬膜のGd（ガドリニウム）による増強効果が同症候群の患者で示されることが報告され，これによりMokriは①起立性頭痛，②Gd造影剤による硬膜の増強効果，③低髄液圧を3徴候とし，同症候群の患者はそのうちの2つ以上を満たしているとする分類を提唱した[8]．このMokriの提唱と国際頭痛学会の診断基準（International Classification of Headache Disorders 2nd Edition：ICHD-Ⅱ，2004年）が従来日本の医学界で認められていたものである．

　一方，わが国では不定愁訴ととらえられる症状の多くが低髄液圧症候群あるいは脳脊髄液減少症に起因しているといった概念が，一部の医師らを中心に提唱された[9]．「脳脊髄液減少症研究会」が公表した脳脊髄液減少症ガイドライン2007[10]がそれである．しかし，このガイドラインの診断基準には科学的な根拠が示されていないとして厳しく批判されている[11]（後述）．

　このような状況のなかでわが国の医学会としても低髄液圧症候群の新しい診断基準の作成が急がれることとなった．2006年に日本脳神経外傷学会世話人の所属施設に低髄液圧症候群に対するアンケート調査をし，その後作業部会を立ち上げて文献検討，外傷に伴う低髄液圧症候群の診断基準（案）の作成と公表に続いて前向き調査を行い，2010年に「外傷に伴う低髄液圧症候群診断基準」を公表する運びとなった（**表8-1**）．

2）問題点と展望

　一部の医師による新しい低髄液圧症候群の概念の提案（以下，篠永基準）に続いてこれに賛同する医師たちによる「脳脊髄液減少症研究会」が開催され，ICHD-Ⅱの診断基準よりもはるかに拡大された診断基準がそれぞれ公表されている．篠永基準も「脳脊髄液減少症研究会」基準も基本的には類似している．その特徴的な項目の1つは症状の拡大解釈である．たとえば，疼痛には頭痛・項部痛・背部痛・腰痛・四肢痛，脳神経症状にはめまい・耳鳴・複視など，自律神経症状には微熱・動悸など，大脳機能障害には記憶や記銘力低下など，その他にうつ・倦怠感などが列記されており，これでは不定愁訴を訴える患者はほとんど低髄液圧症候群に該当することになる[8]．実際に，前述のむち打ち症のようないわば軽微な外力によっても低髄液圧症候群が発現しうることになり，さらにむち打ち症による難治被害者が訴える多彩な症状（上述した症状等）が，低髄液圧症候群に由来すると判断されることになる．これでは，低髄液圧症候群がまさに第二，第三のむち打ち症になりかねないおそれがあり，賠償科学的にも関心をもたざるをえない．もちろん，むち打ち損傷やその他の外傷によって真の低髄液圧症候群と診断されれば，これに対する適切な治療がなされなければならないことは言うまでもない．

　その後，「脳脊髄液減少症研究会」では2006年には脳脊髄液減少症ガイドライン2006を，また2007年には脳脊髄液減少症ガイドライン2007（ガイドライン2007）を

表 8-1 外傷に伴う低髄液圧症候群の診断基準（日本脳神経外傷学会，2010 年）

低髄液圧症候群の診断基準

前提基準	1. 起立性頭痛〔注 1〕 2. 体位による症状の変化〔注 2〕
大基準	1. 造影 MRI でびまん性の硬膜肥厚増強〔注 3〕 2. 腰椎穿刺にて低髄液圧（60 mmH$_2$O）の証明 3. 髄液漏出を示す画像所見〔注 3〕

（前提基準 1 項目）＋（大基準 1 項目以上）で低髄液圧症候群と診断する

外傷に伴うと診断するための条件

外傷後 30 日以内に発症し，外傷以外の原因が否定的（医原性は除く）

〔注 1〕国際頭痛分類の特発性低髄液圧性頭痛にならい，起立性頭痛とは，頭部全体および・または鈍い頭痛で，座位または立位をとると 15 分以内に増悪する頭痛である．
〔注 2〕注 1 と同様，国際頭痛分類に示される頭痛以外の症状としてあげられる．①項部硬直，②耳鳴，③聴力低下，④光過敏，⑤悪心，を指す．
〔注 3〕びまん性硬膜肥厚増強と髄液漏出について診断する基準については別添（参考資料）の「外傷に伴う低髄液圧症候群」診断基準における撮像プロトコールと画像所見に従う．

公表した．ガイドライン 2007 によれば主症状として頭痛，頸部痛，めまい，耳鳴り，視機能障害，倦怠・易疲労感などがあげられている．また，画像診断では RI 脳槽・脊髄液腔シンチグラムが，「現時点では，脳脊髄液減少症に関して最も信頼性の高い画像診断法である」としている．すなわち，①3 時間以内の膀胱内早期 RI 集積，②髄液漏出象，③脳脊髄腔 RI 残存率が 24 時間後に 30％以下のうちで 1 項目以上認めれば髄液漏出と診断するとある．しかし，吉本は，これらの診断基準には科学的に根拠がなく，明らかに誤った根拠に基づいているようであるとしている[11]．誤った診断基準から導かれる医学的判断によっては，誤った結論に導かれるのは当然のことである．

　このような状況のなかで，2010 年に上述の日本脳神経外傷学会による「外傷に伴う低髄液圧症候群の診断基準」（**表 8-1**）が公表されたことは誠に当を得たものである．今後は，この診断基準に基づいて低髄液圧症候群の診断と治療に貢献できることを期待したい．また，この診断基準も年を経るにつれて，より確実な基準へと改正されてゆくものと思われる．

5. 因果関係と割合的認定

1）因果関係

　因果関係とは，同一の時間的系列と同一の空間的系列のうちで，一定の先行事実と一定の後行事実の存在の間において，原因とそれによって生じる結果との関係をいっている．自然科学の研究のうえでは，因果関係という概念を意識するしないにかかわらず，ある原因があってそれに伴う結果を予測し，また常にこれを考慮に入れている．

　交通事故による傷害の場合も，持病や経年的変化が介在し，傷病が長期化したり，死亡することがあるが，このような場合，交通事故と持病や経年的変化との因果関係をどのように判断していくかという法理論には，条件説，相当因果関係説などいくつかの学説がある．

A．条件説

　先行事実とそれに続く後行事実との間において，前者が介入していなければ後者の事実発生はないとする考え方で，偶然的な介入条件があっても，このために因果関係の成立が否定されることはないとするものである．つまり，いうなれば因果関係は有るか無いかの二者択一であって，その中間はありえないとする考え方である．

　たとえば，「頸部捻挫になった被害者が精神的打撃を受けやすい人であるため治療が遷延化した場合において割合的認定否定」[12] とした判決はこれにあたり，被害者の素因を加害者に有利には斟酌しないとするものである．

B．相当因果関係説

　先行事実とそれに続く後行事実との間において，これを社会的経験的な標準に従って考察し，ある程度の発生頻度の容認された部分のみを後行事実の原因とする考え方である．つまり，因果関係は有るか無いかの二者択一ではなく，先行事実が後行事実を惹起させた寄与度に応じて量的割合的に把握できるという考え方である．

　たとえば，「身体に対する加害行為と発生した損傷との間に相当因果関係がある場合において，………損害賠償の額を定めるに当り，民法第722条2項の過失相殺の規定を類推適用して，その損害の拡大に寄与した被害者の右事情を斟酌することができるものと解するのが相当である」とした判決[13] はこれにあたる．

2）割合的認定

　交通事故を例にとると，交通事故とそののち長期治療を要した傷害との因果関係を割合的に判断し，事故との因果関係が否定される部分については加害者の責任が軽減されるとする割合的認定が，一般に定着しているものと思われる．

　しかし，損害賠償における民事訴訟の判決では，「相当因果関係の存在を60％とする」とか「全損害額の50％を賠償させるのが相当である」などの割合的認定がなされてい

462　第8章　現代社会と法医学の接点

表8-2　若杉方式による外因の関与程度判定基準

分類		説　　　明	外因の関与程度	
			医学的判断	判　定
通常パターン	A	現存する肉体的・精神的障害または死亡は，当該外因の直接作用ならびにその続発症ないし合併症に基づくものであることが確実であると判断され，たとえ「既往症等」が存在しても，その影響は全く考慮する必要がない場合.	ほぼ全面的	100%
	B	現存する肉体的・精神的障害または死亡は，主として当該外因の直接作用ならびにその続発症ないし合併症に基づくものであるが，「既往症等」の関与も完全には否定できないと判断される場合. 換言すれば，もし「既往症等」が存在しなければ，現存するほど高度の障害が発生しなかったと判断される場合，死亡には至らなかったと判断される場合，死亡までにより長期間を要したと判断される場合.	およそ3/4	75%
	C	現存する肉体的・精神的障害または死亡は，当該外因の直接作用ならびにその続発症ないし合併症と「既往症等」が同程度に関与して生じたものとして判断される場合.	およそ1/2	50%
	D	現存する肉体的・精神的障害または死亡は，主として「既往症等」に基づくものであるが，当該外因の直接作用ならびにその続発性ないし合併症の関与も完全には否定できないと判断される場合. 換言すれば，もし外因の直接作用ならびにその続発性ないし合併症が存在しなければ，現存するほど高度の障害が発生しなかったと判断される場合，死亡には至らなかったと判断される場合，死亡までにより長期間を要したと判断される場合.	およそ1/4	25%
	E	現存する肉体的・精神的障害または死亡は，「既往症等」に基づくものであることが確実であると判断され，当該外因の直接作用ならびにその続発症ないし合併症の影響は全く考慮する必要がない場合.	ほとんどない	0%
特殊パターン	F	既存の傷病ならびにその続発性ないし合併症（既往症）によって外因が発生し，その外因によって現存する肉体的・精神的障害が生じたり，死亡したと判断される場合.	原因は既往症であり，当該外因はその続発症	別途判断
	G	既存の傷病ならびにその続発性ないし合併症（既往症）によって死亡し，その後に事故が発生した場合.	なし	0%

るが，これは最終的には裁判官の"心証"や"勘"によって決められており，割合を導き出した基準が必ずしも釈然としないことが多い.

したがって，この割合的判断ができるだけ客観的で安定性のあるものが望まれる. ここで，割合的認定における基準化が試みられ，交通事故などにおいて被害者の持病や老化現象が混在していた場合，事故の寄与度との関係を数量化したのが渡辺方式である. この基準は10%間隔で11段階に区別されているが，実務上での利用は必ずしも容易ではない. そこで若杉[14]は，臨床医でも比較的容易に利用でき，実務上も比較的支障が少ないと考えられる5段階方式の割合的判断基準を報告した（表8-2）.

2 先端医療

1. 臓器移植

　臓器移植（organ transplantation）とは，患者の臓器や組織が傷病のためその機能を果たせなくなった場合，その治療法として，他所から代わりの臓器や組織を患者の身体に移植し，その機能を代行させる外科的治療法である．臓器移植には，

① **自己移植**（autograft）：患者の身体から必要な組織を摘出して患者自身の身体に移植するのをいう．近年，分子生物学の著しい進歩により iPS（induced pluripotent stem）細胞が開発されるに至っている．今後患者自身から iPS 細胞を樹立する技術が確立されれば，拒絶反応のない移植用組織や臓器の作製が可能となり，自己移植にこれらの組織や臓器が応用されるようになることも夢ではない．

② **同種移植**（homograft, allograft）：ヒトの生体あるいは死体から臓器や組織を摘出して，患者の身体に移植することをいう．

③ **異種移植**（heterograft, xenograft）：ヒト以外の動物から摘出した臓器や組織を患者の身体に移植することをいう．

があり，このなかで医学的，法律的に問題にされるのは他人の生体あるいは死体から臓器や組織を摘出して移植する同種移植である．また，最近では異種移植も問題にされている．

1）インフォームドコンセント

　インフォームドコンセント（informed consent）とは，医師と患者の関係を規定した概念であり，医療に際して医師から患者が十分な説明を受けたあとでなされる患者の同意をいっている．

　医療は多かれ少なかれ，必ず人体に侵襲を与えるものであり，この医療に伴う侵襲を容認するか否かの最終的な決定は，患者の主体的な判断による自由な意思によらなければならない（患者の承諾権）．しかし，基本的には医師の説明を十分に受けたうえでの同意が必要である．このとき医師は患者の同意を強制してはならない．ただ医学的知識に乏しい患者に対し，これから受けようとする医療の内容を患者が納得いくように説明しなければならない．したがって，患者が同意するか否かは，医師の言動，説明の内容によって大きく左右されるのは当然のことといえる．

　たとえば，臓器移植を受ける場合，医師は臓器受容者（recipient）の移植手術の必要性，適応性，成功の可能性，生命に対する危険度，合併症の可能性，移植手術に代わる治療法の存在などを十分に説明しなければならない（医師の説明義務）．ただし，患者が緊急を要する状態になり，説明し同意を得ている時間的余裕がない場合に行われた医

療行為は合法的なものとされている．また，患者本人に同意する能力がないときは，親権者などの法定代理人の同意を得ることが必要であり，現行の「臓器移植法」に改正され導入されている．

2) 生体からの臓器移植

臓器提供者（donor）から臓器を摘出するには，提供者にその必要性，適応性，摘出後身体に与える影響などの十分な説明がなされ，同意を得なければならない．説明が不十分の状態で，提供者が臓器摘出に同意したとしても，それは有効な同意とはいえず，同意なしに臓器摘出を行ったと同様に扱われうる．不同意または不完全な同意のまま摘出が強行されれば，傷害罪や強要罪の刑事上の問題が生じ，また不法行為としての民事上の損害賠償責任を負わなければならなくなる．したがって，きちんとした同意の証拠書類を残しておくべきである．

このとき，提供者の同意能力が問題となる．一般に，成年に達した者は，特別の事情がない限り，その能力は備えていると考えてよいであろう．しかし，未成年者や精神障害者が提供者になる場合は慎重にしなければならない．

わが国における 2015 年の腎臓移植件数は 1,661 件で，そのうちの 1,494 件は生体からの腎移植であり，残りの 63 件は心停止下，104 件は脳死下の死体からの腎移植であることから考え，日本の場合，生体腎移植がその主流をなしている．また，最近，先天性胆道閉鎖症の小児に対して親からの生体部分肝移植が幾つかの大学で行われている．

3) 死体からの臓器移植

従来，わが国での死体からの臓器移植を一定の条件下で法的に認めていた法律に「角膜及び腎臓の移植に関する法律」（角腎法）があった．

その後，前述した「臓器の移植に関する法律」（臓器移植法）が公布（1997 年 7 月 16 日）され，角腎法は廃止されるに至った．なお，本法の一部が改正され 2009 年 7 月 17 日に公布された．この改正法は前述したように 2010 年 7 月 17 日から施行されている．

改正臓器移植法第 6 条 1 項には，

「医師は，次の各号のいずれかに該当する場合には，移植術に使用されるための臓器を，死体（脳死した者の身体を含む．以下同じ．）から摘出することができる．

① 死亡した者が生存中に当該臓器を移植術に使用されるために提供する意思を書面により表示している場合であって，その旨の告知を受けた遺族が当該臓器の摘出を拒まないとき又は遺族がないとき．

② 死亡した者が生存中に当該臓器を移植術に使用されるために提供する意思を書面により表示している場合及び当該意思がないことを表示している場合以外の場合であって，遺族が当該臓器の摘出について書面により承諾しているとき．」

とある．

ここでいう死体とは，心停止した時点での人体のことであるが，その他に上述の条件下での脳死体（脳幹反応を含む全脳の機能が不可逆的に停止するに至ったと判定された者の身体）からも臓器摘出を可能とした．

4）脳死と臓器移植

わが国で脳死が医学的にも社会的にも問題となったのは，1967年南アフリカで世界で初めて心臓移植が行われたのに続いて，その翌年の1968年に日本で初めて和田心臓移植が行われたことが契機となった．しかし，その後脳死の問題，個体死の問題等は医学的にもまた社会的にもむしろタブーとされたきらいがあり，ほとんど進展しないまま，十数年が経過したのである．

ところが，1976年にスイスで免疫抑制薬の1つであるシクロスポリンAが開発され，これが臓器移植後の拒絶反応を抑制することから臓器移植の臨床成績が著しく向上した．これを契機に欧米で盛んに臓器移植が行われるに至り，また日本でも臓器移植の気運が盛り上がるなかで，再び脳死の問題がクローズアップされるようになってきた．

このような社会的背景を受けて，前述したように1989年に政府の「臨時脳死及び臓器移植調査会」が発足し，1992年1月22日にその最終答申が出されるに至った．それによると「脳死は医学的にもまた法的，社会的にも人の死」とし，また「脳死」を「人の死」とすることに賛同しない立場（少数意見）からも「脳死は限りなく死に近い状態」という認識にたって，臓器提供の意思を拒むことはできないとして，移植医療への道を開くことには反対しないという見解が示された．しかし，少数意見の立場の移植医療に対する考え方は，違法性を阻却する立場にあり，移植医療に従事する医師にとっても，法医学の立場からも容認できるものではない．

脳死臨調の答申が出された後も，わが国では移植医療が行われない空白の時が過ぎていった．わが国の伝統的，社会的死生観等を鑑みると，移植医療を実現化していくためには，臓器移植に関する法制化が必須であるという考え方から「臓器移植法（案）」が議員立法のかたちで国会に上程され，両議院で議論し，難産のすえ1997年7月16日に「臓器の移植に関する法律」（臓器移植法）が公布される運びになった．その後，13年目にしてやっと臓器移植法の一部が改正（以下，改正法）され，2009年7月17日に公布，翌年7月17日に施行されることとなった．改正される前の臓器移植法（以下，従前法）と改正法とで決定的な違いは前述したように，① 臓器の移植に関わりなく，脳死を一律に人の死と位置づけていること，② 臓器提供については本人が拒否していない場合は，家族の同意で提供できるものとしたことである．一方，脳死の死亡時刻については，従前法にも改正法にもその規定はないが，前述（2章の死亡時刻）したように「臓器移植法」の省令とガイドラインによれば，第1回目の判定時刻から少なくとも6時間を経過した後に再び確認しなければならないと規定している．つまり，第1回目の判定時刻から第2回目の確認時刻まで少なくとも6時間を経過した後に行うこととなっている．

466　第8章　現代社会と法医学の接点

また，ガイドラインには死亡時刻は第2回目の確認時をもって死亡時刻とするということになっており，前述（2章の死亡時刻）したごとく遺産相続など法律上の問題を残すことになろう．

2. 生命の誕生をめぐる先端医療

1）生殖のための新たな技術

　生殖可能な年齢にあり，正常な性生活を営む夫婦が12カ月以上にわたって妊娠の成立をみないものを不妊症という．不妊症の原因は，排卵障害，卵管閉塞，男性因子などであるが，多くは原因不明である．女性の加齢とともに不妊症は増加することがわかっており，20代前半の不妊症が6％であるのに対し，40歳代の不妊症は64％との報告もある．また，流産も平均15％の頻度だが，40歳代では40％にものぼる．わが国の妊娠年齢は上昇を続けている．生殖に関する教育がまったく行われていないため，出産が困難になった現実に直面して，初めて妊娠を先送りにしたことを後悔する女性は後を絶たない．

　着床前診断，代理懐胎，第三者胚提供による妊娠，胎児DNAを用いた出生前診断などの先端医療が実施されているが，法整備は進んでいない．生殖医療の倫理的問題を考えるとき，カップルの意志だけでなく，生まれてくる子どもの福祉，配偶子，子宮を提供する第三者のリスクに配慮するという特殊性がある．日本産科婦人科学会（学会）は「見解」によって自主規制してきた．代理懐胎や網羅的な受精卵の診断を禁止し，すべての技術の営利目的の実施を禁止してきた．しかし，学会の見解違反はときおり発生し，倫理的社会的問題も引き起こしており，実効性のある規制のために法制化が求められる．

（1）生殖補助医療（assisted reproductive technology：ART）

不妊症の治療のために開発された生殖技術を以下に示す（**表8-3**）．

A. 人工授精（artificial insemination）

　乏精子症などを適応としてカテーテルを用いて精子を子宮内に注入する技術であり，配偶者間人工授精（artificial insemination with husband's semen：AIH）と非配偶者間人工授精（artificial insemination with donor's semen：AID）がある．不妊症のなかにはタイミング指導だけで妊娠にいたる症例は多く，AIHは日常診療として実施されている．

　一方，AIDは1948年から慶應義塾大学で行われた．提供者のプライバシー保護のため匿名とされているが，遺伝学的な父親が異なることを知った子どもが成長後に自身のルーツがわからずに苦しんだ経験から「出自を知る権利」を提唱したことが知られている．生殖技術には当事者夫婦以外に生まれてくる子どもの権利，福祉に配慮しなければならない．学会は，精子提供者は匿名とするが，実施医師は提供者の記録を保存することを義務づけられている．

B. 体外受精（in vitro fertilization：IVF）

経膣的に卵巣を穿刺して採取した成熟卵子をシャーレの中などの体外で培養して受精

表 8-3 不妊症の治療のために開発された生殖技術

生殖技術	種類	適用	日本産科婦人科学会の見解
人工授精 artificial insemination	配偶者間人工授精 artificial insemination with husband's semen：AIH	乏精子症	なし
	非配偶者間人工授精 artificial insemination with donor's semen： AID	無精子症	本法以外の医療行為で妊娠の可能性がない場合
体外受精 in vitro fertilization and embryo transfer：IVF-ET		卵管閉塞 無精子症 原因不明	他の治療によって妊娠の可能性がないか極めて低いと判断される場合
顕微授精 intracytoplasmic sperm injection： ICSI		男性不妊 受精障害	
代理懐胎	ホストマザー（子宮のみ借りる） サロゲートマザー（子宮と卵子を借りる）	先天性子宮欠損 子宮がんなどによる 子宮摘出後	禁止
着床前診断	着床前検査 preimplantation genetic testing	遺伝性疾患 染色体均衡型転座に起因する習慣流産	施設認定を行う 重篤な疾患に限り，承認されている
	着床前染色体異数性検査	習慣流産 不妊症	禁止
卵子提供		早発卵巣不全，高齢，卵子形成障害	なし
精子凍結保存		悪性腫瘍に対する治療後の造精機能障害	使用する時点で本人の生存・意志を確認する
卵子・卵巣組織凍結保存		悪性腫瘍に対する治療後の卵巣機能障害	卵子を採取した女性の生殖年齢を超えない

し（体外受精），割球もしくは胚盤胞まで発生した胚を子宮内に移植する（embryo transfer：ET）．1978 年 Edwards, Steptoe によって出産例が報告され，その後，彼らはノーベル医学賞を受賞した．1992 年には Palermo らが体外受精によって受精ができない症例に運動率の高い一精子を卵子に注入する顕微授精（intracytoplasmic sperm injection：ICSI）による出産例を報告した（**図 8-3**）．無精子症は，かつては絶対不妊だったが，精管，精巣上体管，射精管の閉塞による閉塞性無精子症では精巣内精子回収法（testicular sperm extraction：TESE）によって精子を採取して ICSI による妊娠が可能である．一方，非閉塞性無精子症は精子形成がみられない場合がある．現在は，TESE

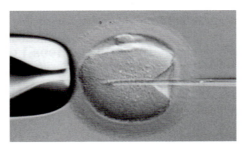

図 8-3　顕微授精

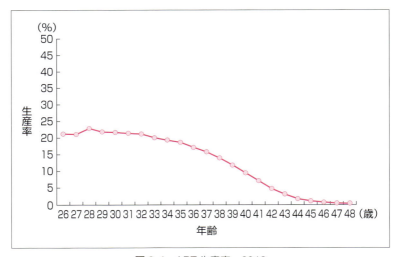

図 8-4　ART 生産率　2018

を試みても妊娠にいたらない場合に AID が選択されている．

　学会は，すべての体外受精実施施設の登録と報告を義務づけており，2021 年 5 月現在 626 施設が登録されている．体外受精は女性の負担が大きく，費用も高額な自費診療であることからカップルの心理的ハードルは高い分，出産への期待も高くなるが，20 歳代の生産率は 20 数％にとどまり，40 歳では 9％程度である（**図 8-4**）．出産できるカップルは最初の数回で妊娠にいたるが，子どもを諦めきれずに 10～20 回挑戦し続けるカップルも多数存在し，わが国の体外受精の周期数は現在世界一である．現在，わが国で生まれている新生児の 16 人にひとりが体外受精児の時代になった．

　リスクの高い多胎妊娠を予防するため，学会は単一の胚を移植することを原則としている．したがって，受精卵の凍結は日常診療として実施されている．

（2）先端生殖技術と倫理的な問題

　日本には進歩し続ける生殖技術に関する法律が制定されていない．学会は「見解」に

よって自己規制しているが，違反する医師に対する罰則規定はなく，倫理的な問題が発生している．

A．精子凍結技術

精子凍結は比較的容易であり，日常診療として行われている．凍結精子による非配偶者間人工授精が1958年には国内で始まり，利便性が高くなったと同時に感染症の予防も可能になった．

悪性腫瘍に対する手術，化学療法，放射線治療では治療後に造精機能の低下が起こるため，治療前の精子凍結保存が実施されている．医学的適応による精子凍結は本人の生存を条件としているが，夫の死後生殖が行われ，出生届が受理されずに裁判で争った事例が発生した．最高裁で，父親が死亡しているため出生届は受理されない判決となった．

B．卵子凍結保存

未受精卵の凍結は技術的に難しく，比較的最近になって臨床応用可能となり，精子と同様に医学的適用による卵子凍結保存が行われている．排卵刺激，卵子採取に時間がかかるため，原疾患の予後に及ぼす影響や将来の妊娠の可能性，安全性など不明な点も多い．

一方，男性と比較して女性では加齢による妊孕性低下は著しいため，妊娠出産を先送りにするための社会的適応による卵子凍結保存も行われている．体外受精の生産率が20歳代で20数％に留まることから，将来の妊娠がどの程度期待できるのか，データが不十分である．

C．代理懐胎

Mayer-Rokitansky-Kuster-Hauser症候群（先天性子宮欠損）や子宮癌による子宮摘出のため妊娠できない場合，体外受精の技術を用いて代理懐胎を行うことで遺伝的な児を得ることができる．現在，日本では86万5千分娩（2019年）に対して年間30人の妊婦死亡があり，生殖のためにホストマザーにリスクを負わせるとして学会は代理懐胎を禁止している．卵子提供，代理懐胎は日本では提供者が限られているが，米国，インド，タイなどでは営利目的で実施されているため，これらの技術を求めて海外に出向く生殖ツーリズムが倫理的，法的な問題をもたらしている．経済格差を利用して第三世界の社会的弱者から搾取している構造となっている．また，日本では出産した人が母親であることが法的に定められているため，代理懐胎によって出産したカップルの出産届が受理されなかったため事例が発生した．出生届の受理を求めて裁判で係争されたが，最高裁でカップルが敗訴した．

2）出生前診断と人工妊娠中絶術

（1）出生前診断の種類

女性の加齢によって，不妊症，不育症，染色体異常，子宮内胎児発育遅延，前置胎盤，分娩遷延，血栓症など多くの妊娠異常が増加するが，最も認知されているのは染色体数的異常であるダウン症候群であり，35歳で1/300の頻度が加齢とともに急増する（図

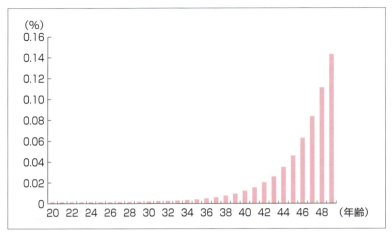

図 8-5 女性の年齢別の胎児がダウン症候群である頻度

8-5)．そのため，特に染色体異常を調べるための出生前診断が発達してきた．

高齢妊娠（35歳以上），夫婦いずれかが染色体異常保因者，染色体異常に罹患した児を妊娠，出産した既往等の場合に行われている．侵襲的検査と非侵襲的検査に分類される（**表 8-4**）．

A．羊水検査

1970年代から日本でも羊水検査が行われてきた．妊娠15週以降に経腹的に羊水を採取し，胎児由来の細胞を培養してギムザ染色により染色体検査などを行う．35歳以上の妊婦に対する羊水検査が年間1万6千件実施されており，この件数も増加傾向にある．染色体検査，遺伝子検査，酵素活性，病理組織検査が可能である．破水，感染，出血，子宮収縮などの合併症があり，結果的に後期流産となる頻度が1/300と言われている．まれに母体腸管穿刺による敗血症の症例がある．

B．絨毛検査

妊娠10週以降14週ころまでに主に経腹的に絨毛を採取して出生前診断を行う．診断結果が早期に得られるが，絨毛採取に伴う流産率は1/100と羊水検査より高い．

C．母体血を用いた新しい出生前遺伝学的検査

母体血中の胎児 cell-free DNA を用いた染色体異数性の診断が可能となり，新出生前診断として話題になった．無侵襲的出生前遺伝学的検査 noninvasive prenatal test（NIPT）と呼ぶ．2012年に21番，18番，13番染色体の検査が日本で実施され始めた当時，生命の選別であるというメディア報道が相次いだ．また，海外の企業に検査を委託するため技術や知識がなくても診断が可能であり，結果をカップルが受け入れるための遺伝カウンセリングが行われないまま実施されることも懸念された．そのため，日本医学会に申請して遺伝カウンセリングなどの体制が整った施設を認定することになった．

② 先端医療　　**471**

表8-4　出生前診断の種類

	検査の種類	例	
非侵襲的検査	超音波検査によるソフトマーカー	胎児後頸部浮腫 nuchal translucency：NT	NTの肥厚に伴ってダウン症候群，ターナー症候群などの染色体数的異常，心疾患確率が増加するが，健児が得られる確率もある．
	血清マーカー	トリプルマーカー クワトロテスト	トリプルマーカー（AFP，hCG，estriol）とinhibin Aを加えたクワトロテストが欧米ではスクリーニング検査として実施されている．日本では普及していない．
	母体血胎児染色体検査	massively parallel sequencing（MPS）法	母体血中DNAを次世代シークエンサーを用いて網羅的に増幅し，胎児21番染色体由来のcell free DNA断片の量が核型正常では1.3%であるのに対し，トリソミーでは1.42%に増加することで診断する．陰性的中率は99.9%と高い．陽性的中率はさほど高くないため，確定のために羊水検査を要する．
侵襲的検査（確定的検査）	羊水検査	染色体検査 遺伝子検査 先天性代謝異常の生化学的診断	
	絨毛検査		
	臍帯血検査		

　NIPTコンソーシウムによると，2013年4月には全国で15施設が認定され，2020年3月までに86,813人がNIPTを受け，1,556人が陽性となった．1,318人が確定検査である羊水検査を行って1,199人が染色体異数性であることがわかった．NIPT導入後，羊水検査件数は減少傾向となった．近年，無認可の施設でNIPTが実施され，適切な遺伝カウンセリングを受けられずに不安を生じる症例も報告されている．

（2）出生前診断と人工妊娠中絶術

　不妊手術と人工妊娠中絶術に関する優生保護法は1996年に母体保護法に改められた．妊娠22週未満であれば「第十四条　一　妊娠の継続又は分娩が身体的又は経済的理由により母体の健康を著しく害するおそれのあるもの」を理由として妊婦が妊娠継続を自己決定できる．

　母体保護法では胎児条項を認めていないが，多くの女性は児がダウン症候群であることがわかると人工妊娠中絶術を選択する．胎児条項がないために人工妊娠中絶術の理由として染色体異常が占める割合は不明である．NIPTコンソーシウムの調査では69.6%（1,083/1,556）が人工妊娠中絶術を選択したことが明らかとなった．

　羊水検査により診断が確定する時期は，妊娠中期であり，中絶を選択する妊婦の苦痛も大きい．そのために侵襲なく，より早期に診断可能な母体血による出生前診断が出現

した．羊水検査は倫理的議論が報道されることも少ないまま，水面下で実施されてきたが，ダウン症候群や遺伝性疾患をもつ患者団体からは優生思想につながるという批判が継続的にされていた．

わが国では「女性は子どもを持って一人前である」という母性神話の文化があり，不妊症や不育症患者の精神的苦痛は大きい．さらに，先天異常児を出産した女性が責められることも起こっている．多様性が認められにくいわが国の現状から，出生前診断を希望する女性を単純に批判することは難しい．妊娠前まで考える機会もなかった出生前診断について短期間に自己決定をしなければならないことは当事者にとって精神的苦痛を伴うが，法的にグレーゾーンの出生前診断は実施する産婦人科医にとっても精神的負担となっている．

3）着床前検査

（1）着床前検査

着床前検査 preimplantation genetic testing（PGT）とは，体外受精・胚移植の技術を前提として，体外において受精卵の細胞の一部を生検して診断し，"非罹患胚"と診断された受精卵を子宮内に胚移植する技術である（**図 8-6**）．1990 年に Handyside らは伴性劣性遺伝性疾患である Duchenne 型筋ジストロフィーの性別診断を報告した．PCR 法などを用いて単一遺伝子疾患，FISH 法などを用いて染色体均衡型転座を診断する場合を狭義の着床前検査と呼ぶのに対し，染色体異数性 aneuploidy を網羅的に診断するものを着床前染色体異数性検査 PGT-A と呼ばれている．

（2）着床前検査の倫理的問題

高齢女性では卵子の染色体異数性による不妊症，流産が増加するため，不妊症，習慣流産を適応として流産を回避するための PGT-A も実施されるようになった．さらに高齢女性の染色体異常予防にも PGT-A が応用され，爆発的に着床前検査が増加するにい

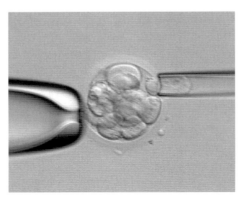

図 8-6　着床前検査

たった.

　着床前検査の主な倫理的課題には，①出生前診断と同様に優生思想である，②受精卵の廃棄は生命の廃棄である，③自然妊娠可能な女性に体外受精の合併症を負わせる，④児の長期的な安全性が不明確である，という点があげられる.

　世界的に着床前検査が増加する状況から，1998年には日本産科婦人科学会（学会）は「着床前診断に関する見解」を作成し，重篤な遺伝性疾患に限って，各症例を審議して臨床研究として行うことを示した．重篤な遺伝性疾患とは"遅くとも20歳までに寝たきりもしくは死亡する状態"と定めている．そのため日本では，2004年以降，一部の遺伝性疾患と染色体均衡型転座に起因する習慣流産（反復流産含む）のみが認められている（**表8-5***）.

2019年になって，網膜芽細胞腫に対する着床前検査が申請された．重篤性の意味が大きく変わることになるため慎重に審議されている.

　ドイツ，スイス，オーストリア，オーストラリア（ビクトリア州除く），アイルランドは，法律によって着床前検査を禁じてきたが，極体生検は認められるようになった．イギリス，フランス，スペイン，スウェーデンは法律によって規制している．たとえばイギリスでは体外受精と着床前検査はヒトの受精および胚研究認可庁により規制され，対象疾患が限られている．スウェーデンでは社会省指針によって重篤な進行性遺伝的疾患の診断であるときに認められる.

　オランダ，イタリア，ベルギー，ギリシャ，イスラエルは国家機関のガイドラインによっ

表8-5　着床前検査の種類

適応	疾患
単一遺伝子疾患	Duchenne型筋ジストロフィー* 筋強直性ジストロフィー* 副腎白質ジストロフィー* Leigh脳症* オルニチントランスカルバミラーゼ欠損症* 嚢胞性線維症 Beta-サラセミア ハンチントン病 脊髄性筋萎縮症 鎌状赤血球貧血 骨形成不全症 血友病，白血病
習慣流産	均衡型相互転座と逆位* 胎児染色体異数性**
不妊症	受精卵の異数性**
高齢女性	受精卵の異数性**
性別診断	

*日本で実施されている疾患，**臨床試験実施中.

て規制されている．米国，韓国は法律，ガイドラインは存在せず，実質的な規制はない．

日本には生殖技術に関する法律はまったく存在しない．学会は「見解」によって自己規制しているが，実施した医師に対する罰則規定はない．2004 年に性別診断を実施した医師が新聞紙上に実施を公表し，事実関係を確認した後に学会はこの医師を除名処分とした．医師らは習慣流産患者らと，除名処分の撤回とともに「学会が着床前診断を規制するのは憲法で保障された幸福追求件の侵害である」として学会を集団提訴した．この裁判は最高裁判所において「患者の幸福追求件」も含めて原告側の完全敗訴が確定した．当時の新聞には「除名処分を受けても診療は可能であり，アウトサイダーの医師らによる倫理的問題をはらむ医療の横行が懸念される．実行性のある規制が課題である」との記事が掲載された．関連する多くの産婦人科医師はメディアの言う実効性のある規制である法制化を求めてきたが，法制化の動きは現在もない．

(3) 着床前検査のエビデンス

遺伝子疾患を適応とした着床前検査は疾患を避けるという目的が明確である．一方，不妊症，習慣流産を適応とした PGT-A については，流産を避ける目的は明確だが，生産率を高める効果ははっきりしていないのが現状である．2007 年に報告された体外受精と体外受精 +PGT-A の無作為割り付け試験では PGT-A 群では生産率が低下してしまった．当初，受精卵の 8 割球（受精後 3 日目）から 1-2 細胞を採取する生検法が用いられたが，胚盤胞（受精後 5 日目）の胎盤に分化する細胞を複数採取することで生産率が低下しないことが証明された．また，診断法も比較ゲノムハイブリダイゼーション法や次世代シークエンス法を用いることで診断精度が向上した．

生検技術と診断技術の発達によって若い不妊女性など限られた疾患での効果が認められるようになってきた．しかし，転座に起因する習慣流産，原因不明習慣流産については待機療法と比較して生産率が改善しないことが報告されている．そこで学会は見解を変えることなく，特別臨床研究として既往流産の胎児染色体異数性を認めた習慣流産と高齢不妊症を適応とする無作為割り付け試験を実施することにした．その結果，患者当たりの出生率は改善できなかった（**表8-6**）．現在，症例数を増やした臨床試験を実施している．

(4) 生殖医療と商業主義

学会の自主規制にもかかわらず，PGT-A が日本で実施されている．生殖技術は自由診療によって行われ，たとえ妊娠にいたらなくても 80〜100 万円（PGT-A 1 回）の収益があり，分娩や癌の手術と比較するとローリスク・ハイリターンであるため，個人経営の診療所において実施される傾向にある．子どもに恵まれないカップルには，エビデンスが適切に遺伝カウンセリングされることもなく，PGT-A が有効であるように一部の医師によって誘導され，過剰な期待が寄せられている．この現象は着床前検査に限ったことではない．原因不明習慣流産（不育症）では，アスピリン，ヘパリンは有効性がないことが証明された．薬剤投与をしなくても一定の出産が可能であるにもかかわらず，

表 8-6 習慣流産患者に対する PGT-A 日本産科婦人科学会特別臨床研究

	PGT-A (n=41)	Non-PGT-A (n=38)	OR（95% CI）p-value
出産率/患者	26.8%（11）	21.1%（8）	1.33（0.45〜3.91），0.60
出産率/胚移植	52.4%（11/21）	21.6%（8/37）	3.89（1.16〜13.1），0.02
流産率/妊娠	14.3%（2/14）	20.0%（2/10）	0.68（0.06〜6.51），0.68
生化学流産/生化学妊娠	12.5%（2/16）	45.0%（9/20）	0.14（0.02〜0.85），0.03
胚盤胞の得られた患者数	21	38	

Sato et al. Hum Reprod 2019

これらが自費診療により投与されている．余命宣告された癌患者が民間療法に期待する現象はどこでもみられるが，これらの有効性未確認の薬剤を医師が投与するのは生殖医療の独特の現象であろう．これらは適応外使用であり，厳密にいえば臨床研究法違反であるが，エビデンス不明の薬剤投与を同意書なく実施している実情がある．

3. 救急医療の進歩と法医学

1）救急救命士制度

救急医療の目的は，病院前の救護，病院内での救命医療，その後のリハビリテーションで機能回復を成功させ，社会復帰につなげて救命率を向上させることである．病院前救護（プレホスピタルケア）においては，救命の連鎖（Chain of Survival）が特に重要であり，これは早期の通報，迅速な心肺蘇生，迅速な除細動，二次救命処置の4つの救急行動を迅速に行うことである．

わが国における救急医療体制[15]は，厚生省が昭和52年（1977年）に出した「救急医療対策事業要綱」に沿って，初期・二次・三次救急医療体制が全国的に整備され始めたが，その一方，院外心肺停止患者の蘇生率・救命率が欧米に比べて著しく低いことが表面化した．院外心肺停止ではプレホスピタルケアが予後を大きく左右する．従来の救急隊員の救急業務は傷病者を医療機関に搬送することに限られていたことから，プレホスピタルケアの充実が各方面において検討された．その結果，平成3年（1991年）に救急救命士法が成立し，救急救命士は救急救命処置を行うことができるようになった．救急救命士の行う救急救命処置は診療の補助であり，原則的には医師の指示に基づいて行われるものである．救急救命士制度発足から厚生労働省，消防庁を中心にさまざまな検討会が行われ，救急救命士の業務拡大が図られてきた．**表 8-7** は具体的に定められている救急救命処置の内容である．

救急救命士制度は院外心肺停止の蘇生率・救命率の向上を目的としたものであり，救急救命士は厚生労働省令で定める心肺機能停止状態等の患者に対する救急救命処置を

476　第 8 章　現代社会と法医学の接点

表 8-7　救急救命処置の範囲

医政指発 0131 第 1 号　平成 26 年 1 月 31 日　厚生労働省医政局指導課長通知：「救急救命処置の範囲
等について」（平成 4 年 3 月 13 日指第 17 号厚生省健康政策局指導課長通知）の改正について

（1）自動体外式除細動器による除細動
　　　・処置の対象となる患者が心臓機能停止の状態であること．
（2）乳酸リンゲル液を用いた静脈路確保のための輸液（別紙 2 参照）
（3）食道閉鎖式エアウェイ，ラリンゲアルマスク又は気管内チューブによる気道確保（別紙 2 参照）
　　　・気管内チューブによる気道確保については，その処置の対象となる患者が心臓機能停止の状
　　　　態及び呼吸機能停止の状態であること．
（4）エピネフリンの投与（（10）の場合を除く．）（別紙 2 参照）
　　　・エピネフリンの投与（（10）の場合を除く．）については，その処置の対象となる患者が心
　　　　臓機能停止の状態であること．
（5）乳酸リンゲル液を用いた静脈路確保及び輸液（別紙 2 参照）
（6）ブドウ糖溶液の投与（別紙 2 参照）
　　　・ブドウ糖溶液の投与については，その処置の対象となる患者が血糖測定により低血糖状態で
　　　　あると確認された状態であること．
（7）精神科領域の処置
　　　・精神障害者で身体的疾患を伴う者及び身体的疾患に伴い精神的不穏状態に陥っている者に対
　　　　しては，必要な救急救命処置を実施するとともに，適切な対応をする必要がある．
（8）小児科領域の処置
　　　・基本的には成人に準ずる．
　　　・新生児については，専門医の同乗を原則とする．
（9）産婦人科領域の処置
　　　・墜落産時の処置……臍帯処置（臍帯結紮・切除）
　　　　　　　　　　　　　胎盤処理
　　　　　　　　　　　　　新生児の蘇生（口腔内吸引，酸素投与，保温）
　　　・子宮復古不全（弛緩出血時）……子宮輪状マッサージ
（10）自己注射が可能なエピネフリン製剤によるエピネフリンの投与
　　　・処置の対象となる重度傷病者があらかじめ自己注射が可能なエピネフリン製剤を交付されて
　　　　いること．
（11）血糖測定器（自己検査用グルコース測定器）を用いた血糖測定
（12）聴診器の使用による心音・呼吸音の聴取
（13）血圧計の使用による血圧の測定
（14）心電図の使用による心拍数の観察及び心電図伝送
（15）鉗子・吸引器による咽頭・声門上部の異物の除去
（16）経鼻エアウェイによる気道確保
（17）パルスオキシメーターによる血中酸素飽和度の測定
（18）ショックパンツの使用による血圧の保持及び下肢の固定
（19）自動式心マッサージ器の使用による体外式胸骨圧迫心マッサージ
（20）特定在宅療養継続中の傷病者の処置の維持
（21）口腔内の吸引
（22）経口エアウェイによる気道確保
（23）バックマスクによる人工呼吸
（24）酸素吸入器による酸素投与
（25）気管内チューブを通じた気管吸引
（26）用手法による気道確保
（27）胸骨圧迫
（28）呼気吹込み法による人工呼吸
（29）圧迫止血
（30）骨折の固定
（31）ハイムリック法及び背部叩打法による異物の除去
（32）体温・脈拍・呼吸数・意識状態・顔色の観察
（33）必要な体位の維持，安静の維持，保温

（平成 4 年指第 17 号 厚生省健康政策局指導課長通知：救急救命処置の範囲等について．最終改正 平成 26 年 1 月
31 日）

②先端医療　**477**

表 8-8　救急救命士法施行規則第 21 条

救急救命士法施行規則
（平成 3 年 8 月 14 日厚生省令第 44 号）
最終改正年月日：平成 26 年 1 月 31 日厚生労働省令第 7 号
（法第 44 条第 1 項の厚生労働省令で定める救急救命処置）
第 21 条
　法第 44 条第 1 項の厚生労働省令で定める救急救命処置は，重度傷病者（その症状が著しく悪化するおそれがあり，又はその生命が危険な状態にある傷病者をいう．次条において同じ．）のうち心肺機能停止状態の患者に対するものにあっては第一号（静脈路確保のためのものに限る．）から第三号までに掲げるものとし，心肺機能停止状態でない患者に対するものにあっては第一号及び第三号に掲げるものとする．
1　厚生労働大臣の指定する薬剤を用いた輸液
2　厚生労働大臣の指定する器具による気道確保
3　厚生労働大臣の指定する薬剤の投与

　「特定行為」として「医師の具体的指示」の下で行うことができる（救急救命士法第 44 条）．救急救命士制度創設時に厚生省令で定められた特定行為の内容は，(1) 半自動式除細動器による除細動，(2) 乳酸加リンゲル液を用いた静脈路確保のための輸液，(3) 食道閉鎖式エアウェイ又はラリンゲアルマスクによる気道確保であったが，平成 15 年（2003 年）4 月から迅速性が強く求められる除細動についてはあらかじめ包括的指示を受けておく（standing order）「包括的除細動」が可能となった．平成 16 年（2004 年）7 月から追加教育を受けた救急救命士（認定救命士）には「医師の具体的指示」の下で気管挿管が可能となり，平成 18 年（2006 年）4 月からは認定救命士は「医師の具体的指示」の下でエピネフリンの静脈内投与が可能となった．さらに，救急救命士法施行規則の改正（平成 26 年 1 月 31 日）に伴い，平成 26 年 4 月 1 日より救急救命士による**心肺機能停止前**の重度傷病者に対する静脈路確保及び輸液，血糖測定並びに低血糖発作症例へのブドウ糖溶液の投与が認められた．
　現在は「医師の具体的指示」の下に，厚生労働大臣の指定する器具による気道確保（食道閉鎖式エアウェイ，ラリンゲアルマスク及び気管チューブ），厚生労働大臣の指定する薬剤（エピネフリン，ブドウ糖溶液）の投与が可能である（救急救命士法施行規則第 21 条）（**表 8-8**）．
　表 8-9 に具体的な「特定行為」を示す．
　エピネフリンの投与に関しては，平成 21 年（2009 年）3 月 2 日より [16] あらかじめ自己注射が可能なエピネフリン製剤（エピペン®）を交付されているアナフィラキシーショックの状態にある重度傷病者に対して救急救命士によるエピネフリン製剤の投与が可能となった（特定行為ではない）．
　現場で救急救命士が救急救命処置（薬剤投与，輸液，気管挿管等による気道確保，除

第8章　現代社会と法医学の接点

表 8-9　医師の具体的指示を必要とする救急救命処置

項目	処置の具体的内容	医師の具体的指示の例
（1）乳酸リンゲル液を用いた静脈路確保のための輸液	・留置針を利用して，上肢においては①手背静脈，②橈側皮静脈，③尺側皮静脈，④肘正中皮静脈，下肢においては①大伏在静脈，②足背静脈を穿刺し，乳酸リンゲル液を用い，静脈路を確保するために輸液を行う．	・静脈路確保の適否，静脈路確保の方法，輸液速度等
（2）食道閉鎖式エアウェイ，ラリンゲアルマスク又は気管内チューブによる気道確保	・食道閉鎖式エアウェイ，ラリンゲアルマスク又は気管内チューブを用い，気道確保を行う．	・気道確保の方法の選定，（酸素投与を含む）呼吸管理の方法等
（3）エピネフリンの投与（別紙1の（10）の場合を除く．）	・エピネフリンの投与（別紙1の（10）の場合を除く．）を行う．	・薬剤の投与量，回数等
（4）乳酸リンゲル液を用いた静脈路確保及び輸液	・留置針を利用して，上肢においては①手背静脈，②橈側皮静脈，③尺側皮静脈，④肘正中皮静脈，下肢においては①大伏在静脈，②足背静脈を穿刺し，乳酸リンゲル液を用い，静脈路を確保し，輸液を行う．	・静脈路確保の適否，静脈路確保の方法，輸液速度等
（5）ブドウ糖溶液の投与	・低血糖発作が疑われる患者に対し血糖測定を行い，低血糖が確認された場合，静脈路を確保し，ブドウ糖溶液の投与を行う．	・薬剤の投与の適否，薬剤の投与量等

〔留意事項〕

①処置の対象の状態については下記の表に示す．（○が対象となるもの）

	項目	心臓機能停止及び呼吸機能停止の状態	心臓機能停止又は呼吸機能停止の状態	心肺機能停止前
（1）	乳酸リンゲル液を用いた静脈路確保のための輸液	○	○	
（2）	食道閉鎖式エアウェイ，ラリンゲアルマスクによる気道確保	○	○	
	気管内チューブによる気道確保	○	○	
（3）	エピネフリンの投与（別紙1の（10）の場合を除く）	○	心臓機能停止の場合のみ○	
（4）	乳酸リンゲル液を用いた静脈路確保及び輸液			○
（5）	ブドウ糖溶液の投与			○

② 医師が具体的指示を救急救命士に与えるためには，指示を与えるために必要な医療情報が医師に伝わっていること及び医師と救急救命士が常に連携を保っていることが必要である．
なお，医師が必要とする医療情報としては，全身状態（血圧，体温を含む．），心電図，聴診器による呼吸の状況などが考えられる．
③ 心肺機能停止状態の判定は，原則として，医師が心臓機能停止又は呼吸機能停止の状態を踏まえて行わなければならない．
　・心臓機能停止の状態とは，心電図において，心室細動，心静止，無脈性電気活動，無脈性心室頻脈の場合又は臨床上，意識がなく，頸動脈，大腿動脈（乳児の場合は上腕動脈）の拍動が触れない場合である．
　・呼吸機能停止の状態とは，観察，聴診器等により，自発呼吸をしていないことが確認された場合である．

医師の具体的指示を必要とする救急救命処置（医政指発 0131 第1号　平成26年1月31日　厚生労働省医政局指導課長通知：「救急救命処置の範囲等について」（平成4年3月13日指第17号厚生省健康政策局指導課長通知）の改正について）

細動など）を行うためには，医師による「指示・助言」，処置についての「事後検証」及び「再教育」が必要とされている．これら「指示・指導・助言」「事後検証」及び「再教育」により病院前救護の質を保障する体制を「メディカルコントロール体制」（MC体制）という．救急救命士の業務拡大を実施する上で基礎となっている地域に応じたMC体制（救急救命士が救急現場において実施する医療行為の内容を医学的に担保し，かつ責任の所在を明確にするための制度的枠組み）も構築されている．MCは直接MC（オンラインMC）と間接MC（オフラインMC）の2つに分けられ，直接MC（オンラインMC）は，医師が電話や無線などで現場や搬送途中の救急救命士と連絡を取り，観察・処置・病院選定に関する指示・指導・助言を与えることである．間接MCは救急現場や搬送途中における観察・処置などに関するプロトコールの策定，救急活動記録に基づく救急活動の検証とフィードバック，病院実習の実施や評価，症例検討会などの実施など救急救命士の教育・研鑽をサポートすることである[17]．

　このように，救急救命士の行う救急救命処置，特に「特定行為」の内容は社会の要求に呼応して変化をとげてきている．一方，平成19年（2007年）5月と6月には愛知県と福岡県において，平成22年（2010年）4月には秋田県において救急救命士による誤挿管（食道挿管）事故が起きている．また，平成23年（2011）年2月には常滑市消防本部の救急救命士が，交通事故でショック状態に陥った患者に対し，点滴投与を行ったという新聞報道があった（中日新聞2011年3月6日　朝刊）．患者の出血が多く「やむにやまれず」ということであり，患者は快方に向かっているというが，当時の救急救命士法を逸脱した行為である．今後，救急救命士の業務の拡大については，有効性と安全性を総合的に評価し，更なる検討が求められる．

2）救急医療と法医学

（1）救急救命処置を受けた死体に対する司法解剖

　近年は，救急救命センターあるいはこれに準じる医療機関に搬送された心肺停止状態（cardiopulmonary arrest：CPA）の患者やCPAに近い状態の患者は，ほとんど例外なく医療行為を受ける傾向にある．たとえば，前胸部左側に刺入口がある場合には，両創端から延長して手術創が形成されると，元々の刺入口の位置と創の性状がまったく不明となる．このような場合は，深部の組織に創の性状が残存していれば，そこから推測せざるを得ない（図8-7）．また，入院後時間が経過してから死亡した場合などは，手術創や注射痕などの医療行為と損傷を選別し，損傷が治癒した損傷痕の性状と診療記録などから損傷による外因と死因との因果関係，損傷の成傷機転を推測する必要がある．このような場合には，従来の法医学の損傷の知識に加え，損傷の治癒過程や救急救命医療の基礎的な知識などの臨床的な知識も要求される．今後，救急医療の発達，救急医療体制の整備とともに，このような事例の増加が予測され，常に対応できるように法医学の立場から準備しておく必要がある．

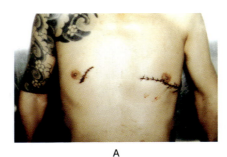

A

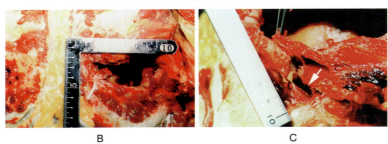

図 8-7 深部組織の創の性状による刺入口の位置と創の性状の推測
A：前胸部左側の刺創の左創端から延長された開胸心臓マッサージの切開創.
B，C：前胸部左側の刺創の刺創管により肋間筋に形成された左胸腔内への刺入部（矢印）.

(2) 救急医療現場における脳死体からの臓器提供

平成 21 年（2009 年）の臓器移植法の改正により，生前の意思（living will）が不明の場合は家族の同意で臓器の提供が可能になった．また，従来は民法上の遺言可能年齢である 15 歳以上の者にしか認められなかった小児の臓器提供も，修正齢 12 週未満（早期産児および在胎週数 40 週未満の正期産児）または週齢 12 週未満（在胎週数 40 週以上の正期産児および過期産児）を除く小児において家族の同意でドナーとなることができるようになった．救急医療の現場ではドナーとなる患者が異状死体であることもあり，救急医療現場における検案に対して法医学の立場から協力が求められる場面も想定される．

(3) 救急医療と法医学の連携

救急医療現場における薬毒物中毒事例に対しては，患者の生体試料からの薬毒物の定性・定量分析，血中濃度のモニタリングに関しての連携が可能である．また，臨床法医学・法歯科医学の項に述べる臨床法医学的側面からの救急医療との連携は犯罪の早期発見・犯罪被害者である患者の人権の尊重・社会の安寧の観点からみて，社会的要請度が高く，一層の強化が望まれる．

3）救急医療と法歯科医学

（1）歯科における救急医療

　口腔顔面は頭部と連続しており，その頭蓋内腔のほとんどを人間の生命活動の中枢である脳が占めている．口腔領域のみの損傷であれば，歯科医師による対応で十分なことが多いが，他領域の損傷を同時に負うこともあり，口腔顔面の受傷といえども，死因に直接関係する可能性が高い頭部外傷の併発を念頭におき，頭部への影響が考慮される場合は，医師に対診が求められる．重度の口腔顔面外傷で頭部への影響があり，来院時，意識障害や嘔吐，瞳孔の異常，痙攣，呼吸障害などの症状やショック状態であれば，早急な医科対応が必要となる．このような症状がない場合でも，頭部外傷の併発は症状の急変に注意を要する．

　また，口腔顔面外傷のみであっても，この領域は血管に富んでいるため，出血しやすく，血腫や腫脹をきたしやすい．大量出血や出血性ショック，骨折等による舌根沈下や口腔底の粘膜下出血による舌の挙上など，さまざまな原因により呼吸障害が生じた場合には，迅速に気道確保を行い，出血部位の特定と止血処置が必要である．

　外傷のみならず，麻酔薬によるアレルギー反応やアナフィラキシー，過剰投与，感染症，歯科補綴物や治療器具などの異物の口腔内への落下による気道閉塞など，歯科治療行為により起こり得る症状もある．これらに対して適切な対応が行われなければ死に至ることもあり，救命できたとしても，医事紛争へと発展する可能性もある．それぞれの病態とその対応，予防・防止策についても熟知しておくことが重要である．

　歯科治療時に起こった歯科補綴物の誤嚥であれば，担当医から患者の状態や経緯，誤嚥した補綴物の形態や材質などを詳細に聴取し，適切な検査や処置が行える場合が多い．しかしながら，日常生活の中で義歯を誤嚥してしまった事例は高齢者や疾患をもった患者に多く報告されており，なかには医療機関に搬送されたにもかかわらず，誤嚥した義歯が見落とされ，数日経過後に死亡した例もある．状況や誤嚥したものなどの聴取は困難なことが多いだろうが，詳細な問診を行い，単純 X 線撮影であれば，少なくとも 2 方向からの撮影や CT，MRI 等の検査を考慮すべきである．

（2）気道確保による歯や粘膜の損傷

　救命の第一歩である気道確保は，頭部後屈あご先挙上法や下顎挙上法など器具を用いない方法から，エアウェイ，マスクやチューブを用いた方法，外科的気道確保などがあり，それぞれの適応に応じて選択される．その中でも，口腔内に器具を挿入する気道確保により歯の脱臼や破折がみられることがある．

　歯周病が進行している患者など歯に問題があるような患者の予定手術であれば，気管挿管による歯の脱臼等の可能性を考慮し，事前にマウスピースを作製するなど歯の保護について配慮する．しかしながら，緊急の場合には，患者の口腔内の状況を事前に把握することは難しく，命を優先した早急な挿管が実施され，それによって患者は歯や粘膜

に損傷を負うこともある.

　頭部外傷は死因の多くを占め，頭部と連続している口腔顔面に外傷を併発していることが多い．虐待の症例でも，身体的虐待やネグレクトの結果として口腔顔面になんらかの痕跡が残存していることがある．口腔内にみられる歯や粘膜の損傷は，医療機関に運び込まれる前に受けた虐待による損傷なのか，救命処置の結果なのかを判断する必要がある．歯の損傷だけでなく，歯が欠如している場合は，当該歯が植立していたと推察される部位の歯槽骨や歯肉，また口腔顔面に残された他の損傷痕との関係性を判断し，成傷機序を推察しなければならない．このように，前項から記述している救急医療や処置・対応は，臨床において傷病の診断や治療法の選択，予後の判定のために，患者の初診時の状態や関係者からの聴取内容を含め，医療記録として確実に作成，保管されなければならない．歯科法医学においては，それらの情報は成傷機序の推定の他，適切な対応が行われていたかの判断，また臨床と同様に，患者の環境を含めた予後推定の参考にもなる．直接，死因とは結びつかない損傷であっても，その損傷に気づき，診断を行うことは，社会の複雑化，医療の高度化に伴い，今後さらに必要性が増すであろう．

(3) 災害時の歯科医師の活動

　人間が命に関わる状態に陥ったとき，生命の維持が優先されるのは当然であり，全身的な救急対応が優先的に行われる．そのような患者に対し，最初に歯科医師が関わることはほとんどない．しかしながら，偶発的な事故により命に関わる状態に陥った人が目の前にいれば，医療機関への搬送が開始されるまでの間，歯科医師も医療従事者の一員として命を救う医療に携わり，貢献できる．その一例として，災害現場での活動がある．

　歯科における災害医療は確立されていないが，阪神・淡路大震災や新潟県中越地震から，避難所生活が長引く被災者への歯科治療や口腔ケアの重要性が認識されてきた．また，従前から歯科法医学の学問としても，実践としても確立されている歯科的個人識別は，災害時における歯科医師の重要な役割として周知されている．しかしながら，歯科医師による発災直後の対応は少なからず行われているものの，医科対応の需要が高いため，前記の2つの活動に比べ，認知度は低いように思われる．

　医療機関での全身的な対応が求められる救急医療同様，災害現場に歯科医師が最初に到着し，トリアージや応急処置を行うということはまずない．しかしながら，その場に居合わせ，活動が行える状況であれば，他の医療従事者同様，救護活動に加わる意義は大きいと考える．

　災害医療と救急医療は異なる．トリアージは，災害時に多くの傷病者が発生し，相対的に医療機能が低下した場合に，一人でも多くの命を救うために行われ，これは災害医療の目的でもある．一般的に，一次トリアージはSTART法が採用されており，これは誰が行っても同じ結果になるように考えられている評価方法である．現在，トリアージに関する法律は整備されておらず，資格や職種で制限されていない．そのため，一次トリアージの訓練を市民に対し行っている地域も存在する．二次トリアージ以降に行う

生理学的評価や解剖学的評価，受傷機転の判定は，全身的な評価が必要であり，現状ではすべての歯科医師が対応できるとは言えない．しかしながら，救急救命士や看護師とともに，歯科医師がSTART法を正確，迅速に行うことにより，一次トリアージを行う医師の代わりを担うことができれば，医師は二次トリアージや生命を維持する救急処置等に専念でき，結果として医療機能の向上につながると考える．

災害時の対応は，超法規的解釈がなされるというが，歯科医師としてどこまでのことを行うべきか，またどこまでのことが行えるのかは，常に自問される．現場での応急救護では，医療従事者と連携して活動し，医師の判断のもと歯科医師ができる限りの処置を行えれば，医師の有効活用や被災者の症状の安定化に寄与できると考えられる．また，命に別状がない外傷を受けた被災者に対し，医療機能に適した歯科の専門性を活かした初期対応ができれば，機能や審美性を考慮した，生きる力を支える医療を行うことができる．

法医学は，死者に対しての学問，死者を扱う医学というイメージが強いかもしれない．解釈はさまざまであるが，人の死を学び，人の死を扱うのであれば，それを生きている人に還元し，死に至らないような方略を考え実践するのも，法医学の重要な役割である．臨床法歯科医学が実践され，社会に還元されることが期待される．

3 臨床法医学と臨床法歯科医学

1. 児童虐待（child abuse）

近年，日本は核家族化が進み，また，小児の保護者たるべき両親の親としての自覚の弱さや欠落から，ときとして精神障害が原因となって，子どもに対する虐待は家庭内に多く潜在していると思われる．これを裏づけるように，児童虐待に関する報道に接することが多い．厚生労働省の統計によると，児童相談所（以下，児相）における児童虐待相談処理件数は平成2年度の1,101件が平成11年に11,161件，平成12年に17,725件，平成13年度では23,274件に達し，平成20年度には42,664件（平成28年度には122,578件（速報値））と26年間で111.3倍に急増している（図8-8）．

これに対し，日本法医学会の調査[18]によると，被虐待児の司法解剖例は平成2年～11年（1990～1999年）までの10年間の合計は459例であり，10年間の司法解剖例の変動はおおむね2倍程度におさまり，児童虐待相談処理件数に認められるような急激な増加は認められない．

これらの調査結果は，児童虐待死症例は以前からコンスタントに存在しており，近年急増したものではないことを示している．これは，以前は，児相への通告もないため児相も認知しえず，警察・検察と法医学者の間だけで処理していたケースがほとんどであったのに対し，最近は，社会が児童虐待問題を社会の問題としてとらえ始め，報道機

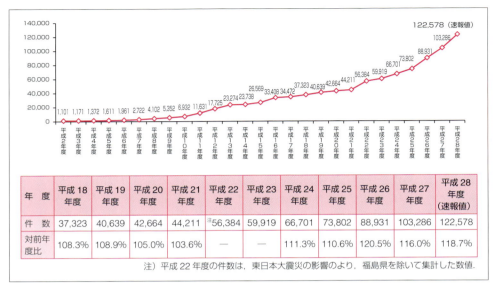

図 8-8 児童相談所での児童虐待相談対応件数とその推移
(厚生労働省報道発表資料, 2017年8月17日)

関による児童虐待死症例の扱いが大きくなったことも一因であろう.

　杏林大学・佐藤喜宣名誉教授の調査によると，10歳未満の他殺症例の司法解剖例の約24％がいわゆる狭義の虐待死である．しかしながら，他の他殺症例の中でも，絞死・扼死症例などはほとんどが無理心中の被害者であり，子どもの未来を奪うという点では，児童虐待に他ならず，無理心中・嬰児殺などは広義の児童虐待と理解すべきである．佐藤名誉教授によれば，両者を合わせた児童虐待死症例は，全他殺症例の約70％に上るという．さらに，家族および親密な関係者間に起こる暴力・虐待は連鎖しており（図8-9），児童虐待，ドメスティック・バイオレンス（domestic violence），高齢者虐待は包括的に研究および対応すべき社会病理と考えられている[19].

1）定　　義

　1961年にKempeがAmerican Academy of Pediatricsのシンポジウムで,「子どもが実父母あるいは養父母などから肉体的な虐待を長期的に繰り返し加えられた状態」をbattered child syndrome（日本では新田らが「被虐待児症候群」と和訳し，初の症例報告をした）と呼称して以来，世界的に広く用いられている．しかし子どもの人権問題に関心が高まるにつれて，身体的虐待以外のネグレクト，性的虐待なども報告され，古典的なbattered child syndromeという言葉の範疇に含まれない虐待の存在が顕在化してきた．

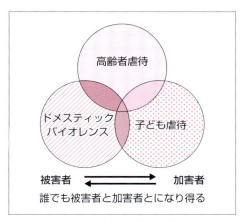

図 8-9 暴力・虐待の連鎖
(佐藤喜宣編. 臨床法医学テキスト. 中外医学社, 東京, 2008. p 153)

表 8-10 虐待の分類

①身体的虐待→ Physical Abuse
②保護の怠慢・拒否→ Physical Neglect
③性的虐待→ Sexual Abuse
④心理的虐待→ Emotional Maltreatment
⑤棄児・置き去り
⑥登校禁止（家への閉じ込め）

(佐藤喜宣編. 臨床法医学テキスト. 中外医学社, 東京, 2008. p 154)

表 8-11 児童虐待の定義

1. 身体的虐待
   児童の身体に外傷が生じ，又は生じる恐れのある暴力を加えること
2. 性的虐待
   児童にわいせつな行為をすること又は児童をしてわいせつな行為をさせること．わいせつな行為を見せること．
3. ネグレクト
   児童の心身の正常な発達を妨げるような著しい減食又は長時間の放置その他の保護者としての監護を著しく怠ること
4. 心理的虐待
   児童に著しい心理的外傷を与える言動を行うこと

(佐藤喜宣編. 臨床法医学テキスト. 中外医学社, 東京, 2008. p 154)

　現在，児童虐待は，① 身体的虐待，② 保護の怠慢・拒否（以下，ネグレクト），③ 性的虐待，④ 心理的虐待，⑤ 棄児・置き去り，⑥ 登校禁止（家への閉じこめ），の 6 つに分類されている（**表 8-10**）．わが国では「児童虐待の防止等に関する法律」（以下「児童虐待防止法」）第 2 条で身体的虐待，ネグレクト，性的虐待，心理的虐待を児童虐待として定義しており（**表 8-11**），2004 年（平成 16 年）10 月に施行された「児童虐待防止法」では子どもの目の前で行われる配偶者（事実上婚姻関係と同様の事情にある者を含む）に対する暴力も心理的虐待に定義づけている．

　なお，「児童虐待防止法」や行政機関では「児童虐待」という文言が用いられているが，学会名や民間団体の名称などには「子ども虐待」という文言が用いられることがある．

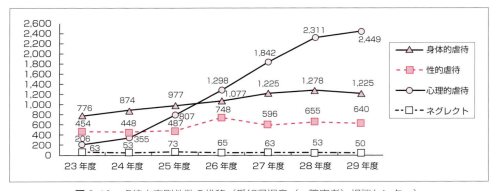

図 8-10 虐待内容別件数の推移（愛知県児童（・障害者）相談センター）
（平成29年度児童相談センター相談実績の概要及び児童虐待防止に関する取組の実施状況について．平成30年5月31日（木）愛知県健康福祉部児童家庭課 要保護児童対策グループ）

2）児童虐待の現状

　日本法医学会企画調査委員会報告[18]によると，被害者の年齢分布は，2歳児までで全体の63.6％，6歳児までで92.4％を占め，学童期以降の被害者数が明らかに少なくなっている．この傾向から，子どもが保育園や幼稚園に通うなどして社会との接点をもつ機会を得たり，自分の意思を表現できる年齢に達すれば，子どもに対する家庭内での虐待を認知することが可能であることがわかる．一方，全体の60％強を占める2歳以下の子どもの場合は，被害者が保育園等に通うなどの社会との接点がなければ，密室である家庭内での虐待の事実を認知することは非常に困難である．このような場合は，乳幼児検診の受診の有無，子育て支援事業の利用，周辺住民からの通告などから地道に虐待の端緒をつかむことが重要である．

　児相が扱う虐待事例の内容別件数では身体的虐待が大きな割合を占めている（図8-10）．法医学には多彩な剖検例からの学問的集積があり，特に損傷の成傷機転に関しては行政機関や臨床医に対して適切な助言・提言を行うことが可能である．このように法医学のもつ学問的集積を関係機関への知識の提供と共有を通して，社会に還元していく学問を臨床法医学という．必要に応じて，損傷部の写真あるいは子どもの診察を臨床法医学者に依頼し，損傷の鑑別診断を依頼すべきである．また，臨床法医学の役割は損傷の鑑別診断にとどまらず，医療人に対する教育，関係機関職員に対する専門的研修などを通して専門知識の共有に幅広く貢献していかなければならない．

　児童虐待対策には，児相を中心とした行政諸機関が，教育機関，医療機関，捜査機関，実務法曹や臨床法医学者とも協力体制を築き，児童虐待の早期発見・早期介入・早期救済を図ることが重要である．

　虐待死の加害者は，一般には継父であることが多いと考えられている．しかしながら，

表8-12 虐待の原因・動機

虐待の原因・動機	実母	実父	実母・実父	実母・継父	実父・継母	継父	継母	その他の保育者	兄弟姉妹	不明	その他	記載なし	合計
加害者の精神異常	32	2	1	0	0	1	1	1	1	0	0	0	39
加害者のアルコール依存	2	0	0	0	0	0	0	0	0	0	0	0	2
家庭不和	2	1	1	0	0	0	0	0	0	0	0	0	4
愛情欠如	7	5	1	2	0	2	4	2	0	0	0	0	23
貧困	2	1	1	0	0	0	0	0	0	0	0	0	4
無責任	30	3	13	1	0	0	0	0	0	0	0	0	47
加害者の異性関係のもつれ	2	0	0	0	0	0	0	1	0	0	0	0	3
加害者のいたずら	0	0	0	0	0	0	0	5	0	0	0	0	5
被害者の反抗的態度	4	4	0	1	0	6	4	1	0	0	0	0	20
被害者の泣き声	12	8	0	0	0	3	0	0	0	0	0	0	23
被害者の尿便失禁	5	0	1	0	1	1	0	1	0	0	0	0	9
被害者のいたずら	5	2	0	0	0	0	0	0	0	0	0	0	7
被害者の知能発育不全	2	0	0	0	0	0	0	0	0	0	0	0	2
奇形児・肢体不自由児	2	0	0	0	0	0	0	0	0	0	0	0	2
その他	16	0	1	0	0	0	1	0	2	0	0	0	20
不明	26	11	9	2	0	15	2	4	0	6	7	0	82
複合原因・動機	60	26	14	4	1	14	1	4	2	1	3	0	130
記載なし	0	0	0	0	0	0	0	0	0	0	0	37	37
合計	209	63	42	10	2	43	12	16	8	7	10	37	459

（日本法医学会企画調査委員会．被虐待児の司法解剖例に関する調査．日法医誌 2002：56：276-286）

継父が加害者であった例は全体の 10.0％，実母・継父の組み合わせでも 2.2％で，合計 12.2％である．これに対し，実の親が加害者であったケースは，実母が 49.2％，実父が 15.9％，実母・実父の組み合わせが 9.6％で，合計で 74.7％であることから，実母・継父の家庭はリスクファクターの 1 つであるという予見は誤りであるといわざるをえない．

また，平成 2～11 年までの 10 年間の被虐待児司法解剖例 459 例のうち，実母，実父，実母・実父が加害者である場合の被害児に対する虐待の原因・動機は，「愛情欠如」が 13 件，「無責任」が 46 件，「被害者の反抗的態度」が 8 件，「被害者の泣き声」が 20 件，「被害者の尿便失禁」が 6 件，「被害者のいたずら」が 7 件，「被害者の知能発育不全」が 2 件，「奇形児・肢体不自由児」が 2 件の合計 104 件である（表8-12）．

これらの虐待の原因・動機はいずれも自治体による子育て支援事業の充実によって対応可能なものであり，換言すれば子育て支援事業によって 10 年間で 104 人の子どもが救命可能であり，さらに，「加害者の精神異常」の一部にいわゆる育児ノイローゼが含まれていれば 35 人の犠牲者の中でさらに何人かを救命できた可能が十分に考えられる．

3) 虐待死事例の実際

平成 12 年（2000 年）5 月 24 日に児童虐待防止法が公布され，同年 11 月 20 日に施行された．平成 28 年 6 月 3 日公布の「児童福祉法等の一部を改正する法律」により，児

488 第8章 現代社会と法医学の接点

童福祉法の理念の明確化，市町村・児童相談所の体制の強化等を行い，児童虐待の発生予防から自立支援までの一連の体側の強化が図られている．さらに，平成29年6月21日に公布，平成30年4月2日施行の「児童福祉法及び児童虐待の防止等に関する法律の一部を改正する法律」により児童等の保護についての司法関与の強化が図られている．しかしながら，同法施行後も児相が認知していた事例を含めた虐待死症例は後を絶たない．ここでは，児相が事前に認知していたが救命し得なかった一症例と，平成16年（2004年）の児童福祉法・児童虐待防止法の改正により虐待対応の初期の安否確認が市町村の役割とされた時期に発生した一症例を紹介し，それぞれに対する対応の問題点を指摘し，今後の貴重な教訓としたい．

(1) 第 1 例

7歳の女児．母親と同居の男の3人で暮らしていた．小学校には1カ月半の間不登校であった．7月某日，自宅からの通報により，救急隊が出動したところ心肺停止状態の本屍を発見し，ただちに心肺蘇生術を施しながら病院に搬送し治療が施されたが奏効せず死亡した．

本屍の顔面は腫脹し（**図8-11**），全身の新旧さまざまな皮下出血と下肢のタバコを押し当てられたような火傷痕を認めたため，司法解剖が行われた（**図8-12**）．病院搬入時の血液検査（**表8-13**）では，高度の貧血と低蛋白，FDP，筋肉系の逸脱酵素の高値が認められた．解剖所見では，左右の腕関節部と足関節部に帯状の変色斑，足底部に点状の黒褐色瘢痕，両下肢には4～5cm間隔で並んでいるように見える直径1cm程度の類円形の皮膚潰瘍が認められた（**図8-13**）．大腿部には二重条痕が認められ，右拇指にはライターであぶられた火傷痕が存在していた．さらに，全身の皮下には新旧さまざまな皮下出血が認められた．肺は，うっ血水腫状で，肺胞内出血，肺胞上皮細胞の浮腫，肺胞中隔毛細血管血栓が認められ，比較的大きな血管内にも血栓が形成されていた．腎臓もうっ血性で，糸球体フィブリン血栓，蛋白円柱を認めた．また，本屍の胸腺は萎縮し，ハッサル小体の石灰化が認められた．

この胸腺の萎縮は被虐待児の特徴的な所見の1つであり[21]，そのメカニズムは，ストレスに対する生理的反応として分泌される副腎皮質ホルモンである糖質コルチコイドが胸腺細胞のアポトーシスを誘導するためであると考えられている[22,23]．したがって，本屍は長期にわたる虐待を受けていたことが示唆された．

これらの解剖所見と本屍の血液検査所見から，本屍の死因を外傷性ショックと判断した．また，現場検証で発見された手錠，スタンガン等を解剖室で照合したところ，これらの性状は成傷器と考えても矛盾はなかった．

本屍の病院搬入時の血液検査データでは赤血球数は117万/mm^{3}と正常値の約25%しかなく，持続する皮下出血による慢性貧血の状態にあり，筋肉からの逸脱酵素であるCKが著しい高値を示していたことから，連日の度重なる激しい暴行を受けていたことが推測された．また，血中蛋白量も5.1g/dLと低値を示し，十分な栄養を供給されてい

③ 臨床法医学と臨床法歯科医学

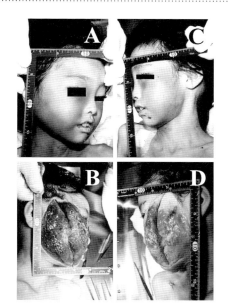

図 8-11　第 1 例：外傷性ショックで死亡した女児（A，C）
両側頬部の腫脹と皮下出血（B，D）が認められる．
（長尾正崇．法医学からみた児童虐待．小児科 2004；45：2213-2219）

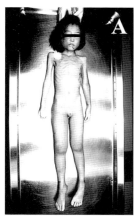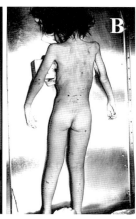

図 8-12　第 1 例の全身像
右大腿部の径が左に比べ太くなっている（A）．背部には多数の表皮剥脱・皮下出血が認められる（B）．
（長尾正崇．法医学からみた児童虐待．小児科 2004；45：2213-2219）

なかったことが推測された．この推測の妥当性は，4 月に学校で行われた身体測定の結果をその 3 カ月後である 7 月の解剖時の測定値と比較すると，身長は増加していたが，体重が減少していた事実からも裏づけられた．

(2) 第 2 例

5 歳の男児．父，継母，異父姉，異母弟の 5 人で暮らしていた．以前より近隣住民から市役所に通報があり，児相，市役所，保育園が父，継母，本屍を交えて面接指導を繰り返しており，継母は積極的に児相の指導を受け入れる様子を見せていた．

本屍は 12 月某日より見守りと子育て支援のために保育園に入所したが，その翌日（金曜日）には前額部に変色斑が認められ，週明けの月曜日には両眼瞼に眼鏡血腫が認められた．児相は緊急の対応を行わず，近く保育園を訪問することにしていたが，保育園を 2 日欠席した 3 日後の午前 8 時頃に，継母からの通報により救急隊が出動したところ心肺停止状態の本屍を発見し，ただちに心肺蘇生術を施しながら病院に搬送し治療が施されたが奏効せず死亡した．

本屍の頭頂部には茶褐色に染色された頭毛が叢生していたが，頭皮には陳旧性の瘢痕

表 8-13 搬入時の臨床検査記録（第 1 例）

検査項目	搬入時	正常域
BUN（mg/dL）	18	7.7〜19.6
Creatinine（mg/dL）	0.5	0.4〜0.8
Na（mEq/L）	138	139.9〜144.7
K（mEq/L）	*8.2*	4.26〜5.14
Cl（mEq/L）	104	103.1〜106.7
CRP（mg/dL）	0.78	0.044〜1.070
Blood FDP（μg/mL）	*400<*	5.6〜8.0
RBC（$\times 10^4/\mu$L）	*117*	400〜520
Hb（g/dL）	*3.7*	11.5〜15.5
Ht（%）	*12.1*	35〜45
Plts.（$\times 10^4/\mu$L）	*7.8*	15.0〜35.0
WBC（/μL）	8,400	5.5〜15.5
AST（GOT）	*313*	15〜37
ALT（GPT）	*119*	4〜24
LDH（U/L）	*1873*	280〜588
ChE（U/L）	*92*	249〜493
Amylase（U/L）	47	62〜218
CK（U/L）	*957*	52〜249
t-Bil（mg/dL）	*1.5*	0.45〜0.99
d-Bil（mg/dL）	0.5	0.27〜0.73
t-Protein（g/dL）	*5.1*	6.4〜8.1

赤字は異常値を示す．
（長尾正崇．法医学からみた児童虐待．小児科 2004；45：2213-2219）

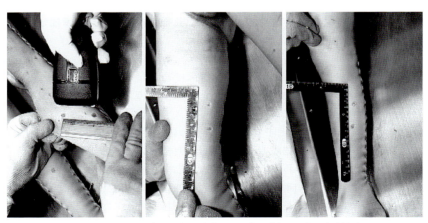

図 8-13 スタンガンにより形成された第 1 例の下肢の皮膚潰瘍
（長尾正崇．法医学からみた児童虐待．小児科 2004；45：2213-2219）

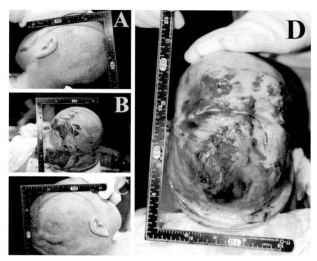

図 8-14　第 2 例の頭部
　頭皮に陳旧性瘢痕（A，C），皮下組織の増生によって生じた脳溝様の陥凹（C），両側頰部に多数の変色斑を認め（A，C），頭皮下には前額部から後頭部にかけて血腫を伴う皮下結合織の増生が認められる（B，D）．

が約数十個認められ，その部位の毛孔は喪失していた．剃髪後，頭皮を観察すると，後頭部右側は表面が脳回状を呈し，頭部を触診すると皮下組織の増生により生じた脳溝様の陥凹が触知され，頭皮下には前額部から後頭部にかけて血腫を伴う皮下結合織の増生が認められた（図 8-14）．

　右上下眼瞼内眼角付近と，左内眼角部に眼鏡血腫を認め，下顎縁に沿って表皮剝脱が存在していた（図 8-15）．背部には類円形の環状皮下出血が存在し（図 8-16A，B），腰部には多量の皮下出血が認められた（図 8-16C，D）．剣状突起の付近には，直径約 0.7 cm の類円形の赤紫色変色斑を 1 個認め，肝臓前面では肝実質が裂開し，後面では肝実質ならびに下大静脈が横隔膜大静脈孔付近で裂開し（図 8-17），腹腔内には 340 mL の鮮紅色流動血を容れていた．

　これらの所見より，本屍には長期にわたる度重なる暴行を受けていたことが示唆され，死因は失血死であると判断した．本屍を死亡させた外力は心窩部に作用した鈍的外力であり，その外力により腹壁が陥凹し，腹壁を連絡している肝円索が腹壁の陥凹とともに肝臓前面にめり込み肝臓表面を裂開させたものと考えられた．肝臓後面の損傷は，可動性に乏しい横隔膜付着部付近に発生していることから，腹壁に作用した鈍的外力の作用を特に強く受けたことにより同時に生じたものと考えられた．その後の捜査の結果，保育園を休むと言った本屍に対し，継母が腹部を思い切り蹴り上げていたことが判明した．

492　第8章　現代社会と法医学の接点

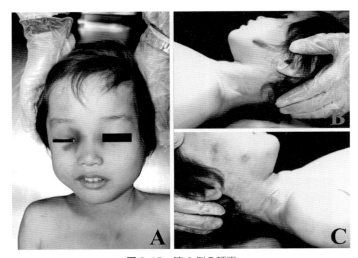

図 8-15　第2例の顔面
　右上下眼瞼内眼角付近と左内眼角部に眼鏡血腫（A），下顎縁に沿った表皮剥脱下大静脈が認められる．

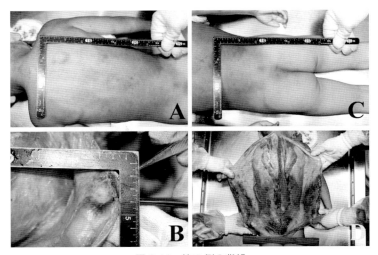

図 8-16　第2例の背部
　類円形の環状皮下出血(A, B)，腰部には多量の皮下出血が認められる(C, D)．

（3）対応の問題点

　第1例は5月の終わりから約1カ月にわたり不登校，すなわち「親による家への閉じ込め」を受けていた．6月下旬の学校からの家庭訪問の際にも，被疑者らは本屍との面

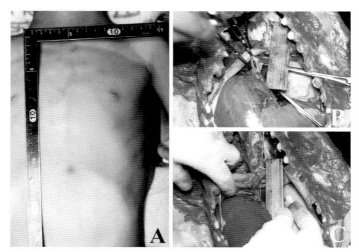
図 8-17　第2例の腹部に認められる赤紫色変色斑（A）と下大静脈の裂開（B, C）

会を拒絶し，その後，虐待が激しくなり，約3週間後に死亡した．本件のように，「児童虐待防止法」に虐待と定義されていない「不登校」にもその背景に児童虐待が隠されていることがある．

　しかしながらネグレクトを「子どもの健全な育成にとって適切な行為を行わないこと，あるいは子どもの健全な育成にとって不適切な行為を行うこと」と認識すると，「不登校」も「児童虐待防止法」で定義された児童虐待に含まれる．特に，保護者が正当な理由もなく頑なに面会を拒絶する場合には，児相と協同して早期介入の必要性を検討するとともに，児童の安全を現認すべきであり，特に学校教職員は，「児童虐待防止法」第5条において児童虐待の早期発見義務が課せられていることを再認識し，教育現場においても養護教諭を中心とした，児童虐待に関する研修の実施が必須である．しかしながら，本件発生後にも「不登校」の背景に隠された児童虐待を見落としてしまい悲惨な結末を招いてしまった事例が全国各地で発生している．わが国の教育界が本件を全国的な問題として積極的に検証していれば，これらの事例の発生を防ぎえたものと考えられる．

　第2例の発生時期は，関係法規の改正により，市町村が一義的な児童相談の窓口となり，虐待対応に関しても初期の安否確認が市町村の役割とされた直後の時期であることから，児相と市町村との適切な連携・役割分担，市町村関係職員に対する教育・指導体制の確立が望まれる．児相が通報に対して緊急に直接対応しなかった点については，継続指導中で保護者との関係が改善してきた時期であったことも一因と考えられた．この点に関して継母は，本屍に対する虐待の事実を隠蔽するために積極的に児相の指導を受け入れていた旨を供述しており，保護者が指導を積極的に受け入れようとする態度をみ

494　第 8 章　現代社会と法医学の接点

せ，保護者との関係が改善してきたと判断される時期であっても，児の異変に対しては緊急の対応をとらなければならない．

4）患児の損傷診断に際しての法医診断学

（1）損傷の診方と診断の要点

A．一般的事項

まず，患児の全体的観察を行うが，発育，発達，栄養状態に関する観察の他に，清潔な服を着ているかなど服装の状態や，風呂に入っているかどうかなど，体表の汚れや体臭なども参考になるので，患児をとり巻く環境など全体を観察する視点をもつことが重要である．会陰部・肛門部などの汚染はネグレクトを疑う根拠の１つとなる．

患児の診察は，全身をくまなく観察することから始まり，特に頭部被髪部，性器・肛門周囲を見逃さず観察する．頭部は頭髪が密生しているために詳細な観察は困難であるが，触診により，腫脹，変形，圧痛の有無を確認することが重要である．患児が受診するすべての科に，初診時 CA チェックリスト（**表 8-14**）を配布しておくと有効である．子どもに異状な損傷を見つけた場合には，すべての記録を詳細に記載しておく必要がある．その際，診療録に損傷の図を書くと同時に，ただちに，定規を入れて損傷部の写真を撮影して記録に残しておくことが重要である．なぜなら，損傷は日々変化し，場合によっては数日で消失することもある．したがって，この作業を怠ると，後に総合的に虐待と判断する場合に他機関の担当者が納得しないこともあり，患児の保護を行ううえで障害となる．

また，保護者が加害者である場合が多い事実から，受傷の機序や受傷から受診までの時間等を繰り返し聞くことが重要で，その際の保護者の態度に十分注意する必要がある．現実に，保護者が患児の診察を直接的，間接的に妨害することは少なからず経験されるところで，保護者が医療者に損傷を見せないように仕向けたり，必要以上に診察を制限しようとすることがあるので注意を要する．このような場合は，保護者を別室に移して，改めて患児を診察して，容易に妥協して診察を行うべきではない．

B．他為・事故の鑑別

「身体的虐待」（physical abuse）の際には，全身に変色斑，表皮剥脱が認められるが，第三者による加害か否かを判別するポイントは日常生活上で発生しうる部位にそれらの損傷が存在しているか否かである．具体的には，腋窩周囲（**図 8-18**）や，側胸・側腹部，大腿内側部，外陰部，会陰部，肛門周囲，体の後面などの損傷は他為を疑う．乳児・幼児期早期であれば腋窩や上腕内側に指によると思われる皮膚変色があれば，shaking を考える根拠となり（**図 8-19**），鼠径部，生殖器，肛門周辺や大腿内側部にみられれば，性的虐待を強く疑うことになる．

子どもは身長に比して頭部・顔面が大きいため，頭部・顔面領域に外力を受けた際には頭蓋腔内損傷により死亡したり，重篤な後遺障害が残る危険性が高い．そのためにも

③ 臨床法医学と臨床法歯科医学　**495**

表 8-14　CA（child abuse）診断チェックリスト

A. 保護者の態度（Manner & Behavior）
　　□受傷または発症から受診まで時間がかかっている.
　　□話の内容があいまい，矛盾または矩否，話したがらない.
　　□無関心・他人事のようにふるまう.
　　□説明に対してすごむ.
　　□入院を拒否する.

B. 児の発育・発達・情緒（Growth, Development & Sentiment）
　　□栄養不良・発育不全.
　　□発達の遅れ・ことばの遅れ.
　　□凝視・無表情.
　　□おびえ，養育者の顔色をうかがう.
　　□汚い.

C. 児の身体所見・検査所見（Physical & Laboratory Examinations）
　　□身体外表に多種・多様の損傷.　　　　□　新・陳旧混在
　　□性器・肛門の損傷.　　　　　　　　　□　新・陳旧混在
　　□頭蓋骨骨折，頭蓋内損傷.　　　　　　□　新・陳旧混在
　　□長幹骨の骨折.　　　　　　　　　　　□　新・陳旧混在
　　□眼球，網膜，鼓膜，口腔内，歯牙の損傷.　□　新・陳旧混在

　　□虐待を疑う　　　　　　　　　　　　□どれも該当しない.

　　診療科　小児・脳外・整形・形成・救急・眼科・耳鼻科・（　）

　　医　師

A
B
C　　　　　　　　　　　　　　Total

（佐藤喜宣編. 臨床法医学テキスト. 中外医学社，東京，2008，p 154）

初診時に，頭部・顔面の損傷の性状と保護者の説明とが一致するか否かを確実に判断し，身体的虐待を早期に発見する必要がある. 頭部・顔面の損傷には頭部・顔面の表皮剥脱・皮下出血，口唇・口腔粘膜の挫創・裂創，歯の破折等があげられる（臨床歯科法医学の項目で詳述. → p 506）.

（2）皮膚変色

　皮膚変色は，皮下または皮内の血管が破綻して組織内に出血したものを皮膚から透見した色調変化をいう. その色調は出血部位，深さ，出血量および受傷からの時間によって変化する. 皮下出血の色調はヘモグロビンに皮膚の色が加わるので，出血した血液の量（厚さ）と皮膚の厚さ，皮膚の色素量によって新鮮な皮下出血でも色調に差が生じる.

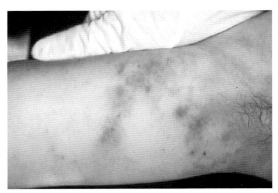

図 8-18　腋窩部の皮下出血
（髙取健彦先生提供）

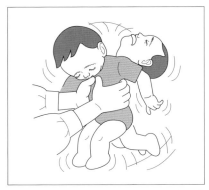

図 8-19　shaken baby syndrome（SBS）
（坂井聖二ほか編．子ども虐待の臨床―医学的診断と対応．南山堂，東京，2005，p 100）

　受傷後早期では，深くて多量であれば暗青紫色から暗赤紫色に，浅く少量であれば淡赤紫色から赤紫色に見える．受傷後時間が経過すると，色調は変化し，その変化は，ヘモグロビンがヘモジデリン，ヘマトイジンへと変化していくにしたがって起こる．一般には受傷後2，3日で周辺が黄色調を呈してくる．受傷後5，6日で全体的に褐色調を呈し，受傷後10日くらいすると黄色調となり，受傷後2，3週間くらいで褪色する．また，小児では色調の変化が早くなる．

　このように身体的虐待にみられる損傷のうち，皮膚変色の色調によっておおよその時間経過が判明するので，患児の体表に皮膚変色の新旧混在が存在するならば，繰り返された虐待を示す大切な根拠となる．腹部は皮下に支持体がないため第2例のように腹壁に皮内出血や変色斑を認めた場合には，強大な外力が腹部に作用した可能性があるので注意を要する．

　皮下出血があまりにも重篤な場合は，出血傾向を呈する基礎疾患の除外が必須であるが，基礎疾患があったとしても，日常生活で起こりにくい部位に損傷を認めた場合には身体的虐待の疑いを否定することはできない．

（3）二重条痕（double linear marks）

　二重条痕（図 8-20）は，表皮にみられる平行した2重の線状皮膚変色で，棒状の鈍体が皮下組織が緻密で体表面が平坦な背部・腰部・大腿部などの表皮に対し直接強く作用した場合に生ずる損傷である．しかし，弱い作用では生じることはなく，また，仮に強い作用でも衣服が被っている場合には着衣が作用の衝撃を緩衝して，二重条痕は生じることがなく，一条の線状皮膚変色となる．したがって，二重条痕の意味は，裸や薄着の身体や露出部に直接棒状の鈍体の強烈な作用が加えられたことを示唆し，身体的虐待の損傷としてきわめて特異性が高い．

③ 臨床法医学と臨床法歯科医学

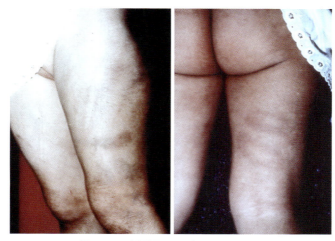

図 8-20　大腿部に認められる二重条痕
（髙取健彦先生提供）

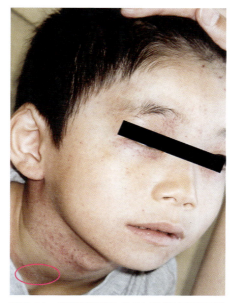

図 8-21　前頸部に認められた粃糠状表皮剝脱
　タオルの上から頸部を圧迫された．顔面・頸部に溢血点を多数認め，頸部圧迫時に前屈していた部位には溢血点を認めない．

498 第8章 現代社会と法医学の接点

(4) 表皮剥脱 （abrasion, excoriation）

表皮剥脱は，一般に皮膚に対して鈍体が擦過した際に生じることが多いが，鈍体や索条物による強い圧迫によっても生じることがある．

表皮剥脱は詳細に検査すると，作用した鈍体の作用部や，作用の方向の強さを推定することができるので，多くの情報を得ることができる．索条物による表皮剥脱は，頸部圧迫（絞頸）や腕関節・足関節部などの索痕を証明する重大な所見になることがある．頸部に存在する粃糠状表皮剥脱は慢性湿疹などの皮膚疾患だけではなく，軟らかいタオルなどで上から頸部を圧迫した痕跡を示すことがあるので注意を要する（図8-21）．

表皮剥脱は，受傷後数時間の間は湿潤していて，血液とリンパ液の混合液が付着しているが，徐々に乾燥して，約半日前後で痂皮の形成をみる．乾燥の度合いとともに，色調も濃くなり，2〜3日後には褐色調の濃い痂皮となり，5日前後には下から新生してきた皮膚の隆起と痂皮との間が剥離し始める．また，細菌に感染している場合は治癒過程が遅くなる．これらの経時的変化は，新旧判断に応用できるので重要である．

(5) 挫創 （contusion, contused wound），裂創 （lacerated wound），挫裂創

挫創の発生部位は，皮膚の直下に骨が存在することで緊張している部位，主に頭部・顔面などで，多くの場合裂創を伴い（挫裂創），成傷器の作用部に一致するように辺縁に表皮剥脱が存在する．

裂創は，皮膚割線の伸展能力を超えた場合に生じるが，手・足を持って過度に振り回したり，通常四肢の関節運動を超えるような負荷を加えられた場合に，皮膚割線の過伸展が生じ，表皮から真皮に及ぶ浅い損傷（伸展創）を形成する．このような損傷があるときは，その部の関節に脱臼を生じている場合もあるので注意を要する．

(6) 刺創・切創

身体的虐待のうち，刺切創を経験することはまれであるが，無理心中に際しては，虐待された児にも自殺者にみられる逡巡創に似た浅い切創や刺創を多数認めることが多い（第4章の外因死「損傷」の図4-7，76頁参照）．

(7) 火傷・熱傷

タバコ，ライター（図8-22），暖房器，熱湯による火傷，熱傷は，身体的虐待の特徴的所見の1つである．

タバコの火の押し付けによる火傷は手掌や足底など，ライターの火口の金属による火傷は腹部や大腿部に（図8-23），暖房器への押し付けは臀部，熱湯をかける部位は顔面や胸部，下肢など，多様な部位と程度がみられる．そして，その部位・程度および形状から，受傷の機序がかなり明確に推測される．たとえば，胸腹部に熱湯をかけられて熱傷を負った子どもを連れて来院した親が「子どもがテーブルに衝突し，ポットの熱湯を頭から被った」と主張することがある．このような場合では，頭部・顔面・上肢だけでなく飛沫した湯滴による熱傷や熱湯が衣服に浸潤して生じる幅広い熱傷が認められるので，患児の熱傷の分布と比較すれば鑑別が可能である．

③ 臨床法医学と臨床法歯科医学　　*499*

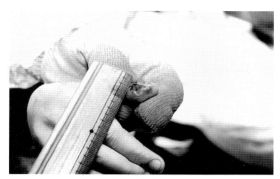

図 8-22　ライターであぶられた拇指の火傷痕

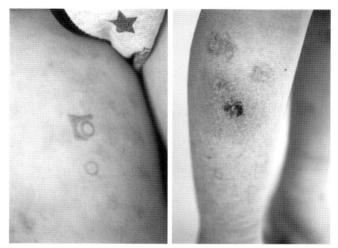

図 8-23　熱せられたライターの火口の金属部分を皮膚に押し付けられて惹起された新旧さまざまな火傷痕

　虐待されている児は，いったん熱傷や火傷を受けると，健常児に比較して難治で重篤になりやすい．火傷・熱傷の重症度判定は容易でなく，通常 30～50％重症度を上げて対応することが必要となり，治癒への期間も延長する必要がある．また，受傷から受診までに異常に時間がかかっていることが多いので，軽症にみえても，実は重篤な合併症が存在することもある．

（8）shaken baby syndrome（SBS）と虐待の判断
　一般の生活圏内で shaken baby syndrome（SBS）は起こりえない．以前は「高い高い」など乱暴と思われる遊びや，あやし方によって SBS が起こるとされていたが，現在で

は否定されている．また家庭内の転倒・転落では重篤な SBS は生じないと考えられており，救急救命の各処置でも生じない．特に眼底出血（網膜剥離・出血）は SBS の重要所見で，SBS 以外では交通外傷や 2 階（3 m）以上の高所からの転落などでしか生じない．

（9）子どもを代理としたミュンヒハウゼン症候群

1977 年 Meadow は，身体的症状が子どもにだけ生じ，子どもを代理（proxy）としたミュンヒハウゼン症候群（Münchausen syndrome by proxy：MSBP）となっている状態，母親による子ども虐待を報告した．近年，増加傾向にある．以下に MSBP 発見のためのサインをあげる[24]．

①　訴えられた患児の状態は，説明しがたく長期的で，医師が「今までこのような状態は診たことがない」と記したくなるほど異常．

②　母親が訴える症状は不適当で，つじつまが合わず，母親がいると起こる．

③　治療の効果がなく，長続きしない．

④　食物や薬物にアレルギーがあると訴える．

⑤　母親は子どもについて心配していない．母親は子どもとたえず病院で一緒におり，幸せそうにくつろいでいるが，医療スタッフと親しくならない．

⑥　他の同胞の中に説明のつかない乳幼児突然死を認めたり，重篤な障害を認める．

また，医学的には説明のつかない非合理的な病状が患児に長期にわたって持続する場合や治療効果が認められない場合などには，子どもを代理としたミュンヒハウゼン症候群の可能性も考慮に入れる必要がある．

（10）身長・体重の計測

成長期である小児には身長・体重の増加が認められる．換言すれば，身長・体重の増加が認められない，あるいは身長・体重の減少が認められる場合には医学的に説明がつく場合を除き，児に適切な養育が施されていない可能性を示唆することになる．したがって，幼稚園・保育所・児童相談所において定期的に児の身長・体重を計測し，日本人小児のパーセンタイル身長・体重成長曲線（**図 8-24**）ならびに附表（http://jspe.umin.jp/medical/files/files/fuhyo2.pdf）を参考に評価することによってネグレクトの兆候の把握・早期発見が可能となる．

5）おわりに

「児童虐待防止法」の平成 16 年（2004 年）12 月 3 日の改正により，児童虐待を受けたと思われる児童を発見した場合には通告が義務づけられ，第 5 条において児童虐待の早期発見義務が課せられている職種に病院関係者が明記された．前述の平成 29 年の法改正により児童福祉法第 21 条の 10 の 5，「児童虐待防止法」第 4 条・第 5 条・第 13 条の 4 に歯科医師，保健師，助産師，看護師が例示に追加されている．医療関係者にとって虐待が疑われた事例を通告することは義務であり，そのためにも医療ネグレクトを含む虐待事例に関する知識を基礎的教養として有していることが要求される．児童虐待と

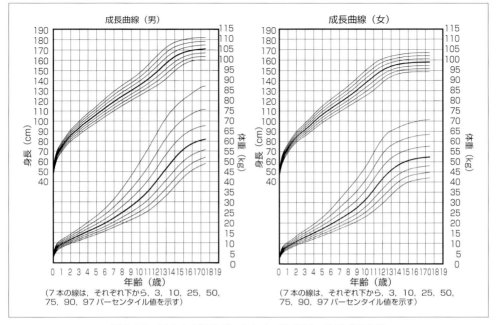

図 8-24　日本人小児のパーセンタイル身長・体重成長曲線
(一般社団法人　日本小児内分泌学会　http://jspe.umin.jp/medical/taikaku.html)
2000年の，厚生労働省の乳幼児身体発育調査報告書（0歳〜6歳，平成12年乳幼児身体発育調査報告書．厚生労働省雇用均等・児童家庭局母子保健課（監修）財団法人母子衛生研究会（編）母子保健事業団．2002）と，文部科学省の学校保健統計報告書（6歳〜17歳，平成12年度学校保健統計調査報告書．文部科学省生涯学習政策局調査企画課．2003）のデータをもとに，LMS法を用いて作成した（加藤則子，村田光範，河野美穂，谷口隆，大竹輝臣：0歳から18歳までの身体発育基準について―「食を通じた子どもの健全育成のあり方に関する検討会」報告書より―．小児保健研究 63：345-348，2004）

は養育者がなんらかの行為を行うか，必要な養育を行わないために起きた子どもの健康障害のすべてを虐待としてとらえ，直接的な暴力行為がなくとも，安全面への配慮欠如，不適切な扱いも虐待ととらえるべきである．

　虐待事例への早期介入，すなわち，子どもが死に至る前の介入，子どもに重篤な合併症を残す前の介入，子どもに健全な育成環境を提供するための介入が非常に重要である．児童虐待への適切な早期介入は子どもの生命のみならず，親の社会的生命をも救うことになるのである．

　子どものもつ無限の可能性は社会の大きな財産であり，子どもに安全な未来を提供するのは社会の義務であり，子どもの無限の可能性を絶ってしまう児童虐待は社会に対する大きな犯罪行為である．21世紀を担う子どもたちを守るためにわれわれ医療人は児童虐待の早期発見，地域への啓発活動に対して積極的に関わっていかなければならない．

2. ドメスティック・バイオレンス（domestic violence）

「ドメスティック・バイオレンス」（domestic violence：DV）とは，同居関係にある配偶者や内縁関係の間で起こる家庭内暴力のことであり，一般的には夫や恋人，パートナー，元夫など，親密な関係にある男性から女性への暴力をいう．

女性が配偶者などの近親者から受ける暴力については夫婦喧嘩の延長として，犯罪とは認識されず，公的機関が介入することが困難であったが，「配偶者からの暴力の防止及び被害者の保護に関する法律」の施行後は警察の介入が容易になった．

1）配偶者からの暴力の防止及び被害者の保護に関する法律

「配偶者からの暴力の防止及び被害者の保護に関する法律」（以下「DV 防止法」）は平成 13 年（2001 年）4 月 13 日に交付され，同年 10 月 13 日に施行された．一部の規定については平成 14 年（2002 年）4 月 1 日に見直され，平成 16 年（2004 年）12 月 2 日には保護命令の対象範囲の拡大等を中心とした改正法が施行された．

さらに平成 25 年（2013 年）6 月 26 日成立の「配偶者からの暴力の防止及び被害者の保護に関する法律の一部を改正する法律」（同年 7 月 3 日公布，平成 26 年 1 月 3 日施行）により，生活の本拠を共にする交際相手からの暴力及びその被害者についても，配偶者からの暴力及びその被害者に準じて，法の適用対象とされることとなった．また，法律名が「配偶者からの暴力の防止及び被害者の保護等に関する法律」に改められている．

DV 防止法における「配偶者からの暴力」とは，配偶者からの身体に対する暴力またはこれに準ずる心身に有害な影響を及ぼす言動をいう．また，「配偶者からの暴力」を受けた後に，離婚をしても配偶者であった者から引き続き受ける暴力も含む．「配偶者」には，婚姻の届出をしていないが事実上婚姻関係と同様の事情にある者も含まれる．

DV 防止法の規定では，「配偶者からの暴力」を受けている者を発見した者は，配偶者暴力相談支援センターまたは警察官に通報するよう努め，医師その他の医療関係者は，配偶者からの暴力によって負傷し又は疾病にかかったと認められる者を発見したときは，本人の意思を尊重した上で，その旨を配偶者暴力相談支援センター又は警察官に通報できる．

警察官は，通報などにより配偶者からの暴力が行われていると認められるときは，配偶者からの暴力による被害の発生を防止するために必要な措置を講ずるよう努め，警視総監・道府県警察本部長（北海道では札幌方面を除く方面本部長）または警察署長は，被害者から配偶者からの暴力による被害を自ら防止するための援助を受けたい旨の申出があった場合には，被害の発生を防止するために必要な援助を行う．福祉事務所は，被害者の自立を支援するために必要な措置を講ずるよう努めなければならない．DV の場合は児童虐待と異なり，判断力のある大人が対象となるため，原則として本人の意思の

確認が必要となる.

　「配偶者」からの暴力により被害者の生命または身体に重大な危害を受けるおそれが大きいときは,裁判所は,被害者の申立てにより,その生命又は身体に危害が加えられることを防止するために保護命令を出す.保護命令には接近禁止命令,退去命令がある.

　接近禁止命令とは,6カ月間,被害者の住居（当該配偶者と共に生活の本拠としている住居を除く）その他の場所において被害者の身辺への「つきまとい」,または被害者の住居,勤務先その他その通常所在する場所の付近の「はいかい」を禁止する命令で,退去命令は2カ月間,被害者とともに生活の本拠としている住居から退去し,住居の付近の「はいかい」を禁止する命令である.

　平成16年（2004年）12月2日の改正法の施行により,保護命令の対象範囲が拡大され,子どもも接近禁止命令の対象となった.被害者が未成年の子どもと同居している場合に,接近禁止命令が効力を有している間,子どもの住居（被害者及び加害者と共に生活の本拠としている住居を除く）,就学する学校その他の場所における子どもの身辺の「つきまとい」,または子どもの住居,就学する学校その他その通常所在する場所付近の「はいかい」を禁止する命令である.なお,子どもが15歳以上であるときは,その同意が必要となる.

　さらに,平成20年（2008年）1月11日施行の改正法からは保護命令に,面会の要求の禁止,著しく粗野又は乱暴な言動の禁止,電話・ファクシミリ・電子メール等による嫌がらせ行為の禁止などが含まれ,接近禁止命令の対象者に被害者の親族など,密接な関係を有する者が含まれた.

2）DV の現状

（1）加害者の特徴

　暴力を振るう加害者は年齢や教育レベルの高低,年収や地位,職業の有無や種類にかかわらず,特定のタイプがない.普段から言葉や行動が粗暴な者や,人あたりが良く誠実そうに見えたり,社会的な信用がある理知的な紳士に見える者もいる.また,アルコールや薬物依存の影響,あるいは幼少期から暴力的な環境で育ったなどのさまざまな要因があるといわれている.しかし,加害者に共通することは,暴力を振るったことを否認したり,暴力を振るったことを認めたとしても,被害者のほうに非があると自分を正当化するなど,暴力を振るっているという認識が薄いことである.また,執拗であり,疑い深く,所有欲が強い加害者は,妻の行動を必要以上に監視・管理しようとする.加害者には,自分より弱い被害者を暴力によって支配しようとする考え方が根底にある.

（2）暴力の種類（表8-15）

　配偶者による暴力には,①身体的暴力,②精神的暴力,③経済的暴力,④社会的暴力,⑤性的暴力,⑥子どもを利用した暴力,があり,このような暴力は被害者にさまざまな傷を負わせる.外傷という形で目に見える傷もあるが,目に見えない心の傷

表 8-15 暴力の種類

身体的暴力	●殴る，蹴る ●殴るふりをする ●包丁を突きつける ●物を投げつける ●髪を引っ張り，引きずり回す ●タバコの火を押しつける ●けがをしているのに病院に行かせない　など
精神的暴力	●何でも従えと言う ●何を言っても無視する ●人前で侮辱する ●大事な物を捨てる，壊す ●「誰のおかげで食えるんだ」と見下す ●「別れたら自殺する」と脅す　など
経済的暴力	●生活費を渡さない ●外で働くことを妨害する ●家計を厳しく管理する ●妻の収入や貯金を勝手に使う ●借金を負わせる　など
社会的暴力	●妻の生活や人間関係，行動などに対して無視をしたり制限をしたりする ●実家や友人との付き合いについて制限をして妻を独占しようとする 　など
性的暴力	●無理にポルノビデオを見せる ●避妊に協力しない ●中絶の強要 ●子どもができないことを非難する ●意思に反した性行為の強要　など
子どもを利用した暴力	●子どもに暴力を加えたり，暴力を見せる ●子どもに非難させたり，中傷することを言わせる ●「子どもに危害を加える」と脅す　など

（「許さない！DV」秋田県・秋田県人権啓発活動ネットワーク協議会作成リーフレットより抜粋）

（PTSD）や，暴力とは関係ないようにみえる身体の症状が現れることがある．暴力に耐えようとして感情が麻痺したり，イライラしたり，無力感，・絶望感に打ちのめされたりすることもある．身体的暴力を受けていないので，DV の被害者ではないと即断することは禁忌である．また，子どもに暴力を見せつけることは子どもに対する心理的虐待であり，心身の成長に傷を残すことになりかねない．

(3) DV のサイクル（図 8-25）

すべてのケースに当てはまるわけではないが，暴力には 3 つの局面からなるサイクル（周期）があるといわれている．このサイクルは人によって周期の長さも異なり，3 つ

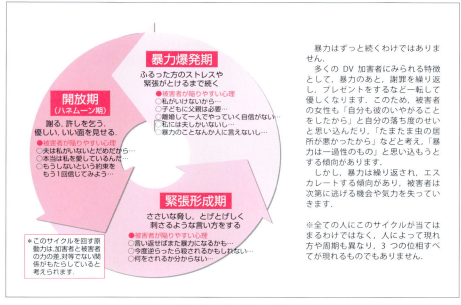

図 8-25　DV のサイクル
(「許さない！DV」秋田県・秋田県人権啓発活動ネットワーク協議会作成リーフレットより抜粋)

の場面がすべて現れるとは限らない．加害者のなかには暴力を振るった後に優しく振る舞い，けがの手当てや謝罪して贈り物をするなどのわずかな見せかけの「優しさ」を見せる者がいる．このような加害者の態度が「暴力を振るわなくなるのではないか」という期待を被害者に抱かせ，逃げ出せない要因の1つになっていると考えられている．DV の被害者が加害者のもとにとどまる（逃げても再び加害者の元に戻る）心理には，次のようなことが考えられている（ドメスティック・バイオレンス被害者対応マニュアル，平成19年7月，函館市女性に対する暴力対策関係機関会議より抜粋）．

① 経済的依存
「夫（パートナー）がいなければ家族は生活していけない」という気持ち
② 自立への不安
「一人で生活していけるのだろうか」という不安
③ 妻・母親としての責任感，罪悪感
「家庭生活がうまくいかないのは私の責任」
「子どものために，家庭を壊してはならない」という思い
④ 根拠のない楽観主義
「暴力は一時的なもの」「本当はやさしい人だ」という思い込み
⑤ 絶望感・あきらめ

「男は暴力を振るうものだ」

「彼が言うように，自分が悪いのだから仕方がない」

「彼は外面がいいので，周囲の人は暴力を振るうなど信じてくれない」

「自分が受けている暴力はたいしたことはない，他の人はもっとひどい暴力を受けている」という思い

⑥ 報復への恐怖

「家を出てもどこまでも追いかけてきて，もっとひどい暴力を受けるかもしれない．それならここで殴られっぱなしの方がマシ」

⑦ 孤立感・支援の欠如

「誰からも理解や支援が得られない」という思い

⑧ ネガティブ（否定的）な感情

暴力が続いたことで自信をなくしており，自分を肯定的にとらえることができない

⑨ 救世主としての誤解

「彼（加害者）には自分が必要，彼（加害者）を救えるのは自分しかいない」

「彼（加害者）が変わるのを自分が助けなければ」という思い込み

⑩ 周囲への体面

「周囲の人に自分の家庭内の暴力を知られることが恥ずかしい」という思い

⑪ 愛情・執着

愛された記憶や，暴力を振るった後の優しさへの執着

（4）デート DV（dating violence）

交際関係や親しい関係における若者の暴力をデート DV といい，配偶者間の DV と同様，身体的暴力，精神的暴力，性的暴力などによる支配的言動のことであり，メールのチェックや交友の制限・干渉なども含まれる．

一般成人を対象にした内閣府の調査では，10 歳代から 20 歳代の頃に交際経験があった女性のうち，交際相手から DV 被害を受けた者は 13.6％であり，同調査で，20 歳代の回答を見ると，その割合は 21.3％にのぼる．大学生を対象にした調査では，交際経験をもつ者の 38.5％がなんらかのデート DV 被害経験を有していた．また，高校生を対象にした調査では，交際経験者のうち被害経験のある女子は 18％，男子は 12％であった[25]．

（5）DV の発生状況

警察の配偶者からの暴力事案の認知件数は，平成 13 年（2001 年）10 月の DV 防止法の施行後に激増している（**図 8-26**）．平成 29 年（2017 年）の被害者の性別は，女性 60,015 件（82.8％），男性 12,516 件（17.2％）で圧倒的に女性が多い．裁判所からの保護命令の通知があったのは 1,859 件であった．

配偶者からの暴力事案等への対応状況

① 配偶者からの暴力事案等の相談等状況

相談等件数は，継続して増加しており，平成29年は72,455件（前年比＋2,547件，＋3.6%とDV防止法施行後最多．

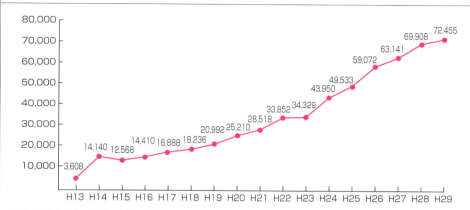

注1）配偶者からの身体に対する暴力又は生命等に対する脅迫を受けた被害者の相談等を受理した件数
注2）平成13年は，DV防止法の施行日（10月13日）以降の件数
注3）法改正を受け，平成16年12月2日施行以降，離婚後に引き続き暴力を受けた事案について，平成20年1月11日施行以降，生命等に対する脅迫を受けた事案について，また，平成26年1月3日以降，生活の本拠を共にする交際（婚姻関係における共同生活に類する共同生活を営んでいないものを除く）をする関係にある相手からの暴力事案についても計上

② 配偶者からの暴力事案等の検挙状況

DV防止法に基づく保護命令違反の検挙は，80件（前年比－24件，－23.1%）と平成27年以降減少．配偶者からの暴力事案等に関する刑法犯・他の特別法犯の検挙は，8,342件（前年比＋51件，＋0.6%）であり，継続して増加．

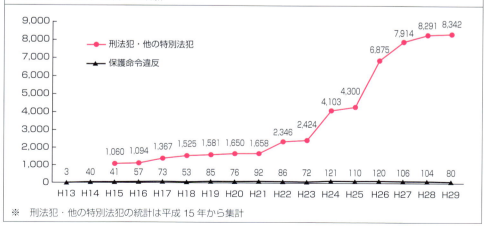

※ 刑法犯・他の特別法犯の統計は平成15年から集計

図 8-26　配偶者からの暴力事案等への対応状況（警察庁）

3）DV に対する対応

（1）損傷の自他為・事故の別

基本的には被虐待児の診察と同じである．損傷の成傷機転を合理的に考察していくことが重要である．

（2）基 本 原 則

DV は配偶者のみでなく，児童，親子関係，兄弟関係など家族全体に大きなダメージを与え，また DV を行う男性が直接的に児童虐待を行う場合もあり，児童虐待と DV 両方の側面についての評価・介入を行うべきケースは少なくない．法律的には，児童虐待防止法のなかでは，DV の目撃は心理的虐待として位置づけられており，一方で DV 防止法における保護命令で保護される対象として児童も含まれているなどの両方の問題をつなぐ規定がなされているので，常に家庭内における児童虐待の同時発生を念頭におく必要がある．

医療機関に被害者が受診してきた場合は被害者の安全を最優先する．付き添ってきた配偶者が加害者と疑われる場合は，配偶者を診察室の外へ出すなどして，被害者の安全を確保したうえで問診を行う．DV によるパワーコントロールの下で被害者は自信をなくし，自分を無能で無力と思い込み，その生活はまさに真っ暗なトンネルの中にいるようなものである．問診をするうえで，被害者に積極的に語りかけ，安心感を与え，被害者の優柔不断さを責めることなく，被害者本人の意思を尊重し，根気よく被害者の訴えに耳を傾ける姿勢が重要である．**図 8-27** に杏林大学病院における対応フローチャートを示す．

DV 被害者の対応について，数回の援助で効果がないからといってただちに被害者に対する援助を打ち切るべきではない．被害者が自身の力でその環境から脱するためには多くの時間と周囲の不断の援助が必要である．しかしながら，被害者の生命・身体に重大な危害が差し迫っている場合，あるいはそのおそれがある場合には，被害者の同意がなくてもただちに警察等の関係機関に通報する必要がある．

3. 高齢者虐待（elder abuse）

わが国は高齢社会へと進んだが，高齢者が家族等から暴力を受けるなどの「高齢者虐待」が深刻な社会問題となり，高齢者に対する身体的・心理的虐待，介護や世話の放棄・放任などが家庭や介護施設などで表面化してきている．このような状況下で，平成 17 年（2005 年）11 月 1 日に「高齢者に対する虐待の防止，高齢者の養護者に対する支援等に関する法律」（以下「高齢者虐待防止法」）が議員立法で成立し，平成 18 年（2006 年）4 月 1 日から施行された．

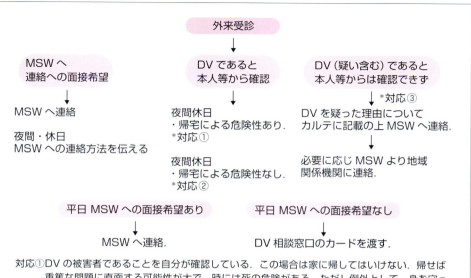

図 8-27 DV対応のフローチャート（杏林大学病院）
（佐藤喜宣．臨床法医学からみたドメスティック・バイオレンスDV．犯罪学雑誌 2009；75：58-60）

1）高齢者虐待防止法による定義

　高齢者虐待防止法では，「高齢者」とは65歳以上の者と定義されている．また，高齢者虐待を養護者による高齢者虐待と養介護施設従事者等による高齢者虐待に分けて次のように定義している．

（1）養護者による高齢者虐待

　養護者とは，「高齢者を現に養護する者であって養介護施設従事者等以外のもの」とされており，高齢者の世話をしている家族，親族，同居人などが該当する．養護者による高齢者虐待とは，養護者が養護する高齢者に対して次の行為を行うことと定義されている．

　① 身体的虐待：高齢者の身体に外傷が生じ，又は生じるおそれのある暴力を加えること（図8-28，8-29）．
　② 介護・世話の放棄・放任：高齢者を衰弱させるような著しい減食，長時間の放置，養護者以外の同居人による虐待行為の放置など，養護を著しく怠ること．

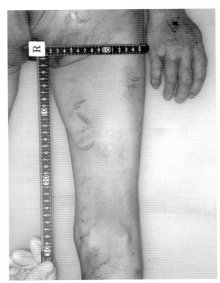

図 8-28 ハンガーで殴打されて生じた二重条痕（66 歳，男性）

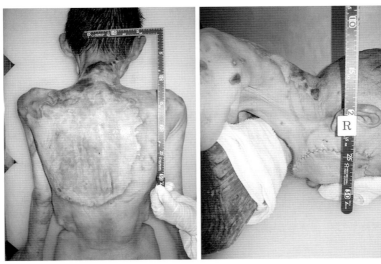

図 8-29 熱湯をかけられて生じた背部の熱傷（図 8-28 と同一事例）
頸部には流下してきた熱湯による熱傷痕が認められることから，熱湯をかけられてもほとんど身動きができないほど衰弱した状態であったことが推測される．

③ 臨床法医学と臨床法歯科医学　　**511**

表8-16　高齢者虐待防止法に定める「養介護施設従事者等」の範囲

	養介護施設	養介護事業	養介護施設従事者等
老人福祉法による規定	・老人福祉施設 ・有料老人ホーム	・老人居宅生活支援事業	「養介護施設」又は「養介護事業」の業務に従事する者
介護保険法による規定	・介護老人福祉施設 ・介護老人保健施設 ・介護療養型医療施設 ・地域密着型介護老人福祉施設 ・地域包括支援センター	・居宅サービス事業 ・地域密着型サービス事業 ・居宅介護支援事業 ・介護予防サービス事業 ・地域密着型介護予防サービス事業 ・介護予防支援事業	

(市町村・都道府県における高齢者虐待への対応と養護者支援について．平成18年4月，厚生労働省老健局)

③　心理的虐待：高齢者に対する著しい暴言又は著しく拒絶的な対応その他の高齢者に著しい心理的外傷を与える言動を行うこと．

④　性的虐待　：高齢者にわいせつな行為をすること又は高齢者をしてわいせつな行為をさせること．

⑤　経済的虐待：養護者又は高齢者の親族が当該高齢者の財産を不当に処分すること．その他当該高齢者から不当に財産上の利益を得ること．

(2) 養介護施設従事者等による高齢者虐待

老人福祉法及び介護保険法に規定する「養介護施設」又は「養介護事業」の業務に従事する職員（**表8-16**）が行う上記①～⑤の行為である．

2) 高齢者虐待の現状

高齢者虐待の具体例を**表8-17**に示す．高齢者虐待とは「高齢者が他者からの不適切な扱いにより権利利益を侵害される状態や生命，健康，生活が損なわれるような状態に置かれること」である[26]．

平成21年度に全国の1,750市町村（特別区を含む）で受け付けた養護者による高齢者虐待に関する相談・通報件数は23,404件であり，養介護施設従事者等による高齢者虐待に関する相談・通報件数は408件であった（厚生労働省 平成21年度 高齢者虐待の防止，高齢者の養護者に対する支援等に関する法律に基づく対応状況等に関する調査結果）．養護者による虐待通報・相談に対する市町村の事実確認調査は「訪問調査」が61.6％，「関係者からの情報収集」33.4％，「立入調査」1.0％により実施され，調査の結果，虐待を受けたまたは受けたと判断された事例は15,615件であり，養介護施設従事者等による虐待通報・相談に対して市町村または都道府県が事実確認調査を行った結果，虐

512　第8章　現代社会と法医学の接点

表 8-17　高齢者虐待の例

区分	内容と具体例
i 身体的虐待	暴力的行為などで，身体にあざ，痛みを与える行為や，外部との接触を意図的，継続的に遮断する行為. 【具体的な例】 ・平手打ちをする，つねる，殴る，蹴る，無理矢理食事を口に入れる，やけど・打撲させる ・ベッドに縛り付けたり，意図的に薬を過剰に服用させたりして，身体拘束，抑制をする / 等
ii 介護・世話の放棄・放任	意図的であるか，結果的であるかを問わず，介護や生活の世話を行っている家族が，その提供を放棄または放任し，高齢者の生活環境や，高齢者自身の身体・精神的状態を悪化させていること. 【具体的な例】 ・入浴しておらず異臭がする，髪が伸び放題だったり，皮膚が汚れている ・水分や食事を十分に与えられていないことで，空腹状態が長時間にわたって続いたり，脱水症状や栄養失調の状態にある ・室内にごみを放置するなど，劣悪な住環境の中で生活させる ・高齢者本人が必要とする介護・医療サービスを，相応の理由なく制限したり使わせない ・同居人による高齢者虐待と同様の行為を放置すること / 等
iii 心理的虐待	脅しや侮辱などの言語や威圧的な態度，無視，嫌がらせ等によって精神的，情緒的苦痛を与えること. 【具体的な例】 ・排泄の失敗を嘲笑したり，それを人前で話すなどにより高齢者に恥をかかせる ・怒鳴る，ののしる，悪口を言う ・侮辱を込めて，子供のように扱う ・高齢者が話しかけているのを意図的に無視する / 等
iv 性的虐待	本人との間で合意が形成されていない，あらゆる形態の性的な行為またはその強要. 【具体的な例】 ・排泄の失敗に対して懲罰的に下半身を裸にして放置する ・キス，性器への接触，セックスを強要する / 等
v 経済的虐待	本人の合意なしに財産や金銭を使用し，本人の希望する金銭の使用を理由無く制限すること. 【具体的な例】 ・日常生活に必要な金銭を渡さない / 使わせない ・本人の自宅等を本人に無断で売却する ・年金や預貯金を本人の意思・利益に反して使用する / 等

（参考「家庭内における高齢者虐待に関する調査」（平成 15 年度）財団法人医療経済研究機構）

待の事実が認められた事例は 76 件であった．したがって，高齢者虐待が疑われる事例の多くは家庭内で発生していることになり，児童虐待・DV と同様に早期発見が困難である事例が少なくない．

　家庭内における高齢者虐待の虐待の種別・類型では，「身体的虐待」が 63.5％で最も多く，次いで「心理的虐待」38.2％，「経済的虐待」26.1％，「介護等放棄」25.5％であり，（重複あり）被虐待高齢者は，女性が 77.3％，年齢は 80 歳代が 42.2％であった．虐待者との同居の有無では，同居が 86.4％，世帯構成は「未婚の子と同一世帯」が 37.6％で最も多く，既婚の子を合わせると 64.1％が子と同一世帯であった．虐待者は「息子」が41.0％で最も多く，次いで「夫」17.7％，「娘」15.2％であった．

3）高齢者虐待に対する対応

　高齢者虐待防止法では，高齢者虐待を受けたと思われる高齢者を発見した場合は市町村への通報が義務付けられている．また，高齢者虐待を発見しやすい立場にある医師，保健師，弁護士その他高齢者の福祉に職務上関係のある者は高齢者虐待の早期発見に努めるよう規定されている．

（1）損傷の自他為・事故の別

　基本的には被虐待児の診察と同じである．損傷の成傷機転を合理的に考察していくことが重要である．特に，医療機関に救急搬送された患者の病状・損傷から他為を早期に疑うことができれば，関係機関と協同して早期の対応が可能となる．また，医療機関には「緊急入院」という分離手段があるため，加害者から被害者を分離して安全な環境に置くことにより，被害者が冷静に物事を考えられる場合もある．高齢者虐待のみならず，児童虐待・DV，さらに障害者に対する虐待行為を含む弱者に対する虐待に対する適切な対応のなかで，医療機関の果たす役割は大きい．

（2）在 宅 医 療

　在宅医療は ADL（activities of daily living）低下障害者に対する家庭内での医療であることから家族の介護疲弊やストレスと直接遭遇する現場でもある．したがって，なんらかの虐待行為あるいは虐待の疑いのある行為に遭遇する機会が多い．このような場合も早期に関係機関と協同して対応していくことが重要である[27]．

4.　障害者虐待

　障害者に対する虐待の禁止，障害者虐待の予防・早期発見，虐待を受けた障害者に対する保護・自立の支援のための措置，養護者による虐待の防止のための養護者への支援を規定した「障害者虐待の防止，障害者の養護者に対する支援等に関する法律」（障害者虐待防止法）が平成 23 年 6 月 17 日に成立した（平成 23 年 6 月 24 日公布，平成 24年 10 月 1 日施行）．この法律における「障害者」とは障害者基本法第 2 条第 1 号に規定

する障害者のことであり，家族などの養護者や福祉施設従事者，企業などの使用者が，障害者に対して，①暴行や不当に身体を拘束すること（身体的虐待），②障害者にわいせつな行為をすること，または障害者をしてわいせつな行為をさせること（性的虐待），③障害者に対する著しい暴言や拒絶的な対応，または不当な差別的言動その他の障害者に著しい心理的外傷を与える言動を行うこと（心理的虐待），④衰弱させるような長時間の放置，⑤財産を不当に処分する経済的虐待を行うことを虐待と定義している．

虐待を発見した人は，速やかに市町村に通報することが義務付けられ，障害者虐待を発見しやすい立場にある施設や障害者福祉施設従事者等，学校教職員，医師，歯科医師，保健師，弁護士，その他障害者の福祉に職務上関係のある者は障害者虐待の早期発見に努めるよう規定されている（第6条）．

また，市町村は当該障害者の安全の確認，虐待の事実の確認，被害者の保護，養護者の負担の軽減のために養護者に対する相談，指導および助言その他必要な措置を講じなければならない．また，障害者福祉施設従事者等による障害者虐待を施設従事者や職場の同僚等が通報した場合には，虐待の事実を通報したことを理由として，解雇その他不利益な取扱いを受けないよう保護する規定も盛り込まれている．

5. 臨床法歯科医学

1) 子どものマルトリートメントと歯科

虐待についての知識を整理することは，臨床上，きわめて重要である．その際，リスクマネージメントの観点から虐待を理解し，対応を決定することが求められる．現在，子ども虐待は子どものマルトリートメント（child maltreatment）ととらえられている（**表8-18**[28]，**図8-30**[29]）．子どものマルトリートメントは，子どもの健康と安全に危害が加わった状態のみならず，危害が加わる可能性のある状態をも含め，虐待者（養育者）の動機は考慮されない．危害が加わる可能性のある状態，すなわちグレーゾーンのマルトリートメントを放置すれば，早晩，ハイリスクケースに移行することを理解するべき

表8-18 マルトリートメント（maltreatment）

定　　義	大人の子どもへの不適切なかかわり*
虐 待 者	大人，あるいは行為の適否に関する判断の可能な年齢の子ども（おおよそ15歳以上）．
行　　為	身体的暴力，不当な扱い，明らかに不適切な養育，事故防止への配慮の欠如，言葉による脅し，性的行為の強要など．
状　　態	明らかに危険が予測されたり，子どもが苦痛を受けたり，明らかな心身の問題が生じているような状態．

*加害者の動機は含まれない．

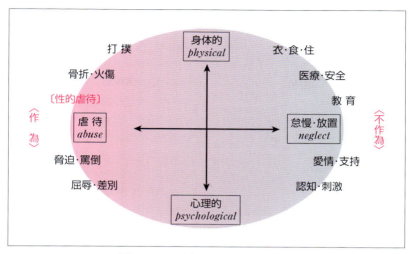

図 8-30　マルトリートメントの概念
（日本小児科学会．子ども虐待診療手引き．2007）

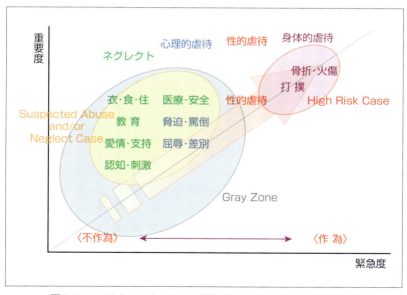

図 8-31　マルトリートメントの緊急度・重要度による二次元展開

である（**図 8-31**）．このような観点から子ども虐待を理解することで，子どもを護るために必要なことが明確になる．

　WHO と ISPCAN（International Society for Prevention of Child Abuse and

表 8-19 子どものマルトリートメントと歯科

作為的行為 （虐待）	身体的虐待 physical abuse		口腔顔面領域の損傷
	性的虐待 sexual abuse		口腔内の損傷，咬傷
	心理的虐待 psychological abuse		
不作為的行為 （ネグレクト）	扶養の不履行 failure to provide	身体的ネグレクト physical neglect	口腔衛生の放置
		情緒的ネグレクト emotional neglect	
		医科/歯科治療ネグレクト medical/dental neglect	健診の未受診，疾患の不治療 口腔ケアの不履行
		教育ネグレクト educational neglect	
	監督不履行 failure to supervise	不適切な監督 inadequate supervision	不適切な口腔ケアの看過
		暴力的環境への曝露 exposure to violent environments	

Neglect)[30]，CDC（Centers for Disease Control and Prevention）[31] は子どものマルトリートメントにおいて，身体的虐待，性的虐待，心理的虐待を作為的行為，すなわち虐待と位置づけ，扶養の不履行と監督の不履行を不作為的行為，すなわちネグレクトと位置づけている（**表 8-19**）．身体的虐待などの作為的行為によって生じた症候は重篤な場合が多く，被虐待児が医療機関を受診した際，損傷の治療にのみ気をとられがちとなる．症候が生じた背景を考え，再発防止を見据えた対応が望まれる．一方，不作為的行為の結果として現れる症候は，比較的軽症で，治療対象とならない場合もある．特に口腔顔面に出現する歯科領域の損傷や病態は，一般に生命の危機をきたすことは少ない．子どものマルトリートメントとそれに対応する歯科的症候は，**図 8-31** におけるグレーゾーンの領域に含まれることが多い．被虐待児の歯科医学的な特徴を診ることは，生命の危機に陥る以前の状況を認知し，重篤な状況への移行を未然に防ぐことにつながる．

2）子どものマルトリートメントにみられる頭部・口腔顔面の症状

　頭部・口腔顔面に現れる損傷は，行為の作為，不作為により**表 8-20**[32, 33] のように分けられる．頭部・口腔顔面の損傷や陳旧性の損傷はハイリスクケースと考えられ，一方，う蝕や感染症は，初期には症状が軽微であることが多く，虐待被擬ケースあるいはネグレクトケースに含まれるが，放置するとハイリスクケースに移行する可能性を有している（**図 8-32**）．子どもは身長に比して頭部が大きいため転倒しやすく，頭部・口腔顔面

表 8-20 作為的行為，不作為的行為によって頭部・口腔顔面に現れる症候

作為的行為 ・非偶発的口腔顔面損傷 ・陳旧性の（歯・歯周組織の）損傷	頭部，顔面の損傷	頭蓋損傷，外傷性脱毛，耳介部の挫傷，顔面皮膚の多種・多様の損傷，咬傷
	口腔周囲の損傷	口唇の腫脹，挫傷，裂傷，口角部の挫傷
	口腔内軟組織の損傷	小帯の裂傷，口蓋粘膜や頬粘膜の挫傷
	歯の損傷	歯の歯冠破折，歯根破折，これらの痕跡（治療痕，歯髄の失活所見，根尖病変など）がある
	歯周組織の損傷	動揺歯，脱臼歯，これらの痕跡（変色歯，歯髄の失活所見，根尖病変など）がある
	顎骨の損傷	歯槽骨の挫滅，顎骨骨折や陳旧性骨折，これらの痕跡（不適切な骨折の治癒，骨折による不正咬合など）がある
不作為的行為 ・う蝕，感染症など	う蝕	多数のう歯，特に未処置のう歯が多く存在する
	感染症	未治療の感染症（口腔カンジダ症，顎骨炎，蜂窩織炎，上顎洞炎など），口臭がある

正当な説明のない外傷，新旧の外傷痕の混在，適切な医療を受けていない陳旧性の損傷痕に注意する．

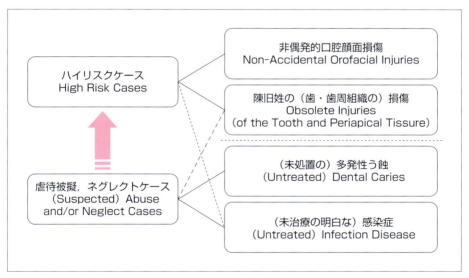

図 8-32 口腔顔面に現れる病態と危険度

領域に外力を受けた際には頭蓋腔内損傷により死亡したり，重篤な後遺障害が残る危険性が高いことを認識すべきである．

　虐待の有無を判断するための頭部・口腔顔面の損傷の見方は，全身の見方と異なるものではない．そのキーワードは，非偶発的損傷（non-accidental injuries：NAI）[34-37]と

表 8-21　虐待が疑われる子どもを診察する際の留意点

1. 家族歴，付添人の続柄
2. 受傷場所，受傷機序，来院までに行った処置
3. 受傷した時間，受傷から来院までの時間
4. 外傷の既往
5. 外傷部位のスケッチ
6. 外傷部位の写真撮影
7. Ｘ線写真撮影

う蝕，感染症についても，可能な限り放置時間（疾患を自覚してから来院までの時間）などを聴取する．

新旧損傷痕の混在である．もちろん，損傷がすべてマルトリートメントによるものではないし，緊急処置を行わなければならない子どもを前にして，受傷理由や経緯の追求を優先するわけではない．適切な治療を行うとともに，損傷が偶発的に起こったものか，そうではないかを十分に吟味する必要がある．そのためにも受診時に，頭部・口腔顔面の損傷の状態と養育者の説明とが一致するか否かを的確に判断し，身体的虐待を早期に発見する必要がある．また記録として，外表の診査と同時に，スケッチや写真撮影は必須である．被虐待児の成育環境にも注意を払い，再発防止に努める（**表 8-21**）．

（1）頭部・顔面損傷

頭部の場合は毛髪が密生していることから，視診だけでは詳細の把握が困難であることが多く，触診が有用となる．その際，頭髪をつかんで振り回したことを示唆する外傷性脱毛，耳をつかんで振り回したことを疑わせる耳輪・耳介後面の皮下出血（pinch mark）にも注意を払う．

顔面の症候としては，ブラックアイ（blackened eyes），鼻骨骨折，いわゆるビンタ痕（slap mark）や細長い線状の蒼白帯をはさんだ2条の皮下出血（二重条痕），タバコの押しつけによる火傷痕等に注意を払う．特に，軽微であっても受傷時期の異なる損傷が混在する場合，複数回の受傷を考慮する．

屋外での転倒の場合には，頭部・顔面の接地面が路面や砂などによって同一方向に擦過され，斑状の表皮剥脱や並行する線状表皮剥脱の集簇（擦過性表皮剥脱）が認められる（**図 8-33 左，中央**）．これらの所見がない場合には，成傷機転として屋外での転倒を除外するほうが合理的である（**図 8-33 右**）．

下顎骨あるいは頬骨に沿った限局した皮下出血で，表面に表皮剥脱を伴わない場合は，成傷機転としては表面が平滑な鈍体，たとえば手拳による殴打が考えられる．また，頭部・顔面の損傷に対して，養育者から，子どもが走って壁にぶつかった，あるいは床に転倒したなどの説明を受けた場合，壁や床などの幅広い鈍体への衝突では，鼻尖部，前額部の前面や頬骨突起部などに同時に表皮剥脱や皮下出血が認められるはずであるので容易に否定できる（**図 8-33 右**）．また，皮下に骨などの支持体のない頬部や下顎底の

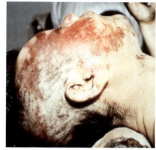
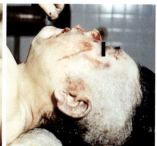
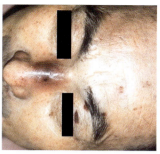

図 8-33　頭部・顔面に出現する表皮剥脱
明瞭な擦過性表皮剥脱（左，中央）がない挫傷（右）では手拳などによる殴打を考慮する．
（広島大学・長尾正崇教授のご厚意による）

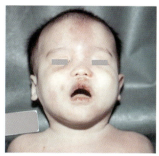
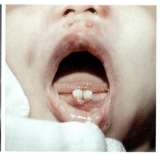

図 8-34　比較的平らな鈍体への押しつけによる損傷
　　　　6カ月男児．
　　　　左：前額部，口腔周囲の皮膚変色．
　　　　右：右側乳中切歯の舌側転位，歯肉裂創．
　　　　　　（杏林大学・佐藤喜宣教授のご厚意による）

変色斑は転倒などでは起こりにくく，他者による暴行を強く疑う所見となる．患児の年齢と歩行能力との関連を考慮し，歩行が十分できない乳幼児の転倒によっては起こりにくいと考えられる外傷にも注意する（**図 8-34**）．

なお，咬痕や咬傷が確認された場合には，性的虐待を視野に入れた判断が求められる[37,38]．

(2) 口腔軟組織の損傷

顔面への外力に伴って口腔粘膜の挫創，裂創（**図 8-35**）や外力と歯による二次的な口唇粘膜の挫創（**図 8-36**）などが惹起される．摂食時にスプーンなどの硬固物によって唇小帯の損傷（feeding injury）などが惹起されることもある．口腔軟組織の損傷は，外表の観察のみでは見過ごされやすいため注意する．また，これらは偶発的にも起こり

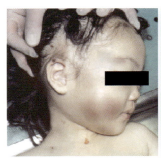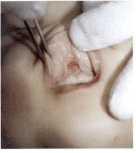

図 8-35 顔面の殴打による損傷
左：右頰部から下顎部にかけての陳旧性皮膚変色.
右：同時期に形成されたと考えられる上唇小帯の裂創.
（広島大学・長尾正崇教授のご厚意による）

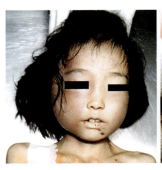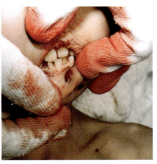

図 8-36 顔面の殴打による損傷
左：顔面の殴打に伴う右頰部, オトガイ部の皮膚変色.
右：手拳と歯により形成された二次的な口唇の挫創.
（広島大学・長尾正崇教授のご厚意による）

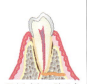

歯冠の破折　歯根の破折　振盪　脱臼　骨折（歯の陥入）

図 8-37 歯・歯髄・歯周組織の損傷

得るため，NAI との鑑別に留意する.
(3) **歯・歯髄・歯周組織・骨の損傷**
　図 8-37 にさまざまな歯・歯髄・歯周組織の損傷を示す[40]. 脱臼歯（**図 8-34**）や破折歯（**図 8-38**）は，偶発的に起こったものか非偶発的に引き起こされたものかを医学

③ 臨床法医学と臨床法歯科医学　　521

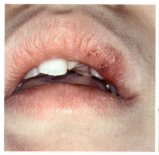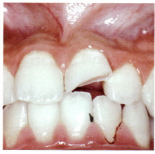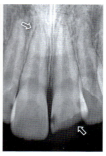

図 8-38　口唇の挫傷と歯の損傷
　12歳男児．下向きで足を持ち上げられて振り回され顔面を木の床に打ちつけられた．左側中切歯の歯冠破折に加え，X線検査により右側中切歯にも振盪が起こっていることが認められた．

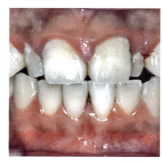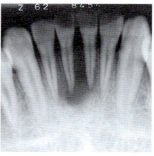

図 8-39　陳旧性の歯・歯周組織の損傷
　12歳男児．3日前，ドッジボールをしていてボールが下口唇部に当たりグラグラすると訴えたが，根尖周囲のX線透過像から，少なくとも数カ月以前の外傷の既往が明らかである．4年前，母親に傘の柄で下口唇部を殴打された既往が聴取された．

的に判断することは困難である．受傷理由や受傷状況等の正当な説明がないこと，損傷から判断される成傷機転と受傷状況の説明との間に矛盾があることが偶発的損傷を否定する根拠となる．また，歯や歯周組織の外傷痕は二次的な病的所見として長期間経過後も残存し[39]，X線検査により判断される（図 8-39，8-40）．これら陳旧性損傷が認められた場合は，外傷の既往について聴取し，受傷時期等に矛盾がないか吟味する．
　歯槽骨の挫滅，歯槽壁や歯槽突起の骨折は，歯の外傷に伴って発生することが多い．一方，顎骨骨折は，顎骨に尋常でない外力が加わったことにより起こる．受傷状況についての説明に矛盾がないかを吟味する．また陳旧性骨折の存在は，医療ネグレクトの可能性が考えられるので，推定される受傷時期と説明との矛盾の有無を判断するのみでな

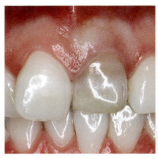
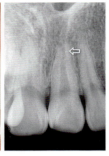

図 8-40 陳旧性の歯・歯周組織の損傷
　左側中切歯の歯冠破折，変色と歯髄の失活．X線検査により，左側中切歯の発育は受傷時（12歳程度）の状態で止まっていることが認められた．

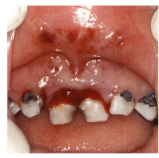
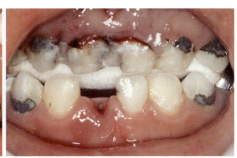

図 8-41 多発性う蝕と歯の脱臼
　5歳女児．歯による口唇粘膜の挫傷と上顎左右側乳中切歯の不完全脱臼（舌側転位）が認められる．未治療の多発性う蝕は口腔衛生の不履行によるもので，患児は良好な環境で養育されているとはいいがたい．
（長野県・内山英樹歯学博士のご厚意による）

く，保護者の態度等にも注意を払い，患児の成育環境全体を判断する必要がある．

（4）う蝕と感染症

　未処置の多発性う蝕（**図 8-41**），未治療の感染症の存在は，それ自体がネグレクトを十分，疑わせる要因である．う蝕と子ども虐待の関連についての調査によると，被虐待児のう歯の所有率，所有数は，健常児の2～3倍多く，特に未処置歯数は7～8倍の数値を示し，被虐待児は，明らかにう蝕歯数や未処置歯数が多いとの報告がある[41,42]．

　また，長期間，適切な口腔ケアがなされていなければ，口腔内の細菌は増殖し，う蝕を増加させるのみでなく，重大な感染症を起こすことがある．特に治療されずに放置されたう蝕は，歯槽骨炎，顎骨炎，蜂窩織炎を引き起こす可能性を有している．重度のう蝕や明らかな感染症は，養育者の子どもへの不適切な関わりを早期発見するために重要な症候であるといえる．

3）多職種連携を推進するために

　児童虐待の防止等に関する法律（平成12年法律第82号，平成12年5月24日公布）
は，児童福祉法及び児童虐待の防止等に関する法律の一部を改正する法律（平成29年
法律第69号，平成29年6月21日公布）により改正され，虐待の早期発見にかかわる
医療従事者の例示として，従前の医師，保健師に加えて，歯科医師，助産師，看護師が
追加された．

　口腔顔面領域に現れる損傷，症候は，それらのみで虐待の判断を下すのは難しいが，
歯科情報は受診者の養育環境や生活状況を表していることは前述したとおりである．ま
た，被虐待者のなかには医療者に受傷機転や生活環境等を正確に伝えることが困難な者
も含まれる．虐待医療において，歯科情報にも注意を払い多職種で連携し総合的な判断
を下すことにより，虐待やマルトリートメントを防止することができる．

文献
① 賠償科学
 1）若杉長英ほか．死亡，後遺障害に関する因果関係の割合的認定のための新基準．賠償医学 1994；
　　18：3-12.
 2）平沼高明．賠償医学とは何か．賠償医学 1985；1：4-7.
 3）Gay JR, Abbott KH. Common whiplash injuries of the neck. JAMA 1953；152：1698-1704.
 4）髙取健彦ほか．低速度車両衝突実験とその医学的解析—むち打ち損傷の発生機序再考．賠償医学
　　1990；12：3-17.
 5）竹光義治ほか．外科治療 1967；17：303-313.
 6）北見公一．日本における PTSD とは何か？　賠償科学 2004；31：121-127.
 7）黒木宣夫．賠償科学概説—医学と法学との融合．日本賠償科学会編．民事法研究会，東京，2007，
　　p 195-210.
 8）吉本智信．低髄液圧症候群(1)．賠償科学 2007；35：3-14.
 9）土肥謙二，有賀　徹．外傷に伴う低髄液圧症候群—日本脳神経外傷学会の取組みと診断基準．医学
　　のあゆみ 2010；235：775-780.
10）喜多村孝幸．脳脊髄液減少症の診断基準．賠償科学 2007；35：32-43.
11）吉本智信．低髄液圧症候群(2)．賠償科学 2007；35：15-31.
12）東京地裁判決平成元・9・7．判例時報 1990；1342：83-88.
13）最高裁昭和 63・4・21．判例タイムズ 1988；667：99-103.
14）若杉長英ほか．死亡，後遺障害に関する因果関係の割合的認定のための新基準．賠償医学 1994；
　　18：3-12.
② 先端医療〔3．救急医療の進歩と法医学—1）救急救命士制度〕
15）井上大輔ほか．わが国における救急蘇生教育の現状と問題点．賠償医学 1991；14：11-19.
16）平成 21 年 3 月 2 日付け医政指発第 0302001 号　厚生労働省医政局指導課長通知「救急救命処置の範
　　囲等について」の一部改正について．
17）大石泰男，森田　大．救急救命士法．Modern Physician 2010；30：1273-1277.
③ 臨床法医学と臨床法歯科医学〔1．児童虐待～4．障害者虐待〕
18）日本法医学会企画調査委員会．被虐待児の司法解剖例に関する調査．日法医誌 2002；56：276-
　　286.
19）佐藤喜宣．虐待死・虐待症候群．佐藤喜宣編著．臨床法医学テキスト．中外医学社，東京，2008，

p 153-163.

20) 谷嶋弘修．虐待を受けている児童等の保護についての司法関与の強化等を推進．時の法令．2017；2040：4-19.

21) Fukunaga T, et al. Thymus of abused/neglected children. Forensic Sci Int 1992；53：69-79.

22) Gruber J, et al. Thymocyte apoptosis inducing by elevated endogeneous corticosterone levels. Eur J Immunol 1994；24：1115-1121.

23) Tarcic N, et al. Restraint stress-induced thymic involution and cell apoptosis are dependent on endogenous glucocorticoids. J Neuroimmunol 1998；82：40-46.

24) 佐藤喜宣．臨床法医学からみた子どもの虐待．日本医事新報 2007；4356：66-69.

25) 野坂祐子．デート DV の被害・加害への介入支援．臨床精神医学 2010；39：281-286.

26) 市町村・都道府県における高齢者虐待への対応と養護者支援について．平成 18 年 4 月厚生労働省老健局.

27) 和田忠志．虐待への対応．Modern Physician 2009；29：363-365.

③ 臨床法医学と臨床法歯科医学〔5．臨床法歯科医学〕

28) 高橋重宏．子ども虐待の理解，定義．子ども虐待．高橋重宏，庄司順一編著．中央法規出版，東京，2003，p 2-3.

29) 日本小児科学会．子ども虐待診療手引き 2007．http://www.jpeds.or.jp/guide/index.html

30) World Health Organization and International Society for Prevention of Child Abuse and Neglect. Preventing child maltreatment；a guide to taking action and generating evidence, 2006.

31) Centers for Disease Control and Prevention. National Center for Injury Prevention and Control : Child Maltreatment Surveillance；Uniform Definitions for Public Health and Recommended Data Elements, Version 1.0, 2008.

32) 都築民幸，岩原香織．歯科領域の特徴．医療従事者のための子ども虐待防止サポートブック―医療現場からの発信．奥山眞紀子ほか編．クインテッセンス出版，東京，2010，p 160-162.

33) 都築民幸．児童健康診査における子ども虐待の早期発見と防止．歯界展望 2005；106：1190-1191.

34) Kvaal SI. Oral injuries in cases of child abuse. Rev Belge Med Dent 1993；48：49-53.

35) Ranta H. Child abuse : role of the dentist and problems of differential diagnosis. Rev Belge Med Dent 1993；48：54-57.

36) Golder M. Non-accidental injury in children. Dent Update 1995；22：75-80.

37) Welbury RR, Murphy JM. The dental practitioner's role in protecting children from abuse, 2. The orofacial signs of abuse. Br Dent J 1998；184：61-65.

38) 都築民幸．身体的虐待，ネグレクトの歯科的評価．臨床法医学テキスト．佐藤喜宣編著．中外医学社，東京，2008，p 179-182.

39) 岩原香織，都築民幸．バイトマークの検査法．医療従事者のための子ども虐待防止サポートブック―医療現場からの発信．奥山眞紀子ほか編，クインテッセンス出版，東京，2010，p 174-175.

40) 都築民幸．子ども虐待の早期発見における臨床歯科法医学の果たす役割．子ども虐待とネグレクト 2009；11：335-340.

41) Greene P, et al. A comparison of oral health status and need for dental care between abused/neglected children and nonabused/non-neglected children. Pediatric Dent 1994；16：41-45.

42) 東京都歯科医師会．児童虐待防止マニュアル，かかりつけ歯科医の役割．東京都歯科医師会，東京，2004.

第9章 ●●● 医 と 法

序　説

　法医学は，主として，不慮の外因や自他殺のほか，死因不詳の死を取り扱う．これらのなかには，「防ぎうる死」が多く含まれており，その事案の背景を考察することにより，ときとして，今日の衛生行政の枠組が十分に機能していないなどの課題が明らかとなることがある．また，一件の死亡の背後には，同様の原因を背景としつつ，死亡にいたらなかった事案多数が潜在すると考えられる．

　したがって，法医学で取り扱われた死亡の背景を考察することは，今後の衛生行政，さらには社会全体のあり方を考えるうえで，きわめて有益である．また，こうした考察を加える際には，衛生法規に関する知識がぜひとも必要となる．このことは診療現場においても当てはまる．

　国民の健康の回復，保持及び増進を目的とする法規を「衛生法規」という[1]．衛生法規の分類は，その基準のとり方にいろいろの考え方があるが，一般に，厚生労働省における所管の分類を参考として，国民の医療に従事する人及び施設の指導監督を目的とする「医事法規」，健康の保持・増進，疾病の予防等を目的とする「公衆衛生法規」，医薬品・毒劇物その他の物の規制を目的とする「薬事法規」の3つに分類して説明されることが多い[1]．本章では，医師をはじめとした医療従事者にとって特に身近な「医事法規」「公衆衛生法規」を中心に，おもな法律と条文の考え方，諸制度について解説する．

　医事法規としては，医師法，歯科医師法，医療法，健康保険法について，公衆衛生法規としては，感染症法，母子保健法，精神保健福祉法，医療観察法について説明する．なお，臓器移植法，母体保護法，救急救命士法，児童虐待防止法，配偶者暴力防止法，高齢者虐待防止法については，法医学上きわめて重要な法律であるが，第8章に記載があるので，本章では割愛する．

1. 憲　　　法

　憲法25条は,「すべて国民は, 健康で文化的な最低限度の生活を営む権利を有する.」
と規定して, 生存権の保障を宣言し, さらに同条2項において「国は, すべての生活部
面について, 社会福祉, 社会保障及び公衆衛生の向上及び増進に努めなければならない.」
として, 国に生存権の保障に関する義務を課している[2]. この条文は, あらゆる衛生法
規の根本精神となるものである[2].

2. 医事法規

　憲法公布の年から3年後に制定された「医師法」は, その第1条において「医師は,
医療及び保健指導を掌ることによって公衆衛生の向上及び増進に寄与し, もって国民の
健康な生活を確保するものとする.」と規定している. 同条で,「公衆衛生の向上及び増
進」という憲法25条の用語が用いられていることからもわかるように, 医師は, 業務
をなす際の心構えとして人の生命と人格とを尊重するという精神に立ち, 単に傷病の治
療にあたるのみでなく, あらゆる分野において公衆衛生の向上増進を先達となることが
望ましく, 診療に従事するか否かを問わず, あらゆる機会に国民の疾病を予防し, さら
にその健康を増進するよう努めることが想定されているのである[2].

　医療は, きわめて複雑な内容を有しているので, みだりに外部から規制を加えること
は, かえって医師がその技能を十分に発揮できないことなり, 結局医療の内容の向上を
図ることにならない[3]. そこで「医師法」においては, 医師国家試験に合格し, 厚生労
働大臣の免許を得ることとし, 原則として, 大学において医学の正規課程を修了して卒
業した者にその試験の受験資格を与えるというきわめて厳格な要件を課す一方で, 一度
資格を与えた以上は, その者の良識に信頼し, できるだけ自由にその技能を発揮させる
ことにより, 医療の質の向上を図っている[3]. たとえば,「医師は, A病の治療を行う
にあたっては, B薬をC mg投与しなければならない」などと, 法令において規制して
いないのは, このような考え方による. しかし, 医療は人の生命に関する重要問題であ
るため, 国は, 最小限度の規制を行っている[3]. たとえば, 医師法における無診察治療
等の禁止等のほか, 感染症法等の個別法に規定された医師の義務である[3]. なお,「歯
科医師法」も基本的に医師法と同様に考えて差し支えない.

　次に, 国民の適正な医療を確保するためには, 医療従事者の義務を規定するのみなら
ず,「医療を行う場所」, すなわち医療提供施設の管理, 人的構成, 構造設備等が, 良質
かつ適切な医療を行うにふさわしいものでなければならない[3]. 医師, 歯科医師の診療
行為の内容については, できるだけその自由を尊重している現行法であるが, 医療施設
の開設や管理ついては,「医療法」において, 厳重な規制を行っている[3]. 医療法は,

医療施設が満たすべき基準のほか，広告，医療安全，医療計画等に係る事項についても規定している．医師法，歯科医師法等が医療関係者の身分及びその業務，権利義務を定めたマンパワーに関する法律であるのに対し，医療法は，医療施設に関する内容について規定した法律といえる[4]．

これら「医師法」「歯科医師法」「医療法」等,衛生行政の根幹をなす法律は,そのルーツを古く明治7年（1874年）の「医制」に遡ることができる[5]．

昭和36年（1961年），国民皆保険が達成され，今日の国民医療費は40兆円を上回っている．保険診療においては,医師法や医療法等に定められた規制を満たすことに加え，保険医が，保険医療機関において，関係法令及び「保険医療機関及び保険医療養担当規則」（療担規則）を遵守し，医学的に妥当適切な診療を行い，診療報酬点数表に定められたとおりに請求することとなっている[6,7]．この点，健康保険制度は，国民が受ける医療の質の向上を総合的に図っているといえる（健康保険法2条）．

3. 公衆衛生法規

明治30年の伝染病予防法の制定以来約百年が経過し，この間の医学医療の進歩，衛生水準の向上及び国民の健康衛生意識の向上に伴い，コレラによる死者が年間10万人を超えるといった事態をみることはなくなった．しかし，国内では，病原性大腸菌O157感染症の流行，国外でのエボラ出血熱等の「新興感染症」や，マラリア等の「再興感染症」などの感染症が，新しい形で人類に脅威を与えてきている[8]．このような経緯を踏まえ，平成10年（1998年）に感染症法が制定されたが，その前文からは，公衆衛生法規の基本的な考え方をうかがい知ることができる．

　　人類は，これまで，疾病，とりわけ感染症により，多大の苦難を経験してきた．ペスト，痘そう，コレラ等の感染症の流行は，時には文明を存亡の危機に追いやり，感染症を根絶することは，正に人類の悲願と言えるものである．医学医療の進歩や衛生水準の著しい向上により，多くの感染症が克服されてきたが，新たな感染症の出現や既知の感染症の再興により，また，国際交流の進展等に伴い，感染症は，新たな形で，今なお人類に脅威を与えている．一方，我が国においては，過去にハンセン病，後天性免疫不全症候群等の感染症の患者等に対するいわれのない差別や偏見が存在したという事実を重く受け止め，これを教訓として今後に生かすことが必要である．このような感染症をめぐる状況の変化や感染症の患者等が置かれてきた状況を踏まえ，感染症の患者等の人権を尊重しつつ，これらの者に対する良質かつ適切な医療の提供を確保し，感染症に迅速かつ適確に対応することが求められている．ここに，このような視点に立って，これまでの感染症の予防に関する施策を抜本的に見直し，感染症

＜コラム＞　わが国の法形式

1.　憲　　法

国の最高法規として，国の組織および活動の基本的な事項を定めた法を，一般に，憲法という[22]．日本国憲法は百三条からなり，その98条1項において「この憲法は，国の最高法規であって，その条項に反する法律，命令，詔勅および国務に関するその他の行為の全部または一部は，その効力を有しない」と，その最高法規性を規定している[22]．

2.　法　　律

憲法41条は「国会は，国権の最高機関であって，国の唯一の立法機関である」と規定し，法律案は，この憲法に特別の定めのある場合を除いては，両議院で可決した時に法律となるとしている（59条）[22]．「法律」とは，憲法の定める方式に従って，国会の議決を経て法律として制定された法といえる[22]．法律案には，議員提出の法律案と内閣提出の法律案とがあるが，内閣提出の法律案については，各省の主管部局が草案を作成し，所管大臣の決裁を経たのち，所管大臣から閣議を請議し，閣議の決定があれば，総理大臣が内閣を代表して法律案として国会に提出する[22]．所管大臣が閣議を請議するにあたっては，内閣法制局において，法律原案の審議がなされる[22]．

法律は，憲法に次いで強い効力を有しており，法律に抵触する政令，命令などの規定は効力を有しない[22]．民法，民事訴訟法，刑法，刑事訴訟法等の一般社会におけるもののほか，医師法，医療法，健康保険法，感染症法等の衛生行政に関連したものも，すべてここでいう「法律」にあたる．

民法のように個人と個人の関係を規定する法律を「私法」といい，刑法のように国家と個人の関係を規律する法律を「公法」という[23]．本章で解説する医師法，医療法，健康保険法，感染症法等も，国と個人（医師等）との関係を規律しているという意味で，公法といえる．

「訴訟」とは，国家機関が紛争ないし利害の衝突を強制的に解決，調整する

の予防及び感染症の患者に対する医療に関する総合的な施策の推進を図るため，この法律を制定する．（感染症法　前文）

また，新型コロナウイルス感染症の世界的流行を受けた法改正もなされた．

本章では，感染症法のほか，公衆衛生法規として，法医学と密接に関わる母子保健法，精神保健福祉法，医療観察法について説明するが，いずれの法律においても，患者等の人権を尊重しつつ，これらの者に対する良質かつ適切な医療の提供を確保することが重視されている．

ために，対立する利害関係人を関与させて行う法的手続をいい，訴訟の手続き
を規律する法律を「訴訟法」という．たとえば，民事事件を対象とした民事訴
訟法，刑事事件を対象とした刑事訴訟法等がある[23, 24]．これに対し，民法や
刑法等，訴訟手続きによって明確にされる法律関係を規定している法律を「実
体法」という[23]．

たとえば，交通事故においては，交通事故を起こした人物と事故に遭った人
物の間には，民事事件として民法709条の不法行為に基づく損害賠償請求事件
等が，また加害者を被告人とした刑事事件として自動車運転処罰法に基づく過
失運転致死傷事件等が考えられる[24]．さらに，行政処分として道路交通法に
基づく運転免許取消し等がなされ，また，これを不服と考えれば，行政不服審
査，行政事件訴訟という行政事件になりうる[24]．このように一つの事実関係
のなかでも，その切り口，断面によって，紛争が切り分けられる[24]．医事紛
争においても，おおむね同様の考え方ができる．

3. 行政機関が制定する命令

行政機関によって制定される法を一般に「命令」といい，内閣が制定する命
令を「政令」という[22]．政令は，憲法および法律を実施するため，ならびに，
法律によって委任された事項を規定する命令であるが，政令では，特にその法
律の委任がある場合を除いては罰則を設けることができず，また法律の委任が
なければ，義務を課し，権利を制限する規定を設けることができない[22]．た
とえば，死体解剖保存法施行令といったように，通常「○○○○法施行令」の
ような題名が付けられている[22]．

また，各省大臣が制定する命令を「省令」という[22]．省令は，法律もし
くは政令を実施するため，または法律もしくは政令の特別の委任に基づいて制
定されるが，法律の委任がなければ，罰則を設け，義務を課し，国民の権利を
制限する規定を設けることはできない[22]．たとえば，医師法施行規則のよう
に「○○法律施行規則」のような題名が付けられている[22]．

1 医 師 法

1. 医師の資格

医師免許は，医師国家試験に合格した者に対して，厚生労働大臣が与えることとなっ
ている．（法2条）ただし，厚生労働大臣は，未成年者には，免許を与えず（法3条 絶

対欠格事由），以下の場合には，免許をあたえないことがある（法4条 相対欠格事由）．

① 心身の障害により医師の業務を適正に行うことができない者として厚生労働省令で定めるもの
② 麻薬，大麻又はあへんの中毒者
③ 罰金以上の刑に処せられた者
④ その他，医事に関し犯罪又は不正の行為のあった者

医師の免許は，医師国家試験に合格した者の申請により，医籍に登録することによって行う（法6条）．また，医師は，2年ごとに，氏名，住所等を都道府県知事を経由して厚生労働大臣に届け出なければならない．この届出は，「医師・歯科医師・薬剤師調査」に用いられ，厚生労働行政の基礎資料となるきわめて重要なものである．

2. 医師の業務

1）医師の業務

医療は，国民の生命・健康に直結するきわめて重要なものであり，たとえ当事者間の合意があろうと，また金銭の授受を予定していなくとも，医療を自由に行うことを認めることはできない[4]．このため，わが国においては，医師法において，「医師」の資格を定め，医師以外の者が「医業」を行うことを禁止するとともに，医師の資格の得喪に係る要件や，付随する義務を定めている（法17条 業務独占）[4]．

「医業」とは，「医行為を業として行うこと」であり，「医行為」とは「医師の専門的知識又は技能をもってしなければ危険な行為」，「業として行う」とは「公衆又は特定多数人に対して，反復継続の医師をもって行うこと」と解されている[2,4]．ここでいう「公衆」とは，対象を特定しないで，誰に対しても行うことであり，「特定多数人」とは，ある学校の生徒，ある工場の従業員全部等のように，相当多数の者に対して，2回以上繰り返す意思で行うことである[2]．現実には1回しか行われなくとも，無報酬であっても，反復継続の意思があれば，それは「業」である[2]．

また，医師という名称に対する国民の信頼を担保するために，医師でなければ，医師又はこれに紛らわしい名称を用いてはならないこととしている（法18条 医師の名称独占）[4]．

2）看護師等のコメディカルスタッフ

「医業」は医師の独占的業務として規定されているものの，現実の医療現場における医行為全部を医師のみで行うことは不可能である[4]．そこで，看護師をはじめとした，医師の業務を補助する医療従事者（コメディカルスタッフ）が必要となる[4]．たとえば，保健師助産師看護師法においては，「看護師は，厚生労働大臣の免許を受けて，傷病者若しくはじょく婦に対する療養上の世話又は診療の補助を行うことを業とする者」と定

① 医師法　531

められており，診療を補助するという点において，医師による医業独占の例外といえる[4]．医療が高度に専門分化した今日，それぞれの分野の専門技術者として，特定の分野につき医師を補助するコメディカルスタッフが法律に定められている[4]．コメディカルスタッフ各職種についても，職種に応じて，業務独占や名称独占に関する規定が設けられている．

3. 医師の義務

1）応召義務（法19条）

前述のように，医師は，「医療及び保健指導を掌ることによって公衆衛生の向上及び増進に寄与し，もって国民の健康な生活を確保する」という使命を帯びた公共性の高い職種である[4]．このような医師の職務の公共性又は医師の業務独占性に鑑み，医師法19条は「診療に従事する医師は，診療治療の求めがあった場合は，正当な事由がないかぎり，これを拒むことができない」と，その理念を明らかにしている（医師の応召義務）[4]．

2）診断書等の交付義務（法19条2項）

医師が，その職務に基づいて交付する証明文書には，診断書（死亡診断書を含む．），出生証明書，死産証書，死亡診断書，死体検案書及び死胎検案書がある[2]．これらの証明文書は，法律上，社会上その必要性が多く，正当な事由がなければ拒んではならない[2]．

医師が死亡診断書を遺族等に交付し，これを遺族等が死亡届に添付して，市町村に提出されることにより，死亡者は戸籍から除籍される（戸籍法23条・86条）．また，市町村長において，死亡届と死亡診断書の記載内容をもとに人口動態調査票が作成され，その後，人口動態調査票は，保健所長，都道府県知事を経由し，厚生労働大臣に送付され，人口動態統計に利用される（人口動態調査令施行細則2条～4条）．死体検案書についても同様である．このような観点から，死亡診断書（死体検案書）には，人間の死亡を医学的・法律的に証明するとともに，わが国の死因統計の資料になるという2つの意義があるといえる[9]．

3）無診察治療等の禁止（法20条）

医師は，自ら診察しないで治療をし，若しくは診断書若しくは処方せんを交付し，自ら出産に立ち会わないで出生証明書若しくは死産証書を交付し，又は自ら検案をしないで検案書を交付してはならない（法20条本文）．

医師が，患者の傷病について治療を行う場合には，その治療行為は，自己の学識経験に照らして妥当と信ずるべき内容であるべきであり，治療行為を決定する前提として，その傷病がいかなるものであるかという判断を下すために必ず「診察」がなされなければならない[2]．そこで，法20条で，医師が，診察をせずに治療することを禁止している[2]．

また，患者に交付する処方箋は，これによって患者が薬剤師から自己が必要とする薬の調剤を受けることができるのであるから，いわば「間接投薬」ともいうべきものであり，広義の治療行為としてとらえられるべきものである[2]．このため，診察せずに処方箋を交付してはならないこととなっているのである[2]．

なお，直接の対面診療に代替しうる程度の患者の心身の状況に関する有用な情報が得られる場合には，「遠隔診療」を行うことはただちに無診察治療等の禁止等に抵触するものではない[10]．

また，診断書（死亡診断書を含む），出生証明書，死産証書，死体検案書及び死胎検案書は，法令をもって一定効力を認められているものであり，その内容が不正確であった場合には社会的に悪影響を及ぼすと考えられる[2]．そこで，医師法は，これらの証明文書の正確性を保障するために，自ら診察しないで診断書を交付すること，自ら出産に立ち会わないで出生証明書又は死産証書を交付すること，及び自ら検案しないで検案書を交付すること禁じている（法20本文）[2]．

「死亡診断書」と「死体検案書」の使い分けについては，医師が，「自らの診療管理下にある患者が，生前に診療していた傷病に関連して死亡したと認める場合」には「死亡診断書」を，それ以外の場合には「死体検案書」を交付することとなっている[9]．医師法制定当時（昭和22年）の担当官の解説書においては，「死亡診断」と「死体検案」の意義について，下記のように説明されているので紹介する[11]．

> 「死体検案」は，「生前に死亡の原因となった疾病を診療したことがない死体，または外因によって死亡した死体についてその死亡の確認，その死亡原因，死亡時間等の推定をすること」である．
> 一方「死亡診断」とは，「ある人が生きていたのが死んだという生から死への変化の事実を診断すること」であり，死亡診断の方法は二つある．ひとつは「死亡の瞬間に立ち会い死亡の事実を認定する方法」，もうひとつは「死亡の前に医学的な推論によってやがて死亡するかもしれないという疾病状態を診断し，更に死亡の後において，生前の診断によって推察された死因によって死亡したという事実を再確認する方法」（死後診察）である．

このように，診療中の患者が死亡した場合，これまで当該患者の診療を行ってきた医師は，たとえ死亡に立ち会えなくとも，死後診察を行い，生前に診療していた傷病に関連する死亡であると判定できる場合には，死亡診断書を交付できる（**図9-1A**）．この場合は死体検案書を交付する必要はない[9]．死後診察については，死体を対象とする検査ではあるが，特に生前の一連の行為として「診察」という概念に含め，死体検案とは区別されている[2]．このため，医師が診療中の患者について「死後診察」を行った場合であっても，生前に診療していた傷病に関連する死亡であると判定できない場合には，死体検案を行う必要がある[12]．死後診察の一例を以下に示す．

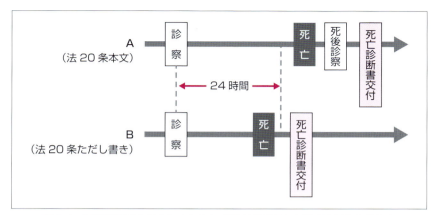

図 9-1 医師が患者の死亡に立ち会わず死亡診断書を交付する場合の考え方

（例）

　末期がんの患者 A は，最期を自宅で迎えるため，自宅にて療養している．積極的な治療を行わない方針の下，訪問診療を行う医師 B による定期的な診療を受けている．ある日，医師 B が患者 A の診察を行ったところ，早晩死亡することが予想された．その旨を連携して訪問看護を行う看護師 C，および家族に伝え帰宅した．それから数日後の深夜，患者 A は家族，および看護師 C に見守られ死亡した．看護師 C から患者 A 死亡の電話連絡を受けた医師 B は「翌朝，患者 A 宅を訪問し，死後の診察を行うこと」を伝えた．翌朝，患者 A 宅を訪問した医師 B は，死亡後に改めて診察し，死亡の事実，死因が診療中の末期がんであること等を確認し，法 20 条本文の規定により，死亡診断書を交付した．

　さらに，法 20 条は，ただし書として，「ただし，診療中の患者が受診後二十四時間以内に死亡した場合に交付する死亡診断書については，この限りでない．」と規定している．最終の診察後 24 時間以内に患者が死亡した場合，これまで当該患者の診療を行ってきた医師は，死亡後に改めて診察を行うことなく「生前に診療していた傷病に関連する死亡であること」が判定できれば*，法 20 条ただし書の規定により，死亡後に改めて診察を行うことなく，死亡診断書を交付できるという意味である（**図 9-1B**）[9]．

<コラム> 死亡診断書（死体検案書）に記載した死因等の確定・変更について

死亡に係る手続きについて，通常の流れは，図の①〜④のとおりとなる．こうして集計された死亡統計は，行政の重要な基礎資料として役立つとともに，医学研究をはじめとした各分野においても貴重な資料となっている．歯科医師が交付する死亡診断書についても同様である．

死亡診断書（死体検案書）に誤記があった場合は，従来から医師は死亡届が提出された市町村窓口に，死亡診断書（死体検案書）の誤記訂正をすることとなっており，諸検査（解剖，薬毒物検査，病理組織学的検査）の結果等により死因等を確定又は変更した場合も，誤記訂正と同様の方法により，人口動態調査票（死亡票）の記載内容の修正がなされていた．

しかし，平成31年1月1日より，診療及び検案する医師の利便性を向上させるとともに，公衆衛生の観点からの死因究明等を一層強化することを目的とし，死体検案書等を交付した医師が，諸検査の結果等により死因等を確定又は変更した場合は，厚生労働省にその旨を直接報告することとした（下図の⑤）．

死因等の確定・変更の方法や様式等については，厚生労働省通知「医師による死因等確定・変更報告の取扱いについて」（平成30年12月5日付医政発1205第1号政統発1205第1号）を参照していただきたい．なお，誤記訂正の場合には，従来どおり，市区町村窓口に連絡することとなっている．

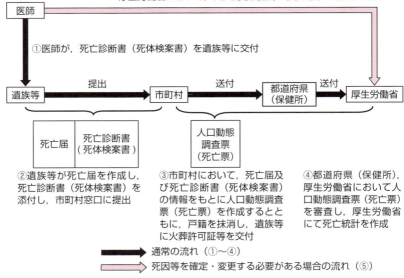

① 医 師 法　　**535**

　なお，死後診察が困難な離島やへき地を中心として，住民が看取りのため住み慣れた場所を離れ病院等に入院したりするなど，患者や家族が不都合を強いられているとの指摘があった[13]．このため，平成29年に医師が情報通信機器（ICT）を利用して死亡の事実の確認や異状がないと判断できること等の一定の要件を満たす場合に，医師が遠隔から死亡診断を行い，死亡診断書を交付できることとなった[13]．

4）異状死体の届出義務（法21条）

　医師は，職務上，死体や死胎を検案した際に，ときとして，殺人，傷害致死，死体損壊，堕胎等の犯罪の証跡を発見する場合がある[2]．このような場合に，医師が積極的捜査機関に連絡することは，犯罪捜査の便宜のために望ましいことであるので，法21条は，医師は，死体又は妊娠四月以上の死産児を検案して異状があると認めたときは，二十四時間以内に所轄警察署に届け出なければならないことを規定している[2]＊＊．所轄警察署とは，その検案をした地の所轄警察署である[2]．

　なお，医師は，交付すべき書類が「死亡診断書」であるか「死体検案書」であるかを問わず，異状を認める場合には，所轄警察署に届け出なければならない[9]．その際は，捜査機関による検視等の結果も踏まえたうえで，死亡診断書もしくは死体検案書を交付する[9]．

　なお，歯科医師の業務には，死体検案が含まれないため，歯科医師法には本条に対応する条文が存在しないが，歯科所見による身元確認等の観点から，異状死体において，歯科医師が果たす役割が重要視されている[14]．

5）処方せんの交付義務（法22条）

　医師は，患者に対し治療上薬剤を調剤して投与する必要があると認めた場合には，患者又は現にその看護に当っている者に対して処方せんを交付しなければならない（法22条）．ただし，患者又は現にその看護に当っている者が処方せんの交付を必要としない旨を申し出た場合及び以下に掲げる項目のいずれかに該当する場合においては，処方せんを交付しなくてもよい．

＊　医師が，死亡後に改めて診察を行うことなく「生前に診療していた傷病に関連する死亡であることが判定できる場合」としては，たとえば当該患者の死亡に立ち会っていた別の医師から死亡状況の詳細を聴取することができる等，ごく限られた場合であることにご留意しなければならない[9]．なお，このような場合であっても，死亡診断書の内容に正確を期するため，死亡後改めて診察するよう努めるべきである[9]．

＊＊　医師が死体を検案するに当たっては，死体外表面に異常所見を認めない場合であっても，死体が発見されるに至ったいきさつ，死体発見場所，状況等諸般の事情を考慮し，異状を認める場合には，医師法第21条に基づき，所轄警察署に届け出ることとなっている．詳細は，厚生労働省通知「医師による異状死体の届出の徹底について（通知）」（平成31年2月8日付医政医発0208第3号）を参照していただきたい．

① 暗示的効果を期待する場合において，処方せんを交付することがその目的の達成を妨げるおそれがある場合

② 処方せんを交付することが診療又は疾病の予後について患者に不安を与え，その疾病の治療を困難にするおそれがある場合

③ 病状の短時間ごとの変化に即応して薬剤を投与する場合

④ 診断又は治療方法の決定していない場合

⑤ 治療上必要な応急の措置として薬剤を投与する場合

⑥ 安静を要する患者以外に薬剤の交付を受けることができる者がいない場合

⑦ 覚せい剤を投与する場合

⑧ 薬剤師が乗り組んでいない船舶内において薬剤を投与する場合

処方せんには，患者の氏名，年齢，薬名，分量，用法，用量，発行の年月日，使用期間及び病院若しくは診療所の名称及び所在地又は医師の住所を記載し，医師が，記名押印又は署名することとなっている（法施行規則 21 条）．

また，調剤については，薬剤師の独占的業務であるが，わが国においては，歴史的に医師が自らの診療する患者に対して，その治療の方法の一つとして直接投薬することが多かった[2]．そこで薬剤師法では，薬剤師でない者は，販売又は授与の目的で調剤してはならないとしつつ，例外的に医師が自己の処方せんにより自ら調剤することが認められている（薬剤師法 19 条）．

薬剤師は，医師等の処方せんによらなければ，販売又は授与の目的で調剤してはならず，処方せん中に疑わしい点があるときは，その処方せんを交付した医師，歯科医師又は獣医師に問い合わせて，その疑わしい点を確かめた後でなければ，これによって調剤してはならない（薬剤師法 23 条，24 条）．

このように，医師が患者に処方せんを交付し，薬局の薬剤師がその処方せんに基づき調剤を行い，医師と薬剤師がそれぞれの専門分野で業務を分担し国民医療の質的向上を図ることを「医薬分業」という[15]．医薬分業の意義は，医師が使用したい医薬品が手元になくても，患者に必要な医薬品を医師・歯科医師が自由に処方できること，処方せんを患者に交付することにより，患者自身が服用している薬について知ることができること，「かかりつけ薬局」において薬歴管理を行うことにより，複数診療科受診による重複投薬，相互作用の有無の確認などができ，薬物療法の有効性・安全性が向上すること等の点にある[15]．

6）療養方法の指導義務（法 23 条）

冒頭に述べたとおり，医師は，医療のみならず，保健指導を掌ることによって公衆衛生の向上及び増進に寄与し，もつて国民の健康な生活を確保することをその職分とする（法 1 条）．したがって，患者を診療するにあたっても，単に傷病に対して手術や投薬等の治療をするのみならず，さらにその療養を指導し，回復後の保健に関しても適切な指

導を行って，はじめて医師の任務を全うしたといえる[2]．このような観点から，医師は，診療をしたときは，本人又はその保護者に対し，療養の方法その他保健の向上に必要な事項の指導をしなければならないこととなっている．

7) 診療録保存義務等 （法 24 条）

医師は，診療をしたときは，遅滞なく診療に関する事項を診療録に記載しなければならない．医師の診療は，一人の患者に対しては終始一貫した方針に従って治療を行っていくのでなければ，完全な治療をなすことができない[2]．そのためには，診療及び治療に関する事項を記録して残しておく必要があり，この記録を法規上のものとしたのが「診療録」である[2]．診療録は，医師の行政的な指導監督のためにも必要であり，ときには司法上の証拠となることもある[2]．

診療録のうち，病院又は診療所に勤務する医師のした診療に関するものは，その病院又は診療所の管理者において，その他の診療に関するものは，その医師において，5 年間これを保存しなければならないこととなっている．ここでいう「5 年間」とは，診療録の最終記入の日から 5 年間という意味であり，常に診療の経過が 5 年前まで遡りうるようにする趣旨である[2]．

4. 医師の行政処分 （法 7 条）

厚生労働大臣は，医師が絶対欠格事由に該当するようになったときは，免許が取り消し，また相対的欠格事由に該当するようになったとき又は医師としての品位を損するような行為があったときは，戒告，三年以内の医業停止，免許の取消しを行うことがある．

厚生労働大臣がこれらの処分を行うにあたっては，あらかじめ厚生労働省に設置された医道審議会（日本医師会長及び日本歯科医師会長のほか，学識経験者から構成される厚生労働大臣の諮問機関）の意見をきかなければならない．医師，歯科医師の行政処分は，公正，公平に行われなければならないことから，処分対象となるにいたった行為の事実，経緯，過ちの軽重等を正確に判断する必要がある[16]．そのため，処分内容の決定にあたっては，司法における刑事処分の量刑や刑の執行が猶予されたか否かといった判決内容を参考にすることを基本としつつ，そのうえで，医師，歯科医師に求められる倫理に反する行為と判断される場合は，これを考慮して厳しく判断される[16]．

また，厚生労働大臣は，行政処分を受けた医師等に，再教育研修（医師としての倫理の保持又は医師として具有すべき知識及び技能に関する研修）を受けるよう命ずることができる（法 7 条の 2）．

このほか，医師法は，医師国家試験，臨床研修等，医師の資質の向上等に係る事項を規定している．

2 歯科医師法

　歯科医師は，歯科医業をなすことを免許された者であり，歯科医療及び保健指導を掌ることによって，公衆衛生の向上及び増進に寄与し，もつて国民の健康な生活を確保することとされている（法1条）[2]．医師同様に，業務独占，名称独占が規定されている（法17条，18条）．「歯科医業」とは，医業のそれに準じ「歯牙及び口腔に関する医行為を業として行うこと」である[2]．

　戦前は，医師は歯科医業をも含めて広く医業一般を行うことができるものの，医師が歯科医業を行う際は，特定の修業を経ることとされていた（旧国民医療法8条2項，法34条）[2]．これに対して，現在の医師法，歯科医師法では，医業のなかに歯科医業は含まないものとして，両者を分けて考えている[2]．なお，口腔外科等については，その相当部分が医業であるとともに歯科医業であると考えられるから，医師も歯科医師も共に業として行うことができると解される[2]．

3 医　療　法

1.　医療を提供する場所

　医療は，国民自らの健康の保持増進のための努力を基礎として，医療を受ける者の意向を十分に尊重し，①医療提供施設，②医療を受ける者の居宅等において，提供されなければならない（法1条の2第2項，法施行規則1条）．

① 　医療提供施設

　病院，診療所，介護老人保健施設，介護医療院，調剤を実施する薬局，その他医療提供施設

② 　医療を受ける者の居宅等

　居宅，老人福祉法が規定する養護老人ホーム，特別養護老人ホーム，軽費老人ホーム，有料老人ホーム，その他医療を受ける者が療養生活を営むことができる場所を含む

1）病院・診療所

　医療法においては，病院と診療所との区分については，病院は20床以上の病床を有するものとし，診療所は病床を有さないもの又は19床以下の病床を有するものとして

いる[15].

　病院については傷病者に対し真に科学的かつ適正な診療を与えることが出来るものであることとし，構造設備等についても相当程度，充実したものであることを要求している[15]. 病院のうち一定の機能を有する病院（特定機能病院，地域医療支援病院，臨床研究中核病院）について，一般の病院とは異なる要件（人員配置基準，構造設備基準，管理者の責務等）を定め，要件を満たした病院については名称独占を認めている[15]. また，対象とする患者（精神病患者，結核患者）の相違に着目して，一部の病床については，人員配置基準，構造設備基準の面で，取扱いを別にしている（例：精神病床，結核病床）[15].

2）助　産　所

　「助産所」とは，助産師が公衆又は特定多数人のためその業務を行う場所をいう（法2条）.

3）医 療 監 視

　病院，診療所及び助産所の設備等の適正を確保するため，医療監視員（多くは保健所の職員）が設けられており，定期，不定期に医療機関に対する立ち入り調査，指導等を行っている（法25条，法26条）[3]. また，医療法の基準等の実効性を担保するため，施設の使用制限や使用前検査，管理者の変更命令，病院等の開設許可の取り消しや閉鎖命令が規定されている（法27～29条）[3].

4）患者等への説明（法1条の4）

　医師，歯科医師，薬剤師，看護師その他の医療の担い手は，医療を提供するにあたり，適切な説明を行い，医療を受ける者の理解を得るよう努めなければならない.

5）広告の制限（法6条の5）

　国民が，疾病に罹患した場合，いかなる医師がいかなる医業を行っているか，また主としていかなる疾病の診療に従事しているかを知ることができればきわめて便利である[2]. このような観点からいえば，医業の業務については，それが事実に違反しない限り，なるべく詳細に広告させることが，国民にとって便利であると考えることもできる[2].

　しかし，医療は人の生命・身体に関わるサービスであり，不当な広告により受け手側が誘引され，不適当なサービスを受けた場合の被害が，他の分野に比べ著しく，また，医療はきわめて専門性の高いサービスであり，広告の受け手はその文言から提供される実際のサービスの質について事前に判断することが非常に困難である[17]. このため，医療に関する広告は，患者等の利用者保護の観点から，医師又は歯科医師である旨，診療科名，病院又は診療所の名称，電話番号及び所在の場所を表示する事項並びに病院又

は診療所の管理者の氏名等，限定的に認められた事項以外は，原則として広告が禁止されている[17]．

6）医療事故調査制度（法6条の10）

平成27年，医療の安全を確保し，医療事故の再発防止を図るために，医療事故調査制度が開始された．これに伴い，すべての医療機関の管理者は，医療事故（提供した医療に起因し，又は起因すると疑われる死亡または死産であって，当該管理者が当該死亡または死産を予期しなかったもの）が発生した場合，遺族へ説明の上，遅滞なく医療事故調査・支援センターに報告し，原因を明らかにするために必要な調査（院内調査）を行い，調査終了時に，遺族へ説明した上で医療事故調査・支援センターへ報告することとなった[6]．

また，医療事故調査・支援センターは，医療機関の管理者が「医療事故」に該当するものとして医療事故調査・支援センターに報告した事例について，医療機関の管理者又は遺族から調査の依頼があった場合に，調査を行うとともに，その結果を医療機関の管理者及び遺族に報告することとなっている．

7）医療計画（法30条の4）

医療法は，昭和23年，国立病院や公的病院の適正な分布により，医療機能の確保を図り，開業医を補完的に位置づけるという考え方の下で制定された[4]．

しかし，後述する昭和36年の国民皆保険制度は，国民の医療保障を行うものであるとともに，医療機関の収入を保証する機能を有するものであり，経済の高度成長を背景として，私的医療機関の急速な発展をみることとなった[4]．医療機能の分化・連携を推進することを通じて，地域において切れ目のない医療の提供を実現し，良質かつ適切な医療を効率的に提供する体制の確保を図るためには，単に，医療施設は，その管理，人的構成，構造設備等の面を規定するのみならず，都道府県が，各都道府県の医療事情等を考慮して，医療提供体制の確保に関する計画を定める必要が生じた[15]．

そこで，昭和60年に，医療法に「医療計画」の制度が創設された[15]．医療計画は，当該都道府県の医療提供体制の確保を図るための制度で5疾病（がん，脳卒中，急性心筋梗塞，糖尿病，精神疾患）・5事業（救急医療，災害医療，へき地医療，周産期医療，小児医療）及び在宅医療に係る医療連携体制，医療従事者，医療安全の確保，医療提供施設の整備目標，基準病床数，地域医療構想等からなる[15]．

4 健康保険法

1. 保険医療制度の特徴

わが国の保険医療制度の特徴は，すべての国民が，何らかの公的医療保険に加入していること（国民皆保険制度），医療行為が先に行われ，費用は保険者から医療機関へ事後に支払われること（現物給付），患者自らの意思により自由に医療機関を選ぶことができること（フリーアクセス）にある[7]．

2. 保険診療の仕組み

医師が，保険診療を行おうとする際は，「保険診療を担当する」という自らの意思により，勤務先の保険医療機関の所在地を管轄する地方厚生局長へ申請し，保険医として厚生労働大臣の登録を受けなければならない（法64条）．医師免許を受けることにより自動的に保険医として登録されるわけではないことに留意していただきたい[7]．歯科医師についても同様である．

また，病院，診療所のうち，健康保険法等で規定されている療養の給付を行う機関を「保険医療機関」という[7]．医師が保険医として保険診療に従事しようとするときと同様に，保険医療機関の指定についても，病院，診療所の開設者が，その自由意思に基づいて申請することにより，厚生労働大臣が行う（法65条）．保険医療機関は，従事する保険医に療担規則で定めるところにより，診療にあたらせるほか，療養の給付を担当しなければならない（法70条）．療担規則は，保険診療を行うに当たって，保険医療機関と保険医が遵守すべき基本的事項定めた省令であり，わが国の医療において重要な役割を担っている[7]．

患者は，保険医療機関を受診する際は，窓口で一部負担金を支払い，残りの費用については，審査支払機関を通じて，保険者から保険医療機関に支払われる[7]．こうした仕組みは健康保険法等に規定されており，保険医療はそれらの規定に同意した保険医療機関等が自由意思で参加することにより実施さている[7]．このような観点から，保険診療は，「保険者と保険医療機関との間で交わされた公法上の契約に基づく「契約診療」」ともいわれる[7]．

3. 禁止事項等

保険診療においては，禁止事項があるので注意すべきである．おもな事項を以下に示

す.

　まず，保険医療機関は，患者に対して，患者から受療する費用の額に応じて収益業務に係る物品の対価の額の値引きをする等，健康保険事業の健全な運営を損なうおそれのある経済上の利益の提供により，自己の保険医療機関において診療を受けるように誘引してはならない[7]．また，事業者又はその従業員に対して，患者を紹介する対価として金品を提供する等の行為についても，同様の趣旨で禁止されている（療担規則2条の4の2　経済上の利益の提供による誘引の禁止)[7]．

　このほか，医学的評価が十分に確立されていない「特殊な療法又は新しい療法等」の実施，「厚生労働大臣の定める医薬品以外の薬物」の使用，「研究の目的」による検査の実施などは，保険診療上認めらない（療担規則18条〜20条　特殊療法・研究的検査等の禁止)[7]．例外として，先進医療による一連の診療・患者申出療養がある[7]．また，健康診断は，保険診療として行ってはならない．さらに，検査，投薬，注射，手術・処置等は，診療上の必要性を十分考慮したうえで行う必要があり，濃厚（過剰）診療は禁止されている（療担規則20条).

5　感染症の予防及び感染症の患者に対する医療に関する法律（感染症法）

1.　沿　革

　従来の伝染病予防法は，強制的な予防措置がすでに不要となっている感染症を法定伝染病として法律に位置づけていた一方で，エボラ出血熱等の世界的に問題視されている危険な感染症が法の対象とされていなかったこと，感染症の予防措置に関し，感染症が発生した事後の対応に偏っていたこと，患者に対する行動制限に際し，人権尊重の観点からの体系的な手続保障規定が設けられていなかったことなどの点で，時代の要請に応えることができないものとなっていたため，平成10年に「感染症法」が制定された[8]．なお，性病予防法及び後天性免疫不全症候群の予防に関する法律についても，伝染病予防法と合わせて廃止され，感染症法において合わせて規定された．

2.　基本理念等

　感染症の予防のための施策は，感染症の患者等の人権に配慮しつつ，総合的かつ計画的に推進されることを基本理念とするとともに（法2条)，感染症の患者が良質かつ適切な医療を受けられるよう，必要な措置を講ずるよう努めなければならないこと等を国

⑤ 感染症の予防及び感染症の患者に対する医療に関する法律（感染症法）   *543*

及び地方公共団体の責務とし（法3条），また，感染症の患者等の人権が損なわれることがないようにしなければならないこと等を国民の責務とすることとされている（法4条）．

　また，国は，感染症の予防の総合的な推進を図るための基本指針及び特に施策を推進する必要がある感染症についての特定感染症予防指針を定め，都道府県は感染症の予防のための施策の実施に関する予防計画を定めることとするとともに，所要の感染症に関する情報の収集及び公表に関する規定を整備することとしている（法3条）．

3.　感染症法による措置等

　感染症法による措置の対象となる感染症については，その感染力，感染した場合の重篤性等による危険性に応じて類型化されている（法6条）．具体的には，第1類～第5類感染症，新型インフルエンザ等感染症，指定感染症及び新感染症である．令和2年以降，わが国においても流行が認められる新型コロナウイルス感染症は，新型インフルエンザ等感染症に位置づけられている．また特に，未知の感染症であって，その感染力，感染した場合の重篤性等に基づき危険性がきわめて高いと判断されるものを「新感染症」と位置づけ，これに迅速かつ的確に対応できるよう，国と都道府県の密接な連携のもとに，蔓延の防止のための入院等の措置を定めることとされている．問題となる感染症が，どの類型に該当するかについては，そのときの状況によって改正されうるので，その都度，法令を確認していただきたい．

　届出対象の感染症の患者（第5類感染症以外は疑いを含む）を診断した医師は，保健所長を経由して，都道府県知事に届け出なければならない（法12条）．届出の内容や診断から届出までの期間は，感染症の類型によって異なる．また，この届出義務は，これらの感染症により死亡した者（当該感染症により死亡したと疑われる者を含む．）の死体を検案した医師にも課せられている（同条6項）．したがって，解剖を行い，これらの感染症が死因であることが明らかとなった場合や疑われた場合には，届出の必要がある[18]．なお，当該感染症が，死因でない場合においても，感染拡大防止の観点から届出を行っていただきたい[18]．

　このほか，感染症の類型ごとに，その発生及び蔓延の防止のために感染症の病原体に汚染された場所や物件の消毒，猿その他の動物に係る輸入検疫等の必要な措置（法26条の3～法36条），健康診断，就業制限及び入院の制度や体制を整備し，入院費用については，医療保険各法による医療給付と公費の組み合わせにより負担するための規定がおかれている（法37条～41条）．

6 母子保健法

1. 沿　革

　妊産婦，乳幼児の保健指導等の母子保健対策は，従来，児童福祉行政の一環として位置付けられていた[19]．しかし，昭和40年（1965年）当時，先進諸国に比べて，わが国の妊産婦死亡率は高く，また，戦後著しく改善向上を見た乳幼児の死亡率，体位，栄養状態等についても，その地域格差が依然として縮小されなかった[19, 20]．このような状況を鑑み，昭和40年に「母子保健法」が制定された[19, 20]．

2. 母性・乳幼児の保護者・行政の役割

　母子保健法では，「母性の保護及び尊重」と「乳幼児の健康の保持増進」が図られることをその原理とし，母性，乳幼児の保護者，行政の役割が明確化されている．すなわち，母性は，妊娠，出産又は育児についての正しい理解を深めその健康の保持及び増進に努め，また，乳幼児の保護者は，育児についての正しい理解を深め，乳児又は幼児の健康の保持及び増進に努めることが努力義務とされている（法4条）．

　行政は，母性及び乳幼児の保護者とともに，母性及び乳幼児の健康の保持増進に努めるべきことを明らかにしている（法5条）．さらに，平成28年（2016年）の改正により，行政の責務として，母子保健施策が乳幼児に対する虐待の予防及び早期発見に資するものであることに留意することが明記された（法第5条第2項）．妊産婦・乳幼児の健康診査，母子健康手帳の交付，妊産婦・新生児・未熟児への訪問指導，未熟児療育医療などの施策は市町村が担うこととなっているが（法第10条～第21条の4），母子保健法上の施策以外に先天性代謝異常検査等，不妊専門相談等の都道府県が担っているものがある．また，平成28年の改正により，妊娠期から子育て期にまでにわたる切れ目のない支援を提供する子育て世代包括支援センター（母子健康包括支援センター）が法定化された（法22条）．

　妊娠した者は，速やかに，市町村長に妊娠の届出をしなければならない（法15条）．市町村は，妊娠の届出をした者に対して，母子健康手帳を交付しなければならない（法16条）．そして，妊産婦は，医師，歯科医師，助産師又は保健師について，健康診査又は保健指導を受けたときは，その都度，母子健康手帳に必要な事項の記載を受けなければならない．乳児又は幼児の健康診査又は保健指導を受けた当該乳児又は幼児の保護者についても，同様である（法16条）．

⑦ 精神保健及び精神障害者福祉に関する法律（精神保健福祉法）   *545*

7 精神保健及び精神障害者福祉に関する法律（精神保健福祉法）

1. 沿　　革

　精神保健福祉法は，精神障害者の医療及び保護を行い，障害者総合支援法とともに，精神障害者の社会復帰の促進，自立と社会経済活動への参加の促進のために必要な援助を行うこと，精神疾患の発生の予防や，国民の精神的健康の保持及び増進に努めることによって，精神障害者の福祉の増進及び国民の精神保健の向上を図ることを目的とした法律である（法1条）．

　明治初期までは，精神保健の法的規制はなかったが，明治8年（1875年）にわが国に公立の精神病院が初めて設置され（当初は「癲狂院」と呼ばれていた），医学校でも精神病学が教えられるなど，わが国に精神医学の基礎が形づくられた[21]．明治33年には，「精神病者監護法」が施行され，配偶者・親権者等の親族が監護義務者として精神障害者の監護を行うこととなったが，私宅監置が広く行われていた[21]．

　戦後，公衆衛生の向上増進を国の責務とした日本国憲法の成立を受け，精神障害者に適切な医療・保護の機会を提供するため，保健医療施策を内容とする「精神衛生法」が昭和25年（1950年）に成立した[21]．昭和39年（1964年）にはいわゆるライシャワー事件が起こり，昭和40年（1965年）には通院公費負担制度を創設するなどの精神衛生法の改正が行われた[21]．また，昭和59年（1984年）に起こった精神科病院における人権侵害事件を契機に，入院患者をはじめとする精神障害者の人権擁護を求める声が高まり，昭和62年（1987年）には，精神障害者の人権に配慮した適正な医療及び保護の確保と精神障害者の社会復帰の促進を図る観点から，任意入院制度の創設や精神医療審査会の創設等を内容とする精神衛生法の改正が行われ，名称も「精神保健法」へと改められた[21]．

　その後，平成5年（1993年）に「障害者基本法」が成立し，精神障害者が障害者基本法の対象として明確に位置づけられたこと等を踏まえ，平成7年（1995年）に「精神保健及び精神障害者福祉に関する法律」（精神保健福祉法）に改正され，自立と社会参加の促進のための援助という福祉の要素を位置づけ，従来の保健医療施策に加え，精神障害者の社会復帰等のための福祉施策が強化されることとなった[21]．平成25年（2013年）の精神保健福祉法の改正においては，保護者制度の廃止，医療保護入院の見直し等が盛り込まれた[21]．また，平成26年（2014年）には，良質かつ適切な精神障害者に対する医療の提供を確保するための指針（厚生労働大臣告示）が策定された．

2. 行政・精神保健指定医等の役割

精神保健福祉法の対象とする精神障害者は，統合失調症，精神作用物質による急性中毒又はその依存症，知的障害，精神病質そのほかの精神疾患を有する者である（法5条）．

都道府県は，精神保健の向上及び精神障害者の福祉の増進を図るため，精神保健福祉に関する複雑困難な相談指導や，精神保健福祉に関する知識の普及等を行うこと，精神保健福祉センターを設置すること（法6条），精神科病院を設置すること（法19条の7）が規定されている．

厚生労働大臣は，申請に基づき，措置入院や医療保護入院の要否，行動の制限等の判定を行うのに必要な知識及び技能を有すると認められる者を「精神保健指定医」に指定する（法18条）．精神保健指定医は，精神障害者の入院においてきわめて重要な役割を担っている．精神障害者が精神科病院に入院する場合の入院形態を以下に示す（**表9-1**）．

表9-1 精神保健福祉法に基づく入院形態について

	任意入院 （法律第20条）	措置入院 （法第29条） 緊急措置入院 （法第29条の2）	医療保護入院 （法第33条） 応急入院 （法第33条の7）
対象	●入院を必要とする精神障害者で，入院について，本人の同意がある者	●入院させなければ精神障害のために自傷他害のおそれのある精神障害者	●入院を必要とする精神障害者で，任意入院を行う状態にない者
要件等	●精神保健指定医の診察は不要	●措置入院は，精神保健指定医2名の診断の結果が一致した場合に都道府県知事が措置することができる． ※ 緊急措置入院は，急速な入院の必要性があることが条件で，指定医の診察は1名で足りるが，入院期間は72時間以内に限られる．	●精神保健指定医（又は特定医師）の診察及び家族等のうちいずれかの者の同意が必要 ※1 病院管理者は，家族等がない場合又はその家族等の全員がその意思を表示することができない場合，市町村長の同意により入院させることができる． ※2 応急入院は，入院を必要とする精神障害者で，任意入院を行う状態になく，急速を要し，家族等の同意が得られない者が対象．精神保健指定医（又は特定医師）の診察が必要であり，入院期間は72時間以内に限られる． ※3 いずれも特定医師による診察の場合，入院期間は12時間以内に限られる．

精神科病院の管理者は，入院中の者につき，その医療又は保護に欠くことのできない限度において，その行動について必要な制限を行うことができるとともに，精神科病院の管理者は，精神科病院に入院中の者の処遇について，厚生労働大臣が定める基準を遵守しなければならない（法36条，法37条）．

都道府県は，「精神医療審査会」（措置入院患者等の定期病状報告や，入院患者又はその家族等からの退院等の請求に対する応諾の可否等の審査等を行わせる機関）を設置することとされており，精神科病院に入院中の者又はその家族等は，都道府県知事に対して，当該入院中の者を退院させることや，精神科病院の管理者に退院や処遇改善を命じることを,求めることができる（法12条,法38条の4）．このような請求があった場合,都道府県知事は，精神医療審査会に，審査を求め（法38条の5），厚生労働大臣又は都道府県知事は，精神科病院に入院中の者の処遇が第36条の規定に違反していると認めるとき又は第37条第1項の基準に適合していないと認めるときその他精神科病院に入院中の者の処遇が著しく適当でないと認めるときは，当該精神科病院の管理者に対し，措置を講ずべき事項及び期限を示して，処遇を確保するための改善計画の提出や，処遇の改善のために必要な措置を取ることを命ずることができる（法38条の7）．

知的障害者を除く精神障害者については，その居住地の都道府県知事に精神障害者保健福祉手帳の交付を申請することができる．そして，都道府県知事は，申請者が政令で定める精神障害の状態にあると認めたときは，申請者に精神障害者保健福祉手帳を交付しなければならない（法45条）．

8 心神喪失等の状態で重大な他害行為を行った者の医療及び観察等に関する法律（医療観察法）

医療観察法は，心神喪失又は心神耗弱の状態（精神障害のために善悪の区別がつかないなど，刑事責任を問えない状態）で，重大な他害行為（殺人，放火，強盗，強制性交等，強制わいせつ，傷害）を行った人に対して，継続的かつ適切な医療並びにその確保のために必要な観察及び指導を行うことによって，その病状の改善及びこれに伴う同様の行為の再発の防止を図り,社会復帰を促進することを目的とした制度である(法1条)．

この制度では，心神喪失又は心神耗弱の状態で重大な他害行為を行い，不起訴処分となるか無罪等が確定した人に対して，検察官は，医療観察法による医療及び観察を受けさせるべきかどうかを地方裁判所に申立てを行う（法33条）．検察官からの申立てがなされると，申し立てを受けた地方裁判所の裁判官は，鑑定その他医療的観察を行う医療機関での入院等を命じる（法34条）．裁判官と精神保健審判員（必要な学識経験を有する医師）の各1名からなる合議体による審判で，本制度による処遇の要否と内容の決定がなされる（法42条）．

審判の結果，医療観察法の入院による医療の決定を受けた人に対しては，厚生労働大臣が指定した医療機関（指定入院医療機関）において，手厚い専門的な医療の提供が行われるとともに（法43条），この入院期間中から，法務省所管の保護観察所に配置されている社会復帰調整官により，退院後の生活環境の調整が実施される（法101条）．

医療観察法の通院による医療の決定（入院によらない医療を受けさせる旨の決定）を受けた人及び退院を許可された人については，保護観察所の社会復帰調整官が中心となって作成する処遇実施計画に基づいて，原則として3年間，地域において，厚生労働大臣が指定した医療機関（指定通院医療機関）による医療を受けることとなっている（法44条）．通院期間中は，保護観察所が中心となって，地域処遇に携わる関係機関と連携しながら，本制度による処遇の実施が進められる．

＜コラム＞ 政府における死因究明等施策の推進

わが国の死因究明制度は，諸外国に比べ，必ずしも十分なものとは言いがたい状況にある．犯罪行為により死亡したものを病死と判断するなどし，犯罪を見逃してしまったケースも見受けられたことや，東日本大震災において身元確認作業が困難をきわめたことなどから，死因究明等の体制の強化が強く求められるにいたった．

平成24年には「死因究明等推進法」が成立し，これを受けた死因究明等推進会議における議論を踏まえ，平成26年には政府の方針として「死因究明等推進計画」が閣議決定された．また，令和元年には「死因究明等推進基本法」が制定され，閣議決定に基づき内閣府，厚生労働省，警察庁，法務省，文部科学省，海上保安庁等が緊密に連携しつつ，以下の基本的施策を講ずることとなっている．

1. 死因究明等に係る人材の育成等
2. 死因究明等に関する教育及び研究の拠点の整備
3. 死因究明等を行う専門的な機関の全国的な整備
4. 警察等における死因究明等の実施体制の充実
5. 死体の検案及び解剖等の実施体制の充実
6. 死因究明のための死体の科学調査の活用
7. 身元確認のための死体の科学調査の充実及び身元確認に係るデータベースの整備
8. 原因究明により得られた情報の活用及び遺族等に対する説明の促進
9. 情報の適切な管理

文献

1) 厚生省公衆衛生局企画課長河角泰助，衛生行政法，良書普及会，1961.
2) 厚生労働事務官鈴村信吾，新医事制度の解説，一洋社，1949.
3) 厚生省医務課長熊崎正夫，医師法・医療法（歯科医師法）解，医学通信社，1954.
4) 厚生省健康政策局総務課編，医療法・医師法（歯科医師法）解，医学通信社，1994.
5) 厚生省医務局編，医制百年史，ぎょうせい，1976.
6) 国民衛生の動向 2017/2018 年版，第 64 巻第 9 号，厚生労働統計協会.
7) 厚生労働省保険局医療課医療指導監査室，保険医療の理解ために（医科）平成 30 年度版，2018
8) 平成 10 年 4 月 10 日参議院本会議・感染症法案厚生大臣提案理由説明，2004.
9) 厚生労働省医政局・政策統括官（統計・情報政策担当），平成 30 年度死亡診断書（死体検案書）記入マニュアル，2018.
10) 平成 29 年 7 月 14 日付厚生労働省医政局長通知，情報通信機器を用いた診療（いわゆる「遠隔診療」）について，2017.
11) 岩佐潔，死亡診断書と死体解剖，日本医学雑誌，1950.
12) 平成 24 年 8 月 31 日付厚生労働省医政局医事課長通知，医師法第 20 条ただし書の適切な運用について，医政医発 0831 第 1 号，2012.
13) 平成 29 年 9 月 12 日付厚生労働省医政局長通知，情報通信機器（ICT）を用いた死亡診断等の取扱いについて，医政発 0912 第 1 号，2017.
14) 平成 26 年 6 月 13 日閣議決定，死因究明等推進計画，2014.
15) 厚生労働省，厚生労働白書，平成 29 年度.
16) 厚生労働省医道審議会医道分科会，医師及び歯科医師に対する行政処分の考え方について（平成 27 年 9 月 30 日），2015.
17) 厚生労働省医政局長通知，医業若しくは歯科医業又は病院若しくは診療所に関する広告等に関する指針（医療広告ガイドライン）等について（平成 30 年 5 月 8 日），2018.
18) 平成 28 年 7 月 28 日付厚生労働省健康局結核感染症課長通知，感染症の予防及び感染症の患者に対する医療に関する法律第 12 条第 6 項の適切な運用について，健感発 0728 第 4 号.
19) 母子保健推進研究会監修，六訂母子保健法の解釈と運用，中央法規，2008.
20) 昭和 40 年 3 月 18 日衆議院本会議・母子保健法案厚生大臣提案理由説明，1965.
21) 精神保健福祉研究会監修，四訂精神保健福祉法詳解，中央法規出版，2016.
22) 厚生省医務局医事課監修，あん摩マッサージ指圧師，はり師，きゅう師，柔道整復師等の関連法規，医歯薬出版株式会社，1973.
23) 裁判所書記官研修所，新訂民法概説（四訂版）Basic & Step up，2013.
24) 裁判所職員総合研修所監修，民事訴訟法講義案（再訂版），司法協会，2010.

医　師　法　　*551*

■■■ 関 連 法 規 ■■■

医師法（昭和二十三年法律第二百一号）	参照法令等
第一条　医師は，医療及び保健指導を掌ることによつて公衆衛生の向上及び増進に寄与し，もつて国民の健康な生活を確保するものとする．	
第二条　医師になろうとする者は，医師国家試験に合格し，厚生労働大臣の免許を受けなければならない．	
第三条　未成年者には，免許を与えない．	
第四条　次の各号のいずれかに該当する者には，免許を与えないことがある． 　一　心身の障害により医師の業務を適正に行うことができない者として厚生労働省令で定めるもの 　二　麻薬，大麻又はあへんの中毒者 　三　罰金以上の刑に処せられた者 　四　前号に該当する者を除くほか，医事に関し犯罪又は不正の行為のあつた者	
第五条 〜第六条 の二　（略）	
第七条　（削る） 　医師が第四条各号のいずれかに該当し，又は医師としての品位を損するような行為のあつたときは，厚生労働大臣は，次に掲げる処分をすることができる． 　一　戒告 　二　三年以内の医業の停止 　三　免許の取消し 　前項の規定による取消処分を受けた者（第四条第三号若しくは第四号に該当し，又は医師としての品位を損するような行為のあつた者として同項の規定による取消処分を受けた者にあつては，その処分の日から起算して五年を経過しない者を除く．）であつても，その者がその取消しの理由となつた事項に該当しなくなつたときその他その後の事情により再	●〔罰則〕第三十二条（一年以下の懲役若しくは五十万円以下の罰金，又はこれを併科）

医師法（昭和二十三年法律第二百一号）		参照法令等
第七条	び免許を与えるのが適当であると認められるに至つたときは，再免許を与えることができる．この場合においては，第六条第一項及び第二項の規定を準用する．	
	3 　厚生労働大臣は，前二項に規定する処分をするに当たつては，あらかじめ，医道審議会の意見を聴かなければならない．	
	4 　厚生労働大臣は，第一項の規定による免許の取消処分をしようとするときは，都道府県知事に対し，当該処分に係る者に対する意見の聴取を行うことを求め，当該意見の聴取をもつて，厚生労働大臣による聴聞に代えることができる．	
	5〜17 　（略）	
第七条の二	厚生労働大臣は，前条第一項第一号若しくは第二号に掲げる処分を受けた医師又は同条第二項の規定により再免許を受けようとする者に対し，医師としての倫理の保持又は医師として具有すべき知識及び技能に関する研修として厚生労働省令で定めるもの（以下「再教育研修」という.）を受けるよう命ずることができる．	●〔罰則〕第三十三条の二（五十万円以下の罰金）
	2〜5 　（略）	
第七条の三	厚生労働大臣は，医師について第七条第一項の規定による処分をすべきか否かを調査する必要があると認めるときは，当該事案に関係する者若しくは参考人から意見若しくは報告を徴し，診療録その他の物件の所有者に対し，当該物件の提出を命じ，又は当該職員をして当該事案に関係のある病院その他の場所に立ち入り，診療録その他の物件を検査させることができる．	●〔罰則〕第三十三条の二（五十万円以下の罰金）
	2 　（略）	
	3 　第一項の規定による立入検査の権限は，犯罪捜査のために認められたものと解してはならない．	

医師法（昭和二十三年法律第二百一号）	参照法令等
第八条　（略）	
第九条　医師国家試験は，臨床上必要な医学及び公衆衛生に関して，医師として具有すべき知識及び技能について，これを行う．	
第十条　医師国家試験及び医師国家試験予備試験は，毎年少くとも一回，厚生労働大臣が，これを行う． 　２　厚生労働大臣は，医師国家試験又は医師国家試験予備試験の科目又は実施若しくは合格者の決定の方法を定めようとするときは，あらかじめ，医道審議会の意見を聴かなければならない．	
第十一条　医師国家試験は，左の各号の一に該当する者でなければ，これを受けることができない． 　一　学校教育法（昭和二十二年法律第二十六号）に基づく大学（以下単に「大学」という．）において，医学の正規の課程を修めて卒業した者 　二　医師国家試験予備試験に合格した者で，合格した後一年以上の診療及び公衆衛生に関する実地修練を経たもの 　三　外国の医学校を卒業し，又は外国で医師免許を得た者で，厚生労働大臣が前二号に掲げる者と同等以上の学力及び技能を有し，且つ，適当と認定したもの	
第十二条　医師国家試験予備試験は，外国の医学校を卒業し，又は外国で医師免許を得た者のうち，前条第三号に該当しない者であつて，厚生労働大臣が適当と認定したものでなければ，これを受けることができない．	
第十三条　（削除）	
第十四条　（削除）	
第十五条　医師国家試験又は医師国家試験予備試験に関して不正の行為があつた場合には，当該不正行為に関係のある者について，その受験を停止させ，	

医師法（昭和二十三年法律第二百一号）		参照法令等
第十五条	又はその試験を無効とすることができる．この場合においては，なお，その者について，期間を定めて試験を受けることを許さないことができる．	
第十六条	この章に規定するものの外，試験の科目，受験手続その他試験に関して必要な事項及び実地修練に関して必要な事項は，厚生労働省令でこれを定める．	
第十六条の二	診療に従事しようとする医師は，二年以上，医学を履修する課程を置く大学に附属する病院又は厚生労働大臣の指定する病院において，臨床研修を受けなければならない．	
2〜4	（略）	
第十六条の三	（略）	
第十六条の四	（略）	
第十七条	医師でなければ，医業をなしてはならない．	●〔罰則〕第三十一条（三年以下の懲役若しくは百万円以下の罰金に処し，又はこれを併科）
第十八条	医師でなければ，医師又はこれに紛らわしい名称を用いてはならない．	●〔罰則〕第三十三条の二（五十万円以下の罰金）
第十九条	診療に従事する医師は，診察治療の求があつた場合には，正当な事由がなければ，これを拒んではならない．	
2	診察若しくは検案をし，又は出産に立ち会つた医師は，診断書若しくは検案書又は出生証明書若しくは死産証書の交付の求があつた場合には，正当の事由がなければ，これを拒んではならない．	
第二十条	医師は，自ら診察しないで治療をし，若しくは診断書若しくは処方せんを交付し，自ら出産に立ち会わないで出生証明書若しくは死産証書を交付し，又は自ら検案をしないで検案書を交付してはならない．但し，診療中の患者が受診後二十四時間以内に死亡した場合に交付する死亡診断書については，この限りでない．	●〔罰則〕第三十三条の二（五十万円以下の罰金） ●医師法施行規則（昭和二十三年厚生省令第四十七号） 第二十条　医師は，その交付する死亡診断書又は死体検案書に，次に掲げる事項を記載し，記名押印又は署名しなければならない． 　一　死亡者の氏名，生年月日及び性別 　二　死亡の年月日時分

医　師　法

医師法（昭和二十三年法律第二百一号）	参照法令等
	第二十条　三　死亡の場所及びその種別（病院，診療所，介護老人保健施設，助産所，養護老人ホーム，特別養護老人ホーム，軽費老人ホーム又は有料老人ホーム（以下「病院等」という.）で死亡したときは，その名称を含む.） 四　死亡の原因となつた傷病の名称及び継続期間 五　前号の傷病の経過に影響を及ぼした傷病の名称及び継続期間 六　手術の有無並びに手術が行われた場合には，その部位及び主要所見並びにその年月日 七　解剖の有無及び解剖が行われた場合には，その主要所見 八　死因の種類 九　外因死の場合には，次に掲げる事項 　イ　傷害発生の年月日時分 　ロ　傷害発生の場所及びその種別 　ハ　外因死の手段及び状況 十　生後一年未満で病死した場合には，次に掲げる事項 　イ　出生時の体重 　ロ　単胎か多胎かの別及び多胎の場合には，その出産順位 　ハ　妊娠週数 　ニ　母の妊娠時及び分娩時における身体の状況 　ホ　母の生年月日 　ヘ　母の出産した子の数 十一　診断又は検案の年月日 十二　当該文書を交付した年月日 十三　当該文書を作成した医師の所属する病院等の名称及び所在地又は医師の住所並びに医師である旨 　　2　前項の規定による記載は，第四号書式によらなければならない. ●戸籍法（昭和二十二年法律第二百二十四号） 第八十六条　死亡の届出は，届出義務者が，死亡の事実を知つた日から七日以内（国外で死亡があつたときは，その事実を知つた日から三箇月以内）に，これをしなければならない.

医師法（昭和二十三年法律第二百一号）	参照法令等
	第八十六条 2　届書には，次の事項を記載し，診断書又は検案書を添付しなければならない． 　　一　死亡の年月日時分及び場所 　　二　その他法務省令で定める事項 　　3　やむを得ない事由によつて診断書又は検案書を得ることができないときは，死亡の事実を証すべき書面を以てこれに代えることができる．この場合には，届書に診断書又は検案書を得ることができない事由を記載しなければならない． 第八十七条　左の者は，その順序に従つて，死亡の届出をしなければならない．但し，順序にかかわらず届出をすることができる． 　　第一　同居の親族 　　第二　その他の同居者 　　第三　家主，地主又は家屋若しくは土地の管理人 　　2　死亡の届出は，同居の親族以外の親族，後見人，保佐人，補助人及び任意後見人も，これをすることができる．
第二十一条	医師は，死体又は妊娠四月以上の死産児を検案して異状があると認めたときは，二十四時間以内に所轄警察署に届け出なければならない．	●〔罰則〕第三十三条の二（五十万円以下の罰金）
第二十二条	医師は，患者に対し治療上薬剤を調剤して投与する必要があると認めた場合には，患者又は現にその看護に当つている者に対して処方せんを交付しなければならない．ただし，患者又は現にその看護に当つている者が処方せんの交付を必要としない旨を申し出た場合及び次の各号の一に該当する場合においては，この限りでない． 　一　暗示的効果を期待する場合において，処方せんを交付することがその目的の達成を妨げるおそれがある場合 　二　処方せんを交付することが診療又は疾病の予後について患者に不安を与え，その疾病の治療を困難	●〔罰則〕第三十三条の二（五十万円以下の罰金） ●医師法施行規則（昭和二十三年厚生省令第四十七号） 第二十一条　医師は，患者に交付する処方せんに，患者の氏名，年齢，薬名，分量，用法，用量，発行の年月日，使用期間及び病院若しくは診療所の名称及び所在地又は医師の住所を記載し，記名押印又は署名しなければならない．

死産の届出に関する規程 （昭和二十一年厚生省令第四十二号）	参考法令
	第二条　　十一　当該文書を交付した年月日 　　　　　十二　当該文書を作成した医師若し 　　　　　　　　くは助産師の所属する病院等の名 　　　　　　　　称及び所在地又は医師若しくは助 　　　　　　　　産師の住所並びに医師又は助産師 　　　　　　　　である旨
第七条　死産の届出は，父がこれをなさなけ ればならない．やむを得ない事由の ため父が届出をすることができない ときは，母がこれをなさなければな らない．父母共にやむを得ない事由 のため届出をすることができないと きは，次の順序によつて届出をなさ なければならない． 　一　同居人 　二　死産に立会つた医師 　三　死産に立会つた助産師 　四　その他の立会者	
第八条　やむを得ない事由のため，医師又は 助産師の死産証書又は死胎検案書が 得られないときは，その理由を死産 届書に附記し，死産の事実を証すべ き書面を添付しなければならない．	
第九条　母の不明な死産児があつたときは， 警察官は，医師の作成した死胎検案 書を添附して，その旨を遅滞なく発 見地の市町村長に通知しなければな らない．	
第十条　死産届書，死産証書及び死胎検案書 の様式は，厚生労働省令でこれを定 める．	
第十一条　死産の届出義務者が正当の事由なく して期間内に届出を怠つたときは， 五百円以下の過料に処する．	
第十二条　過料についての裁判は，簡易裁判所 がこれを行う．	
附則　　　（略）	

死体解剖保存法（昭和二十四年法律第二百四号）	参照法令等
第一条　この法律は，死体（妊娠四月以上の死胎を含む．以下同じ．）の解剖及び保存並びに死因調査の適正を期することによつて公衆衛生の向上を図るとともに，医学（歯学を含む．以下同じ．）の教育又は研究に資することを目的とする．	
第二条　死体の解剖をしようとする者は，あらかじめ，解剖をしようとする地の保健所長の許可を受けなければならない．ただし，次の各号のいずれかに該当する場合は，この限りでない． 一　死体の解剖に関し相当の学識技能を有する医師，歯科医師その他の者であつて，厚生労働大臣が適当と認定したものが解剖する場合 二　医学に関する大学（大学の学部を含む．以下同じ．）の解剖学，病理学又は法医学の教授又は准教授が解剖する場合 三　第八条の規定により解剖する場合 四　刑事訴訟法（昭和二十三年法律第百三十一号）第百二十九条（同法第二百二十二条第一項において準用する場合を含む．），第百六十八条第一項又は第二百二十五条第一項の規定により解剖する場合	●〔罰則〕第二十二条（六月以下の懲役又は三万円以下の罰金） ●刑事訴訟法（昭和二十三年法律第百三十一号） 第百二十八条　裁判所は，事実発見のため必要があるときは，検証することができる． 第百二十九条　検証については，身体の検査，死体の解剖，墳墓の発掘，物の破壊その他必要な処分をすることができる． 第百六十八条　鑑定人は，鑑定について必要がある場合には，裁判所の許可を受けて，人の住居若しくは人の看守する邸宅，建造物若しくは船舶内に入り，身体を検査し，死体を解剖し，墳墓を発掘し，又は物を破壊することができる． 　　　　2～6　（略） 第二百二十二条　第九十九条第一項，第百条，第百二条から第百五条まで，第百十条から第百十二条まで，第百十四条，第百十五条及び第百十八条から第百二十四条までの規定は，検察官，検察事務官又は司法警察職員が第二百十八条，第二百二十条及び前条の規定によつてする押収又は捜索について，第百十条，第百十一条の二，

死体解剖保存法（昭和二十四年法律第二百四号）		参照法令等	
		第二百二十二条	第百十二条，第百十四条，第百十八条，第百二十九条，第百三十一条及び第百三十七条から第百四十条までの規定は，検察官，検察事務官又は司法警察職員が第二百十八条又は第二百二十条の規定によつてする検証についてこれを準用する．ただし，司法巡査は，第百二十二条から第百二十四条までに規定する処分をすることができない．
		2～7	（略）
		第二百二十三条	検察官，検察事務官又は司法警察職員は，犯罪の捜査をするについて必要があるときは，被疑者以外の者の出頭を求め，これを取り調べ，又はこれに鑑定，通訳若しくは翻訳を嘱託することができる．
		2	（略）
		第二百二十五条	第二百二十三条第一項の規定による鑑定の嘱託を受けた者は，裁判官の許可を受けて，第百六十八条第一項に規定する処分をすることができる．
		2	前項の許可の請求は，検察官，検察事務官又は司法警察員からこれをしなければならない．
		3	裁判官は，前項の請求を相当と認めるときは，許可状を発しなければならない．
		4	第百六十八条第二項乃至第四項及び第六項の規定は，前項の許可状についてこれを準用する．
第二条	五　食品衛生法（昭和二十二年法律第二百三十三号）第五十九条第一項又は第二項の規定により解剖する場合	●食品衛生法（昭和二十二年法律第二百三十三号）	
		第五十九条	都道府県知事等は，原因調査上必要があると認めるときは，食品，添加物，器具又は容器包装に起因し，又は起因すると疑われる疾病で死亡した者の死体を遺族の同意を得て解剖に付することができる．
		2	前項の場合において，その死体を解剖しなければ原因が判明せず，その結果公衆衛生に重大な危害を及ぼすおそれがあると認めるときは，遺族の同意を得ないでも，これに通知した上で，その死体を解剖に付することができる．

死体解剖保存法（昭和二十四年法律第二百四号）	参照法令等
	第五十九 条　3　　前二項の規定は，刑事訴訟に関す る規定による強制の処分を妨げない． 　　4　　第一項又は第二項の規定により死 体を解剖する場合においては，礼意 を失わないように注意しなければな らない．
第二条　　六　検疫法（昭和二十六年法律第 二百一号）第十三条第二項の規定 により解剖する場合	●検疫法（昭和二十六年法律第二百一号） 第十三条　　検疫所長は，検疫感染症につき，前 条に規定する者に対する診察及び船 舶等に対する病原体の有無に関する 検査を行い，又は検疫官をしてこれ を行わせることができる． 　　2　　検疫所長は，前項の検査について 必要があると認めるときは，死体の 解剖を行い，又は検疫官をしてこれ を行わせることができる．この場合 において，その死因を明らかにする ため解剖を行う必要があり，かつ， その遺族の所在が不明であるか，又 は遺族が遠隔の地に居住する等の理 由により遺族の諾否が判明するのを 待っていてはその解剖の目的がほと んど達せられないことが明らかであ るときは，遺族の承諾を受けること を要しない．
七　警察等が取り扱う死体の死因又 は身元の調査等に関する法律（平 成二十四年法律第三十四号）第六 条第一項（同法第十二条において 準用する場合を含む．）の規定に より解剖する場合	●警察等が取り扱う死体の死因又は身元の調査等 に関する法律（平成二十四年法律第三十四号） 第六条　　警察署長は，取扱死体について，第 三項に規定する法人又は機関に所属 する医師その他法医学に関する専門 的な知識経験を有する者の意見を聴 き，死因を明らかにするため特に必 要があると認めるときは，解剖を実 施することができる．この場合にお いて，当該解剖は，医師に行わせる ものとする． 　　2～4　　（略）
2　　保健所長は，公衆衛生の向上又は 医学の教育若しくは研究のため特に 必要があると認められる場合でなけ れば，前項の規定による許可を与え てはならない． 　　3　　第一項の規定による許可に関して 必要な事項は，厚生労働省令で定め る	

死体解剖保存法（昭和二十四年法律第二百四号）	参照法令等
第三条　厚生労働大臣は，前条第一項第一号の認定を受けた者が左の各号の一に該当するときは，その認定を取り消すことができる． 　一　医師又は歯科医師がその免許を取り消され，又は医業若しくは歯科医業の停止を命ぜられたとき． 　二　この法律の規定又はこの法律の規定に基く厚生労働省令の規定に違反したとき． 　三　罰金以上の刑に処せられたとき． 　四　認定を受けた日から五年を経過したとき．	
第四条　厚生労働大臣は，第二条第一項第一号の認定又はその認定の取消を行うに当つては，あらかじめ，医道審議会の意見を聞かなければならない． 　2　厚生労働大臣は，第二条第一項第一号の認定をしたときは，認定証明書を交付する． 　3　第二条第一項第一号の認定及びその認定の取消に関して必要な事項は，政令で定める．	
第五条　（削除）	
第六条　（削除）	
第七条　死体の解剖をしようとする者は，その遺族の承諾を受けなければならない．ただし，次の各号のいずれかに該当する場合においては，この限りでない． 　一　死亡確認後三十日を経過しても，なおその死体について引取者のない場合 　二　二人以上の医師（うち一人は歯科医師であつてもよい．）が診療中であつた患者が死亡した場合において，主治の医師を含む二人以上の診療中の医師又は歯科医師がその死因を明らかにするため特にその解剖の必要を認め，かつ，その遺族の所在が不明であり，又は遺族が遠隔の地に居住する等の事由により遺族の諾否の判明するのを待つていてはその解剖の目的がほとんど達せられないことが明ら	

死体解剖保存法（昭和二十四年法律第二百四号）	参照法令等
第七条　　　　かな場合 　　　三　第二条第一項第三号，第四号又 　　　　　は第七号に該当する場合 　　　四　食品衛生法第五十九条第二項の 　　　　　規定により解剖する場合 　　　五　検疫法第十三条第二項後段の規 　　　　　定に該当する場合	
第八条　　政令で定める地を管轄する都道府県 　　　知事は，その地域内における伝染病， 　　　中毒又は災害により死亡した疑のあ 　　　る死体その他死因の明らかでない死 　　　体について，その死因を明らかにす 　　　るため監察医を置き，これに検案を 　　　させ，又は検案によつても死因の判 　　　明しない場合には解剖させることが 　　　できる．但し，変死体又は変死の疑 　　　がある死体については，刑事訴訟法 　　　第二百二十九条の規定による検視が 　　　あつた後でなければ，検案又は解剖 　　　させることができない． 　　　2　　前項の規定による検案又は解剖 　　　は，刑事訴訟法の規定による検証又 　　　は鑑定のための解剖を妨げるもので 　　　はない．	●監察医を置くべき地域を定める政令（昭和 　二十四年政令第三百八十五号） 内閣は，死体解剖保存法（昭和二十四年法律第 二百四号）第八条第一項の規定に基き，この政令 を制定する． 死体解剖保存法第八条第一項の規定に基き，次の 地域を定める． 東京都の区の存する区域，大阪市，横浜市，名古 屋市及び神戸市 ●刑事訴訟法（昭和二十三年法律第百三十一号） 第二百二　　変死者又は変死の疑のある死体があ 十九条　　　るときは，その所在地を管轄する地 　　　　　　方検察庁又は区検察庁の検察官は， 　　　　　　検視をしなければならない． 　　　　2　　検察官は，検察事務官又は司法警 　　　　　　察員に前項の処分をさせることがで 　　　　　　きる．
第九条　　死体の解剖は，特に設けた解剖室に 　　　おいてしなければならない．但し， 　　　特別の事情がある場合において解剖 　　　をしようとする地の保健所長の許可 　　　を受けた場合及び第二条第一項第四 　　　号に掲げる場合は，この限りでない．	●〔罰則〕第二十三条（二万円以下の罰金）
第十条　　身体の正常な構造を明らかにするた 　　　めの解剖は，医学に関する大学にお 　　　いて行うものとする．	
第十一条　死体を解剖した者は，その死体につ 　　　いて犯罪と関係のある異状があると 　　　認めたときは，二十四時間以内に， 　　　解剖をした地の警察署長に届け出な 　　　ければならない．	
第十二条　引取者のない死体については，その 　　　所在地の市町村長（特別区の区長を	

死体解剖保存法（昭和二十四年法律第二百四号）	参照法令等
第十二条　含むものとし，地方自治法（昭和二十二年法律第六十七号）第二百五十二条の十九第一項の指定都市にあつては，区長又は総合区長とする．以下同じ．）は，医学に関する大学の長（以下「学校長」という．）から医学の教育又は研究のため交付の要求があつたときは，その死亡確認後，これを交付することができる．	
第十三条　市町村長は，前条の規定により死体の交付をしたときは，学校長に死体交付証明書を交付しなければならない． 　　　　2　前項の規定による死体交付証明書の交付があつたときは，学校長の行う埋葬又は火葬については，墓地，埋葬等に関する法律（昭和二十三年法律第四十八号）第五条第一項の規定による許可があつたものとみなし，死体交付証明書は，同法第八条の規定による埋葬許可証又は火葬許可証とみなす．	
第十四条　第十二条の規定により死体の交付を受けた学校長は，死亡の確認後三十日以内に引取者から引渡の要求があつたときは，その死体を引き渡さなければならない．	●〔罰則〕第二十二条（六月以下の懲役又は三万円以下の罰金）
第十五条　前条に規定する期間を経過した後においても，死者の相続人その他死者と相当の関係のある引取者から引渡の要求があつたときは，その死体の全部又は一部を引き渡さなければならない．但し，その死体が特に得がたいものである場合において，医学の教育又は研究のためその保存を必要とするときは，この限りでない．	●〔罰則〕第二十二条（六月以下の懲役又は三万円以下の罰金）
第十六条　第十二条の規定により交付する死体についても，行旅病人及行旅死亡人取扱法（明治三十二年法律第九十三号）に規定する市町村は，遅滞なく，同法所定の手続（第七条の規定による埋火葬を除く．）を行わなければならない．	
第十七条　医学に関する大学又は医療法（昭和	

死体解剖保存法（昭和二十四年法律第二百四号）	参照法令等
第十七条　二十三年法律第二百五号）の規定による地域医療支援病院，特定機能病院若しくは臨床研究中核病院の長は，医学の教育又は研究のため特に必要があるときは，遺族の承諾を得て，死体の全部又は一部を標本として保存することができる． 　　2　遺族の所在が不明のとき，及び第十五条但書に該当するときは，前項の承諾を得ることを要しない．	
第十八条　第二条の規定により死体の解剖をすることができる者は，医学の教育又は研究のため特に必要があるときは，解剖をした後その死体（第十二条の規定により市町村長から交付を受けた死体を除く．）の一部を標本として保存することができる．但し，その遺族から引渡の要求があつたときは，この限りでない．	
第十九条　前二条の規定により保存する場合を除き，死体の全部又は一部を保存しようとする者は，遺族の承諾を得，かつ，保存しようとする地の都道府県知事（地域保健法（昭和二十二年法律第百一号）第五条第一項の政令で定める市又は特別区にあつては，市長又は区長．）の許可を受けなければならない． 　　2　遺族の所在が不明のときは，前項の承諾を得ることを要しない．	●〔罰則〕第二十三条（二万円以下の罰金）
第二十条　死体の解剖を行い，又はその全部若しくは一部を保存する者は，死体の取扱に当つては，特に礼意を失わないように注意しなければならない	
第二十一条　学校長は，第十二条の規定により交付を受けた死体については，行旅病人及び行旅死亡人取扱法第十一条及び第十三条の規定にかかわらず，その運搬に関する諸費，埋火葬に関する諸費及び墓標費であつて，死体の交付を受ける際及びその後に要したものを負担しなければならない．	
第二十二条　第二条第一項，第十四条又は第十五条の規定に違反した者は，六月以下	

死体解剖保存法（昭和二十四年法律第二百四号）		参照法令等
第二十二条	の懲役又は三万円以下の罰金に処する．	
第二十三条	第九条又は第十九条の規定に違反した者は，二万円以下の罰金に処する．	
附則	（略）	

警察等が取り扱う死体の死因又は身元の調査等に関する法律（平成二十四年法律第三十四号）		参照法令等
第一条	この法律は，警察等（警察及び海上保安庁をいう．以下同じ．）が取り扱う死体について，調査，検査，解剖その他死因又は身元を明らかにするための措置に関し必要な事項を定めることにより，死因が災害，事故，犯罪その他市民生活に危害を及ぼすものであることが明らかとなった場合にその被害の拡大及び再発の防止その他適切な措置の実施に寄与するとともに，遺族等の不安の緩和又は解消及び公衆衛生の向上に資し，もって市民生活の安全と平穏を確保することを目的とする．	
第二条	警察官は，死体の取扱いに当たっては，礼意を失わないように注意しなければならない．	
第三条	警察官は，死体の取扱いに当たっては，遺族等の心身の状況，その置かれている環境等について適切な配慮をしなければならない．	
第四条	警察官は，その職務に関して，死体を発見し，又は発見した旨の通報を受けた場合には，速やかに当該死体を取り扱うことが適当と認められる警察署の警察署長にその旨を報告しなければならない． 2　警察署長は，前項の規定による報告又は死体に関する法令に基づく届出に係る死体（犯罪行為により死亡したと認められる死体又は変死体（変死者又は変死の疑いがある死体をいう．次条第三項において同じ．）を除く．次項において同じ．）につ	

警察等が取り扱う死体の死因又は身元の調査等に関する法律（平成二十四年法律第三十四号）	参照法令等
第四条 いて，その死因及び身元を明らかにするため，外表の調査，死体の発見された場所の調査，関係者に対する質問等の必要な調査をしなければならない． 3 警察署長は，前項の規定による調査を実施するに当たっては，医師又は歯科医師に対し，立会い，死体の歯牙の調査その他必要な協力を求めることができる．	
第五条 警察署長は，前条第一項の規定による報告又は死体に関する法令に基づく届出に係る死体（犯罪捜査の手続が行われる死体を除く．以下「取扱死体」という．）について，その死因を明らかにするために体内の状況を調査する必要があると認めるときは，その必要な限度において，体内から体液を採取して行う出血状況の確認，体液又は尿を採取して行う薬物又は毒物に係る検査，死亡時画像診断（磁気共鳴画像診断装置その他の画像による診断を行うための装置を用いて，死体の内部を撮影して死亡の原因を診断することをいう．第十三条において同じ．）その他の政令で定める検査を実施することができる． 2 前項の規定による検査は，医師に行わせるものとする．ただし，専門的知識及び技能を要しない検査であって政令で定めるものについては，警察官に行わせることができる．	●警察等が取り扱う死体の死因又は身元の調査等に関する法律施行令（平成二十五年政令第四十九号） 第一条 警察等が取り扱う死体の死因又は身元の調査等に関する法律（以下「法」という．）第五条第一項（法第十二条において準用する場合を含む.）の政令で定める検査は，次のとおりとする． 一 体内から体液を採取して行う出血状況又は当該体液の貯留量の確認 二 心臓内の複数の部分から血液を採取して行うそれぞれの色の差異の確認 三 体内から体液，尿その他の物を採取して行う薬物，毒物，病原体その他人の生命又は身体を害するおそれがある物（次条において「薬物等」という．）に係る検査 四 体内から血液又は尿を採取して行う身体の疾患に伴い血液中又は尿中の量が変化する性質を有する物質に係る検査 五 死亡時画像診断 六 前号に掲げるもののほか，内視鏡その他口から挿入して体内を観察するための器具を用いて行う死体の異状の確認

警察等が取り扱う死体の死因又は身元の調査等に関する法律（平成二十四年法律第三十四号）	参照法令等
第五条 3 第一項の場合において，取扱死体が変死体であるときは，刑事訴訟法（昭和二十三年法律第百三十一号）第二百二十九条の規定による検視があった後でなければ，同項の規定による検査を実施することができない．	●刑事訴訟法（昭和二十三年法律第百三十一号） 第二百二十九条 変死者又は変死の疑のある死体があるときは，その所在地を管轄する地方検察庁又は区検察庁の検察官は，検視をしなければならない． 2 検察官は，検察事務官又は司法警察員に前項の処分をさせることができる．
第六条 警察署長は，取扱死体について，第三項に規定する法人又は機関に所属する医師その他法医学に関する専門的な知識経験を有する者の意見を聴き，死因を明らかにするため特に必要があると認めるときは，解剖を実施することができる．この場合において，当該解剖は，医師に行わせるものとする． 2 警察署長は，前項の規定により解剖を実施するに当たっては，あらかじめ，遺族に対して解剖が必要である旨を説明しなければならない．ただし，遺族がないとき，遺族の所在が不明であるとき又は遺族への説明を終えてから解剖するのではその目的がほとんど達せられないことが明らかであるときは，この限りでない． 3 警察署長は，国立大学法人法（平成十五年法律第百十二号）第二条第一項に規定する国立大学法人，地方独立行政法人法（平成十五年法律第百十八号）第六十八条第一項に規定する公立大学法人，私立学校法（昭和二十四年法律第二百七十号）第三条に規定する学校法人その他の法人又は国若しくは地方公共団体の機関であって，国家公安委員会が厚生労働大臣と協議して定める基準に該当すると都道府県公安委員会が認めたものに，第一項の規定による解剖の実施を委託することができる． 4 前条第三項の規定は，第一項の規定により解剖を実施する場合について準用する．	

警察等が取り扱う死体の死因又は身元の調査等に関する法律（平成二十四年法律第三十四号）	参照法令等
第七条　前条第三項の規定により解剖の実施の委託を受けた法人又は機関の役員若しくは職員又はこれらの職にあった者であって，当該解剖の実施に関する事務に従事したものは，当該事務に関して知り得た秘密を漏らしてはならない． 　　2　前項の規定は，同項に規定する者が，同項に規定する事務によって得られた医学的知見を公衆衛生の向上又は医学の教育若しくは研究のために活用することを妨げるものではない．	●〔罰則〕第十五条（一年以下の懲役又は五十万円以下の罰金）
第八条　警察署長は，取扱死体について，その身元を明らかにするため必要があると認めるときは，その必要な限度において，血液，歯牙，骨等の当該取扱死体の組織の一部を採取し，又は当該取扱死体から人の体内に植え込む方法で用いられる医療機器を摘出するために当該取扱死体を切開することができる． 　　2　前項の規定による身元を明らかにするための措置は，医師又は歯科医師に行わせるものとする．ただし，血液の採取，爪の切除その他組織の採取の程度が軽微な措置であって政令で定めるものについては，警察官に行わせることができる． 　　3　第五条第三項の規定は，第一項の規定による身元を明らかにするための措置について準用する．	●警察等が取り扱う死体の死因又は身元の調査等に関する法律施行令（平成二十五年政令第四十九号） 第三条　　法第八条第二項ただし書（法第十二条において準用する場合を含む．）の政令で定める措置は，毛髪の抜取りとする．
第九条　警察署長は，第四条第二項，第五条第一項又は第六条第一項の規定による措置の結果明らかになった死因が，その後同種の被害を発生させるおそれのあるものである場合において，必要があると認めるときは，その旨を関係行政機関に通報するものとする．	
第十条　警察署長は，死因を明らかにするために必要な措置がとられた取扱死体について，その身元が明らかになったときは，速やかに，遺族その他当	

警察等が取り扱う死体の死因又は身元の調査等に関する法律（平成二十四年法律第三十四号）	参照法令等
第十条　該取扱死体を引き渡すことが適当と認められる者に対し，その死因その他参考となるべき事項の説明を行うとともに，着衣及び所持品と共に当該取扱死体を引き渡さなければならない．ただし，当該者に引き渡すことができないときは，死亡地の市町村長（特別区の区長を含む．次項において同じ．）に引き渡すものとする． 　2　警察署長は，死因を明らかにするために必要な措置がとられた取扱死体について，その身元を明らかにすることができないと認めるときは，遅滞なく，着衣及び所持品と共に当該取扱死体をその所在地の市町村長に引き渡すものとする．	
第十一条　第二条から前条までに定めるもののほか，警察が取り扱う死体の死因又は身元を明らかにするための措置に関し必要な事項は，国家公安委員会規則で定める．	
第十二条　第二条から前条までの規定は，海上保安庁が死体を取り扱う場合について準用する．この場合において，これらの規定中「警察官」とあるのは「海上保安官又は海上保安官補」と，第四条第一項中「警察署の警察署長」とあるのは「海上保安部長等（政令で定める管区海上保安本部の事務所の長をいう．以下同じ．）」と，同条第二項及び第三項，第五条第一項，第六条第一項から第三項まで，第八条第一項，第九条並びに第十条中「警察署長」とあるのは「海上保安部長等」と，前条中「警察」とあるのは「海上保安庁」と，「国家公安委員会規則」とあるのは「国土交通省令」と読み替えるほか，必要な技術的読替えは，政令で定める．	●〔罰則〕第十五条（一年以下の懲役又は五十万円以下の罰金）
第十三条　政府は，警察等が取り扱う死体の死因又は身元を明らかにするための措置が正確かつ適切に遂行されるよう，当該措置に係る業務に従事する警察官，海上保安官，海上保安官補，	

警察等が取り扱う死体の死因又は身元の調査等に関する法律（平成二十四年法律第三十四号）		参照法令等
第十三条	医師，歯科医師等の人材の育成及び資質の向上，大学における法医学に係る教育及び研究の充実，死体の検案及び解剖並びに死体の科学調査（死因又は身元を明らかにするため死体に対して行う薬物及び毒物に係る検査，死亡時画像診断，遺伝子構造の検査，歯牙の調査その他の科学的な調査をいう．）の実施体制の充実その他必要な体制の整備を図るものとする．	
第十四条	政府は，警察等が取り扱う死体の死因又は身元を明らかにするための措置が円滑に実施されるようにするため，必要な財政上の措置を講ずるよう努めるものとする．	
第十五条	第七条第一項（第十二条において準用する場合を含む．）の規定に違反した者は，一年以下の懲役又は五十万円以下の罰金に処する．	
附則	（略）	

検視規則（昭和三十三年国家公安委員会規則第三号）		参照法令	
第一条	検視規則を次のように定める．この規則は，警察官が変死者又は変死の疑のある死体（以下「変死体」という．）を発見し，又はこれがある旨の届出を受けたときの検視に関する手続，方法その他必要な事項を定めることを目的とする．		
第二条	警察官は，変死体を発見し，又はこれがある旨の届出を受けたときは，直ちに，その変死体の所在地を管轄する警察署長にその旨を報告しなければならない．		
第三条	前条の規定により報告を受けた警察署長は，すみやかに，警察本部長（警視総監又は道府県警察本部長をいう．以下同じ．）にその旨を報告するとともに，刑事訴訟法（昭和二十	●刑事訴訟法（昭和二十三年法律第百三十一号）	
		第二百二十九条	変死者又は変死の疑のある死体があるときは，その所在地を管轄する地方検察庁又は区検察庁の検察官は，検視をしなければならない．

検視規則 （昭和三十三年国家公安委員会規則第三号）		参照法令
第三条	三年法律第百三十一号）第二百二十九条第一項の規定による検視が行われるよう，その死体の所在地を管轄する地方検察庁又は区検察庁の検察官に次の各号に掲げる事項を通知しなければならない． 一　変死体発見の年月日時，場所及びその状況 二　変死体発見者の氏名その他参考となるべき事項	第二百二 十九条 2　検察官は，検察事務官又は司法警察員に前項の処分をさせることができる．
第四条	警察官は，検視が行われるまでは，変死体及びその現場の状況を保存するように努めるとともに，事後の捜査又は身元調査に支障をきたさないようにしなければならない．	
第五条	刑事訴訟法第二百二十九条第二項の規定により変死体について検視する場合においては，医師の立会を求めてこれを行い，すみやかに検察官に，その結果を報告するとともに，検視調書を作成して，撮影した写真等とともに送付しなければならない．	
第六条	検視に当つては，次の各号に掲げる事項を綿密に調査しなければならない． 一　変死体の氏名，年齢，住居及び性別 二　変死体の位置，姿勢並びに創傷その他の変異及び特徴 三　着衣，携帯品及び遺留品 四　周囲の地形及び事物の状況 五　死亡の推定年月日時及び場所 六　死因（特に犯罪行為に基因するか否か．） 七　凶器その他犯罪行為に供した疑のある物件 八　自殺の疑がある死体については，自殺の原因及び方法，教唆者，ほう助者等の有無並びに遺書があるときはその真偽 九　中毒死の疑があるときは，症状，毒物の種類及び中毒するに至つた経緯 2　前項の調査に当つて必要がある場	

検視規則 （昭和三十三年国家公安委員会規則第三号）	参照法令
第六条　合には，立会医師の意見を徴し，家人，親族，隣人，発見者その他の関係者について必要な事項を聴取し，かつ，人相，全身の形状，特徴のある身体の部位，着衣その他特徴のある所持品の撮影及び記録並びに指紋の採取等を行わなければならない．	
附　則　（略）	

医療法（昭和二十三年法律第二百五号）（抜粋）	参照条文
第六条の九　国並びに都道府県，保健所を設置する市及び特別区は，医療の安全に関する情報の提供，研修の実施，意識の啓発その他の医療の安全の確保に関し必要な措置を講ずるよう努めなければならない．	
第六条の十　病院，診療所又は助産所（以下この章において「病院等」という．）の管理者は，医療事故（当該病院等に勤務する医療従事者が提供した医療に起因し，又は起因すると疑われる死亡又は死産であつて，当該管理者が当該死亡又は死産を予期しなかつたものとして厚生労働省令で定めるものをいう．以下この章において同じ．）が発生した場合には，厚生労働省令で定めるところにより，遅滞なく，当該医療事故の日時，場所及び状況その他厚生労働省令で定める事項を第六条の十五第一項の医療事故調査・支援センターに報告しなければならない．	●医療法施行規則（昭和二十三年厚生省令第五十号） 第一条の十の二　法第六条の十第一項に規定する厚生労働省令で定める死亡又は死産は，次の各号のいずれにも該当しないと管理者が認めたものとする． 　一　病院等の管理者が，当該医療が提供される前に当該医療従事者等が当該医療の提供を受ける者又はその家族に対して当該死亡又は死産が予期されることを説明していたと認めたもの 　二　病院等の管理者が，当該医療が提供される前に当該医療従事者等が当該死亡又は死産が予期されることを当該医療の提供を受ける者に係る診療録その他の文書等に記録していたと認めたもの 　三　病院等の管理者が，当該医療を提供した医療従事者等からの事情の聴取及び第一条の十一第一項第二号の委員会からの意見の聴取（当該委員会を開催している場合に限る．）を行つた上で，当該医療が提供される前に当該医療従事者等が当該死亡又は死産を予期し

医療法（昭和二十三年法律第二百五号）（抜粋）	参照条文
	第一条の十の二　2　ていたと認めたもの 法第六条の十第一項の規定による医療事故調査・支援センターへの報告は次のいずれかの方法により行うものとする。 　一　書面を提出する方法 　二　医療事故調査・支援センターの使用に係る電子計算機と報告をする者の使用に係る電子計算機とを電気通信回線で接続した電子情報処理組織を使用する方法 3　法第六条の十第一項に規定する厚生労働省令で定める事項は，次のとおりとする。 　一　病院等の名称，所在地，管理者の氏名及び連絡先 　二　医療事故（法第六条の十第一項に規定する医療事故をいう。以下同じ。）に係る医療の提供を受けた者に関する性別，年齢その他の情報 　三　医療事故調査（法第六条の十一第一項に規定する医療事故調査をいう。以下同じ。）の実施計画の概要 　四　前各号に掲げるもののほか，当該医療事故に関し管理者が必要と認めた情報 4　病院等の管理者は，法第六条の十第一項の規定による報告を適切に行うため，当該病院等における死亡及び死産の確実な把握のための体制を確保するものとする。
第六条の十　2　病院等の管理者は，前項の規定による報告をするに当たつては，あらかじめ，医療事故に係る死亡した者の遺族又は医療事故に係る死産した胎児の父母その他厚生労働省令で定める者（以下この章において単に「遺族」という。）に対し，厚生労働省令で定める事項を説明しなければならない。ただし，遺族がないとき，又は遺族の所在が不明であるときは，この限りでない。	●医療法施行規則（昭和二十三年厚生省令第五十号） 第一条の十の三　法第六条の十第二項に規定する厚生労働省令で定める者は，当該医療事故に係る死産した胎児の祖父母とする。 2　法第六条の十第二項に規定する厚生労働省令で定める事項は，次のとおりとする。 　一　医療事故が発生した日時，場所及びその状況 　二　医療事故調査の実施計画の概要

医療法（昭和二十三年法律第二百五号）（抜粋）	参照条文
	第一条の十の三　三　医療事故調査に関する制度の概要 四　医療事故調査の実施に当たり解剖又は死亡時画像診断（磁気共鳴画像診断装置その他の画像による診断を行うための装置を用いて，死体の内部を撮影して死亡の原因を診断することをいう．次条第五号において同じ．）を行う必要がある場合には，その同意の取得に関する事項
第六条の十一　病院等の管理者は，医療事故が発生した場合には，厚生労働省令で定めるところにより，速やかにその原因を明らかにするために必要な調査（以下この章において「医療事故調査」という．）を行わなければならない．	●医療法施行規則（昭和二十三年厚生省令第五十号） 第一条の十の四　病院等の管理者は，法第六条の十一第一項の規定により医療事故調査を行うに当たつては，次に掲げる事項について，当該医療事故調査を適切に行うために必要な範囲内で選択し，それらの事項に関し，当該医療事故の原因を明らかにするために，情報の収集及び整理を行うものとする． 一　診療録その他の診療に関する記録の確認 二　当該医療事故に係る医療を提供した医療従事者からの事情の聴取 三　前号に規定する者以外の関係者からの事情の聴取 四　当該医療事故に係る死亡した者又は死産した胎児の解剖 五　当該医療事故に係る死亡した者又は死産した胎児の死亡時画像診断 六　当該医療事故に係る医療の提供に使用された医薬品，医療機器，設備その他の物の確認 七　当該医療事故に係る死亡した者又は死産した胎児に関する血液又は尿その他の物についての検査 2　病院等の管理者は，法第六条の十一第四項の規定による報告を行うに当たつては，次に掲げる事項を記載し，当該医療事故に係る医療従事者等の識別（他の情報との照合による識別を含む．次項において同じ．）を含む．

医療法（昭和二十三年法律第二百五号）（抜粋）	参照条文
	第一条の 十の四　　ができないように加工した報告書を提出しなければならない. 　一　当該医療事故が発生した日時，場所及び診療科名 　二　病院等の名称，所在地，管理者の氏名及び連絡先 　三　当該医療事故に係る医療を受けた者に関する性別，年齢その他の情報 　四　医療事故調査の項目，手法及び結果 　3　法第六条の十一第五項の厚生労働省令で定める事項は，前項各号に掲げる事項（当該医療事故に係る医療従事者等の識別ができないようにしたものに限る.）とする.
第六条の 十一　　2　病院等の管理者は，医学医術に関する学術団体その他の厚生労働大臣が定める団体（法人でない団体にあつては，代表者又は管理人の定めのあるものに限る.　次項及び第六条の二十二において「医療事故調査等支援団体」という.）に対し，医療事故調査を行うために必要な支援を求めるものとする. 　3　医療事故調査等支援団体は，前項の規定により支援を求められたときは，医療事故調査に必要な支援を行うものとする. 　4　病院等の管理者は，医療事故調査を終了したときは，厚生労働省令で定めるところにより，遅滞なく，その結果を第六条の十五第一項の医療事故調査・支援センターに報告しなければならない. 　5　病院等の管理者は，前項の規定による報告をするに当たつては，あらかじめ，遺族に対し，厚生労働省令で定める事項を説明しなければならない.　ただし，遺族がないとき，又は遺族の所在が不明であるときは，この限りでない.	
第六条の 十二　　病院等の管理者は，前二条に規定するもののほか，厚生労働省令で定めるところにより，医療の安全を確保	

医療法（昭和二十三年法律第二百五号）（抜粋）	参照条文
第六条の十二	するための指針の策定，従業者に対する研修の実施その他の当該病院等における医療の安全を確保するための措置を講じなければならない．	
第六条の十三	都道府県，保健所を設置する市及び特別区（以下この条及び次条において「都道府県等」という．）は，第六条の九に規定する措置を講ずるため，次に掲げる事務を実施する施設（以下「医療安全支援センター」という．）を設けるよう努めなければならない． 　一　患者又はその家族からの当該都道府県等の区域内に所在する病院等における医療に関する苦情に対応し，又は相談に応ずるとともに，当該患者若しくはその家族又は当該病院等の管理者に対し，必要に応じ，助言を行うこと． 　二　当該都道府県等の区域内に所在する病院等の開設者若しくは管理者若しくは従業者又は患者若しくはその家族若しくは住民に対し，医療の安全の確保に関し必要な情報の提供を行うこと． 　三　当該都道府県等の区域内に所在する病院等の管理者又は従業者に対し，医療の安全に関する研修を実施すること． 　四　前三号に掲げるもののほか，当該都道府県等の区域内における医療の安全の確保のために必要な支援を行うこと． 　2　都道府県等は，前項の規定により医療安全支援センターを設けたときは，その名称及び所在地を公示しなければならない． 　3　都道府県等は，一般社団法人，一般財団法人その他の厚生労働省令で定める者に対し，医療安全支援センターにおける業務を委託することができる． 　4　医療安全支援センターの業務に従事する職員（前項の規定により委託を受けた者（その者が法人である場合にあっては，その役員）及びその	

医療法（昭和二十三年法律第二百五号）（抜粋）	参照条文
第六条の 十三	職員を含む.）又はその職にあった者は，正当な理由がなく，その業務に関して知り得た秘密を漏らしてはならない.	
第六条の 十四	国は，医療安全支援センターにおける事務の適切な実施に資するため，都道府県等に対し，医療の安全に関する情報の提供を行うほか，医療安全支援センターの運営に関し必要な助言その他の援助を行うものとする.	
第六条の 十五	厚生労働大臣は，医療事故調査を行うこと及び医療事故が発生した病院等の管理者が行う医療事故調査への支援を行うことにより医療の安全の確保に資することを目的とする一般社団法人又は一般財団法人であって，次条に規定する業務を適切かつ確実に行うことができると認められるものを，その申請により，医療事故調査・支援センターとして指定することができる. 　2　厚生労働大臣は，前項の規定による指定をしたときは，当該医療事故調査・支援センターの名称，住所及び事務所の所在地を公示しなければならない. 　3　医療事故調査・支援センターは，その名称，住所又は事務所の所在地を変更しようとするときは，あらかじめ，その旨を厚生労働大臣に届け出なければならない. 　4　厚生労働大臣は，前項の規定による届出があったときは，当該届出に係る事項を公示しなければならない.	
第六条の 十六	医療事故調査・支援センターは，次に掲げる業務を行うものとする. 　一　第六条の十一第四項の規定による報告により収集した情報の整理及び分析を行うこと. 　二　第六条の十一第四項の規定による報告をした病院等の管理者に対し，前号の情報の整理及び分析の結果の報告を行うこと. 　三　次条第一項の調査を行うとともに，その結果を同項の管理者及び	

医療法（昭和二十三年法律第二百五号）（抜粋）	参照条文
第六条の 十六	遺族に報告すること． 　四　医療事故調査に従事する者に対し医療事故調査に係る知識及び技能に関する研修を行うこと． 　五　医療事故調査の実施に関する相談に応じ，必要な情報の提供及び支援を行うこと． 　六　医療事故の再発の防止に関する普及啓発を行うこと． 　七　前各号に掲げるもののほか，医療の安全の確保を図るために必要な業務を行うこと．	
第六条の 十七	医療事故調査・支援センターは，医療事故が発生した病院等の管理者又は遺族から，当該医療事故について調査の依頼があつたときは，必要な調査を行うことができる． 　2　医療事故調査・支援センターは，前項の調査について必要があると認めるときは，同項の管理者に対し，文書若しくは口頭による説明を求め，又は資料の提出その他必要な協力を求めることができる． 　3　第一項の管理者は，医療事故調査・支援センターから前項の規定による求めがあつたときは，これを拒んではならない． 　4　医療事故調査・支援センターは，第一項の管理者が第二項の規定による求めを拒んだときは，その旨を公表することができる． 　5　医療事故調査・支援センターは，第一項の調査を終了したときは，その調査の結果を同項の管理者及び遺族に報告しなければならない．	
第六条の 十八	医療事故調査・支援センターは，第六条の十六各号に掲げる業務（以下「調査等業務」という．）を行うときは，その開始前に，調査等業務の実施方法に関する事項その他の厚生労働省令で定める事項について調査等業務に関する規程（次項及び第六条の二十六第一項第三号において「業務規程」という．）を定め，厚生労働大臣の認可を受けなければならな	

医療法（昭和二十三年法律第二百五号）（抜粋）	参照条文
第六条の 十八　　　い．これを変更しようとするときも，同様とする． 　　2　厚生労働大臣は，前項の認可をした業務規程が調査等業務の適正かつ確実な実施上不適当となつたと認めるときは，当該業務規程を変更すべきことを命ずることができる．	
第六条の 十九　　医療事故調査・支援センターは，毎事業年度，厚生労働省令で定めるところにより，調査等業務に関し事業計画書及び収支予算書を作成し，厚生労働大臣の認可を受けなければならない．これを変更しようとするときも，同様とする． 　　2　医療事故調査・支援センターは，厚生労働省令で定めるところにより，毎事業年度終了後，調査等業務に関し事業報告書及び収支決算書を作成し，厚生労働大臣に提出しなければならない．	
第六条の 二十　　医療事故調査・支援センターは，厚生労働大臣の許可を受けなければ，調査等業務の全部又は一部を休止し，又は廃止してはならない．	
第六条の 二十一　医療事故調査・支援センターの役員若しくは職員又はこれらの者であつた者は，正当な理由がなく，調査等業務に関して知り得た秘密を漏らしてはならない．	
第六条の 二十二　医療事故調査・支援センターは，調査等業務の一部を医療事故調査等支援団体に委託することができる． 　　2　前項の規定による委託を受けた医療事故調査等支援団体の役員若しくは職員又はこれらの者であつた者は，正当な理由がなく，当該委託に係る業務に関して知り得た秘密を漏らしてはならない．	
第六条の 二十三　医療事故調査・支援センターは，厚生労働省令で定めるところにより，帳簿を備え，調査等業務に関し厚生労働省令で定める事項を記載し，これを保存しなければならない．	

医療法（昭和二十三年法律第二百五号）（抜粋）		参照条文
第六条の二十四	厚生労働大臣は，調査等業務の適正な運営を確保するために必要があると認めるときは，医療事故調査・支援センターに対し，調査等業務若しくは資産の状況に関し必要な報告を命じ，又は当該職員に，医療事故調査・支援センターの事務所に立ち入り，調査等業務の状況若しくは帳簿書類その他の物件を検査させることができる．	
	2　前項の規定により立入検査をする職員は，その身分を示す証明書を携帯し，かつ，関係人にこれを提示しなければならない．	
	3　第一項の規定による権限は，犯罪捜査のために認められたものと解釈してはならない．	
第六条の二十五	厚生労働大臣は，この節の規定を施行するために必要な限度において，医療事故調査・支援センターに対し，調査等業務に関し監督上必要な命令をすることができる．	
第六条の二十六	厚生労働大臣は，医療事故調査・支援センターが次の各号のいずれかに該当するときは，第六条の十五第一項の規定による指定（以下この条において「指定」という．）を取り消すことができる．	
	一　調査等業務を適正かつ確実に実施することができないと認められるとき．	
	二　指定に関し不正の行為があつたとき．	
	三　この節の規定若しくは当該規定に基づく命令若しくは処分に違反したとき，又は第六条の十八第一項の認可を受けた業務規程によらないで調査等業務を行つたとき．	
	2　厚生労働大臣は，前項の規定により指定を取り消したときは，その旨を公示しなければならない．	
第六条の二十七	この節に規定するもののほか，医療事故調査・支援センターに関し必要な事項は，厚生労働省令で定める．	

死　亡　届

　　　　　　年　　月　　日　届出

　　　　　　　　　　　長　殿

氏　　　　　名	□ 男　　□ 女		
生　年　月　日	年　　月　　日　（生まれてから30日以内に死亡したときは生まれた時刻もかいてください）　□ 午前　□ 午後　　　時　　　分		
死亡したとき	年　　月　　日　□ 午前　□ 午後　　　時　　　分		
死亡したところ	番地 番　　号		
住　　　　　所	番地 番　　号		
	世帯主の氏名		
本　　　　　籍 （外国人のときは国籍だけをかいてください）	番地 番		
	筆頭者の氏名		
死亡した人の夫または妻	□ いる（満　　歳）　　いない（□ 未婚　□ 死別　□ 離別）		
死亡したときの 世帯のおもな 仕事と 死亡した人の 職業・産業	□ 1. 農業だけまたは農業とその他の仕事を持っている世帯 □ 2. 自由業・商工業・サービス業等を個人で経営している世帯 □ 3. 企業・個人商店等（官公庁は除く）の常用勤労者世帯で勤め先の従業者数が1人から99人までの世帯（日々または1年未満の契約の雇用者は5） □ 4. 3にあてはまらない常用勤労者世帯及び会社団体の役員の世帯（日々または1年未満の契約の雇用者は5） □ 5. 1から4にあてはまらないその他の仕事をしている者のいる世帯 □ 6. 仕事をしている者のいない世帯		
	（国勢調査の年…　年…の4月1日から翌年3月31日までに死亡したときだけかいてください）		
	職業　　　　　　　　　　　　産業		
そ の 他			
届 出 人	□ 1. 同居の親族　□ 2. 同居していない親族　□ 3. 同居者　□ 4. 家主　□ 5. 地主 □ 6. 家屋管理人　□ 7. 土地管理人　　　□ 8. 公設所の長　　　□ 9. 後見人 □ 10. 保佐人　□ 11. 補助人　　　　　□ 12. 任意後見人		
	住　所	番地 番　　号	
	本　籍	番地 番	筆頭者の氏名
	署　名	印　　　年　　月　　日生	

付録第十四号様式　死亡の届書（日本工業規格A列四番）（第五十九条関係）

586　資　料

死亡診断書（死体検案書）

この死亡診断書（死体検案書）は、我が国の死因統計作成の資料としても用いられます。楷書で、できるだけ詳しく書いてください。

記入の注意

氏　　名		1男 2女	生年月日	明治　昭和 大正　平成　　　年　　　月　　　日	
				生まれてから30日以内に死亡したときは生まれた時刻も書いてください	午前・午後　時　分

生年月日が不詳の場合は、推定年齢をカッコを付して書いてください。

死亡したとき	平成　　　年　　　月　　　日　　　午前・午後　　　時　　　分

夜の12時は「午前0時」、昼の12時は「午後0時」と書いてください。

死亡したところ及びその種別	死亡したところの種別	1病院 2診療所 3介護医療院・介護老人保健施設 4助産所 5老人ホーム 6自宅 7その他		
	死亡したところ		番　地 番　号	
	（死亡したところの種別1～5） 施　設　の　名　称		（　　　　　　　　　　　）	

「5老人ホーム」は、養護老人ホーム、特別養護老人ホーム、軽費老人ホーム及び有料老人ホームをいいます。

死亡したところの種別で「3介護医療院・介護老人保健施設」を選択した場合は、施設の名称に続けて、介護医療院、介護老人保健施設の別をカッコ内に書いてください。

死亡の原因	I	（ア）直接死因		発病（発症）又は受傷から死亡までの期間
◆I欄、II欄ともに疾患の終末期の状態としての心不全、呼吸不全等は書かないでください		（イ）（ア）の原因		◆年、月、日等の単位で書いてください ただし、1日未満の場合は、時、分等の単位で書いてください （例：1年3ヵ月、5時間20分）
◆I欄では、最も死亡に影響を与えた傷病名を医学的因果関係の順番で書いてください		（ウ）（イ）の原因		
◆I欄の傷病名の記載は各欄一つにしてください		（エ）（ウ）の原因		
ただし、欄が不足する場合は（エ）欄に残りを医学的因果関係の順番で書いてください	II	直接には死因に関係しないがI欄の傷病経過に影響を及ぼした傷病名等		
	手術	1無　2有	部位及び主要所見	手術年月日　平成　昭和　　年　　月　　日
	解剖	1無　2有	主要所見	

傷病名等は、日本語で書いてください。

I欄では、各傷病について発病の型（例：急性）、病因（例：病原体名）、部位（例：胃噴門部がん）、性状（例：病理組織型）等できるだけ書いてください。

妊娠中の死亡の場合は「妊娠満何週」、また、分娩中の死亡の場合は「妊娠満何週の分娩中」と書いてください。産後42日未満の死亡の場合は「妊娠満何週産後満何日」と書いてください。

I欄及びII欄に関係した手術について、術式又はその診断名と関連のある所見等を書いてください。紹介状や伝聞等による情報についてもカッコを付して書いてください。

死因の種類	1 病死及び自然死
	外因死　不慮の外因死 { 2 交通事故 3 転倒・転落 4 溺水 5 煙、火災及び火焔による傷害 6 窒息 7 中毒 8 その他 }
	その他及び不詳の外因死 { 9 自殺 10 他殺 11 その他及び不詳の外因 }
	12 不詳の死

「2交通事故」は、事故発生からの期間にかかわらず、その事故による死亡が該当します。

「5煙、火災及び火焔による傷害」は、火災による一酸化炭素中毒、窒息等も含まれます。

外因死の追加事項	傷害が発生したとき	平成・昭和　　年　　月　　日　午前・午後　　時　　分	傷害が発生したところ	都道府県 市区郡 町村
◆伝聞又は推定情報の場合でも書いてください	傷害が発生したところの種別	1住居 2工場及び建築現場 3道路 4その他（　　　）		
	手段及び状況			

「1住居」とは、住宅、庭等をいい、老人ホーム等の居住施設は含まれません。

傷害がどういう状況で起こったかを具体的に書いてください。

生後1年未満で病死した場合の追加事項	出生時体重 グラム	単胎・多胎の別 1単胎 2多胎（子中第　子）	妊娠週数 満　週
	妊娠・分娩時における母体の病態又は異状 1無 2有	母の生年月日 昭和 平成 年 月 日 3不詳	前回までの妊娠の結果 出生児　　人 死産児　　胎 （妊娠満22週以後に限る）

妊娠週数は、最終月経、基礎体温、超音波計測等により推定し、できるだけ正確に書いてください。

母子健康手帳等を参考に書いてください。

その他特に付言すべきことがら

上記のとおり診断（検案）する

診断（検案）年月日　平成　　年　　月　　日

本診断書（検案書）発行年月日　平成　　年　　月　　日

病院、診療所、介護医療院若しくは介護老人保健施設等の名称及び所在地又は医師の住所	番　地 番　号

（氏名）　　医師　　　　　　　　　　　　印

死　産　届

平成　年　月　日　届出

長殿

受付	年 月 日	平成 年 月 日	調査票作成
	事件簿番号	死産第　　号	

父母の婚姻直前の本籍 （外国人のときは国籍を書いてください。）	父	母
	都道府県　名	都道府県　名
氏　　　　名 生　年　月　日 （死産があったときの年齢）	年　月　日（満　歳）	年　月　日（満　歳）
死産児の男女別及び嫡出子か否かの別	□ 男　　　□ 女　　　□ 不　詳 □ 嫡出子　　　□ 嫡出でない子	
死産があったとき	平成　年　月　日　□ 午　前　　時　分 　　　　　　　　　□ 午　後	
死産があったところ		番　地 番　号
死産があったときの母の住所 （住民登録をしているところを書いてください。）		番　地 番　号
死産があったときの世帯の 主 な 仕 事 と 父 母 の 職 業	□1.農業だけまたは農業とその他の仕事を持っている世帯 □2.自由業・商工業・サービス業等を個人で経営している世帯 □3.企業・個人商店等（官公庁は除く）の常用勤労者世帯で勤め先の従業者数が1人から99人までの世帯（日々または1年未満の契約の雇用者は5） □4.3にあてはまらない常用勤労者世帯及び会社団体の役員の世帯（日々または1年未満の契約の雇用者は5） □5.1から4にあてはまらないその他の仕事をしている者のいる世帯 □6.仕事をしている者のいない世帯	
	（国勢調査の年…　年…の4月1日から翌年3月31日までに死産があったときだけ書いてください。） 父の職業　　　　　　　｜　母の職業	
この母の出産した子の数	出生子（出生後死亡した子を含む。）……………………………… 人 妊娠満22週以後の死産児（この死産児を含む。）……………………………… 胎 妊娠満21週以前の死産児又は流産死胎（この死産児を含む。）……………………………… 胎	
届　出　人	□父　□母　□同居者　□医師　□助産師　□その他の立会者	
	住所	番　地 番　号
	氏名	印

588　資料

死　産　証　書（死胎検案書）

この死産証書（死胎検案書）は、我が国の死産統計作成の資料としても用いられます。かい書で、できるだけ詳しく書いてください。

記入の注意

死産児の男女別	1　男 2　女 3　不詳	母の氏名	
		妊娠週数	満　　　　　週　　　　　日
死産があったとき	平成　　年　　月　　日　　午前・午後　　　　時　　　　分		
死産児の体重 及び身長	体　重　　　　　　　　　　　グラム	身　長　　　　　　　　センチメートル	
胎児死亡の時期 （妊娠満22週以後の 自然死産に限る）	1　分娩前　　　　2　分娩中　　　　3　不明		
死産があったところ 及びその種別	死産があった ところの種別	1 病院　2 診療所　3 助産所　4 自宅　5 その他	
	死産があったところ	番　地 番　　　　号	
	（死産があったところ の種別1〜3） 施　設　の　名　称		
単胎・多胎の別	1　単　胎　　　　2　多　胎　（　　　子中第　　　子）　　　3　不　詳		
死　産　の 自然人工別 ◆胎児を出生させる ことを目的として 人工処置を加えた にもかかわらず死産 した場合は「自然 死産」とします	1　自然死産 2　母体保護法による人工死産 3　母体保護法によらない人工死産 4　不　明		

自然死産の原因 若しくは理由又 は人工死産の理由		自　然　死　産　の　場　合		人　工　死　産　の　場　合	
		胎　児　の　側	母　の　側	母体保護法による場合	1 母体側の疾患による　疾患名 2 その他　理由
◆ Ⅰの(ｱ)欄には 直接原因又は理由を 胎児の側か母の側の いずれかに分けて 書き、さらにそれと 因果関係のある原因 又は理由があれば (ｲ)欄(ｳ)欄と続けて 、それぞれ胎児の側 母の側に分けて書い てください ただし、胎児又は 母の側いずれか決め かねる場合は、母の 側に書いてください ◆自然死産か人工死 産か不明の場合は、 自然死産の欄に書い てください	Ⅰ	ア 直接原因 又は理由			
		イ (ｱ)の原因			
		ウ (ｲ)の原因			
		エ (ｳ)の原因		母体保護法によらない場合	1 母体側の疾患による　疾患名 2 その他　理由
	Ⅱ	直接には死産 に関係しない が、Ⅰ欄の 経過に影響を 及ぼした 傷病名等			

胎児手術の有無	1　無　　2　有	部位及び主要所見
死胎解剖の有無	1　無　　2　有	主要所見

	上記のとおり証明（検案）する	証明（検案）年月日　平成　　年　　月　　日
1　医　　師		本証明書（検案書）発行年月日　平成　　年　　月　　日
2　助産師	（病院、診療所若しくは助産所の名称及び 所在地又は医師若しくは助産師の住所）	番　地 番　　　号
	（氏　名）　　　　　　　　　　　　　　印	

妊娠週数は、最終月経、基礎
体温、超音波計測等により
測定し、できるだけ正確に
書いてください。

夜の12時は、「午前0時」、
昼の12時は「午後0時」と
書いてください。

Ⅰ欄及びⅡ欄に関係した手術
について、術式又はその診断
名と関連のある所見等を中心
に書いてください。

和 文 索 引

〈あ〉

アイソザイム　367
アコニチン　314
アデノシン３リン酸説　44
アメロゲニン遺伝子　439, 441
アルカロイド　298
アルコール　268
アルコールの神経化学作用　276
アルコール依存症　270
アルコール飲料　269
アルコール健康障害対策基本法
　　270
アルコール消費量　269
アルコール精神疾患　277
アルコール濃度　271
アルデヒド脱水素酵素２型　371
アロタイプ　366
アンフェタミン　293
亜ヒ酸　309
悪性症候群　212
足利事件　396
泡状臓器　50
暗示色流動性の血液　152

〈い〉

イムノクロマト法　406
イレウス　213
インフォームドコンセント　463
医業　530
医行為　530
医師の義務　531
医師の行政処分　537
医師の業務　530
医師の業務を補助する医療従事者
　　531
医師の資格　529
医師法　526, 529
医事法規　526
医道審議会　537
医薬分業　536
医療を提供する場所　538
医療監視　539
医療観察法　547
医療計画　540
医療事故　540
医療事故調査制度　540
医療保護入院　545

医療法　526, 538
胃・十二指腸粘膜の出血斑　193
胃腸浮遊試験　232
胃壁軟化　47
異種移植　463
異種免疫抗体　341
異状死体　20
異状死体の届出義務　535
異常酪酊　277
意識不明の人　439
違法ドラッグ　304
遺伝子型　337
遺伝的多型　337
遺伝標識　337
縊頚　158
縊死　158
縊死の機序　161
一次性ミイラ　55
一次性筋弛緩　46
一次損傷　109, 111
一時性脳幹部損傷　129
一部露出説　317
一卵性双生児確率　389
一酸化炭素　262
一酸化炭素ヘモグロビン濃度
　　190
陰毛　418
飲酒関連法規　269

〈う〉

ウイルスによる個人識別　442
ウォーターハウス・フリードリクセ
　ン症候群　213
ウズ（烏頭）　314
ウロペプシノーゲン型　389
ヴィシュネフスキー斑　193
うつ伏せ寝　215
うら試験　348
う蝕　423, 522

〈え〉

エアバッグ損傷　108
エクスタシー　300
エステラーゼＤ型　368
エタノール　269
エタノール（エチルアルコール）
　　269
エタノール死後産生量　60

エチルアルコール　269
エピトープ　341
エンタクトゲン　300
エンバーミング　56
壊死性熱傷　186
永久歯列　423
鋭器損傷　74, 237
嬰児の生活能力　219
嬰児の発育程度　219
嬰児殺　218
液化石油ガス　310
液性因子　70
腋毛　418
遠隔診療　532
遠射　96

〈お〉

オクタロニー法　407
オピエイト（オピエート）　298
オフラインMC　479
オンラインMC　479
おもて試験　348
汚物輪　98
応急入院　544
応召義務　531
横隔膜損傷　140
横骨折　119
横紋筋融解症　212
親子関係不存在事件　440
親子鑑定　385, 386, 392, 401,
　　440

〈か〉

カーバメート剤　289
ガスクロマトグラフィー　259,
　　268
ガスパン遊び　310
かかりつけ薬局　536
火炎熱傷　186
火傷　186, 498
火傷死　186
火薬粒　98
化学損傷　198
化学熱傷　198
化骨核　228
化膿性髄膜炎　213
仮死　9, 35
仮性クループ　211

架橋状残存　94
渦状紋　421
過労死訴訟　204
鳶皮　177
介護・世話の放棄・放任　508
開放係蹄　158
開放性気胸　137
開放性頭部損傷　116
解離試験法　410
解離性大動脈瘤　208
外因死　61，63，185，196
外出血　67
外傷性クモ膜下出血　125，210
外傷性ショック　68，146
外傷性気胸　136
外傷性心原性ショック　147
外傷性脳損傷　126
外的条件　49
顔認証　440
顔面の著明なうっ血・溢血点
　166，172
角膜の混濁　39
覚せい剤　293
獲得性B抗原　352
片山国嘉　1
活性酸素　71
割創　79
革皮様化　40
肝酵素上昇　321
完全抗体　341
陥没骨折　118
患者等への説明　539
貫通刺創　84
貫通射創　96
間歇型CO中毒　266
間接ELISA法　415
感染症　73
感染症の予防及び感染症の患者に対
　する医療に関する法律　542
感染症法　542
感電死　196
関節の拘縮　46
監察医　24
監察医制度　24，202
環境因子　38
環軸関節脱臼　150
環椎後頭関節脱臼　149
環椎骨折　150
鑑定　5
鑑定書　5
鑑定人　5
眼鏡様出血　116

眼瞼血腫　89
眼底出血　500
鷲皮　46

〈き〉

キメラ　327
気化平衡ガスクロマトグラフィー法
　279
気管・気管支損傷　135
気管支喘息　210
気胸　72
気道の閉塞　165，171
気道内閉塞　158
危険ドラッグ　247
記憶喪失　439
飢餓死　199
基節紋　421
規則抗体　348
傷　63
拮抗作用　250
茸状泡沫　175
虐待　482
逆耐性　253
虐待による頭部損傷　131
虐待死事例　487
弓状紋　422
吸引性窒息　72，77，158
吸収試験法　415
急性アルコール症状　277
急性サリン中毒　290
急性冠症候群　205
急性呼吸促迫症候群　148
急性喉頭蓋炎　211
急性喉頭気管炎　211
急性特発性硬膜下血腫　124
急性妊娠脂肪肝　321
急性放射線症候群　198
急性CO中毒　265
救急医療　475
救急救命士制度　475
救急救命士法　475
救急救命処置　479
球状変性像　128
巨人様観　50，178
虚血再灌流障害　71
虚血性心疾患　205
協力作用　250
胸郭圧迫　236
胸骨骨折　134
胸部損傷　134
胸腹部圧迫による窒息　183
胸膜外血腫　135

強硬性死体硬直　46
強制わいせつ　329
強制性交　330
行政解剖　24
行政検視　21
業務上堕胎　320
局所的生活反応　10
極体生検　473
近射　96
緊急措置入院　544
緊張性気胸　137

〈く〉

クモ膜　121
クモ膜下出血　209
クラック　297
クワシオルコル　199
グルタミン-ピルビン酸トランスア
　ミナーゼ1型　370
空気栓塞　72

〈け〉

ケーソン病　197
ゲイトウェイドラッグ　246
ゲル内二重拡散法　407
刑事責任能力完全有責　277
刑事法医学　1
経済的虐待　511
痙攣期　155
頸管因子　328
頸動脈小体　153
頸部血管の閉塞　161，165，171
頸部神経の圧迫・牽引　161，
　165，171
頸部損傷　149
警察医　3
警察環境現場捜査　56
欠如紋　422
血液型　337
血液型システム　339，345
血液型遺伝子　337
血液型検査　408，414，419
血液型抗原　344
血液型判定　348
血液型不適合妊娠　382
血液型不適合輸血　380
血液型物質　344
血液凝固　46
血液就下　40，41
血液中アルコール濃度　275
血液中アルコール濃度推移算出
　269

和文索引　　**591**

血液濃縮　175
血液分布異常性ショック　145
血痕　403
血痕検査　403
血痕実性検査　405
血痕予備検査　405
血小板減少　321
血清学的検査　414
血清蛋白質型・赤血球酵素型検査　343
血栓性血小板減少性紫斑病　321
血中アルコール濃度　277
血流量分布不均衡性ショック　68
結晶学的証明法　405
拳闘家様姿勢　191
健康保険制度　527
健康保険法　541
検死　21
検屍　21
検視　21
顕微授精　468
顕微沈降反応法　407
幻覚剤　304
限定責任能力　277
原因において自由な行為　277
原因不明習慣流産　474
減圧症　197

〈こ〉

コカイン　293, 296
コデイン　298
コメディカルスタッフ　531
コリン結晶試験法　413
子ども虐待　485
小松の算出式　388
呼吸困難期　155
固相マイクロ抽出法　257
固相抽出法　256
個人識別　438
個人識別のための情報管理　451
個体（の）死　7
口腔内所見　423
口腔軟組織の損傷　519
公衆衛生法規　527
公然わいせつ　329
広告の制限　539
広汎型肺血栓塞栓症　209
交差耐性　253
交通事故　104
向精神薬　301
抗うつ薬　305
抗原　341

抗精子抗体　328
抗体　341
抗利尿ホルモン　69
抗Aレクチン　379
抗Bレクチン　379
抗D　338
抗Hレクチン　379
後期流産　319
後天性弁膜症　208
後頭下穿刺　118
虹彩認証　440
咬傷　95
紅斑性熱傷　186
咬耗　435
高ナトリウム血症　175
高血圧性心疾患　208
高山病　198
高山法　405
高速液体クロマトグラフィー　259
高齢者虐待　508
高齢者虐待防止法　508
高齢妊娠　470
航空機事故　115
絞扼　165, 235
絞死　165
硬膜　121
硬膜下血腫　122
硬膜外血腫　122
鉤ヘルニア　132
酵素型　371
酵素抗体法　419
興奮性せん妄　216
強姦　330
強姦罪　326
国際疾病分類　201
国籍不明者　439
国民皆保険　527
国民皆保険制度　541
極低出生体重児　227
骨検査　420
骨髄移植　384
骨盤骨折　150
黒褐色様の変色　39
混合性腺異形成　327

〈さ〉

サイケデリックス　304
サイトカイン　70
サザンブロッティング法　392
サリン　289
詐訴の切創　79

挫傷血腫　127
挫創　92, 497
挫滅症候群　147
挫滅輪　97
挫裂傷　93
挫裂創　92, 178, 497
再鑑定　6
再三鑑定　6
災害時の歯科医師の活動　482
細菌性心内膜炎　208
催眠薬　301
臍帯　233
臍帯血検査　471
臍脱　233
在留日本人孤児　439
榊の式　220
索溝　162, 165
索溝直下の筋肉の挫滅・出血　164
索痕　162
索条間出血　166
索状物　158
索状物の取りはずし方　168
酒に酔って公衆に迷惑をかける行為の防止等に関する法律　269
擦過傷　87
擦過性表皮剥脱　87
三環系抗うつ薬　305
三酸化二ヒ素　309
三次損傷　109, 112
産褥　322
産瘤　229, 234
散弾銃創　102
酸性ホスファターゼ検査　412
酸性ホスファターゼ1型　367
酸素欠乏　199
酸素欠乏による窒息　184

〈し〉

シアン化水素　307
シートベルト損傷　108
ショック　68, 144
ショック肝　148
ショック腎　148
ショック肺　148
シングルローカス法　394
シンナー　312
ジェファーソン骨折　149
子宮因子　328
子宮筋腫　328
子宮頸管からの粘液分泌異常　328

子宮頸管炎　328	死亡時刻　15	絨毛検査　470
子宮内膜ポリープ　328	死亡診断書　27，29，532，535	銃器損傷　95
司法解剖　23	死亡年齢の推定　445	銃創　87，95
司法検視　21	自然抗体　341	縦骨折　119
司法人類学　444	自家融解　47	出血　10，67
死の確徴　35	自己移植　463	出血死　67
死の疑徴　35	自殺対策基本法　271	出血性ショック　146
死ろう　55	自動解析装置　397	出血斑　194
死因　17，61	自動車の運転により人を死傷させる	出生証明書・出生届　323
死因の共同　17	行為等の処罰に関する法律	出生前診断　469
死因の競存　18	270	逡巡創　78
死因の種類　30	自動車事故　105	循環血液量減少性ショック　68，
死因の連合　18	刺器損傷　82	144
死因の連立　18	刺出口　86	準行政解剖　25
死後経過時間の推定　449	刺切創　84	処女膜　334
死後産生　280	刺創　82，498	処方せんの交付義務　535
死後産生アルコール　59	刺創管　83	諸臓器のうっ血　152
死後焼損　188，191	刺入口　83	助産所　539
死後情報の収集　450	指掌紋　421	除草剤　280
死後 CT の死体検案への応用　32	指定医師　319	小児ベッド内の死　214
死産　229，319	指紋　421	小児頭部損傷　130
死産児の徴候　230	指紋認証　440	小脳扁桃ヘルニア　133
死産証書　325	脂肪硬化　46	承諾解剖　25
死産届　325	脂肪栓塞　73	消化性潰瘍の穿孔・出血　211
死戦期の生活反応　11	脂肪塞栓　73	消極的殺児　234，237
死体からの臓器移植　464	歯科における救急医療　481	焼死　185，189
死体の乾燥　39	歯科医業　538	焼死体　189
死体の個人識別　440	歯科医師法　526，538	焼疱　188
死体の損壊　50	歯牙検査　421	掌紋　421
死体の冷却・体温降下　36	歯痕　437	障害者基本法　545
死体解剖資格　26	歯列弓　426	障害者虐待　513
死体解剖保存法　25	試料の採取・保存　256	障害者虐待の防止，障害者の養護者
死体側因子　38	耳介後部の出血　116	に対する支援等に関する法律
死体血　67	児童虐待　483	513
死体血のトロポニン検査　206	児童虐待防止法　500	衝突損傷　110
死体検案　35	事故の寄与度　462	上位頸椎損傷　149
死体検案書　27，29，532，535	軸椎骨折　150	条件説　461
死体現象　36	失血　67	静脈認証　440
死体現象解離　38	失血死　67	食後経過時間　56
死体硬直　44	疾患感受性遺伝子　391	食道静脈瘤破裂　211
死体硬直の緩解　44	質量分析法　260	食道損傷　135
死体三分説　19	篠永基準　459	植物状態　12
死体試料の採取　255	射出口　96	心サルコイドーシス　208
死体条件　49	射創　87，95	心タンポナーデ　138
死胎検案書　325	射創管　96，99	心外性閉塞性ショック　68
死斑　40，193	射入口　96	心筋症　207
死斑の移動　43	手掌法　187	心原性ショック　68，145
死斑の強度　41	腫瘍マーカー　382	心室中隔穿孔　138
死斑の色調　42	受胎時期　319	心神耗弱　277
死斑の転移　43	樹枝状血管網　49	心神喪失　277
死斑の発現時期　41	終末呼吸期　156	
死斑の発現部位　42	就下　41	

和文索引 593

心神喪失等の状態で重大な他害行為
　　を行った者の医療及び観察等に
　　関する法律　547
心臓タンポナーデ　68, 146
心臓挫傷　137
心臓死　8
心臓震盪　208
心臓震盪症　137
心臓損傷　137
心臓破裂　137
心的外傷後ストレス障害　454
心肺蘇生術に伴う損傷　140
心肺停止状態　26, 289, 479
心膜損傷　137
心理的虐待　484, 511
身体的依存　251
身体的虐待　484, 494, 508
身長推定　446
伸張輪　101
伸展創　114
神経原性ショック　147
神経剤　289
浸潤性死斑　41
浸軟　229
浸軟児　47
真性大動脈瘤破裂　208
真皮熱傷　186
深部静脈血栓症　209
診断書等の交付義務　531
診療録保存義務　537
新感染症　542
新生児死体　237
新生児溶血性疾患　381
人血検査　406
人工呼吸器脳死　11
人工授精　466
人工妊娠中絶術　471
人骨の個人識別　444
人種の推定　448
人獣鑑別　420
人毛　417

〈す〉

スーパーインポーズ法　421
スクリーニング　257
スクリュー創　178
スペルミン結晶試験法　413
スンプ法　419
水性肺気腫　178
水性肺水腫　178
水棲動物による損壊　52
水中死体　58

水中死体の損壊　52
水中漂流死体　41
水疱性熱傷　186
睡眠薬　301
髄指数　419
髄膜　121

〈せ〉

ゼータ電位　341
生活反応　9, 91
生産　229
生産児の徴候　229
生死中間期反応　35
生殖ツーリズム　469
生殖機能　328
生殖補助医療　466
生前情報の収集　451
生体からの臓器移植　464
生体の個人識別　438
生体試料の採取　253
生体認証　440
正期産児　223
成熟児　223
成熟徴候　224
成傷器　63
成傷機転　63
成傷物体　63
性機能障害　328
性嗜好　328
性的虐待　484, 511
性犯罪等の被害者に対する法医学的
　　諸検査　331
性病予防法及び後天性免疫不全症候
　　群の予防に関する法律　542
性分化疾患　326
性別判定　420, 444
性暴力　334
青酸塩　308
青酸中毒死　309
精液　411
精液検査　411
精液斑　411
精子　413
精子検査　413
精子凍結技術　469
精神医療審査会　547
精神衛生法　545
精神的依存　251
精神病者監護法　545
精神保健及び精神障害者福祉に関す
　　る法律　545
精神保健指定医　546

精神保健福祉法　545
精神保健法　545
精巣内精子回収法　467
精路通過障害　328
製造ガス　310
脊髄ショック　71
責任無能力　277
切創　74, 498
赤血球凝集反応　341
赤血球抗原型　338, 344
赤血球抗原型検査　341
赤血球酵素型　367, 370
接射　96
接触衝突による機械的損壊　52
積極的な殺児　234
舌骨・甲状軟骨の骨折　172
先天奇形　180
先天性子宮欠損　469
染色体異数性　472
穿通性頭部損傷　116, 130
遷延型CO中毒　266
遷延性窒息　156
潜函病　197
潜水病　197
線状骨折　118
線溶現象　47
鮮紅色の死斑　42
全身性炎症反応症候群　145
全身の生活反応　10
全層熱傷　186
全部露出説　218, 317
前駆期　154

〈そ〉

措置入院　545
早期死体現象　36
早期流産　319
早産　319
相加作用　250
相乗作用　250
相当因果関係説　461
創　63
創口の哆開　10
造血幹細胞移植　384
造精機能障害　328
臓器の移植に関する法律　14
臓器移植　463, 464
臓器移植法　14, 465, 480
臓器死斑　41
臓器受容者　463
臓器提供者　464
臓器提供（小児の）　480

594 索 引

即時性死体硬直　46
足紋　421
側頭葉ヘルニア　132
塞栓　72
塞栓症　72
損傷　63，237
損傷診断に際しての法医診断学　494
損傷紋　422
栗粒斑　50

〈た〉

ダイコート　280
ダウン症候群　469
ダッシュボード損傷　107，150
ためらい創　78
多臓器不全　149
多発分節状肋骨骨折　135
打撃部脳挫傷　127
堕胎　217，320
大麻　303
大量死体発生時の個人識別　449
大規模災害　449
大規模災害死体　438
大血管損傷　138
大動脈解離　140，209
大動脈弓分枝動脈損傷　140
大動脈破裂　138
体液　389
体液の血液型　389
体外受精　466
体内アルコール濃度　271
体表の乾燥　40
対側打撃部脳挫傷　127
対立遺伝子　337
胎児の死亡　322
胎児の生活能力　219
胎児の発育程度　219
胎児死体　223
胎児 DNA を用いた出生前診断　466
耐性　253
帯状回ヘルニア　132
代行検視　21
代理懐胎　466，469
第 1 級アルコール　271
第Ⅰ期　154
第Ⅱ期　155
第Ⅲ期　156
第Ⅳ期　156
第三永久死体　56
第三者胚提供による妊娠　466

脱法ドラッグ　247
脱法ハーブ　247
炭化　186
炭酸ガス　262
炭粉（煤）吸引　190
単純酩酊　277
男性因子　466

〈ち〉

窒息　72，152，235
窒息死　72，152
着床前検査　472
着床前診断　466，472
着床前染色体異数性検査　472
中位・下位頸椎損傷　150
中間型脳挫傷　128
中毒　243
中毒死　243
中毒事故等の発生状況　244
超低出生体重児　227
腸閉塞　212
直腸温　38
沈降電気泳動法　407
沈降反応重層法　407
陳旧損傷　116

〈つ〉

墜落産　237
墜落分娩　237

〈て〉

テトラヒドロカンナビノール　303
テトロドトキシン　312
デート DV　506
デオキシリボヌクレアーゼⅠ型　390
デコルマン　94，113
デザイナードラッグ　246，304
デュベルネ骨折　150
デンタルチャート　426
手のひら静脈認証　440
低ナトリウム血症　174
低温熱傷　186
低出生体重児　227
低髄液圧症候群　458
低体温　192
低体温症　192
呈色反応　257
定型的縊死　159
定性・定量分析　259
蹄状紋　421

溺死　174
溺死肺　178
溺死斑　178
溺水　236
鉄結合性グロブリン　364
鉄道による損傷　114
天然ガス　310
転倒　118
転倒創　111
転落　118
伝染病予防法　542
電気二重層界面電位　341
電撃型髄膜炎　213
電紋　197
電流斑　197

〈と〉

トキシラボ®システム　258
トライエージ®DOA キット　257
トランスフェリン型　364
トリアージ　482
トリアゾラム　302
トリカブト　314
トルエン　312
トロポニン　206
ドメスティック・バイオレンス　502
とび骨折　121
都市ガス　310
鍍銀現象　197
到着時心肺停止状態　202
凍結硬直　46
凍死　192
凍傷　196
頭蓋骨骨折　118
頭蓋内血腫　121
頭部・顔面の外表の観察　116
頭部・顔面損傷　518
頭部損傷　116
頭毛　418
糖尿病　212
同意堕胎　320
同種移植　463
同種抗原　338
動物による損傷　51
動物毛　417
動脈血酸素濃度　154
動揺胸郭　135
道路交通法　270
特殊永久死体　56
特発性心筋炎　207
毒物　243

和文索引 **595**

独立呼吸説　317
突然死　201
突然死（若年男性の）　215
鈍器損傷　87, 236

〈な〉

内因死　61, 201
内因性急死　201
内出血　67
軟膜　121

〈に〉

ニトラゼパム　304
二酸化炭素　262
二次性ミイラ　55
二次性脳損傷　132
二次損傷　109, 111
二重条痕　90, 496
二重轢過　105
日本人の飲酒様態　275
日射病　195
入浴死　216
乳歯列　423
乳児殺　217
乳幼児突然死症候群　202, 213
尿中の DNase Ⅰ　390
尿中の PGA　389
任意入院制度　545
妊娠の徴候　317
妊娠経過　318
妊娠高血圧症候群　321
妊孕性低下　469

〈ね〉

ネグレクト　484
熱痙攣　195
熱硬直　46
熱射病　195
熱傷　498
熱傷の深度　186
熱傷の面積　187
熱傷（死）　186
熱傷指数　187
熱傷予後指数　187
熱中症　195
熱疲労　195
年齢推定　421
年齢推定法（アミノ酸ラセミ反応による）　436
粘膜・漿膜下の溢血点　152
燃焼血腫　192

〈の〉

脳幹死　13
脳幹部損傷　121
脳死　8, 11
脳死と臓器移植　465
脳死の死亡時刻　16
脳死体からの臓器提供　480
脳死判定基準　12
脳脂肪塞栓（症）　73
脳室内出血　126
脳（実質）内出血　125, 210
脳深部の脳挫傷　128
脳底部クモ膜下出血　125
脳皮質挫傷　126
脳裂傷　131
農薬　280

〈は〉

ハエやウジ虫による損壊　51
ハッシッシ　303
ハプトグロビン型　362
ハプロタイプ　339, 366
ハルシノゲン　304
ハンドル損傷　107
バイオメトリクス　440
バタフライ骨折　150
バトル徴候　116
バラバラ死体　438
バルビツール酸誘導体　301
バルビツール水疱　302
バルベリオ法　413
バンパー創　110
パラコート　280
歯からの性別判定　433
歯からの年齢推定　435
歯・歯髄・歯周組織・骨の損傷　520
肺感染症　210
肺気腫　178
肺血栓塞栓症　209
肺脂肪塞栓（症）　73
肺水腫　178
肺臓死　7
肺損傷　135
肺動脈血栓塞栓症　73, 321
肺浮揚試験　231
配偶者からの暴力の防止及び被害者の保護に関する法律　502
配偶者間人工授精　466
排卵因子　328
排卵障害　328, 466

煤暈　98
賠償医学　453
賠償科学　2, 453
白色顆粒結晶物　50
白骨化　47, 52
剥皮創　87, 94
爆発損傷　136
犯罪の疑いのある死体　19
犯罪死体　19
汎凝集反応　379
晩期死体現象　36, 47

〈ひ〉

ヒト白血球抗原　372
ヒ素化合物　309
ビタミン D 結合蛋白質型　363
ピンク歯　53
び漫性軸索損傷　128
皮下出血　88, 334
皮下出血の鑑別　43
皮内出血　91
皮膚剥脱　87
皮膚変色　495
皮膚紋理　421
非穿通性頭部損傷　116
非定型的縊死　160
非配偶者間人工授精　466
非犯罪死体　19
非分泌型　349
被虐待児症候群　484
枇糠状表皮剥脱　87, 497
脾動脈瘤破裂　213
眉毛　418
微生物による個人識別　442
微量混合凝集反応法　410
鼻口閉鎖　156
鼻口閉鎖による窒息死　235
鼻毛　418
髭　418
表現型　337
表現型の分布　346
表現型多型　337
表皮熱傷　186
表皮剥脱　87, 163, 165, 497
漂母皮　178
標的器官　249
病院・診療所　538
病的酩酊　277
病理解剖　22

〈ふ〉

フェノールフタレインホスフェート

法 413
フグ中毒 312
フラッシュバック 295
フローレンス法 413
フロントガラス損傷 107
ブシ（附子） 314
ブラック・アイ 116
プランクトン 182
プロパンガス 310
不育症 474
不完全抗体 341
不完全紋 422
不規則抗体 348
不登校 488
不同意堕胎 320
不妊症 466
父権肯定確率 388
父権否定（排除）確率 386
父子鑑定 385
付随意筋の硬直 46
普遍的抑制薬 301
腐敗 48
腐敗ガス 49, 229
腐敗結晶 50
腐敗死体の所見 49
腐敗水疱 50, 188
腐敗性変色 49
腐敗網 49
腐乱死体 438
風化崩壊 51
復顔法 421
複雑酩酊 277
藤井式 447
物体検査 401
分光学的証明法 405
分光光度法 268
分泌型 349
分娩後生存時間 232
分娩（陣痛）開始説 317

〈へ〉

ヘッドスペース法 257
ヘモクロモーゲンの生成スペクトル 406
ヘモクロモーゲン結晶検査法 405
ヘロイン 298
ベンゾジアゼピン誘導体 302
閉鎖係蹄 158
閉鎖性気胸 136
閉鎖性頭部損傷 116
閉塞性ショック 145

変異 337
変死体 18
変色斑 89, 334
変体紋 421
弁状創 76
弁膜損傷 138

〈ほ〉

ホスホグルコムターゼ1型 368
ボクサー様姿勢 192
ボタン電池型温度データロガ 38
ポックリ病 215
歩行者の損傷 108
保険医療機関 541
保健師助産師看護師法 531
母子鑑定 385
母子保健法 544
母児間血液型不適合 381
母体血胎児染色体検査 471
母体保護法 319, 471
法医遺伝学 338
法医解剖 22
法医学 1
法医学的個体死 35
法医学的脳死 11
法医昆虫学 51
法医DNA分析 400
法科学 401
法歯科医学 422, 481
法人類学 444
法中毒学 243
放射線障害 198
泡沫肝 50
防御創 78
膀胱内尿 58

〈ま〉

マラスムス 199
マリファナ 303
マルゲーニュ骨折 150
マルチモーダル生体認証システム 440
マルトリートメント 514
麻薬 296
松倉の式 220
慢性アルコール性肝障害 211
慢性ヒ酸鉛中毒 309
慢性硬膜下血腫 124

〈み〉

ミイラ化 54
ミトコンドリアDNA鑑定 399

ミトコンドリアDNA 399
ミュンヒハウゼン症候群（子どもを代理とした） 500
未熟児 227
未成年者飲酒禁止 269
水カビ 53
密入国者 439
民事法医学 1

〈む〉

むち打ち症 454
むち打ち損傷 108, 454
矛盾脱衣 194
無冤録 2
無冤録述 2
無機ヒ素 310
無呼吸期 156
無症状期 154
無侵襲的出生前遺伝学的検査 471
無診察治療等の禁止 531
無水亜ヒ酸 309

〈め〉

メタン 310
メタンフェタミン 293
メチルフェニデート 293
メッキ現象 197
メッセラー骨折 110
メディカルコントロール体制 479
免疫グロブリン型 365
免疫因子 328
面皰 225

〈も〉

モルヒネ 298
毛径指数 419
毛髪鑑定 418
毛髪検査 416
盲管刺創 82
盲管射創 96

〈や〉

扼頸 171, 236
扼痕 171
扼死 171
薬剤師法 536
薬毒物の吸収，代謝，排泄 249
薬毒物の死後拡散 262
薬毒物の死後再分布 262

和文索引　　**597**

薬毒物の死後産生（細菌による）　261
薬毒物の死後分解　261
薬毒物の抽出法　256
薬毒物の評価基準　248
薬毒物の分類　247
薬毒物検査　253
薬毒物中毒死の発生状況　244
薬物依存　251
薬物相互作用　250
薬物乱用　244

〈ゆ〉

ユビキチン　399
ゆりかご内の死　213
有軌車両による損傷　114
有機リン剤　284
有機リン剤中毒　285
有尖片刃器　83
有尖無刃器　83
有尖両刃器　83
優生保護法　471
指静脈認証　440

〈よ〉

予期せぬ死　201
予備試験　257
羊水検査　470

羊水塞栓症　320
溶血　321
杙創　95
吉川線　165
四環系抗うつ薬　305

〈ら〉

ラセミ化反応　436
ランガー皮膚割線　75
雷紋　197
落雷死　197
卵管因子　328
卵管閉塞　466
卵子凍結保存　469
卵生診断　440
卵性診断　401, 440
卵精巣性 DSD　327
乱用薬物　245

〈り〉

離脱症状　251
流産　319
硫化水素　311
両側性死斑　43
療養方法の指導義務　536
倫理的問題　472
輪状骨折　119
臨床医学的脳死　11

臨床法歯科医学　514

〈る〉

ルミノール法　404
るいそう　200

〈れ〉

レクチン　377
レニン　69
冷却速度を遅らせる因子　38
冷却速度を速める因子　38
轢過　112
轢過創　112
轢跨　112
裂創　92, 497

〈ろ〉

ロイコマラカイトグリーン法　403
肋骨骨折　134

〈わ〉

わいせつ物頒布等　329
わいせつ（猥褻）行為　329
渡辺方式　462
割合的認定　461

欧 文 索 引

〈数字〉

3 徴候説　35
5 の法則　187
6-アセチルモルヒネ　298
9 の法則　187
45,X　326
45,X/46,XY　327
46,XX DSD　327
46,XX/46,XY　327
46,XX 性分化疾患　327
46,XY DSD　327
46,XY 性分化疾患　327
47,XXY　327
Ⅰ型減圧症　197
Ⅰ度熱傷　186，190
Ⅱ型減圧症　197
Ⅱ度熱傷　186，190
Ⅲ度熱傷　186
Ⅳ度熱傷　186

〈ギリシャ文字〉

α-L-fucosidase 1（FUCA1）型　371
α_1-antitrypsin（PI）型　365

〈A〉

ABO システム　345
ABO 遺伝子　349
ABO 血液型　338，345，389
ABO 血液型の表現型　346
ABO 血液型遺伝子　349
ABO 血液型抗原　346
ABO 血液型不適合輸血　381
ABO 抗原　349
abrasion　87，497
abusive head injury　131
acid phosphatase 1（ACP1）型　367
aconitine　314
ACP1 型判定　367
acquired brain injury　126
actin-myosin filament　44
actio libera in causa　277
active infanticide　234
acute coronary syndrome　206
acute radiation syndrome（ARS）　198

acute respiratory distress syndrome（ARDS）　148
acute spontaneous subdural hematoma　124
addition　250
AFLP　321
agglutination　341
agonal vital reaction　11
AID　466
AIH　466
air embolism　72
aldehyde dehydrogenase 2（ALDH2）型　371
allele　337
alloantigen　338
allograft　463
aneuploidy　472
antagonism　250
antibody　341
antidiuretic hormone（ADH）　69
antigen　341
apparent death　9
aqueous pulmonary edema　178
aqueous pulmonary emphysema　178
arachnoid membrane　121
arsenics　309
ART　466
artificial insemination　466
artificial insemination with donor's semen　466
artificial insemination with husband's semen　466
asphyxia　72，152
aspiration asphyxia　72，158
assisted reproductive technology　466
ATP 説　44
atypical hanging　160
autograft　463
axonal retraction ball　128
A 抗原　346

〈B〉

bacterial translocation　199
Barberio 法　413
barbiturates　301

Battle' s sign　116
benzodiazepines　302
bite wound　95
black eye　89，116
blast injury　136
bleeding　10
blood group　337
blood group antigen　344
bloodstains　403
blunt force injuries　87
body fluid　389
Bombay 型　349
bone marrow transplantation（BMT）　384
brain death　8，11
brain stem death　13
bridging-over　94
Brugada 症候群　215
bruise　88
bulbar palsy　158
bullet wound　95
bumper injury　110
burn index（BI）　187
burn（death from burning）　186
B 抗原　346

〈C〉

cannabinoids　303
carbamate　289
carbon dioxide（CO_2）　262
carbon monoxide（CO）　262
cardiac death　8
cardiac shock　68
cardiac tamponade　68
cardiopulmonary arrest　479
cardiopulmonary arrest on arrival（CPAOA）　202
carotid body　153
cause of death　61
CDE 表記法　357
cell testing　348
charring　186
chemical burn　198
chemical injury　198
child abuse　483
child maltreatment　514
choking　158
chop wound　79

欧文索引 **599**

chronic subdural hematoma　124
cingulate gyrus herniation　132
cisAB 型　351
closed head injury　116
closed loop　158
cocaine　296
COHb　265
COHb 濃度　190，265
cold injury　196
comedo　225
commotio cordis　208
commotion cordis　137
compensation science　453
contact shot　96
contre-coup brain contusion　127
contrecoup lung contusion　135
contrecoup skull fracture　121
contused wound　92，497
contusion　92，497
contusion ring　97
contusional tear　131
cortical contusion　126
cot death　213
coup brain contusion　127
CO 中毒　265
CPA　289，479
crack　297
cross tolerance　253
crush asphyxia　183
crush syndrome　147
CT で判断しにくい死因　32
CT による死因判定　33
CT 検査　32
cyanide　308

〈D〉

DAI　128
dating violence　506
death by lightning　197
death by poisoning　243
death from cold　192
death from fire　189
death from starvation　199
décollement　94
decompression sickness　197
deep burn　186
defense wound　78
deoxyribonuclease I（DNASE1）
　型　390
depressed fracture　118
dermal burn　186
designer drug　304

Diego 血液型　361
difference of sex development
　326
diffuse axonal injury　128
diquat　280
disorders of sex development
　326
distant shot　96
distributive shock　68
DI システム　361
DNA palymorphisw　337
DNA タイピング　341，344，
　376
DNA 型検査　411，414，419，
　421，440
DNA 指紋法　392
DNA 多型　337
DNA 多型による親子鑑定　401
DNA 分析　391
domestic violence（DV）　502
donor　464
double linear marks　90，496
drowning　174
drug dependence　251
drug-drug interaction　250
drugs of abuse　245
DSD　326
DSM　458
Duchenne 型筋ジストロフィー
　473
Duffy 血液型　360
Duffy 抗原　360
dura mater　121
dural hemorrhage　132
Durett hemorrhage　133
Duverney 骨折　150

〈E〉

Ecstasy　300
elder abuse　508
electrocution　196
elevated liver enzymes　321
embolism　72
embolus　72
embryo transfer　467
entactogen　300
entrance　83
entrance wound　96
epidermal burn　186
epidural hematoma　122
epitope　341
ESD 型判定　368

Essen–Möller の算出式　388
esterase D（ESD）型　368
ET　467
ethanol　269
excoriation　87，497
exit　86
exit wound　96
expert opinion　5
external bleeding　67
external hemorrhage　67
extracardiac obstructive shock
　68
extrapleural hematoma　135
extremely immature infant　227

〈F〉

fall from height　118
fat embolism　73
fat embolus　73
fictitious wound　79
finger prints　421
flail chest　135
Florence 法　413
foam in mushroomshape　175
forensic anthropology　444
forensic genetics　338
forensic medicine　1
forensic science　401
forensic toxicology　243
fracture contusion　128
FY システム　360

〈G〉

gaping of wound　10
gastromalacia　47
GC　259，268
general depressants　301
genetic marker　337
genetic polymorphism　337
genotype　337
gerichtliche Medizin　1
gigantic swelling of body　178
gliding contusion　128
Globoside 血液型　355
glutamine-pyruvate transaminase
　（GPT1）型　370
goose skin　177
GPT 型判定　370
groove　162
group-specific component（GC）型
　363
gunshot wound　95

〈H〉

Haase の式　219
Haldane の第一法則　263
hallucinogen　304
hanging　158
haplotype　339
haptoglobin（HP）型　362
head injury　116
headspace method　257
heat illness　195
HELLP 症候群　321
hemoconcentration　175
hemolysis　321
hemolytic disease of the newborn（HDN）　381
Henssge 法　39
herniation contusion　128, 133
heroin　298
hesitation mark　78
heterograft　463
high altitude sickness　198
HLA クラス I 抗原　373
HLA クラス II 抗原　373
HLA タイピング　374
HLA 型　372
HLA 抗原　374
homograft　463
HPLC　259
human leucocyte antigen（HLA）　372
Hummel の解釈　388
humoral mediator　70
hydrogen cyanide　307
hydrogen sulfide　311
hydrostatic lung test　231
hypernatremia　175
hyponatremia　174
hypoproteinemia　175
hypovolemia　175
hypovolemic shock　68
H 抗原　346

〈I〉

ICHD-II　459
ICSI　468
Ig 型判定　366
immature infant　227
immunoglobulin（Ig）型　365
impact injury　110
in vitro fertilization　467
incised wound　74

incompatible blood transfusion　380
infanticide　217
informed consent　463
injuries　63
injuries by irradiation　198
injuries from blunt utensils　87
injuries from sharp utensils　74
inner cerebral contusion　126
intermediate coup contusion　128
internal bleeding　67
internal hemorrhage　67
International Statistical Classification of Diseases and Related Health Problems（ICD）　201
intoxication　243
intracranial hemorrhage　125
Intracytoplasmic sperm injection　468
intraventricular hemorrhage　126
ischemia-reperfusion injury（I-RI）　71
isozyme　367
IVF　466

〈J〉

JC ウイルス　442
Jefferson 骨折　149
JK システム　361

〈K〉

Kell 血液型　362
KEL システム　362
Kernohan's notch　132
Kidd 血液型　361
Kidd 抗原　361
Klinefelter 症候群　327
kwashiorkor　199

〈L〉

lacerated wound　92, 497
Landsteiner の法則　347
Langer 皮膚割線　75
LD50（lethal dose 50）　248
lectin　377
legal medicine　1
leucomarachite green test　403
Lewis 血液型　352, 389
Lewis 血液型抗原　383

Lewis 抗原　354
LE システム　352
ligature　159
ligature mark　162
ligature strangulation　165
linear fracture　118
liquefied petroleum gas（LPG）　310
liquid-liquid extraction　256
live birth　229
low birth weight infant　227
low platelets　321
luminol test　404
LW 抗原　357

〈M〉

maceration　229
Malgaigne 骨折　150
maltreatment　514
manual strangulation, throttling　171
marasmus　199
marijuana　303
mature infant　223
Mayer-Rokitansky-Kuster-Hauser 症候群　469
MCAR 法　410
MCT118 型　395
MC 体制　479
MDMA　246, 300
medical examiner（ME）制度　24
medicolegal autopsy　22
meninges　121
Messerer 骨折　110
MNSs 血液型　355
MNS システム　355
MN 血液型　338, 355
MN 抗原　356
mongoloid factor　362
Moses の法典　2
MS　260
mtDNA　399
mugging　171
multiple organ failure（MOF）　149
Münchausen syndrome by proxy（MSBP）　500
mutation　337
Myo　392

欧文索引

〈N〉

narcotics　296
natural death　61，201
natural gas（NG）　310
near shot　96
neonaticide　217
NIPT　471
NIPT コンソーシウム　471
noninvasive prenatal test　470
non-penetrating head injury　116

〈O〉

O_2Hb 濃度　193
Oh 型　349
open head injury　116
open loop　158
organ transplantation　463
organophosphorus　284
oxygen deficiency　199

〈P〉

Paltauf 斑　178
para-Bombay 型　351
paraquat　280
parentage test　385
passive infanticide　234
path　83
path of bullet wound　96
PCR 法　395
penetrating head injury　116
pepsinogen A（PGA）型　389
PGM1 型判定　369
PGT　472
PGT-A（preimplantation genetic testing for aneuploidy）　472
phenotype　337
phenotypic polymorphism　337
phosphoglucomutase 1（PGM1）型　368
physical abuse　494
physical dependence　251
pia mater　121
PIH　321
PI 型判定　365
pneumothorax　72
poisoning　243
poisons　243
polyagglutination　379
postmortem changes　36
posttraumatic stress disorder

（PTSD）　454
potentiation　250
precipitate labor　237
preimplantation genetic testing　472
probability of fatherhood　388
probability of paternity exclusion　386
prognostic burn index　187
psychic dependence　251
pulmonary death　8
P システム　354
P 血液型　338，354
P 抗原　354

〈R〉

rape trauma syndrome　331
Rechtmedizin　1
recipient　463
REMEDi-HS®　259
reverse tolerance　253
Rh-Hr 表記法　357
RH システム　357
Rh ポリペプチド　358
Rh 因子　357
Rh 血液型　338，357
Rh 抗原　357
road injury　111
run over injury　112

〈S〉

SANE　334
sarin　289
Schaumpilz　175
scratch　87
semen　411
semen stain　411
serum testing　348
Sex chromosomal　326
shaken baby syndrome（SBS）　499
shock　68
short tandem repeat（STR）　397
signs of maturity　224
simple fall　118
single nucleotide polymorphism(s)〔SNP（s）〕　400
SIRS　149
skull fracture　118
sliding abrasion　87
smothering　156，235

SM テスト　412
SNP 判定　344
solid-phase extraction　256
solid-phase microextraction（SPME）　257
somatic death　7
sperm　413
spinal shock　71
Ss 血液型　355
stab wound　82
Stas-Otto 法　256
stem cell transplantation　384
still birth　229
stimulants　293
stomach-bowel test　232
strangulation　235
subcutaneous hemorrhage　88
subdural hematoma　122
sudden infant death syndrome（SIDS）　213
sudden natural death　201
SUMP 法　419
susceptibility gene　391
synergism　250
systemic inflammatory response syndrome（SIRS）　145

〈T〉

tache noire　39
target organ　249
TDx® システム　259
temporal lobe herniation　132
term infant　224
TESE　467
testicular sperm extraction　467
tetracyclic antidepressant　305
tetrodotoxin（TTX）　312
TF 型判定　364
THC　303
thinner　312
thoracic injury　134
throttling　237
throttling mark　171
tissue hypoxia　266
tolerance　253
tonsilar herniation　133
Toxi Lab® システム　258
toxic agents　243
traffic accident　104
transferrin（TF）　364
traumatic brain injury　126
traumatic subarachnoid

hemorrhage   125
Triage® DOA キット   257
triazolam   302
tricyclic antidepressant   305
TTP   321
TTX 中毒   313
tumor marker   382
Turner 症候群   326
typical hanging   159

〈U〉

ubiquitin   399
umbilical cord   231
uncal herniation   132
unexpected death   201
unnatural death   19
Upshaw-Schulman 症候群   321
USS   321

〈V〉

vegetative state   12
very low birth weight infant   227
violent death   61
vital reaction   9, 91
vitamin D-binding protein（DBP）型   363

〈W〉

washer woman's hand   178
Waterhouse-Friderichsen 症候群   213
whiplash injury of the neck   454
Wischnewsky 斑   193
withdrawal symptom   251
wounds   63

wounds from sharp instruments   74

〈X〉

xenograft   463
XG システム   361
Xg 血液型   361
Xg 抗原   361
XTC   300
X 線所見による異同比較   421

〈Y〉

Y 染色体 DNA   399

〈Z〉

Zwischenkamm   166
zygosity test   388

執筆分担一覧（50音順）

池谷　博（いけがや　ひろし）
第7章 血液型と個人識別 ⑤個人識別 2.死体の個人識別（p. 440～443）

磯部　一郎（いそべ　いちろう）
第4章 死因 ②外因死 1.損傷 11)外傷性ショック と ショックの病態生理, 12)その他の損傷（p. 144～152）

岩瀬　博太郎（いわせ　ひろたろう）
第2章 死の判定と死因 ⑤変死体と異状死体～⑧死後CTの死体検案への応用（p. 18～33）

岩楯　公晴（いわだて　きみはる）
第4章 死因 ②外因死 3.異常温度による外因死～4.その他の外因死（p. 185～200）

岩原　香織（いわはら　かおり）
第8章 現代社会と法医学の接点 ②先端医療 3.救急医療の進歩と法医学 3）救急医療と法歯科医学（p. 481～483）

江崎　治朗（えざき　じろう）
第9章 医と法（p. 525～549），関連法規（p. 551～584）

片山　一道（かたやま　かずみち）
第7章 血液型と個人識別 ⑤個人識別 3.人骨の個人識別（人類学的検査）（p. 444～449）

木林　和彦（きばやし　かずひこ）
第4章 死因 ②外因死 1.損傷 8)頭部損傷, 9)胸部損傷（p. 116～140）

櫻田　宏一（さくらだ　こういち）
第7章 血液型と個人識別 ③物体検査（p. 401～422）

杉浦　真弓（すぎうら　まゆみ）
第8章 現代社会と法医学の接点 ②先端医療 2.生命の誕生をめぐる先端医療（p. 466～475）

髙瀬　泉（たかせ　いずみ）
第6章 性と法医学 ③犯法的性行為（p. 329～335）

髙取　健彦（たかとり　たけひこ）
第1章 法医学概論（p. 1～6），第2章 死の判定と死因 ①個体死～④死因とその競合（p. 7～18），第8章 現代社会と法医学の接点 ①賠償科学～②先端医療 1.臓器移植（p. 453～466）

竹下　治男（たけした　はるお）
第3章 死体現象（p. 35～60），第7章 血液型と個人識別 ⑤個人識別 1.生体の個人識別（p. 438～440）

| 都築　民幸 | 第7章 血液型と個人識別 ⑤個人識別 4.大量死体発生時の個人識別（p. 449〜451），第8章 現代社会と法医学の接点 ③臨床法医学と臨床法歯科医学 5.臨床法歯科医学（p. 514〜524） |

都築　民幸（つづき　たみゆき）
第7章 血液型と個人識別 ⑤個人識別 4.大量死体発生時の個人識別（p. 449〜451），第8章 現代社会と法医学の接点 ③臨床法医学と臨床法歯科医学 5.臨床法歯科医学（p. 514〜524）

長尾　正崇（ながお　まさたか）
第4章 死因 ①死因を決定(推定)する際の一般的注意事項(外因死と内因死)（p. 61〜62），②外因死 1.損傷 1)損傷の一般的事項〜7)交通事故（p. 63〜116），10)腹部損傷（p. 140〜144），2.窒息（p. 152〜185），④嬰児殺（p. 217〜239），第5章 中毒（法中毒）⑥代表的な中毒 3.農薬〜4.神経剤（p. 280〜293），第8章 現代社会と法医学の接点 ②先端医療 3.救急医療の進歩と法医学 1)救急救命士制度，2)救急医療と法医学（p. 475〜480），③臨床法医学と臨床法歯科医学 1.児童虐待〜4.障害者虐待（p. 483〜514）

奈女良　昭（なめら　あきら）
第5章 中毒(法中毒) ⑥代表的な中毒 5.薬毒物, 6.その他（p. 293〜314）

舟山　眞人（ふなやま　まさと）
第4章 死因 ③内因死（p. 201〜216）

前野　善孝（まえの　よしたか）
第5章 中毒(法中毒) ①中毒〜⑥代表的な中毒 1.一酸化炭素（p. 243〜268）

安田　年博（やすだ　としひろ）
第7章 血液型と個人識別 ①血液型（p. 337〜391）

山田　良広（やまだ　よしひろ）
第7章 血液型と個人識別 ②DNA検査（p. 391〜401），④法歯科医学（p. 422〜438）

山本　琢磨（やまもと　たくま）
第6章 性と法医学 ①妊娠・分娩をめぐる法医学, ②性に関する法医学（p. 317〜328）

吉本　寛司（よしもと　かんじ）
第5章 中毒(法中毒) ⑥代表的な中毒 2.アルコール（p. 268〜280）

NEW エッセンシャル法医学（第6版）　ISBN978-4-263-73189-5

1993年11月30日　第1版第1刷発行
1995年 3 月 1 日　第2版第1刷発行
1997年 4 月 1 日　第3版第1刷発行
2012年 3 月10日　第4版第1刷発行
2012年 6 月25日　第5版第1刷発行
2019年 3 月25日　第6版第1刷発行
2023年 1 月10日　第6版第3刷発行

　　　　　　　　　　　　監修者　髙　取　健　彦
　　　　　　　　　　　　編 者　長　尾　正　崇
　　　　　　　　　　　　発行者　白　石　泰　夫
　　　　　　　　　発行所　医歯薬出版株式会社

〒113-8612　東京都文京区本駒込1-7-10
TEL.（03）5395―7640（編集）・7616（販売）
FAX.（03）5395―7624（編集）・8563（販売）
https://www.ishiyaku.co.jp/
郵便振替番号 00190-5-13816

乱丁，落丁の際はお取り替えいたします　　印刷・あづま堂印刷／製本・榎本製本

Ⓒ Ishiyaku Publishers, Inc., 1993, 2019. Printed in Japan

本書の複製権・翻訳権・翻案権・上映権・譲渡権・貸与権・公衆送信権（送信可能化権を含む）・口述権は，医歯薬出版（株）が保有します．
本書を無断で複製する行為（コピー，スキャン，デジタルデータ化など）は，「私的使用のための複製」などの著作権法上の限られた例外を除き禁じられています．また私的使用に該当する場合であっても，請負業者等の第三者に依頼し上記の行為を行うことは違法となります．

|JCOPY|＜出版者著作権管理機構 委託出版物＞
本書をコピーやスキャン等により複製される場合は，そのつど事前に出版者著作権管理機構（電話 03-5244-5088，FAX 03-5244-5089，e-mail：info@jcopy.or.jp）の許諾を得てください．